儿科诊疗关键丛书

U0127835

小儿感染与感染性疾病

主　　编　谢祥鳌　张廷熹

副 主 编　丘小汕　朱会英　王　丹

编写人员（以姓氏笔画为序）

王　丹　方美玉　丘小汕　朱会英　许蔓春

沈振宇　欧巧群　祝惠华　张廷熹　莫恩明

唐春林　黄婷婷　蒋小云　湛月娥　曾其毅

廖元兴　谢祥鳌

广东科技出版社

·广 州·

图书在版编目（CIP）数据

小儿感染与感染性疾病/谢祥鳌主编．—广州：广东
科技出版社，2004.4
　（儿科诊疗关键丛书）
　ISBN 7-5359-3510-9

Ⅰ．小…　Ⅱ．谢…　Ⅲ．小儿疾病－感染－诊疗
Ⅳ．R72

中国版本图书馆 CIP 数据核字（2003）第 113317 号

出版发行：广东科技出版社
　　　　　（广州市环市东路水荫路 11 号　邮码：510075）
E－mail：gdkjzbb@21cn.com
http：//www.gdstp.com.cn
经　　销：广东新华发行集团
排　　版：广东科电有限公司
印　　刷：广州市穗彩彩印厂
　　　　　（广州市石溪富全街 18 号　邮码：510288）
规　　格：850mm×1 168mm　1/32　印张 15.25　字数 305 千
版　　次：2004 年 4 月第 1 版
　　　　　2004 年 4 月第 1 次印刷
印　　数：1～5 000 册
定　　价：28.00 元

前　言

　　尽管我国的传染病防治取得了显著成绩，小儿传染病的发病率有了明显下降，小儿麻痹在全国已基本消灭，麻疹、白喉、百日咳等以往的多发病，现在城市已很少见到，农村也很少发生大的流行。但是，新的传染病，如艾滋病、丙型肝炎、传染性非典型肺炎等却不断发生，一些老的传染病，如结核病、新生儿破伤风、梅毒等又有上升趋势，非传染性的感染性疾病则更是儿科最常见的疾病，因此，感染性疾病仍然是儿科医师要十分重视的领域。

　　本书是"儿科诊疗关键"丛书中的一个分册，与整个丛书编写宗旨一样，着重于实用、简明，但取材新。

　　全书分三编，第一编总论中对感染、传染的概念、感染性疾病的诊断及治疗作了阐述，一些新的诊断方法如核酸杂交、PCR；新的治疗手段如新的抗生素、微生态制剂、静脉丙种球蛋白的应用等均有述及。第二编传染病和第三编各系统的感染性疾病，既包括了小儿常见多发的疾病，也将一些新发的感染性疾病列入，如艾滋病、丙型肝炎，以及2003年才发现的传染性非典型肺炎（严重急性呼吸综合征，SARS）等。传染性非典型肺炎首先在广东发现，广州是发病最多的地区，虽然对此病的认识还有很多未知数，但我们还是把已有的儿科方面的资料概括写入了本书中以供参考。由于感染性疾病太多，受篇幅的限制，许多不太常见的疾病未能一一详述，而只是在总论中列表说明。

　　由于编写人员来自不同单位，又多利用业余时间撰写，难免观点不一致，格调不统一，不足之处恳请读者批评、指正。

谢祥鳌

儿科诊疗关键丛书

总　主　编　沈亦逵　谢祥鳌

副总主编　李文益　苏宜香　陈述枚　静　进

丛书前言

医学科学的发展日新月异，知识量急剧增加、积累，学科越分越细，同时也出现了一些交叉或边缘学科。儿（内）科，传统的按系统分科，已不能满足需要，医学免疫学、遗传学、分子生物学的进展使小儿遗传学科、小儿免疫学科应运而生；传统的急性传染病虽明显减少，但感染性疾病仍占了小儿发病的首位，因而，传染病学已为感染病学所代替；历来认为是小儿少见病的肿瘤，发病在不断增加，伴随着其诊断水平的提高及治疗手段的增加，小儿肿瘤已成为独立的学科；随着医学模式的转变，小儿的心理和行为问题日益受到儿科临床医师的重视。此外，对小儿危重病病理生理认识的加深，急救技术和设备的提高，小儿监护病房的建立，使小儿急救医学也成了一门新兴的学科。因此，儿科医师，尤其是综合医院的临床儿科医师，面对复杂的病种，需要具有较以往更广泛的知识和诊断治疗技巧，为此，我们编写了这套"儿科诊疗关键"丛书。

"儿科诊疗关键"丛书不按系统疾病分述，而是以病因和发病为线索分册，包括"小儿营养与营养性疾病"、"小儿感染与感染性疾病"、"小儿肿瘤与肿瘤性疾病"、"小儿免疫与免疫性疾病"、"小儿遗传与遗传性疾病"、"小儿心理与心理行为疾病"共六册。

丛书各分册都分总论和各论两部分，总论对该领域或专题的基础及小儿特点进行较详细的论述；各论则包括该领域内小儿的常见、多发病的诊断和治疗。

丛书着眼于实用、简明、新颖。对病因、发病机制有简要的阐述，而诊断、治疗则尽量具体、详尽，以适应儿科临床医师日常参考。

本丛书各分册主要由广州儿科同道们编写，邀请了部分外地专

1

家参加。他们绝大多数有高级职称，从事儿科工作多年，在相关领域有丰富的临床实践经验。

虽然本丛书要求取材于近5~10年的最新文献资料，但由于医学技术发展迅速，编写者的学识水平总是跟不上科技的发展，因而难免有错误和不足之处，敬请读者批评指正。

沈亦逵　谢祥鳌

目　　录

第一编 总 论

第一章 概 论

第一节 感染与感染性疾病

一、感染

感染（infection）是病原体如病毒、衣原体、支原体、立克次体、细菌、真菌、螺旋体、寄生虫等进入人体、寄生于体内的过程。如病原体与人体互相适应，共生，对人体不发生损害；但大多数病原体对人体不相适应，而引起一系列病理过程，即引起感染性疾病。

感染可因病原体的数量，毒力，侵袭力，变异性以及人体免疫力的不同而呈不同表现：

1. 潜伏感染 病原体进入机体后，机体免疫力能使之局限而不引起显性感染，但又不能将其清除，并长期潜伏，一旦机体免疫力降低，便引发症状，呈显性感染。潜伏感染不排病原体。结核、疱疹病毒、巨细胞病毒、疟疾等易呈潜伏感染。

2. 病原携带状态 病原体在体内，不发生症状，但不断排出病原体。发生在显性感染之前的称潜伏期携带者；发生在显性或隐性感染之后的称恢复期携带者和健康携带者。乙型肝炎病毒携带者为最常见的病原携带者，其他如伤寒、流行性脑脊髓膜炎、白喉等都可呈携带状态，成为重要的传染源。

3. 隐性感染　　病原体入机体后不引起症状和体征，对机体的损害轻微，只引起免疫应答反应。隐性感染后，多数感染者获得主动免疫，病原体被清除，少数转为病原携带状态。大部分传染病隐性感染远远超过显性感染。

4. 显性感染　　病原体入机体后，引起明显的病理变化、临床表现以及免疫应答。显性感染后，病原体被清除，机体获得持久或终生免疫，不再感染（如麻疹）；有些免疫不持久，可再感染（如菌痢）；也有的成为病原体携带者（恢复期携带者）。

二、传染病

感染性疾病中具有传染性，能引起不同程度流行的称传染病（communicable diseases）。传染病的流行必须具备传染源、传染途经、易感者三个基本环节。

1. 传染源　　是指在体内有病原体生长、繁殖，并能将其排出体外的人和动物，包括：

（1）病人：大部分传染病在临床症状明显时排出病原体最多，传染性最强，病愈后病原体消失。但部分传染病如病毒性肝炎、流行性腮腺炎、水痘等，在潜伏期的后期即有传染性。

（2）隐性感染者：虽然没有症状，但他们排出病原体，能传染疾病。在某些疾病由于隐性感染所占比例很高，如流行性腮腺炎流行时，隐性感染占 30% ~ 50%；而脊髓灰质炎，其显性感染与隐性感染及无瘫痪病例之比可达 1:1 000。因此在这些疾病流行时，隐性感染成为重要的传染源。

（3）病原体携带者：虽无症状，但因能排出病原体，故有传染性。慢性携带者如乙肝、伤寒、菌痢等的携带者在疾病流行中有重要意义。

（4）感染的动物：通过排出病原体传给人，其中有些是人畜共有病，如狂犬病、鼠疫、钩端螺旋体病等；有些是动物不发病，只作为传染源，如传播疟疾的蚊。

2．传播途径　　病原体从传染源到达易感者的途径称传染途径。传播途径有：

（1）空气飞沫：主要是呼吸道传染病，如流感、麻疹、百日咳、肺结核等。

（2）水、食物：主要是消化道传染病和某些寄生虫病，如伤寒、霍乱、病毒性肝炎、菌痢、血吸虫病等。

（3）接触传染：通过直接接触带病原体的分泌物传染，如狂犬病、性病，或通过手、玩具、日用品传染如水痘、菌痢。

（4）虫媒：通过吸血的节肢动物（蚊子、跳蚤、恙虫、白蛉）传播，如疟疾、恙虫病、斑疹伤寒等。

（5）血液、血制品：通过输注有病原体污染的血或血制品传播，如乙型肝炎、丙型肝炎、艾滋病。

（6）土壤：土中的细菌芽孢（破伤风、炭疽），虫蚴（蛔虫、钩虫）钻入皮肤或通过皮肤伤口感染。

3．易感者　　是指对某传染病缺乏特异免疫力的人。易感者在人群中占有相当比例时，当有传染原及合适传染途径存在时便可造成疾病流行。小儿由于缺乏特异免疫，常为多种传染病的易感者。某些感染后免疫力持久的传染病，如麻疹，一次流行后，易感人群明显减少，须待数年以后，新的易感人群形成，才能造成一次新的流行，这样每隔几年一次的流行，即流行的周期性。

第二节　小儿常见感染的病原体

小儿由于其本身解剖和免疫特点，使其较成人更易感染，某些对成人无致病力或低致病力的病原体（如表皮葡萄球菌），在新生儿和婴幼儿则可能是重要的感染源。常见的引起小儿感染的病原体及其所致的疾病见表1-1-1。

表 1-1-1　小儿感染的病原体及所致疾病

病原体	感染部位及疾病
（一）细菌	
1. 革兰氏阳性球菌	
（1）金黄色葡萄球菌	皮肤、皮下组织化脓性感染，肺炎、肺脓肿，心内膜炎，心包炎，肝脓肿，化脓性骨髓炎，关节脓肿，化脓性肌炎，淋巴结炎，化脓性脑膜炎、脑脓肿，肾及肾周围脓肿，胰腺脓肿，乳腺炎，化脓性中耳炎，眼眶蜂窝织炎，化脓性腮腺炎，脓毒败血症，体内异物（各种导管、插管、透析管、心内移植物、起搏器、人工关节等）感染
（2）表皮葡萄球菌	败血症、心内膜炎、血管内导管相关感染、肺炎、泌尿道感染、脑脊液分流感染和脑膜炎、腹膜透析插管相关性腹膜炎、坏死性小肠结肠炎
（3）链球菌	
A 组化脓性链球菌	咽炎，皮肤、伤口感染，败血症，肺炎，结膜炎，肾炎，风湿热
B 组无乳链球菌	新生儿败血症、脑膜炎、肺炎、骨髓炎
C 组马链球菌	伤口感染、蜂窝织炎、心内膜炎、流行性咽炎、骨髓炎
D 组肠球菌（粪链、屎链）	新生儿败血症、腹部及肠道感染、泌尿道感染、机会感染
G 组 Caris 链球菌 未分组	皮肤，伤口感染，心内膜炎，化脓性关节炎
（4）肺炎链球菌	肺炎、鼻窦炎、中耳炎、脑膜炎、菌血症、败血症
（5）草绿色链球菌	心内膜炎、败血症、口腔感染、血管内导管相关感染

病原体	感染部位及疾病
2. 其他革兰氏阳性球菌 （过氧化氢酶阴性球菌）	
（1）串珠菌	菌血症、脑膜炎、肺炎（多有基础病，早产，短肠，免疫缺陷）
（2）片球菌	插管有关的感染
（3）草绿色气球菌	脑膜炎、菌血症
3. 革兰氏阴性球菌	
（1）脑膜炎奈氏菌	流行性脑膜炎、菌血症、关节炎、心包炎、腹膜炎、结膜炎
（2）淋病奈氏菌	生殖器感染、眼结膜炎、弥漫性淋菌感染（关节，皮肤炎）
（3）卡他莫拉菌	中耳炎、鼻窦炎、下呼吸道感染、菌血症
（4）其他奈氏菌	（条件致病）菌血症、脑膜炎、心内膜炎、骨髓炎、内眼炎
4. 革兰氏阳性杆菌	
（1）白喉棒状杆菌	呼吸道白喉，皮肤、耳、眼、心内膜感染
（2）杰氏棒状杆菌	菌血症、脑膜炎、心内膜炎、骨髓炎、肝脓肿
（3）其他棒状杆菌	菌血症、心内膜炎、脑膜炎、泌尿道感染、肺炎、咽炎
（4）杆菌属	
1）炭疽杆菌	皮肤、肺、胃肠、咽部炭疽，菌血症、脑膜炎
2）蜡状杆菌	食物中毒、外伤后眼炎、新生儿或免疫抑制者心内膜炎、肺炎
3）枯草杆菌	菌血症、脑膜炎、肺炎、全眼炎
（5）红斑丹毒丝菌	丹毒、全身感染（败血症、心内膜炎、胸膜炎、关节）
（6）阴道加的纳菌	阴道炎，青春期前少见
（7）单核细胞增多李司忒菌	脑膜炎、脑干脑炎、脑脓肿、心内膜炎、新生儿败血综合征

病原体	感染部位及疾病
(8) 其他革兰氏阳性杆菌	
1) 龋齿罗氏菌	牙周炎、心内膜炎（原有瓣膜异常）、肺炎、败血症（白血病儿）
2) 厄氏菌	导管有关的菌血症（白血病儿）
3) 马红球菌	肺炎、肺脓肿（免疫受损病人）、颈淋巴结炎
4) 乳杆菌	心内膜炎（免疫缺陷或瓣膜结构异常）
5) 诺卡菌	肺炎（急性、慢性、亚急性化脓）、脑膜炎，脑脓肿，皮肤、全身
5. 分支杆菌	
(1) 结核分支杆菌	结核感染、结核病
(2) 非结核分支杆菌	皮肤、骨骼、淋巴结、肺部感染，播散性感染（免疫缺陷者）
(3) 麻风杆菌	麻风病、皮肤、外周神经、眼、鼻
6. 革兰氏阴性杆菌	
(1) 肠杆菌科	
1) 肠杆菌类	（机会致病菌）菌血症、脑膜炎
2) 大肠埃希杆菌	肠炎、出血性肠炎、泌尿道感染、菌血症
3) 枸橼酸杆菌	新生儿败血症、脑膜炎、肠炎，院内呼吸道、泌尿道感染
4) 迟钝爱德华菌	伤口感染、胃肠炎、新生儿败血症、脑膜炎、骨髓炎（血红蛋白病患儿）
5) 克雷白杆菌	肺炎、泌尿道感染、脑膜炎、菌血症、外伤感染
6) 变形杆菌、摩根杆菌、普鲁威登斯菌	泌尿道感染、菌血症、脑膜炎、肺炎（新生儿、免疫缺陷）
7) 沙雷菌类	新生儿败血症、脑膜炎、尿路感染、肺炎、留置尿管感染
8) 沙门菌类	伤寒、胃肠炎、菌血症、肠外转移性感染、无症状感染
9) 志贺菌类	菌痢，结膜炎、角膜炎、虹膜睫状体炎（少见）

病原体	感染部位及疾病
10）耶尔森菌类	
①小肠结肠耶尔森菌	出血性肠炎、肠系膜淋巴结炎、菌血症（年幼儿、铁超载）
②假结核耶尔森菌	肠系膜淋巴结炎、类川崎病表现、败血症
③鼠耶尔森菌（鼠疫菌）	鼠疫：淋巴腺型、肺型、败血症型、脑膜炎型
（2）非肠杆菌科	
1）不动杆菌类	菌血症，颅内、呼吸道、泌尿道、软组织感染（体内插管、ICU 病人、糖尿病、烧伤、近期用抗生素为感染的易感因素）
2）气单胞菌类	胃肠炎、旅行者腹泻、皮肤及软组织感染、败血症
3）产碱杆菌类	菌血症、脑膜炎、肺炎、骨感染
4）黄杆菌类	（新生儿、免疫受损者易感）菌血症、脑膜炎、心内膜炎、内眼炎
5）摩拉克菌类	中耳炎、鼻窦炎、下呼吸道感染、菌血症、脑膜炎、心内膜炎
6）巴斯德菌类	动物咬伤后软组织、骨关节感染，婴幼儿败血症、脑膜炎、脑脓肿
7）类志贺邻单胞菌	新生儿败血症、脑膜炎、胃肠炎
8）绿脓假单胞菌	外耳炎、骨及软组织感染、毛囊炎，医源性的呼吸道、泌尿道感染，免疫缺陷者的败血症、深部坏疽、中枢神经系统感染
9）葱头伯克霍尔德菌	医源性病原菌、菌血症、创伤感染、泌尿道感染、肺炎（囊性纤维性变病人）
10）类鼻疽伯克霍尔德菌	败血症（东南亚）、脓毒血症、肺炎、软组织感染
11）黄单胞菌	医源性感染、菌血症、深部坏疽
12）霍乱弧菌	霍乱
13）其他弧菌类	胃肠炎、败血症、创伤性感染

病原体	感染部位及疾病
7. 革兰氏阴性球杆菌	
(1) 巴尔通体类	猫抓病、播散性猫抓病（发热弥漫性肉芽肿、脑病）、杆菌性血管瘤病、菌血症（免疫受损者）
(2) 布鲁司菌类	布氏菌病波浪热、关节炎、脑膜炎、胃肠炎、心内膜炎、睾丸炎
(3) 百日咳杆菌	百日咳
(4) 空肠弯曲菌	肠炎、菌血症、肠外感染（胆、尿路、胰、关节）、免疫反应合并症（格林巴利综合征）
(5) 胎儿弯曲菌	菌血症、血栓性静脉炎、心包炎、心内膜炎、围产期感染（胎盘坏死、新生儿广泛内皮细胞增生、血管周围炎、脑出血性坏死）
(6) 乌布萨利斯弯曲杆菌	肠炎、菌血症和败血症（免疫缺损或营养不良儿）
(7) 二氧化碳嗜纤维菌类	早产儿败血症、绒毛羊膜炎、幼年牙周炎，无脾者的败血症
(8) 流感嗜血杆菌 b 型	脑膜炎、会厌炎、肺炎、骨关节炎、菌血症
非 b 型	呼吸道感染、中耳炎、脑膜炎、早发性新生儿综合征
(9) 其他嗜血杆菌	结膜炎、呼吸道感染、心内膜炎、牙脓肿、软下疳（杜氏）
(10) 幽门螺杆菌	胃炎、十二指肠溃疡、复发性腹痛
(11) 金氏菌（球菌）	骨关节炎、心内膜炎
(12) 军团菌类	肺炎、庞堤阿克热，其他(肝、脾、脑)感染
(13) 念珠状链杆菌	鼠咬热
8. 厌氧菌	
(1) 破伤风梭状芽孢杆菌	破伤风
(2) 肉毒梭状芽孢杆菌	肉毒中毒、婴儿猝死综合征
(3) 艰难梭状芽孢菌	伪膜性肠炎、痢疾、菌血症

病原体	感染部位及疾病
(4) 其他梭状芽孢杆菌	气性坏疽（产气荚膜梭菌）、软组织感染、坏死、坏死性小肠结肠炎、食物中毒、菌血症、败血症
(5) 类杆菌	腹腔内脓肿、菌血症、脑脓肿、口腔感染
(6) 梭杆菌	菌血症、咽岬炎后败血症（咽部感染累及血管引起败血性血栓静脉炎和败血性栓塞、坏死性肺炎或其他更多脏器及关节）、口腔、扁桃体、副鼻窦、中耳、口底感染，肺部、骨关节、创伤感染
(7) 厌氧球菌	脑脓肿、脑膜炎、吸入肺炎、肺脓肿、腹腔脓肿、脓胸、筋膜炎
(8) 放线菌	颈面部、腹部、盆腔、胸腔放线菌病
（二）衣原体	
1. 沙眼衣原体	围产期感染（结膜炎、肺炎）、新生儿包涵体结膜炎、婴儿肺炎、生殖道感染、性病性淋巴肉芽肿、沙眼
2. 肺炎衣原体	肺炎、咽炎
（三）支原体	
1. 肺炎支原体	肺炎、支气管炎、全身播散（免疫缺陷者）
2. 人型支原体	新生儿脑膜炎、肺炎、心包炎、败血症
3. 解脲脲原体	绒毛膜羊膜炎、死胎、先天性肺炎、非淋球菌尿道炎
（四）立克次体	
1. 东方立克次体	恙虫病
2. 普氏立克次体	流行性斑疹伤寒
3. 莫氏立克次体	地方性斑疹伤寒
4. 佰氏立克次体	Q 热
5. 埃利希体	人粒细胞埃利克病、人单核细胞埃利克病
6. 西伯利亚立克次体	北亚蜱传斑点热
7. 小蛛立克次体	立克次体痘

病原体	感染部位及疾病
（五）螺旋体	
1．梅毒螺旋体	先天性梅毒、获得性梅毒
2．雅司螺旋体	雅司病
3．钩端螺旋体	钩端螺旋体病（黄疸型、无黄疸型）
4．布氏螺旋体	莱姆病
5．回归热疏螺旋体	回归热
6．小螺菌	鼠咬热
（六）病毒	
1．DNA病毒	
（1）痘病毒科	
1）天花病毒	天花
2）牛痘病毒	痘疹
3）软疣痘病毒	传染性软疣
（2）疱疹病毒科	
1）单纯疱疹病毒	口唇疱疹、咽炎、生殖器疱疹、角结膜炎、皮肤感染、脑炎 宫内感染（小头、脑积水、脉络膜视网膜炎）和围产期感染（皮肤、中枢神经感染、播散性感染）
2）水痘-带状疱疹病毒	水痘、带状疱疹
3）巨细胞病毒	先天感染、肝炎、中枢神经异常、早产、宫内发育迟缓、儿童单核细胞增多症、格林巴利综合征
4）EB病毒	传染性单核细胞增多症、Burkitt淋巴瘤、鼻咽癌
5）人类疱疹病毒-6	幼儿急疹
（3）腺病毒	上下呼吸道感染、咽结合膜炎、胃肠炎、出血性膀胱炎、脑膜炎
1）乳头状瘤多瘤空泡病毒	
2）人类乳头状瘤病毒	复发性呼吸系统乳头状瘤

病原体	感染部位及疾病
（4）人类多瘤病毒	进行性多灶性脑白质病、膀胱炎、间质肾炎（免疫缺陷者）
（5）人类细小病毒 B_{19}	感染性红斑、关节病、心肌炎、脑膜炎、贫血、血小板减少
（6）肝炎病毒科	
1）乙型肝炎病毒	急性肝炎、慢性肝炎、慢性病毒携带者、肝外表现（关节痛、丘疹性肢皮炎、坏死性脉管炎、乙肝相关性肾病）
2）丁型肝炎病毒	丁型肝炎、HBV-HDV 协同感染
2．RNA 病毒	
（1）小核糖核酸病毒	
1）甲型肝炎病毒	甲型肝炎
2）脊髓灰质炎病毒	脊髓灰质炎，无症状或轻微症状感染
3）鼻病毒	感冒、喘息、中耳炎
4）肠道病毒	疱疹性咽炎、手口足病、无菌性脑膜炎、心肌炎、肌痛、急性出血性结膜炎、脊髓灰质炎样病、腮腺炎，新生儿肝炎、肺炎
（2）呼肠孤病毒科轮状病毒	肠炎、偶有肺炎、脑炎
（3）披膜病毒科风疹病毒	先天性风疹综合征、获得性风疹
（4）黄病毒科	
1）丙型肝炎病毒	丙型肝炎、相关性肾炎、胰腺炎、血小板减少
2）黄病毒	黄热病
3）登革热病毒	登革热及登革出血热
（5）本雅病毒科	
1）汉滩病毒	肾综合征出血热
2）其他病毒	白蛉热、裂谷热
（6）正粘液病毒科流感病毒	流感
（7）副粘液病毒科	
1）副流感病毒	上呼吸道炎、喉气管支气管炎、毛细支气管炎、肺炎、腮腺炎

病原体	感染部位及疾病
2）腮腺炎病毒	流行性腮腺炎、脑炎、睾丸炎
3）呼吸道合胞病毒	上呼吸道感染、毛细支气管炎、肺炎、中耳炎
4）麻疹病毒	麻疹、亚急性硬化性脑炎
（8）棒状病毒	
狂犬病毒	狂犬病
（9）戊型肝炎病毒	戊型肝炎
（10）线形病毒科	
1）埃博拉病毒	埃博拉出血热
2）Marburg 病毒	Marburg 出血热
（11）星型病毒	胃肠炎
（12）冠状病毒	呼吸道感染、哮喘、新生儿坏死性小肠结肠炎、多发性硬化，严重急性呼吸道综合征（SARS）
（13）嵌沙样病毒	
淋巴细胞性脉络丛脑膜炎病毒	淋巴细胞性脉络丛脑膜炎
（14）逆转录病毒	
1）人类免疫缺陷病毒	AIDS 病
2）人类嗜 T 淋巴细胞病毒	成人 T 淋巴细胞白血病淋巴瘤、HTLV-1 相关的脊髓病变或热带痉挛性轻瘫、眼色素层炎、关节炎、感染性皮炎
（15）嵌杯样病毒	
Nowalk 病毒	胃肠炎
（七）真菌	
1. 念珠菌	口炎（鹅口疮）、舌炎、皮炎、食管炎、胃肠炎、肺炎、腹膜炎、膀胱炎、真菌血症和全身播散（脑、心、肝脾、肾、骨关节、眼）
2. 新型隐球菌	隐球菌病：脑膜炎、肺炎、骨关节炎、视网膜炎、皮肤感染

病原体	感染部位及疾病
3. 曲霉菌	侵袭性曲霉病（肺、脑鼻窦、皮肤），非侵袭性（过敏性支气管肺曲霉病、过敏性鼻窦炎、耳炎）
4. 毛霉菌	肺、鼻脑型、胃肠、皮肤、播散性感染
5. 荚膜组织胞浆菌	肺（急、慢性）组织胞浆菌病、播散性组织胞浆菌病（婴幼儿）
6. 球胞子菌	肺部感染、播散性感染（骨关节、皮肤、脑膜感染）
7. 皮炎芽生菌	肺部感染、皮肤感染，播散（骨、脑、肝脾）
8. 申克孢子丝菌	皮肤孢子丝菌病（局限性淋巴皮肤病）、播散性（肺、骨、关节）
9. 马尔尼菲青霉菌	肺型，播散型（肺、骨关节、皮肤、心包）
10. 肺孢子虫	卡氏孢子虫肺炎
11. 皮真菌和其他浅部真菌	头癣、体癣、股癣、黄癣、甲癣

（八）寄生虫

1. 线虫类	蛔虫病、钩虫病、蛲虫病、鞭虫病、丝虫病、旋毛虫病、类圆线虫病、粪类圆线虫病、广州管圆线虫病、美丽筒线虫病、结膜吸允线虫病
2. 绦虫类	猪肉绦虫、牛肉绦虫（绦虫病和囊尾蚴病）、细粒棘球绦（蚴）虫和多房棘球绦（蚴）虫病（包虫病）、膜壳绦虫病、曼氏裂头绦虫和裂头蚴病、阔节裂头绦虫病、犬裂头绦虫病
3. 吸虫类	日本血吸虫病、华支睾吸虫（肝吸虫）病、并殖吸虫（肺吸虫）病、姜片虫病、肝片吸虫病
4. 原虫类	疟疾、阿米巴、黑热病、弓形虫病、滴虫病、兰氏贾地鞭毛虫病、隐孢子虫病、结肠小袋纤毛虫病、等孢球虫病、肉孢子虫病、巴贝虫病

第三节　小儿的易感性

小儿感染性疾病的患病率明显高于成人，尤其是急性传染病，其原因是：

（一）小儿对感染的防御能力差

非特异性防御机能较成人差。非特异防御机能是先天就具有的防御感染和创伤的能力，然而这种能力多数是随年龄增长而不断成熟的。年龄越小，防御能力越低下。

1. 皮肤粘膜屏障作用差　　小儿，尤其是新生儿，皮肤角质层薄，皮肤粘膜细腻柔嫩，汗腺分泌少，皮肤偏碱性，因而对感染和创伤的保护和防御能力较成人要差。

2. 各脏器的防御机能不健全

（1）消化道：胃酸分泌少，胃液 PH 高，杀菌能力弱，细菌易通过胃到小肠；肠壁的通透性较大，尤其是新生儿及营养不良儿，肠粘膜屏障作用差，肠道细菌易进入血或淋巴造成内源性感染。

（2）呼吸道：婴儿鼻腔无鼻毛，对细菌，病毒过滤作用差，鼻腔小，加以粘膜下血管丰富，易造成粘膜肿胀，鼻堵不利于病原体排出；小儿扁桃体较发达，其隐凹易藏细菌，故小儿扁桃体炎多见；气管，支气管的纤毛发育不良，纤毛运动弱，不易将病原体清除。

（3）泌尿道：女婴尿道短，男孩包茎发生率很高，易诱发尿路的上行性感染。

（二）免疫功能低下

1. B 细胞　　B 细胞源于骨髓干细胞的 B 始祖细胞，经前 B 细胞，未成熟 B 细胞，发育为成熟 B 细胞。B 细胞在抗原刺激下转化为浆细胞，产生特异性抗体。早产儿出生时外周血 B 细胞较足月儿少，产生抗体能力低。

2. 抗体　　胎儿期各种免疫球蛋白（Ig）合成很少，生后逐渐增多。

（1）IgG：新生儿自身合成很少，但由于母体的 IgG 通过胎盘（唯一能通过胎盘的 Ig），故新生儿的 IgG 水平等于或稍高于母体水平。3～4月龄时，IgG 约为成人的 35%；1～3 岁为成人的 60%；4～6 岁为 62%；7～9 岁 78%；10～12 岁为 86%；13 岁达成人水平。IgG 亚型达成人水平的年龄：IgG1、IgG3 为 10 岁；IgG2，IgG4 为 14 岁。IgG 是小儿抗细菌、病毒的主要抗体，母亲经胎盘给新生儿的抗体，使之免遭某些感染，如麻疹、风疹、流行腮腺炎、流感嗜血杆菌、脑膜炎球菌、链球菌等，但对水痘、百日咳、白喉、破伤风等则无保护作用。4～6月龄后，因母体的抗体已消耗，而婴儿自身的抗体合成不足，因而感染明显增加。

（2）IgA：不能通过胎盘，有血清型和分泌型。分泌型（SIgA）存在于母乳（尤其是初乳），支气管分泌物、胃肠道分泌物、唾液、泪水中。SIgA 有局部抗感染作用，其附着在粘膜细胞表面，阻止病原体粘附于细胞表面，阻止其入血，并可中和病毒及毒素，具有免疫排除作用。初乳的 SIgA 有保护新生儿免遭感染作用。此后，因婴儿自身合成 SIgA 少，1月龄时仅为成人的 2.6%；1 岁为 20%；4～6 岁为 36%。要到 10～12 岁才达成人水平。故小儿易患消化道和呼吸道感染。

（3）IgM：是胎儿最早合成的抗体，10.5 周胎龄即能合成 IgM，宫内感染后，胎儿脐血中 IgM 明显增加。IgM 不能透过胎盘，出生时为成人的 10%；2～3 月为 54%；1～2 岁即可达成人水平。肠道杆菌如志贺氏菌、大肠杆菌的抗体主要是 IgM，2 岁以内的婴儿因 IgM 合成少，母体的 IgM 又不能透过胎盘，故易感染肠道细菌，新生儿也不能免。

（4）IgE：主要参与 1 型变态反应，也参与寄生虫感染的免疫，促进某些虫体排出。出生时脐血 IgE 为成人的 1%～15%；1 岁为 30%；3～5 岁为 63%；7 岁达成人水平。新生儿 IgE 低，不易发生 1 型超敏反应。

（5）IgD：可激活补体替代途径，参与青霉素、牛奶的过敏反应，也在某些自身免疫性疾病中起作用。儿童的 IgD 可超过成人，脐血的 IgD 为成人的 1%；2~3 岁达成人水平，此后高于成人水平。11~16 岁为成人的 2 倍，以后逐渐下降。

3. T 细胞　　由骨髓干细胞的淋巴样干细胞，经前 T 细胞，发育为成熟 T 细胞。脐血的 T 细胞百分比虽然比儿童和成人低，但绝对多数与成人相似，早产儿和小于胎龄儿的 T 细胞低于新生儿。新生儿 CD^{4+}/CD^{8+} 为 3.5~4/1；2 岁左右为 2/1，与成人接近。但新生儿 CD^{4+} 细胞的辅助功能较低，有较高的抑制功能，使 B 细胞的抗体（Ig）生成受影响。新生儿白细胞介素-6（IL-6，TH 细胞产生）低，约为成人的 1/2，这是新生儿 T、B、NK 细胞功能低下和成熟不足的原因之一。新生儿感染早期 IL-6 即增高。

4. NK 细胞　　脐血 NK 细胞的绝对数与成人接近，但其介导的靶溶解功能仅为成人的 2/3。

（三）小儿感染的多途径

小儿这一有别于成人的人群，由于其独特的生长，生活环境，使之有更多的途径易受感染。

1. 宫内感染　　又称垂直传播，系母体的病毒经胎盘感染胎儿，如乙肝病毒、水痘病毒、HIV、TORCH 及梅毒螺旋体等。也可能病原体经阴道上行至子宫、胎盘感染胎儿，如金葡菌、大肠杆菌等。

2. 经产道感染　　胎儿娩出经产道时，产道内的病原体，如淋球菌、肠道杆菌、沙眼衣原体等可感染新生儿。

3. 医源性感染

（1）医院候诊区内的交叉感染：目前国内医院（除少数大的儿童医院）儿科门诊大多没有分区候诊，预检不完善，感染的与非感染的、不同病原体感染的患儿在一起候诊；治疗室、输液室内各病种混杂，交叉感染的机会很大；同一病房内病儿间相互感染也并不少见。

（2）医疗器械导致的感染：儿科常用的注射器、穿刺针、导管、采血针、压舌板（包括一次性的），以及呼吸机、内窥镜、体外循环机、口腔器械等消毒不严，易造成感染。

（3）药源性感染：血及血制品污染引起乙型肝炎、丙型肝炎、HIV感染；因大量、长期滥用广谱抗生素、皮质激素造成二重感染在小儿也较成人多见。

4. 校内或（幼儿）园内感染　学龄前及学龄儿童大多数时间在幼儿园或学校，同一班级内数十名学生密切接触，相互感染的机会很多，尤其是初上幼儿园的第一学期，幼儿从仅接触少数几个人的家庭，转为接触数十名小朋友，因而第一学期小儿患病，尤其是呼吸道感染的发病率明显增加。

第二章 小儿感染性疾病的诊断

第一节 临 床 表 现

详细询问病史，仔细全面体检。注意传染病的潜伏期、前驱期的症状，起病的缓急，尤其注意感染性疾病常有的发热、皮疹、肝脾肿大以及某些特征性或有诊断意义的症状体征。

（一）发热

感染性疾病多数伴有发热，且常有畏寒或寒战。一般急性感染发热不超过 2 周，而伤寒、布氏菌病、急性血吸虫病以及结核等慢性感染发热可更长。各种感染性疾病多有一定的发热热型：稽留热见于伤寒、斑疹伤寒、布氏杆菌病、立克次体感染、大叶性肺炎等；弛张热见于败血症、脓毒血症、呼吸道病毒感染、支原体肺炎、严重肺结核、恶性疟疾等；间歇热见于疟疾、播散结核、局部化脓性感染；回归热见于回归热、登革热；双峰热见于革兰氏阴性败血症、黑热病等；波浪热见于布氏杆菌病。

发热的伴发症状、体征常有助于感染定位，如伴咳嗽胸痛多为肺部感染；伴腹泻呕吐多为胃肠道感染；伴黄疸，腹痛多为肝胆道感染；无明确伴随症状体征的，要考虑败血症。

（二）皮疹

许多感染性疾病在病程的不同时期会出疹，皮肤的疹称皮疹（外疹），粘膜的疹称粘膜疹（内疹）。皮疹有很多种：斑疹、丘疹、红斑、玫瑰疹、疱疹、风团、结节、出血性皮疹（瘀点、瘀斑）等。除少数皮疹和粘膜疹有特殊诊断意义外，如麻疹的口腔柯氏斑，水痘的丘疹、水疱、结痂多型皮疹并存，大多数皮疹无特殊诊断意义。但如把出疹顺序、皮疹部位、出疹时间与皮疹形态结合起来，则诊断的价值大大提高，可使不少出疹性的传染病得以确诊。如出疹时间：发病第一天出疹有水痘，风疹；第二天有猩红热；第三天有天花；第四天有麻疹；第五天有斑疹伤寒；第六天有伤寒。出疹顺序：麻疹为耳后和颈部、面部、胸背、腹部、上肢、下肢；风疹为先面部，24小时迅速布及全身；伤寒的玫瑰疹先于下胸及上腹，继后上胸、肩部。皮疹部位：天花为离心分布，头面部多，躯干少；水痘则向心分布，面部少，躯干多。

（三）肝脾肿大

很多感染性疾病有肝脾肿大，急性感染肝多为轻、中度肿大，脾轻度肿大；慢性感染，尤其是某些寄生虫感染，肝脾均呈中、重度肿大。细菌性感染中，如败血症、伤寒、副伤寒、细菌心内膜炎、肝脓肿；病毒性感染中，如病毒性肝炎、巨细胞包涵体病、EB病毒感染（传染性单核细胞增多症）等；螺旋体感染中，如钩端螺旋体病、回归热等；寄生虫感染，尤其慢性感染中，如血吸虫病、华支睾吸虫病、黑热病、疟疾等；深部真菌感染也大多有肝脾肿大。

（四）有诊断意义，或较大诊断价值的症状体征

麻疹的柯（Koplik）氏斑，破伤风的牙关紧闭，角弓反张；狂犬病的惊恐，喉部紧缩（恐水症）；水痘的丘疹、水疱、结痂同时存在；百日咳的痉挛性咳嗽伴鸡鸣回声；霍乱的米泔水样大便；恙虫病的焦痂；某些寄生虫排出的虫体等，只要发现便可诊断。另有如伤寒的表情淡漠；钩端螺旋体病的腓肠肌刀割样疼痛；流行性出血热的醉酒面容；肺吸虫的大小不等的包块加外周血嗜酸细胞明显增加；丝虫病的淋巴管炎、乳糜尿等，虽无绝对诊断意义，但稍有经验的医师，及时发现这些症状体征，给诊断提供了重要线索。

第二节　流行病资料

在感染性疾病诊断中，流行病资料有重要意义，有些病如麻疹，如有密切接触史，而又是易感者，则在前驱期，即使未发现柯

氏斑也可诊断；反之，如肯定无接触史，则几乎可排除诊断。在了解流行病史时，要注意：

1. 有无可疑疾病病原体接触的可能　即当地有无类似疾病流行，或有散发。如天花在全球范围已消灭，因此除非实验室内，通常不可能感染天花。血吸虫只能在江南湖区，有钉螺的地区才会感染，北方则不可能。院内感染多数都能查到感染源。

2. 有无可疑疾病传播途径存在　如狂犬病必定有动物咬、抓伤或病人接触史；婴幼儿梅毒和艾滋病，其父母必有此类病史，或有不洁输血史；乙脑必定是在有蚊子的地方和季节才会流行。其他如消化道传染病应仔细询问不洁饮食史、污染水源及接触病人排泄物史等。

3. 是否易感者　很大程度决定于患儿的年龄、预防接种史、过去病史、免疫状态。多数急性传染病发生在小儿时期，但6月龄内少发。某些传染病如麻疹、腮腺炎、百日咳等一次得病终身免疫，故有过去史者可不再考虑诊断。免疫功能正常者通常不易患深部真菌感染，若疑为深部真菌感染，应询问有无应用免疫抑制治疗，长期应用抗生素或有先天或获得性免疫缺陷。

第三节　病原学诊断

直接或间接检测病原体是感染性疾病诊断的重要依据，已用的方法有直接病原体检测、血清免疫学检测、病原体核酸及蛋白质检测。

（一）病原体的直接检查

标本涂片不染色或经染色（革兰氏、抗酸、墨汁）在显微镜下检查细菌、真菌、寄生虫（卵），或在暗视显微镜下查螺旋体；电镜检查病毒颗粒，但这种方法阳性率多不高。以免疫荧光技术和免疫电镜技术提高了阳性率，已广泛用于细菌（如百日咳）、病毒（如合胞病毒、乙肝病毒）、真菌、寄生虫，而且能用于组织切片中病原体的检查。

（二）病原体的培养分离

细菌培养和病毒分离是目前最常用、最准确的病原体诊断方法。要使培养分离成功、病原学诊断准确，必须注意：

1. **标本采集准确**　标本应争取在用抗生素以前采集。采集过程注意无菌，防止污染。要注意不同部位、不同病原体标本的采集方法和标本量。血培养时皮肤先用 70% 酒精清洗，后以碘酊；采血量 <6 岁每次至少 1~3mL；大龄儿童或成人每次 15~20mL；不同部位 2 次取血，间隔 1h；疑心内膜炎者在 2 天内取血 6 次。骨髓培养取骨髓 1~2mL。尿培养常用清洁中段尿，计数 $>10^5/mL$ 认为是感染，但厌氧菌培养必须用耻骨上膀胱穿刺。脑脊液至少取 2mL 作常规、生化及培养，如疑脑脓肿须加厌氧培养。体液培养注意无菌穿刺抽液，为防止含蛋白高的体液凝固，抽液注射器内可放少量肝素或 SPS（sodium polyethanol sulfaoalt），由于体腔内厌氧感染机会较多，故应送厌氧培养。呼吸道标本采集问题较多，由于上呼吸道及口腔正常时也有较多腐生和潜在致病微生物，咽拭子或单次痰培养的结果不一定是本次感染的病原体，只有支气管肺灌洗液、支气管镜下抽吸液或环甲膜穿刺液的培养结果才较可靠，但在小儿往往难以做到。粪便培养标本要防止尿液污染。

2. **选择适当的培养条件**　绝大多数细菌在培养基上生长，不同细菌要求生长条件不同，包括培养基的组成、pH、培养温度、气体环境等。厌氧菌需厌氧（低氧分压）培养；脑膜炎球菌、布氏菌用 10% CO_2 培养；一般细菌合适培养温度为 35~45℃，但弯曲菌要求 42℃、耶尔森菌在 25~30℃ 生长良好；多数细菌培养基为肉汤琼脂培养基，但有些细菌要求更高条件，须加血液、氨基酸、维生素等；军团菌只在有半胱氨酸和铁的培养基上生长；真菌须用萨包罗（sabourod，含葡萄糖、蛋白胨、琼脂）培养基。病毒分离需用组织培养或动物接种。不同病毒需不同的培养细胞，常用的有原代（猴肾、人胚肾）细胞、二倍体细胞（人胚肺、成纤微细胞）、传代细胞（Hela、Hep-2、KB）。

3．准确快速鉴定　　　培养生长的细菌除依据培养基特征、细菌形态、初步鉴定外，主要依靠生化试验检测细菌代谢产物和酶系统来鉴定。生化试验有糖、蛋白质、盐类及酶4大类。目前微生物快速自动鉴定系统已在国内大医院广泛应用。此外还有色谱分析、细菌外膜电泳、磁共振菌结构化学分析、时间分辨荧光测量技术测定菌的成分等更先进但尚未普遍应用的方法。病毒分离则依据病毒对培养细胞所致的变化来鉴定。

（三）血清和免疫诊断

检测体内某种病原体的抗原或抗体存在。虽不能直接证明病原体存在，但也是感染性疾病的主要诊断方法之一，尤其是病毒性疾病，因病毒分离困难，故通常以血清免疫学诊断为依据。

1．以特异性抗原来检测抗体　　　主要监测 IgM 和 IgG。IgM 在感染过程中出现早，消失也快，故其阳性说明感染的急性期、病原体存在、感染持续；IgG 出现较晚，持久，其阳性只说明有过感染，但如果短期内 IgG 上升 4 倍以上，也说明感染持续、抗原存在。总 Ig 包括 IgM 和 IgG，其意义与 IgG 同。监测抗体的方法有直接凝集（肥达试验）、间接凝集（间接凝集、乳胶凝集）、血凝抑止、补体结合、沉淀反应（单向、双向免疫扩散沉淀，对流免疫电泳）。

2．以抗体来检测特异抗原　　　方法有放免（RIA）、酶联免疫（ELISA）、火箭电泳、反向间接血凝、反向乳胶凝集、协同凝集、免疫荧光、对流电泳、琼脂扩散。

（四）病原体核酸及蛋白质检测

应用分子生物技术测定病原体的核酸成分是检测病原体的一种较新的技术。用于临床的有核酸杂交和核酸扩增技术。

1．核酸杂交　　　有斑点杂交（测标本中 DNA）、印迹杂交（northern blot 测 RNA，southern blot 测 DNA）、夹心杂交（测 DNA）、原位杂交（测组织中存在的病毒 DNA、RNA）、基因芯片（DNA 芯片）。

2. PCR 技术　　除常规 PCR 外，尚有巢式 PCR、逆转录 PCR（检测 RNA 病毒）、竞争定量 PCR（可对模板产物定量）、免疫 PCR、原位 PCR、荧光定量 PCR 等。

(谢祥鳌)

第三章　小儿感染性疾病的治疗

第一节　抗菌药物的应用

一、抗菌药物临床应用的原则

随着临床致病菌的变迁和细菌耐药性的显著增长，合理应用抗菌药物对及时控制细菌感染、缩短病程和改善预后起着重要作用。合理使用抗菌药物是指针对致病病原菌，选用合适的抗菌药物，采用正确的剂量、恰当的疗程，以达到消灭病原菌和控制感染的目的，同时给予支持治疗以增强机体的免疫功能，并防止药物不良反应的发生。合理应用抗感染药物应遵循以下原则：

1. 必须严格掌握抗菌药物使用的适应证　　正确诊断是合理使用抗菌药物的前提，针对致病菌选用最合适的药物是合理用药的关键。在应用抗菌药物前，应正确采集临床标本，尽早确定病原学的诊断。致病菌不明确时，应根据细菌学和药物特性，临床特征等作经验治疗。经验性治疗方案的基础是以各种感染常见致病菌的种类及其目前对抗生素的敏感性而制定的。病毒性感染及不明原因的发热，除并发细菌感染外，不宜应用抗菌药物。

2. 根据患儿年龄、生理、病理生理和免疫状态来选择用药
要考虑致病菌与机体、致病菌与抗菌药物、抗菌药物与机体的相互关系以及药物的毒副作用。如氨基糖苷类能造成小儿听力损害，<6岁儿童慎用；四环素类药物能影响牙齿和骨发育，8岁以下儿童禁忌应用；喹诺酮类抗菌药物可影响软骨发育，儿童慎用；磺胺药婴儿慎用或不用。

3. 根据感染的获得方式和部位及药物到达感染部位，感染组织内能否达到有效的抑菌（或杀菌）浓度选择用药　　通常膈以上

包括头颈部和呼吸道的社区获得性感染，致病菌以革兰阳性菌为主，还应考虑军团菌和支原体。膈以下包括肝、胆道、肠道、腹腔、盆腔及泌尿系统的感染，其致病菌多为革兰阴性杆菌。

4．必须熟悉各类抗菌药物的抗菌谱、抗菌活性、药动学、药效学、抗菌药物后效应、体内分布情况、半衰期以及药物的排泄途径　选择最佳给药方案，正确给药剂量、疗程、给药途径，使之达到最大杀（抑）菌效应，以取得最佳疗效，并尽量减少毒副作用。根据抗菌药物的药理作用特点用药，不同抗菌药其抗菌作用、特点及体内过程均有不同。以头孢菌素为例，第一代头孢菌素对葡萄球菌等革兰阳性菌具有高度抗菌活性，而第三代头孢菌素则对革兰阴性菌具强大抗菌作用，因此需根据其抗菌作用特点，分别选用于不同细菌所致的感染。

5．注意抗菌药物之间的相互作用　根据抗菌药物对微生物的作用方式分为繁殖杀菌剂、静止期杀菌剂、快效抑菌剂，慢效抑菌剂。临床上宜以繁殖期杀菌剂（如β-内酰胺类）与静止期杀菌剂（如氨基糖苷类）联合，常获协同作用。快效抑菌剂与慢效抑菌剂联合应用常可获得累加和协同作用。繁殖期杀菌剂与慢效抑菌剂合用，一般不发生拮抗，多呈现无关作用。

6．要掌握一定的微生物知识，尤其是常见致病菌（包括院外感染和院内感染的致病菌），以及耐药菌株的生物学特性、致病特点、相关的临床表现、药敏及耐药情况。以有效指导经验性治疗。

7．根据感染的严重程度，科学的制定给药方案、疗程和给药途径　轻症选用口服吸收好、生物利用度高的品种口服给药。较重的感染应注射给药。儿童应避免肌注给药，易引起局部疼痛与疤痕挛缩，一般采用静脉给药。鞘内给药仅限于脑膜炎等中枢神经系统感染时难以透过血脑屏障的药物。

8．抗菌药物一般继续应用至体温正常、症状消退后3～4天，特殊感染的特定疗程视病情而定。如有局部脓肿等病灶时需待局部病灶基本吸收后停药。如临床疗效欠佳，急性感染在用药后48～

72小时应考虑调整用药。

9. 应用抗菌药物的同时，应采取各种综合治疗措施，如纠正水、电解质和酸碱平衡失调、改善微循环、补充血容量、处理原发病灶等。避免过分依赖抗菌药物的作用而忽视人体免疫功能的重要性。

10. 下列情况抗感染药物的应用要严加控制或尽量避免。

（1）抗菌药物预防应用要有明确的指征，通常只能针对一种或二种可能细菌感染进行预防用药，不能无目的联合选用多种药物预防多种细菌感染。

（2）应尽量避免皮肤和粘膜等局部应用抗菌药物，因易引起耐药性产生或过敏反应的发生。应避免将主要用于危重病人和多重耐药菌感染的全身应用的抗菌药物供局部应用。主要供局部应用的抗感染药物如新霉素、益康唑、莫匹罗星（mupirocin）、磺胺醋酰钠等。

（3）一般情况下无需应用联合应用抗菌药物，联合应用抗菌药物必须有明确指征，如病原未查明的严重感染、单一药物不能控制的严重感染、免疫缺陷者伴严重感染、多种细菌引起的混合感染、需长期用药而细菌可能产生耐药性者（如结核病）、联合用药可使毒性较强药物用量减少，或可获得协同作用者。联合用药的方式一般为二联，最多三联或四联，多则有害无益，特别是患有慢性疾病、免疫功能低下者，易发生二重感染。

二、抗菌药物的临床应用

根据培养出的病原菌及其药敏来选用抗菌药是最理想的，但临床常不能及时得到培养和药敏结果，因而根据对病原菌的估计以及当地的细菌耐药情况经验用药是很经常的，表1-3-1可作为临床选用抗菌药物的参考。

表 1-3-1 常见病原菌的抗感染药物选择

病原微生物	首选药物	备选药物
1. 葡萄球菌属（金葡菌、表葡菌）		
（1）不产酶株	青霉素	Ⅰ代头孢、克林霉素、大环内酯类、四环素类
（2）产青霉素酶株	苯唑西林、氯唑西林	Ⅰ代头孢、克林霉素、大环内酯类、庆大霉素、氟喹诺酮类、阿莫西林/克拉维酸、万古霉素
（3）甲氧西林耐药株（MRSA）	万古霉素	磷霉素、利福平、阿米卡星（与万古霉素合用）
2. 链球菌属		
（1）肺炎链球菌	青霉素	大环内酯类、Ⅰ代头孢、氯苄西林、SMZco、头孢噻肟、头孢曲松、万古霉素
（2）A组溶血性链球菌	青霉素	大环内酯类、Ⅰ代头孢、氯苄西林、SMZco、四环素类
（3）B组溶血性链球菌	青霉素	Ⅰ代头孢、林可霉素、大环内酯类
（4）草绿色链球菌	青霉素 + 庆大霉素	万古霉素、氯苄西林、Ⅰ代孢、林可霉素（均加氨基糖苷类）
3. 肠球菌属		
（1）氨苄西林敏感	氨苄西林（心内膜炎者 + 庆大）	阿莫西林、氨苄西林/舒巴坦、阿莫西林/克拉维酸、万古霉素
（2）氨苄西林耐药	万古霉素 + 庆大霉素	替考拉宁

27

病原微生物	首选药物	备选药物
(3) 万古耐药	替考拉宁	环丙沙星 + 氨苄西林（或利福平）、万古霉素 + 青霉素 G + 庆大霉素、氨苄西林 + 亚胺培南
4．奈瑟球菌属		
(1) 淋病奈瑟菌　不产酶株	青霉素	氧氟沙星、依诺沙星、头孢曲松
产酶株	氧氟沙星、依诺沙星	头孢曲松、大观霉素、四环素类
(2) 脑膜炎奈瑟菌	青霉素	氯霉素、SD、氨苄西林、头孢呋辛
5．卡他莫拉菌	阿莫西林/克拉维酸	SMZco、四环素类、大环内酯类、氟喹诺酮类
6．嗜血杆菌属		
(1) 流感嗜血杆菌	氨苄西林、氯霉素（或合用）	阿莫西林/克拉维酸、Ⅱ代头孢、Ⅲ代头孢、SMZco
(2) 杜克嗜血杆菌	阿奇霉素、头孢曲松	阿莫西林/克拉维酸、氟喹诺酮类
7．军团菌属		
嗜肺军团菌	阿奇霉素、氟喹诺酮类	利福平（与阿奇霉素合用）、氟喹诺酮类、头孢西丁
8．鲍特菌属		
百日咳杆菌	大环内酯类	氨苄西林、SMZco、氨基糖苷类
9．黄杆菌属		
脑膜败血性黄杆菌	哌拉西林或哌拉西林/三唑巴坦	克林霉素、利福平

病原微生物	首选药物	备选药物
10. 埃希菌属		
(1) 大肠杆菌（系统感染）	Ⅱ代头孢、Ⅲ代头孢、氨基糖苷类、哌拉西林	β-内酰氨类＋酶抑制剂
(2) 大肠杆菌（泌尿系感染）	头孢氨苄、诺氟沙星	阿莫西林、氨苄西林/舒巴坦、SMZco、其他氟喹诺酮、亚胺培南（产超广谱酶）
11. 克雷伯杆菌属		
肺炎杆菌	Ⅰ、Ⅱ代头孢或＋氨基糖苷类	阿莫西林、氨苄西林/舒巴坦、或其他β-内酰氨类＋酶抑制剂、氟喹诺酮类＋氨基糖苷类、亚胺培南（产超广谱酶）
12. 肠杆菌属		
产气、阴沟杆菌	氨基糖苷类	亚胺培南或美罗培南、Ⅵ代头孢、氟喹诺酮类、哌拉西林/三唑巴坦
13. 沙雷菌属	Ⅲ代头孢、氟喹诺酮类	哌拉西林＋氨基糖苷类、亚胺培南
14. 枸橼酸杆菌属	哌拉西林＋氨基糖苷类	亚胺培南或美罗培南、Ⅵ代头孢、氟喹诺酮类＋氨基糖苷类
15. 变形杆菌属		
(1) 普通变形杆菌	氨基糖苷类、派拉西林	Ⅲ代头孢、氟喹诺酮类、亚胺培南、SMZco、氨曲南
(2) 奇异变形杆菌	哌拉西林、氨苄西林、阿莫西林/舒巴坦	氟喹诺酮类（Ⅰ、Ⅱ、Ⅲ代头孢）＋氨基糖苷类

病原微生物	首选药物	备选药物
16. 普罗菲登菌属	Ⅲ代头孢或＋氨基糖苷类、氟喹诺酮类＋氨基糖苷类	哌拉西林/三唑巴坦、哌拉西林＋氨基糖苷类
17. 哈夫尼亚菌	派拉西林＋氨基糖苷类	氟喹诺酮类、亚胺培南或美罗培南
18. 摩根杆菌属	Ⅲ代头孢、亚胺培南	哌拉西林/三唑巴坦、替卡西林/克拉维酸
19. 沙门菌属		
(1) 伤寒杆菌	头孢曲松、氟喹诺酮类	氯霉素、氨苄西林、SMZ 氨基糖苷类
(2) 鼠伤寒杆菌	氨苄西林、SMZco、氟喹诺酮类	氯霉素
20. 志贺菌属		
各型痢疾杆菌	氟喹诺酮类	SMZco、氨苄西林/舒巴坦、阿莫西林/舒巴坦、黄连素
21. 假单胞菌属		
(1) 铜绿假单胞菌	哌拉西林、头孢他啶、头孢哌酮、氨基糖苷类、哌拉西林/三唑巴坦、替卡西林/克拉维酸、氨基糖苷类、亚胺培南	严重感染时前述抗生素联合应用或根据药敏感结果选药
(2) 其他假单胞菌	哌拉西林、头孢他啶	头孢他啶、氟喹诺酮、妥布霉素、阿米卡星、
不动杆菌	氨基糖苷类＋氟喹诺酮类	哌拉西林/三唑巴坦、氨苄西林/舒巴坦、头孢他啶、亚胺培南、Ⅵ代头孢

病原微生物	首选药物	备选药物
22. 耶尔森菌属		
（1）鼠疫杆菌	庆大霉素、链霉素	多西环素＋氨基糖苷类、氯霉素
（2）小肠结肠炎杆菌	氟喹诺酮类、SMZco	氨基糖苷类、Ⅵ代头孢
23. 弯曲杆菌属	红霉素	多西环素、氯霉素、克林霉素、氟喹诺酮类
24. 布鲁杆菌属	多西环素＋链霉素或庆大霉素	SMZco、多西环素＋利福平、氟喹诺酮类
25. 幽门螺杆菌	阿莫西林＋甲硝唑＋奥美拉唑＋铋剂	克拉霉素、痢特灵
26. 霍乱弧菌	多西环素、氟喹诺酮类	SMZco、氯霉素、红霉素、氨苄西林、吡哌酸、哌拉西林
27. 白喉杆菌	红霉素	克拉霉素
28. 破伤风杆菌色	青霉素、甲硝唑	多西环素
29. 产气荚膜杆菌	青霉素或＋克林霉素	多西环素
30. 炭疽杆菌	青霉素、环丙沙星	红霉素、多西环素
31. 艰难梭菌	甲硝唑	万古霉素口服
32. 李斯德菌	氨苄西林、阿莫西林	SMZco、红霉素、大剂量青霉素、林可霉素
33. 结核杆菌	异烟肼＋利福平＋吡嗪酰胺（二联或三联合）	乙胺丁醇、SM、PAS、氟喹诺酮类
34. 类杆菌属		
（1）脆弱类杆菌	甲硝唑	氯霉素、克林霉素、哌拉西林、头孢西丁、亚胺培南、阿莫西林/克拉维酸

病原微生物	首选药物	备选药物
(2) 产黑色素类杆菌	青霉素	甲硝唑、克林霉素、氯霉素
35. 厌氧球菌	青霉素	甲硝唑、克林霉素、红霉素
36. 梅毒螺旋体类	青霉素	红霉素、多西环素、四环素
37. 回归螺旋体	多西环素	红霉素、青霉素
38. 钩端螺旋体	青霉素	多西环素
39. 立克体属	多西环素	氯霉素、环丙沙星、大环内酯类
40. 衣原体属	多西环素、阿奇霉素	红霉素、克拉霉素、氧氟沙星、环丙沙星
41. 支原体属	大环内酯类、克拉霉素	多西环素、氧氟沙星
42. 放线菌属	氨苄西林、青霉素	多西环霉素、头孢曲松
43. 奴卡菌属	SMZco	阿米卡星、亚胺培南、氨苄西林、环丙沙星、大环内酯类、
44. 念珠菌属	氟康唑	两性霉素B、氟胞嘧啶
45. 新型隐球菌属	两性霉素B+氟胞嘧啶	氟康唑、伊曲康唑
46. 曲菌	两性霉素B+氟胞嘧啶	伊曲康唑

三、常见抗菌药物的不良反应及其预防

抗菌药物在治疗感染性疾病的同时，因药物进入机体后对人体的生理功能及正常菌群等产生影响而产生不良反应，轻者可出现胃

肠道反应等，重者可出现过敏性休克甚至死亡。各类抗菌药物具有不同的不良反应，不良反应的产生与给药方案及患儿的生理、病理情况相关。只有充分了解抗菌药物的不良反应，才能在达到最大治疗效果的同时，减少或避免不良反应的发生。

（一）抗菌药物的毒性反应

抗菌药物的毒性反应是抗菌药物所致的生理、生化等功能异常和/或组织、器官等病理改变，常表现在肝、肾、神经系统、血液、胃肠道及给药局部等方面。毒性反应的发生的机制与药物本身的化学刺激、人体细胞蛋白质合成与酶系统功能受阻等因素有关。此外，部分与人体遗传缺陷或病理状态有关。毒性反应的严重程度往往随药物剂量加大或疗程延长而增加，是抗菌药物各种不良反应中最常见的一种。

1．肾脏毒性反应　　肾脏是许多抗菌药物排泄的重要或主要途径，引起肾毒性反应常见的药物主要有：氨基糖苷类、多粘菌素类、两性霉素 B、万古霉素与去甲万古霉素、头孢菌素类、青霉素类某些品种、四环素类、磺胺药及氟喹诺酮类等。多数为可逆性，停药后恢复，少数可造成严重后果。肾毒性发生的机制主要为药物直接毒性反应和免疫介导的间质性肾炎（表 1-3-2）。

表 1-3-2　常见抗菌药物肾毒性的发生机制与临床表现

抗菌药物	作用机制	临床表现
氨基糖苷类	与肾小管的刷边膜结合，局部高浓度（尤其是肾皮质），直接损害肾小管上皮细胞，引起肾小管坏死及肾衰竭	蛋白尿、管型尿，肾功能受损害、肾功能衰竭
磺胺药	药物在肾小管内结晶析出，免疫反应	血尿、梗阻性肾病，急性间质性肾炎、肾小球肾炎、坏死性血管炎等

抗菌药物	作用机制	临床表现
青霉素如新青霉素、甲氧西林	免疫反应，与剂量无关	间质性肾炎，常伴有用药后7～10天出现皮疹、发热、嗜酸性细胞增加，血尿甚至肾功能损害
两性霉素 B	引起肾血管收缩导致肾皮质缺血和肾小球滤过减少，改变肾小管上皮细胞通透性	发生率高，主要影响肾功能，也可出现蛋白尿、管型尿等。剂量大时不可逆肾衰竭
万古霉素类	损害肾小管（纯度高损害微小），免疫反应	轻者蛋白尿、管型尿，重者血尿、少尿、肾功能损害，间质性肾炎
利福平	免疫反应，与剂量大小、间隔时间长短明显有关	间质性肾炎，常伴流感样综合征
四环素	抗代谢作用	加剧氮质血症

氨基糖苷类在肾皮质积聚，其浓度为血浓度的 10～15 倍，造成肾毒性和肾小管损伤；青霉素类特别是甲氧西林主要引起间质性肾炎；磺胺药和氟喹诺酮类大剂量长期应用可在尿中析出结晶，引起血尿或肾功能损害。肾脏损害的早期表现为蛋白尿和管型尿，继而尿中出现红细胞，尿量改变，氮质血症、血清肌酐升高等，少数患儿可出现急性肾功能衰竭、尿毒症等表现。肾功能损害程度与剂量及疗程成正比，一般于给药后 3～6 日发生，停药后 5 天内消失或逐渐恢复。

2. 肝毒性　肝脏为许多药物的重要代谢器官，许多抗菌药物及其代谢产物容易引起肝脏损害或影响其代谢酶的功能。能引起肝脏损害的药物主要有四环素类、大环内酯类特别是红霉素酯化物、磺胺药、抗结核药物（异烟肼、利福平）、呋喃唑酮等，其他尚有β-内酰胺类、两性霉素B、氟喹诺酮类、林可霉素、吡咯类抗真菌药等。发生机制包括直接细胞毒性作用（异烟肼），过敏作用（β-内酰胺类），胆汁淤积性黄疸（大环内酯类），慢性活动性肝炎（硝基呋喃类）及肝脂肪变性（四环素类）。同一药物的肝毒性可能有数个机制同时参与，如红霉素酯化物引起的胆汁淤积性黄疸即可能有毒性反应及变态反应机制参与。临床表现轻者转氨酶升高，肝肿大，重者出现黄疸甚至肝功能衰竭危及生命。需与病毒性肝炎、梗阻性黄疸、感染所致肝损害鉴别。

3．神经精神系统毒性反应

（1）颅神经损害：常见第8对颅神经损害，主要药物有氨基糖苷类、万古霉素类、多粘菌素等。合并使用水杨酸类、长春新碱、强利尿剂，或同时伴有失水、缺氧、肾功能减退者，特别是婴幼儿更易发生。主要表现为耳蜗损害和耳前庭损害。耳蜗损害的先兆表现可有耳饱满感、头晕、耳鸣等。高频听力先减退，继之耳聋，孕妇使用可波及胎儿耳蜗。耳前庭损害表现为眩晕、头痛、急剧动作时恶心呕吐眼球震颤，严重者甚至平衡失调、步态不稳。前庭损害常为暂时性、听力损害较难复原，有的可致永久性耳聋。耳毒性发生机制与内耳淋巴液中药物浓度过高且持续时间过长、损害毛细胞和周围迷路感觉细胞上皮有关。

耳毒性常出现于婴幼儿及肾功能不全者以及与其他耳毒性药物合用时。根据患儿肾功能调整抗菌药物剂量、电测听以及血药浓度监测等措施可减少和尽早发现耳毒性。有研究表明氨基糖苷类的每日一次给药，其疗效与每日多次给药相仿，但耳毒性下降。氯霉素、乙胺丁醇、链霉素、四环素、磺胺药等抗菌药物较大剂量和较长期应用时还可产生视神经损害。

（2）中枢神经系统：表现为头痛、失眠、肌阵挛，惊厥、癫痫、昏迷等。引起的药物有：青霉素类、氟喹诺酮类、碳青霉烯类（泰能）、异烟肼等。主要出现于大剂量应用、肾功能不全及颅内原发病者。其机制主要为药物拮抗抑制性神经递质 r-氨基丁酸有关。鞘内或脑室内注射抗菌药物如氨基糖苷类、两性霉素 B 可引起脑膜刺激征，因此鞘内注射应尽量避免。

(3) 神经肌肉接头阻滞：神经肌肉接头阻滞表现为眼睑下垂、麻痹、复视、四肢软弱、周围血压降低，严重者呼吸麻痹而危及生命。主要出现于大剂量氨基糖苷类快速静脉注射或胸腹腔内放置，引起肌肉麻痹。尤易发生于同时应用麻醉剂、低血钙、重症肌无力及肾功能不全者等。发生机制是氨基糖苷类与钙离子竞争性结合抑制乙酰胆碱释放。多粘菌素类、林可霉素类及四环素类偶可引起。在重症肌无力、肌营养不良患儿使用时尤应注意。

(4) 周围神经炎：使用氨基糖苷类、多粘菌素、异烟肼、硝基呋喃类、乙胺丁醇等可引起周围神经炎，与药物结合钙离子、维生素 B_6 缺乏直接刺激神经末梢有关。主要表现为口唇及手足麻木，严重者有头昏、面部头部麻木、舌颤等。

(5) 精神症状：多见于应用氯霉素、呋喃唑酮、异烟肼、青霉素、氟喹诺酮类等药物后。表现为幻听幻视、定向力丧失、失眠猜疑、忧郁等。

4. 血液系统毒性　很多抗菌药物如氯霉素、磺胺药、β-内酰胺类、氟胞嘧啶、氨基糖苷类、四环素类、两性霉素 B 等可引白细胞和（或）血小板减少，但发生率一般均较低，停药后很快恢复。氯霉素、两性霉素 B、青霉素类、头孢菌素类，喹诺酮类等可引起贫血。氯霉素是最容易引起再障的药物，多见于 12 岁以下的女孩，与硝基苯基团阻止 DNA 合成抑制骨髓干细胞有关。磺胺药、呋喃类在 G-6PD 缺乏时可诱发溶血性贫血。头孢菌素类和青霉素类如拉氧头孢、头孢孟多、头孢哌酮、替卡西林等可引起出血倾向，表现为出血（鼻出血、消化道出血、皮肤粘膜出血、颅内出血等），其机制为 β-内酰胺类可抑制肠道内产生维生素 K 的菌群，使维生素 K 吸收下降。另外，分子结构中含 N-甲基硫化四氮唑的拉氧头孢、头孢孟多、头孢哌酮尚可干扰维生素 K 参与羧化反应，使凝血酶原和凝血因子合成减少。

5. 胃肠道反应　　多数抗菌药物口服或注射器后可引起胃肠道反应，尤其以四环素类、大环内酯类多见。氯霉素、氨基糖苷类、磺胺药等口服后也易发生。主要表现为恶心、呕吐、腹胀、腹泻等。其机制为化学刺激及胃肠道菌群失调。

6. 其他反应　　四环素类用后可沉积在牙齿及骨骼，引起牙龈色素沉着，牙釉质发育不全；早产儿和新生儿应用较大剂量氯霉素可出现"灰婴综合征"；两性霉素 B、万古霉素静脉滴注可引起心室颤动，心跳骤停；司帕沙星等氟喹诺酮类药物可致 QT 间期延长等。

（二）变态反应

几乎所有抗菌药物均可引起变态反应。变态反应中最常见的是皮疹（Ⅰ型变态反应）；最严重的是过敏性休克（Ⅰ型过敏反应）；最难以识别的是药物热（Ⅲ型变态反应）。此外，还有血清病样反应、血管神经性水肿、溶血性贫血、再生障碍性贫血、嗜酸性细胞增多症、接触性皮炎等。

1. 皮疹　　各种抗菌药物均可引起皮疹，以青霉素、链霉素、氨苄西林、磺胺药多见，大环内酯类、氟喹诺酮类、氨基糖苷类也可偶见。各型皮疹均可出现，以荨麻疹、斑丘疹、麻疹样皮疹比较多见，也可出现剥脱性皮炎、大疱表皮松懈萎缩性皮炎、渗出性红斑等皮疹。皮疹多于治疗开始后 10 天左右出现，在以往曾接受同一抗菌药物治疗的患者中，则可于数小时到 1~2 日内迅速出现，一般持续 5~10 天后消退，停药后 1~3 天内迅速退清。出现皮疹后一般停用可疑抗菌药物，并加强抗过敏治疗。

2. 过敏性休克　　过敏性休克系Ⅰ型变态反应，以青霉素引起者最为常见，发生率为 0.004%~0.015%，病死率 5%~10%。约半数病人的症状在注射后 5 分钟内迅速发生，症状严重危及生命。青霉素过敏性休克的发生与制剂中含杂质小抗原决定簇及双聚物、多聚物有关。临床主要表现为呼吸道梗阻症状（胸闷、心悸、喉头梗阻感、呼吸困难);微循环障碍(面色苍白、冷汗淋漓、血压下降、休克等);中枢神经症状(意识障碍、昏迷等)。为防止过敏性休克的发生,用药前必须详细询问既往用药史、药物或食物过敏史、变态反应性疾病史及家族过敏史等。发生过敏性休克时必须分秒必争地抢救,包括肌肉注射或静脉注射肾上腺素,使用血管活性药、肾上腺皮质激素、抗组胺药等。喉头水肿引起窒息时应及早做气管切开。除青霉素和氨基糖苷类外,头孢菌素类、磺胺药、四环素、红霉素、氯霉素及利福平等偶也可引起过敏性休克。

3.药物热 β-内酰胺类、氨基糖苷类、万古霉素及两性霉素 B 等均可引起。药物热需与原发感染的发热相鉴别,多为弛张热或稽留热。药物热主要特点有:①多呈弛张热或稽留热,虽有发热但患者一般情况良好,不能以原有感染或继发感染解释。②应用抗菌药后感染得到控制,但体温反跳,或原有感染未被控制,用抗菌药物后体温进一步上升。③伴有其他变态反应如皮疹、嗜酸性细胞增高等。④停用抗菌药物后体温迅速下降。

4.血清样反应及血管神经性水肿 属Ⅲ型变态反应,多见于应用青霉素的患者;应用磺胺药、头孢菌素(特别是头孢克洛)也可引起;偶见于应用四环素类、氯霉素、红霉素、链霉素、氟喹诺酮类后。血清样反应的症状与血清病基本相同,主要有发热、关节疼痛、荨麻疹、淋巴结肿大、嗜酸性粒细胞增多等。除波及呼吸系统及脑部外,一般无需特殊处理。

5.其他 氟喹诺酮类的司氟沙星、洛美沙星可引起光敏反应,偶可出现在应用青霉素、头孢菌素、氨基糖苷类、氯霉素等疗程中。临床表现为不同程度的日光灼伤,热带和南方地区多见;与链霉素、青霉素等抗菌药经常接触的工作人员也有发生接触性皮炎的可能,为Ⅱ型变态反应;静脉快滴万古霉素偶可引起组织胺释放,临床表现为"红人综合征";部分病人使用抗菌药后可出现嗜酸性粒细胞增多。

(三)二重感染

二重感染也称菌群交替症，是在使用抗菌药物过程中的新感染。其发生与抗菌药物抑制敏感菌造成机体微生态平衡失调，机体免疫功能低下，外来菌侵入有关。发生二重感染的病原菌主要为耐药金黄色葡萄球菌、真菌、革兰阴性杆菌、厌氧菌（如难辨梭状芽孢杆菌）等。这些病原菌对常用抗菌药物高度耐药，难以治疗。为防止二重感染的发生，在长期应用抗菌药物的过程中要时刻警惕，定期检查口腔和送尿、粪便、痰等标本作细菌（含厌氧菌）、真菌培养，一但有阳性发现时应及早停药，并换用相应药物，如抗真菌药、耐酶抗生素、抗厌氧和其他有效药物进行治疗。提倡合理用药，杜绝抗菌药物滥用，乃是预防二重感染的关键措施。

　　1．呼吸道感染　　应用抗菌药物后继发肺炎相当多见，主要致病菌为肺炎克雷伯菌、铜绿假单胞菌等革兰阴性菌、金黄色葡萄球菌、肠球菌等革兰阳性菌和真菌等。临床上真菌性肺炎也不少见，如念珠菌（特别是白色念珠菌）、曲菌等。确定病原诊断留取合适痰标本，多次作涂片和细菌培养。

　　2．消化道感染　　长期应用广谱抗菌药物，口腔念珠菌感染相当常见，临床表现为鹅口疮，也可出现白色念珠菌肠炎和肛门感染。临床较长期应用广谱抗菌药物时，应经常检查口腔内有无鹅口疮的发生，并送有关标本作涂片检查和培养。口腔局部可用制霉菌素甘油悬液涂搽，也可口服酮康唑预防治疗。

　　抗生素相关性腹泻主要病原是由难辨梭状芽孢杆菌引起，占所有抗生素相关性腹泻的近25%。临床表现为急起畏寒、高热，中毒症状，腹痛腹泻、恶心呕吐、腹胀，腹泻主要为大量水泻，次数多，每日10余次以上，有时为粘液脓血便或血便，大便中可有斑块状假膜，严重者可有迅速脱水、水电解质平衡紊乱，甚至循环衰竭休克。症状可发生在抗菌药物应用过程中或抗菌药物停药后2～3周内，以氨苄西林、林可霉素、克林霉素、头孢菌素等多见。诊断主要依靠临床表现、抗菌药物用药史、粪便中检查特异性毒素。治疗药物以甲硝唑为首选，亦可口服万古霉素。注意纠正水电解质平衡失调，应用微生态制剂。

其他抗生素相关性腹泻常见病原菌尚有金黄色葡萄球菌、白色念珠菌、变形杆菌等。由于广谱抗生素的使用，肠道药物浓度高，肠道优势菌发生变化，原有优势菌受到抑制，少数菌繁殖增加，产生毒素。金黄色葡萄球菌性肠炎常表现为急性发病、急性胃肠炎、腹痛及里急后重，水样便或蛋花样便，脱水或休克等，大便革兰染色可见大量革兰阳性球菌或革兰阳性球菌与革兰阴性杆菌的比例失调，可培养出金黄色葡萄球菌。治疗主要是早期识别，及时停用原来的抗菌药物，加用抗革兰阳性球菌药物如苯唑西林、万古霉素等。

3．尿路感染　主要由铜绿假单胞菌、大肠埃希菌、变型杆菌属等革兰阴性菌及金黄色葡萄球菌、肠球菌属等引起。常有发热，尿路刺激症不明显。有导尿管留置者出现感染的几率高。

4．败血症　致病菌最多见为葡萄球菌属，其次革兰阴性菌如大肠埃希菌、铜绿假单胞菌及真菌。临床表现无特殊，可伴迁徙病灶，真菌性败血症一般有肺、肠道或尿路真菌感染的前驱史。

（四）抗菌药物不良反应的防治

药物不良反应是不可能完全避免的，因此有待临床医师充分了解药物不良反应并在其发生后作出正确判断和适当处置，减少药物对患者的损害并保证疗效。①严格掌握抗菌药物应用指征，减少用药种类。②熟悉药物主要不良反应，特别是新上市的抗菌药物的不良反应。结合患儿生理、病理给药。肾功能不全患儿应减量或避免应用肾功能损害药物；婴幼儿不宜应用喹诺酮类、四环素类药物；有癫痫病史禁用亚胺培南；单核细胞增多症患者避免用氨苄西林等。③严密观察使用抗菌药物病儿的临床表现，及时发现抗菌药物的不良反应。必要时需进行有关检查，如肝肾功能、尿常规、血常规、电测听等。④掌握抗菌药物联合使用的指征，了解抗菌药物之间、抗菌药物与其他药物之间的相互作用，尽量避免毒性较大的抗菌药物联合使用。如两性霉素、氨基糖苷类、万古霉素、第一代头孢霉素一般不联合应用，必须联合应用时应调整剂量；应用头孢哌酮、头孢哌酮/舒巴坦、头孢孟多等药物时补充维生素 K_1；应用磺胺药物时应给予碳酸氢钠碱化尿液。⑤临床医生应认真参与抗菌药物不良反应的监测，发现抗菌药物不良反应及时报告药物不良反应监测机构。一些严重的不良反应或群发性不良反应更应及时报告，以便采取积极措施防止更多的病人受到危害。

（朱会英）

第二节　抗病毒药物的应用

与抗菌药物相比，有效的抗病毒药物不仅数量少，而且效果也不尽人意。病毒是细胞内寄生的微生物，其繁殖（复制）的许多环节都有人体细胞的酶参与，因而抗病毒同时常损害了宿主的正常细胞，限制了其广泛应用。目前临床应用较普遍，疗效确切的抗病毒药物主要有下述几类。

一、抗疱疹病毒

1. 阿昔洛韦（acyclovir，无环鸟苷）　　核苷类抗 DNA 病毒药物。对病毒的毒性比宿主细胞毒性强 3 000 倍。对单纯疱疹病毒Ⅰ、Ⅱ有强大抑制作用，其次为水痘-带状疱疹、EB 病毒、巨细胞病毒。对乙型肝炎病毒也有一定抑制作用。不良反应有消化道反应，偶有发热、头痛、皮疹等。大剂量静脉用可有血 ALT 增高，肾功能受损。

2. 更昔洛韦（ganciclovir，丙氧鸟苷）　　作用与阿昔洛韦相似，但抗病毒作用较之强 25～100 倍。对巨细胞病毒抑制更显著，主要用于新生儿或免疫抑制患儿的巨细胞病毒感染、阿昔洛韦治疗无效的疱疹病毒脑炎。不良反应有骨髓抑制，发生率 5%～30%。其他反应有胃肠反应、头痛、头晕等。

3. 潘昔洛韦（penciclovir，喷昔洛韦）　　是第二代核苷类药物，作用与阿昔洛韦相似，但半衰期长，每天只需口服 1 次。治乙型肝炎疗效较好。

4．范昔洛韦（famciclovir，泛昔洛韦）　　在体内转化为潘昔洛韦起作用，对 HBV-DNA 抑制明显，疗效较潘昔洛韦好。

5．磷甲酸钠（phosphonoformate，foscarnet sodium）　　广谱抗病毒药，对疱疹病毒、乙型肝炎、丙型肝炎、丁型肝炎肝、流感、HIV、乙脑病毒均有抑制作用。用于耐阿昔洛韦的疱疹病毒感染，艾滋病及器官移植后的病毒感染。不良反应主要为肾毒性，发生率为 50%，其他反应有贫血、低或高磷酸盐血症、胃肠道反应等。

6．索立夫定（sorivudine）　　嘧啶核苷类似物，抑制水痘-带状疱疹作用强，是阿昔洛韦的 1 000 倍，治水痘效果好，皮疹消退快。半衰期长，每天 1 次口服即可。

二、抗逆转录酶病毒

（一）核苷类

1．齐多夫定（azidothymidine，叠氮胸苷，AZT）　　在感染细胞内形成三磷酸 AZT，竞争性抑制逆转录酶，抑制病毒复制，是治疗 HIV 感染的一线药物。可延长生命，但不能治愈。长期应用诱导耐药。不良反应主要为骨髓抑制，约 45%，其他有肝损害，发热等。

2．地丹诺辛（dideoxyinosion，双脱氧肌苷，ddI）　　在感染细胞内形成 ddATP，竞争性抑制逆转录酶，抑制病毒复制，对 HIV 抑制较 AZT 弱，但副作用小，不抑制骨髓。用于不耐受 AZT 或 AZT 无效的 HIV 感染者。不良反应有外周神经病变、胰腺炎、头疼、发热皮疹等。

3．扎西他宾（dideoxycytidine，双脱氧胞苷，ddC）　　在感染细胞内形成 ddCTP，竞争性抑制逆转录酶，抑制病毒复制，抗 HIV Ⅰ作用较 AZT 大 10 倍，是目前最强的抗 HIV 药，但不良反应大，主要是外周神经病变，双脚灼痛明显，其他常见有发热、皮疹、关节痛、口腔溃疡等。

4．司他夫定（dideoxythymidine，双脱氧胸苷，ddT）　　在感染细胞内形成 ddTP，竞争性抑制逆转录酶，抑制病毒复制，作用和不良反应与 ddI 相似。用于治疗 HIV 感染，或抗 AZT 的 HIV 感染。

5．阿巴卡韦（abacavir）　　是一种羧基环化脱氧鸟苷类似物。抑制逆转录酶，抗 HIV Ⅰ、HIV Ⅱ，疗效与 AZT 相似。

（二）非核苷类

1．奈韦拉平（nevirapine）　　直接作用于 HIV Ⅰ 逆转录酶，抑制病毒复制，起作用快而持久，但对 HIV Ⅱ 作用差。用于 HIV Ⅰ 感染者，常与 AZT，ddI 合用。不良反应主要为肝损害和皮疹。

2．地拉韦定（delavirdine）　　与奈韦拉平相同，用于 HIV-I 感染。

（三）蛋白酶抑制剂

1．奈非那韦（nelfinavir）　　与多蛋白竞争蛋白酶，抑制病毒组装及成熟，与逆转录酶抑制剂合用，治疗晚期艾滋病，口服 6 个月～1 年。不良反应有肠胃道反应、外周神经病变、肝损害，高尿酸血症等。

2．利托那韦（ritonavir）　　与奈非那韦相似，用于治晚期 HIV 感染。

3．沙喹那韦（saquinavir）　　作用同利托那韦，治晚期 HIV 感染，口服 4 个月。不良反应为消化道反应、肝损害。

4．依地那韦（indinavir）　　作用与其他蛋白酶抑制剂相同，不良反应主要为肾毒性。

三、抗肝炎病毒

1．拉米夫定（lamivudine，双脱氧硫代胞苷）　　为 AZT 类核苷药物，抑制逆转录酶，对 HIV Ⅰ、HIV Ⅱ，抑制作用强，也抑制肝炎病毒，抑制率为 90%，口服 6 个月，HBV-DNA 阴转 88% ～ 90%，HBeAg 阴转。但久用可耐药。不良反应少，有消化道反应、皮疹、头晕、肌痛、一过性淀粉酶增高。

2．阿糖腺苷（adenine arabinoside，Ara-A）　　在细胞内形成 Ara-ATP，与 dATP 竞争 DNA 聚合酶，抑制乙肝病毒、疱疹病毒。

不良反应有胃肠道反应、骨髓抑制、共济失调、癫痫肌痛等。

四、抗流感，呼吸道病毒

1. 金刚烷胺（amantadine）与金刚乙烷（rimatadine）　　抗RNA病毒类药物，其阻止病毒脱壳及核酸释出而抑制病毒复制。主要用于甲型流感的防治，须在发病早期应用有效。不良反应主要为胃肠道反应，也可有头痛、不安、幻觉、运动失调等中枢神经系的反应。

2. 利巴韦林（ribavirin，病毒唑）　　作用机制不明，对多种RNA及DNA病毒有抑制作用，用于小儿多种呼吸道病毒感染，但临床疗效不确切。不良反应较少，有白细胞球减少、贫血、皮疹、胃肠道反应等。

五、干扰素（Interferen，IFN）

抑制病毒蛋白转译而抑制病毒复制，还有广泛的免疫调节作用。用于治疗乙型肝炎、丙型肝炎、丁型肝炎，也用于严重的呼吸道合胞病毒、巨细胞病毒、腺病毒感染。不良反应：90%有发热、寒战、肌痛、乏力等"流感样征群"；25%～50%有白细胞、血小板减少等。其他有转氨酶增高、肾功能改变。

（谢祥鳌）

第三节　微生态制剂的应用

一、概述

微生态学（microecology）是研究正常微生物群的结构与功能、微生物之间、微生物与宿主之间，以及微生物和宿主与外界环境之间相互关系的学科，也是研究微观生态平衡、生态失调和生态调整的一门新兴学科。构成微生态的基础是寄生在人体巨大数量的共生菌群。其中尤以结肠数量最多，具体数目竟达 $10^{11\text{-}12}$/克干粪。厌氧菌的数量比需氧菌多 1 000～10 000 倍，其构成比为双歧杆菌约占95%；其他厌氧菌（如乳酸杆菌、拟杆菌、梭状芽孢杆菌等）约占4%；大肠杆菌等需氧菌所占比例不到1%。正常人体与其寄居的微生物群构成人体的微生态环境，这些微生物群对人体有着极其重要的生理作用，人体的健康依赖于二者之间的平衡，如果平衡失调将会导致疾病发生。微生态制剂是利用正常微生物或促进物质制成活的微生物制剂，具有补充微生态菌群、抑制致病菌的生长繁殖等功能，通过维持和调节正常生态平衡的作用，以达到防治疾病的目的，目前已被临床广泛使用。

二、正常人体微生态平衡

正常微生物菌群包括人体表和体内的一切微生物，正常菌群在人体表及腔道构成一个生物层，形成生物屏障，能阻止和干扰外来微生物在人体的定植或入侵。不同微生物在人体不同部位上定居，分为原籍菌与外籍菌，原籍菌群又称固有菌群或常驻菌群，定居在其生存的上皮细胞表面；外籍菌又称过路菌，在上皮细胞表面难以定植或只是短暂定植。同一种菌在原位是原籍菌，在异位是外籍菌。正常微生物菌群中的原籍菌对宿主有益，外籍菌则可能有害，两者可以相互转化。正常情况下由正常菌群与宿主和其他微生物之间组成了一个协调的整体，相互依存、相互制约，维持着动态平衡的生活，这就是微生态平衡。微生态平衡与身体的新陈代谢、生长发育、免疫应答和对疾病的抵抗能力息息相关。

正常人肠道的微生态平衡具有重要意义。肠道的正常菌群主要有：双歧杆菌、拟杆菌、消化球菌、真杆菌、乳酸杆菌、梭菌、韦荣球菌、芽生球菌等。小肠内主要生理菌是乳酸菌，大肠内主要生理菌是双歧杆菌。婴幼儿的肠道菌群以双歧杆菌最多，拟杆菌和梭菌较少，而成年人双歧杆菌略减少，拟杆菌和梭菌增多，这是婴幼儿与成人不同之处。

正常菌群对宿主的有益作用有：①营养作用：肠内正常微生物能合成多种维生素，参与碳水化合物和蛋白质的代谢，降解胆固醇形成胆汁酸。如双歧杆菌在肠道内有助于食物的分解及多种B族维生素的合成等。②生物屏障作用：生理菌定植于粘膜上皮细胞，产生定植抗力，可以防止多种致病菌的侵入。③免疫调节作用：促进免疫器官的发育成熟。双歧杆菌能增加 IgA 分泌及抗素的产量，被称为"免疫佐剂"，能激活吞噬细胞，增强机体的细胞免疫与体液免疫，以提高人体抗感染的能力。④促进生长发育：双歧杆菌为母乳喂养婴儿肠道内的优势菌，具有明显促进婴儿生长发育作用。此外肠道内正常菌群具有帮助消化乳糖功能及防治牛奶蛋白过敏症等作用。

在某些因素的影响下，肠道正常微生物群之间及组成正常微生物群的微生物之间的平衡被破坏所引起的病理状态称为肠道微生态失衡。微生态失衡的原因多种多样，总的可分为宿主侧原因和微生态侧原因两方面。宿主侧原因包括对环境不适宜、患病和治疗措施等（如肠、胃切除等外科手术，放射治疗，免疫抑制剂及激素的应用）；微生态侧原因包括外袭菌入侵和抗菌药物的影响等。肠道微生态失衡主要表现为各种类型的腹泻，如婴幼儿腹泻、抗生素相关性腹泻等。

三、常用的微生态制剂

微生态制剂是用人或动物正常优势细菌群制成的生物制剂。临床上通过使用这些对人体有益的活菌/死菌或其代谢产物，抑制过度繁殖并引起疾病的有害细菌种群，同时促进正常优势菌群的迅速建立及恢复，以达到防治疾病和提高健康水平的目的。

微生态制剂一般可分为二类：一类是活菌制剂；另一类是死菌或其代谢产物。活菌制剂口服进入肠道后，可促进肠道内其他正常菌的生长繁殖，抑制致病菌生长，纠正菌群失调。死菌或其代谢产物，亦可调节肠道菌群失调。按微生态制剂成分的属性分类：分为益生菌、益生元和合生元。益生菌制剂是含生理活性细菌，能通过胃肠或定植于结肠或在肠道繁殖，调整肠道菌群而提高机体免疫力的微生物制品。益生元系指能促进益生菌生长繁殖的一类结构和性质不同的非消化性的物质，但可作为底物被肠道正常菌群利用，能选择性刺激结肠内一种或几种细菌生长和（或）活性，对宿主健康有益作用，又称为生长因子，目前已发现的生长因子为寡糖类物质，如乳果糖、果寡糖、半乳糖及大豆糖等，主要对双歧杆菌有促进作用，故又称为双歧因子。应用益生元制剂可使各种原因所致之益生菌被抑制时，达到快速提升益生菌数量的效果。合生元又被称为合生素，系益生菌与益生元之混合制剂，兼有二者之作用。它即可发挥益生菌的生理性细菌活性，又可选择性地增加这种菌的数量和代谢，使益生作用更显著持久，成为微生态制剂第二代产品。益生菌、益生元和合生元具有潜在药物作用，通过微生态的调整以治疗肠道微生态失调、多种肠道疾病（如腹泻病、抗生素相关性肠炎、溃疡性结肠炎、克隆病、坏死性小肠结肠炎）及全身性疾病（如肠源性败血症、菌群失调症、病毒感染及新生儿黄疸）。

目前我国微生态制剂发展迅猛，国内活菌微生态制剂至少有十几种，且产品种类繁多，剂型多样（胶囊、片剂、颗粒剂、口服液等），菌种种类也多，但仍以双歧杆菌的应用居多（见表1-3-3）。现将临床常用的微生态制剂简述如下。

（一）单菌活菌制剂

目前用于活菌制剂的菌种有双歧杆菌、乳酸杆菌、酪酸菌、肠球菌、粪链球菌、蜡样芽孢杆菌、枯草芽孢杆菌、地衣芽孢杆菌、酵母菌等。微生态活菌制剂可以由单菌、双菌或多菌制成，目前市场上出售的主要品种有：

1. 双歧杆菌（商品名：丽珠肠乐）　　为双歧杆菌的单一活菌制剂，是青春型双歧杆菌经过纯化培育生长的菌株，经发酵精制而成，安全无毒，能抑制肠内杆菌科各种细菌过量增殖，补充对人体有益的正常生理性细菌。具有纠正肠道菌群失调、减少内毒素来源、降低血内毒性水平、改善人体微生态环境的作用。本品为胶囊制剂，每粒含双歧杆菌活菌0.5亿个，成人口服1~2粒/次，早晚餐后各服1次。儿童剂量酌减，婴幼儿服用时可将胶囊拔开，以凉开水或凉牛乳调服。

2. 酪酸菌（商品名：米雅利桑爱儿A颗粒）　　为酪酸菌（宫入菌）的活菌剂，能补充调整轮状病毒破坏的肠粘膜屏障及微生物失衡状态，使双歧杆菌数量增加，抑制致病菌和肠源性有害毒素的产生，从而改善肠道菌群失调，使肠功能得以恢复。本品为颗粒剂，小儿专用，1克/每包（含0.8亿个活菌）。

3．地衣芽孢杆菌制剂（商品名：整肠生）　　为地衣芽孢杆菌活菌胶囊制剂。对肠道而言为外籍菌，能调整肠道菌群，拮抗致病菌，对葡萄球菌及酵母菌均有抗菌作用，而对双歧杆菌、乳酸杆菌、拟杆菌、粪链球菌的生长则有促进作用。本品为胶囊制剂，每粒0.25克（含2.5亿活菌）。成人口服0.5克/次，3次/天，首次剂量加倍，儿童减半或遵医嘱。

4．蜡样芽孢杆菌制剂（商品名：促菌生片、源首胶囊）蜡样芽孢杆菌为活菌制剂，为需氧菌，口服后不被胃酸破坏，在下消化道肠道内迅速繁殖，消耗肠道内多余的氧，创造厌氧环境，促进正常厌氧菌（双歧杆菌、乳酸杆菌等）的生长，抑制致病菌或条件致病菌，从而达到治疗和预防肠道病的目的。用本品期间应停用抗生素。本品有片剂和胶囊二种剂型，促菌生片，0.25克/片（含2亿活菌）。源首胶囊，0.25克/粒（含24亿活菌）。成人口服1～2粒/次，2～3次/天。儿童用量酌减（可将胶囊内药粉溶于温开水、牛奶、饮料或拌入少量食物中服用）。

（二）双菌及多菌活菌制剂

1．乳酸菌、粪链球菌、枯草芽孢杆菌联合制剂（商品名：妈咪爱）　　本品为含乳酸菌、粪链球菌、枯草杆菌、维生素、锌、钙的复方散剂。其作用特点有：①口服后，粪链球菌和枯草杆菌均为耗氧菌，活菌全部到达肠道，并能迅速繁殖，耗氧而形成肠道厌氧环境，促进双歧分支杆菌等肠道有益厌氧菌菌群的生长繁殖。粪链球菌可分泌促肠活动素、细菌素对肠道内有害菌有抑制作用；枯草杆菌可产生溶菌酶对变形杆菌属、大肠杆菌、葡萄球菌属等致病菌有抑制作用。②乳酸菌在可产生大量乳酸，调整肠内pH值，促进大肠蠕动及消化吸收，从而促进排便，治疗便秘。③对抗生素有耐药性，治疗感染性腹泻时，同时应用抗生素，可提高疗效。④本品提供美国 FDA 制定的正常小儿每日必须摄取的维生素和锌、钙等元素，提供腹泻期间的营养和保健作用。本品为散剂，1 克/袋（含 1.5 亿个活菌）。本品是最适合婴幼儿服用的散剂，可溶解在牛奶及饮料中服用，也可直接服用。治疗用量：3 岁以下：1 袋/次，2～3 次/天。预防用量：1 袋/次，1～2 袋/天；3 岁以上治疗用量，1 袋/次，3～4 次/天；预防用量，1 袋/次，1～2 袋/天。

2．双歧三联活菌胶囊（商品名：培菲康、贝飞达）　　为双歧杆菌、嗜酸乳杆菌、粪肠球菌三联活菌复方制剂。口服后三种细菌分别定植在肠道上、中、下部位，以不同的速度进行繁殖，因粪肠球菌耗氧、嗜酸乳酸杆菌微需氧，形成无氧条件而利于双歧杆菌生长。本品为胶囊，210 毫克/粒（含 0.5 亿活菌数）。小儿口服：＜1 岁，半粒/次；1～6 岁，1 粒/次；6～13 岁，1～2 粒/次；2～3 次/天（婴幼儿可剥开胶囊倒出粉末用温开水冲服）。

3．双歧三联活菌片（商品名：金双歧）　　该制剂由长双歧杆菌、保加利亚乳杆菌和嗜热链球菌组成之活菌片剂。后二者为耗氧菌，形成之厌氧条件有利于厌氧菌生长，长双歧杆菌抗氧性增强，活菌存活时间长，活菌耐酸性增强，可有效通过胃酸屏障。长双歧杆菌于人体安全性好、适应性好。经过驯化，金双歧中的长双歧杆菌代谢过程中产生的乳酸和乙酸比其他双歧杆菌多，并且繁殖速度竞争排斥力强。每片含 0.5 克（含长双歧杆菌 0.5 亿）。成人口服 4 片/次，2 次/天，小儿剂量酌减。幼儿可直接嚼服，婴儿可将药片碾碎溶于温热（约 40℃）牛乳中服用。

4．复合乳酸菌胶囊（商品名：聚克）　　含乳酸杆菌、嗜酸乳杆菌及乳酸链球菌，均为人体正常生理菌株，为肠溶胶囊剂，每粒 0.33 克（含活乳酸菌 2 万以上）。成人口服，1～2 粒/次，1～3 次/天，小儿剂量酌减。

（三）死菌制剂

1．灭活嗜酸乳杆菌（商品名：乐托尔）　　本品为含经热处理灭活的嗜酸性乳酸杆菌及代谢产物（乳酸杀菌素、乳酸杆菌素、乳酸乳菌素、乳酸菌素）。这些物质对肠粘膜有很强的附着能力，对革兰阳生及革兰阴性菌有广谱抗菌作用，对细胞内病原体同样有效。其特点主要通过激活肠道上皮细胞分泌乳酸，促进 SIGA 分泌与阻止细菌、病毒与肠绒毛粘附作用，有助于缩短腹泻过程。本品性能稳定，与抗生素同时使用不影响本品疗效。胶囊剂，儿童 2 粒/次，2 次/天，婴儿 1~2 粒/次，2 次/天，首次加倍；散剂，儿童 1 袋/次，2 次/天。每胶囊含灭活冻干嗜酸性乳酸杆菌 50 亿；每袋含灭活冻干嗜酸性乳酸杆菌 50 亿。

2. 乳酸菌素片　本品为灭活乳酸杆菌及其代谢产物的干燥混合物，能调节肠道内微生态平衡。乳酸杆菌在发酵过程中产生乳酸菌素，有抑制致病菌的作用，同时具有减少肠道有害物质的产生，降低内毒素水平，促进酪蛋白的消化吸收及肠蠕动增快。主要用于肠内异常发酵、消化不良、肠炎、小儿腹泻等。每片含灭活乳酸杆菌 1.5 克。

（四）合生元制剂

婴儿双歧杆菌、两歧双歧杆菌、嗜酸乳杆菌及低聚果糖组成（商品名：合生元）　本制剂特点为选用婴儿双歧杆菌及两歧双歧杆菌不同的两种菌及嗜酸乳杆菌、低聚果糖组合而成。婴儿双歧杆菌对人体亲和力强、微生态作用明显，两歧双歧杆菌与嗜酸乳杆菌、婴儿双歧杆菌配伍，平衡微生态作用明显，低聚果糖，则在肠道内不被人体消化酶消化，有利于有益菌增殖，为目前较理想之微生态调节剂。

表 1-3-3　临床应用的部分微生态活菌制剂

商品名	细菌组成	菌量（CFU）	规格
丽珠肠乐胶囊	双歧杆菌	0.5 亿	0.35 克/粒
米雅爱儿 A 颗粒	酪酸菌（宫入菌）	0.8 亿	1 克/袋
整肠生胶囊	地衣芽孢杆菌	2.5 亿	0.25 克/粒

商品名	细菌组成	菌量(CFU)	规格
妈咪爱散剂	粪链球菌、枯草芽孢杆菌、乳酸菌	1.5亿	1克/袋
促菌生片	蜡样芽孢杆菌	2亿	0.25克/片
源首胶囊	蜡样芽孢杆菌	4亿	0.25克/片
培菲康胶囊	双歧杆菌、乳杆菌、肠球菌	0.5亿	1克/粒
贝飞达胶囊	双歧杆菌、乳杆菌、肠球菌	0.5亿	0.21克/粒
乳酶生片	乳杆菌		0.15克/粒
定菌生胶囊	乳杆菌	0.25亿	0.25克/粒
金双歧片	双歧杆菌、乳杆菌、嗜热链球菌	0.5亿	0.5克/片
聚克	乳酸杆菌、嗜酸乳杆菌、乳链球菌	2万	0.33克/粒

四、微生态制剂在儿科临床的应用

微生态制剂已广泛应用于儿科临床防治多种疾病，特别是小儿消化系统疾病如感染性与非感染性腹泻、消化不良、痢疾，也可用于抗菌药物所致的肠道菌群失调、抗生素相关性腹泻、真菌感染、新生儿黄疸及婴幼儿保健等，并取得良好治疗效果。

1. 婴幼儿腹泻　　其中仅有约30%细菌感染所致，用抗生素治疗有效；70%为病毒和非感染因素引起，尚无特效治疗，用抗生素治疗有害无益，容易造成菌群失调，甚至使病情迁延。双歧杆菌等肠道优势菌群的减少与婴幼儿腹泻的发生、发展过程密切有关，用微生态制品可恢复或增加肠道益生菌而控制腹泻。据国内资料报道：用促菌生治疗婴幼儿轮状病毒肠炎80例，用法为3～4片/次，3次/天，腹泻时间明显缩短，结果总有效率92%；用丽珠肠乐治疗婴幼儿秋季腹泻 38 例，72 小时止泻 37 例，有效率 97.5%，明显优于用庆大霉素治疗的对照组的 50%；用乐托尔 1/2～1 包/次，2～3 次/天，治疗婴幼儿腹泻 105 例，总有效率为 89.5%，优于用氨苄青霉素治疗的对照组（69.3%）。大量临床治疗观察证明，用微生态制剂治疗婴幼儿急性非细菌性腹泻疗效肯定。急性细菌性感染性腹泻病，一般应首先给予敏感的抗感染药物，腹泻症状控制后应用微生态调节剂，以达到先抗后调之功效。

2．迁延性、慢性腹泻　　其病因复杂多样，非感染性居多，且存在不同程度的肠道功能、营养和菌群失调，因而在治疗上仍比较困难，主要是采用去除病因、改善营养等综合治疗措施。近来不少报道加用微生态制剂治疗取得较好疗效。有报道用米雅爱儿 A 颗粒 1/3～1/2 包/次，3 次/天，治疗迁延性、慢性腹泻总有效率 95.8%。昆明医学院报告单用丽珠肠乐（双歧杆菌）治疗小儿腹泻总有效率为 94.7%，优于抗生素组（72.7%），并认为对迁延性慢性腹泻效果尤其明显。

3．肠道菌群失调所致的腹泻　　因临床大量使用抗生素特别是广谱抗生素，可抑制肠道内的正常菌群，使其数量急剧减少，而引起肠道菌群紊乱，其肠球菌占优势，厌氧菌减少，霉菌大量增生，形成二重感染，导致抗生素相关性腹泻、难辨梭状杆菌性肠炎（伪膜性肠炎）、霉菌性肠炎等发生。微生态制剂能使肠菌群恢复正常，有效治疗该疾病，并可解除应用抗生素所造成的严重不良反应。目前已有较多研究表明：酵母菌、乳杆菌和双歧杆菌对伪膜性肠炎有治疗和预防作用。

4．防治肝脏病　　正常情况时肠道正常菌群通过肠-肝循环，保护和支持肝脏的正常运转和胆汁的代谢过程。肝炎、肝硬化患儿，由于胆汁分泌障碍，下消化道革兰阳性杆菌上移，固有菌体破坏并释放大量内毒素，损害肝脏，导致肝功能障碍，解毒能力下降，进而引起内毒素血症及肝性脑病。双歧杆菌制剂是肝脏疾病的一种辅助治疗药物。其治疗作用与双歧杆菌的抗内毒素有关，抑制致病菌生长，减少内毒素来源和对肝脏的损害，减少结肠对氨的吸收，增加肠的蠕动，尽快排出有害物质，以期缓解症状。临床有资料证实，应用微生态制剂治疗慢性肝炎、肝硬化能促使肠道菌群恢复正常，改善肝脏蛋白质代谢和肝脏的解毒功能，可有效降低患者血氨水平，改善肝功能指标，有利于肝昏迷缓解。

5. 营养保健　　双歧杆菌、酪酸菌、乳酸杆菌、枯草芽孢杆菌能合成多种维生素、叶酸及烟酸等，不仅增加营养，有帮助消化吸收功能，对婴儿的健康成长有保护和促进作用。母乳喂养婴儿患肠炎、佝偻病、缺铁性贫血等发病率均比人工喂养（牛奶）儿低。微生态制剂还可起到预防疾病的作用，能有效防治用牛奶喂养婴儿引起的坏死性结肠炎及各种婴幼儿腹泻，增加婴幼儿抵抗疾病的能力，减少感染发生。

五、使用微生态活菌制剂应注意的问题

微生态制剂的使用应根据临床适应证选择用药。微生态活菌制剂对各种原因所致的腹泻、肠道菌群失调和婴幼儿保健是肯定的适应证，目前的临床研究证明了双歧杆菌、乳杆菌等治疗的有效性和安全性，口服活菌制剂在不同的人群中具有很好的耐受性，包括婴儿和 AIDS 患者。但是，对于免疫抑制人群服用活菌制剂，仍然需要慎重，曾有学者把严重创伤、结核病和恶病质等应列为相对禁忌。许多商品化的益生菌制剂相关的药物动力学和细菌的活力资料还缺乏。因此临床在使用过程中仍需密切观察患者的反应。

由于活菌制剂对致病菌为抑制作用，而非直接地杀菌作用，如果是急性重症感染就难以达到快速而持久的疗效，故应根据实际情况选择用药。轻症肠道感染可早期单用活菌制剂，对急性全身感染或严重的肠道感染，应首选抗生素，辅以活菌制剂治疗。

活菌制剂原则上一般不宜与抗生素同时应用，重症患者不能停用抗生素时，需加大生态制剂的量。但整肠生、米雅、多维乳酸菌制剂（妈咪爱）、聚克等及死菌制剂可与抗生素合用。

第四节　静脉免疫球蛋白的应用

免疫球蛋白是机体免疫系统的重要组成部分，在防御感染和调节免疫中发挥着重要作用，小儿许多疾病与其水平低下或异常有关。静脉用免疫球蛋白（IVIg）是一种从健康人血液提取的血液制品，为血清蛋白中具有免疫活性的成分，主要成分为 IgG，约占机体免疫球蛋白总量的 75%，是唯一能够通过胎盘为胎儿提供免疫保护作用的免疫球蛋白。1980 年，IVIg 开始被用于原发性免疫球蛋白缺乏性疾病的替代治疗，随后用于获得性免疫球蛋白缺乏症患者预防感染。20 世纪 80 年代后期因发现其具有免疫调节作用，可用于抗感染及许多自身免疫性疾病的治疗。IVIg 具有抗病毒、抗细菌及免疫调节功能，近年来随着制剂技术的提高，儿科临床应用日益广泛，其中治疗川崎病、血小板减少性紫癜、严重感染性疾病等的剂量、疗程已有了较成熟的方案。现将其在儿科临床应用简述如下。

一、静脉用免疫球蛋白的生物学特性及作用机制

IVIg 是从大量健康献血者提供的混合血浆制备的，含有与正常血清一致的免疫球蛋白 G（IgG）分子，包括相应的 IgG 亚类，输注 IVIg 的生物半衰期与正常人血清中 IgG 的半衰期相似。IVIg 能在短时间内使血液循环中 IgG 浓度高达正常人水平的 3~6 倍，极大地提高了抗感染效果。当血浆在高浓度 IgG 状态下，IVIg 具有免疫调节作用。目前已经提出以下 5 个主要的作用机制以解释 IVIg 在免疫相关性疾病中的调节作用。

1. 功能性的封闭脾脏巨噬细胞中的结晶片段（Fc）受体 IgG 分子的可结晶片段（Fc）同巨噬细胞的 Fc 受体相结合，从而竞争性地封闭 Fc 受体。这在特发性血小板减少性紫癜（ITP）的治疗中发挥了重要作用，可大幅度地减少抗体致敏的血小板的破坏。

2. 抑制补体介导的免疫损伤　　IVIg 可阻止激活的补体片段在靶器官表面的沉积，从而抑制由补体介导的免疫损伤。

3．调节细胞因子和细胞因子拮抗物的产生　　这是免疫球蛋白在体内治疗炎性疾病的主要机制，同时也是 IVIg 干预 T、B 细胞功能的一条途径。

4．独特型网络作用　　正常免疫球蛋白（Ig）中含有可调节的抗独特型抗体，可防止生理情况下病理性自身抗体的扩展；另外 IVIg 来源于大量混合血浆，其所含的大量抗独特型抗体可结合病理性自身抗体的表位，中和其作用或形成免疫复合物，而被网状内皮系统清除。实验已观察到，静滴 IVIg 后几个小时，循环中自身抗体的滴度迅速降低。

5．能下调或激活 B 细胞表面特异性抗原受体的表达，还可与 T 细胞的表面分子相互作用。另外，IVIg 可活化抑制性 T 细胞亚群、自然杀伤细胞，抑制 B 细胞分化、合成和释放病理性自身抗体。

二、静脉免疫球蛋白在儿科感染性疾病中的应用

（一）原发性和继发性免疫缺陷病

IVIg 适用于原发性或继发性低 IgG 血症。原发性免疫缺陷病如先天性无丙种球蛋白血症、婴儿暂时性低丙种球蛋白血症及严重的继发性抗体缺陷患儿常伴明显的 Ig 水平低下。国内外资料表明，在免疫缺陷病中，中国儿童以 IgG1 缺陷为主，欧美儿童以 IgG2 和 IgG4 缺陷为主。虽然血清 IgG 总量正常，但 IgG 亚类如 IgG2 和 IgG4 显著低下，临床上患儿易反复呼吸道感染或全身感染，重者也可死亡。应用 IVIg 替代治疗，以预防和控制感染，帮助病儿渡过难关甚为关键。IVIg 的推荐剂量是 150 ~ 400mg/kg，每隔 3 ~ 4 周用 1 次，使患儿血清 IgG 保持在 4 ~ 5g/L 以上为宜。继发性免疫缺陷病如重度营养不良，IVIg 每次 200 ~ 300mg/kg，静脉滴注，2 ~ 3 天重复 1 次，共用 2 次。

（二）细菌感染性疾病

1．早产儿和重症新生儿感染　　IVIg 在新生儿重症感染方面显示了肯定的疗效。IVIg 能预防和治疗早产儿、新生儿的严重感

染，降低严重感染的发生率和病死率。母亲的特异性抗体 IgG 仅在怀孕后期（＞32 周）才经胎盘输入胎儿体内，故早产儿经母体胎盘获得 IgG 极少，处于严重的低免疫球蛋白状态，加之骨髓中性粒细胞储备不足，吞噬及细胞内杀菌能力缺陷及 B 细胞合成新抗体能力不足，这些因素是新生儿特别是早产儿易患感染的原因。严重感染时，新生儿体内的 IgG 大量消耗，体内产生 IgG 及其亚类的能力受到抑制，更加重了血清及其亚类浓度的下降。IVIg 能补充和纠正上述免疫功能的缺陷，从而发挥预防和治疗新生儿及早产儿感染的作用。IVIg 抗感染作用主要机制是中和病原体及毒素；形成抗原抗体复合物，激活补体产生炎症，有利于消灭病原；更重要的是通过 Fc 段与吞噬细胞的 Fc 段受体结合，促进其吞噬作用。适应证为：①预防或治疗早产儿、极低出生体重儿感染，多主张生后 4 小时内应用，剂量为 0.25～0.5g/kg，1 周后重复应用 1 次，对早产儿和出生低体重儿预防感染有保护作用；治疗感染 0.5～1g/（kg·d）连用 2 天。②足月儿严重感染，如新生儿败血症、新生儿脑膜炎、重症新生儿肺炎等，IVIg 与抗生素合用可减少并发症，提高治愈率。使用方法为：0.5g/（kg·d），隔日 1 次，连用 3～5 次；或每周 1 次，共用 4 周。

2．严重全身感染及感染性休克　　大剂量 IVIg 可明显降低严重全身感染及感染性休克病死率，能减少休克持续时间，降低多系统脏器功能衰竭发生率。用量：0.4g/kg，每日 1 次，共用 1～3 天。IVIg 治疗感染的作用机制为：①抗体干扰致病微生物对靶细胞的攻击，其途径可通过抗体封闭细菌或病毒连接靶细胞的受体。②抗体与病原结合或与病原分泌的毒素结合。③形成抗原抗体复合物，激活补体产生炎症，有利于消灭病原。

3．反复呼吸道感染的治疗　　反复呼吸道感染的主要原因与 IgG 亚类缺陷有关，IgG1、IgG3 缺陷时，呼吸道易发生链球菌、金黄色葡萄球菌及病毒感染，IgG2、IgG4 缺陷时，呼吸道易致肺炎球菌、流感杆菌感染。此外反复呼吸道感染的小儿可继发免疫功能低下。由于 IVIg 有大量的 IgG 亚类，能迅速提高抗感染的效果。目前多主张 IgG 每次 0.2～0.4g/kg，每月 1 次，连用 4 个月，可提高其血清 IgG 水平，预防感染发生。

应该指出，IVIg 在上述严重感染病例的治疗中，并不能代替抗菌药物的应用，因此，应在使用 IVIg 的同时，使用足量有效的抗菌药物。

（三）病毒感染性疾病

1．预防病毒感染和早期病毒感染　　IVIg 制剂含有广泛而有效的抗病毒特异性抗体，对病毒的增殖有抑制作用，对预防病毒感染和早期病毒感染有较好效果。其中对巨细胞病毒、呼吸道合胞病毒、腺病毒、甲型肝炎、乙型肝炎、麻疹、水痘、带状疱疹等病毒感染早期应用 IVIg 能提高免疫力，改善病情，剂量为 0.2～0.5g/kg，每周 1 次，共 5 次。

2．呼吸道合胞病毒（RSV）感染　　RSV 感染主要引起婴幼儿，特别是 2～6 个月免疫系统尚未发育完善的小婴儿的毛细支气管炎。该病患儿血中及呼吸道脱落细胞中 IgG 均明显低于正常，也与婴儿 B 细胞合成抗体能力不足有关。而呼吸道合胞病毒感染后影响 B 细胞产生 IgG 亚类，而使病情发展迅速。IVIg 能使血清 IgG、IgG 亚类、呼吸道分泌型 IgG 水平上升。用 IVIg 治疗小儿 RSV 毛细支气管炎、肺炎不仅有明显的病毒抑制作用，而且氧合作用也有所改善。国内报道用 IVIg 治疗 RSV 性婴儿毛细支气管炎，可迅速缓解临床症状，缩短病程，效果确切，安全可靠。推荐剂量为 IVIg 每次 0.25～0.5g/kg，2～3 天后重复 1 次，共用 2 次。

3．人类免疫缺陷病毒（HIV）感染　　艾滋病（AIDS）为 HIV 所致的获得性免疫缺陷病，近年来采用 IVIg 防治该病取得了较好疗效。儿童 AIDS 者接受 IVIg 治疗不仅可明显改善临床症状和免疫学参数，有效地治疗其伴发疾病，并能预防并减少感染，而且保护 CD4T 细胞不受病毒侵犯，有利于恢复免疫调节功能和降低病死率。用于 AIDS 或 AIDS 前期儿童的常规剂量为每次 0.2～0.4g/kg，每

2~4周1次，使血清IgG浓度维持在6g/L以上效果较好。对伴反复呼吸道感染者，推荐剂量为每次0.2~0.4g/kg，每3~4周1次。

4. 巨细胞病毒（CMV）感染　　CMV是胎儿、新生儿病毒感染的重要病原，可为先天性或后天性感染。IVIg能有效降低CMV感染引起死亡的危险性。推荐剂量为每次0.2~0.5g/kg，每2周1次，共5次。近年，国外报道了应用IVIg预防控制骨髓移植患者并发CMV感染的成功资料。

三、静脉免疫球蛋白的不良反应及其防治

使用静脉免疫球蛋白（IVIg）可能出现不良反应，据报道，其总的不良反应发生率<5%，可分为过敏与非过敏反应。

（一）过敏反应

十分罕见，患免疫缺陷的患者，尤其是患有选择性IgA缺陷的患者可有此类反应。选择性IgA缺乏症患者输注IVIg后会产生抗IgA的IgG或IgE抗体，而且约40%的IgA缺乏症患者本身即有抗IgA抗体。在有抗IgA抗体时，输注IVIg可发生过敏反应，典型表现为发生于输注后数秒至数分钟内，出现面部潮红、浮肿、呼吸急促、血压下降等IgE介导的速发型过敏反应，甚至休克死亡。使用IVIg前最好能进行抗IgA抗体检测。选择性IgA缺乏症是使用IVIg的禁忌证。

（二）非过敏反应

1. 常见的不良反应多发生在最初两次滴注时，出现于输注30分钟内，一般较轻，表现为头痛、恶心、呕吐、腹泻、肌痛等，少数病人可有寒战、高热、心动过速等，通常无呼吸困难与血压过低，与输注过快有关，减慢滴速或暂停治疗可纠正。

2. IVIg中含有抗A、抗B的IgG，含量极微，一般不引起症状，但少数病人可发生溶血性贫血。大剂量IVIg治疗可增加血浆粘滞度和红细胞凝集，对有心血管疾病和充血性心力衰竭患者有引起心肌缺血、脑梗死或血栓形成的危险。

3. 偶有使用IVIg后引起肝、肾功能损害，可能与IVIg中的污

染物造成 IgG 凝聚或 IVIg 中的添加剂对肾小球和肾小管功能的影响有关。

4. IVIg 可引起头痛、偏头痛，近年发现其可起无菌性脑膜炎的报告，可能与 IVIg 中的稳定剂造成的刺激、IgG 分子本身刺激脑膜引起炎症、治疗引起的细胞因子释放及偏头痛患者颅内血管敏感性增加等因素有关。

（三）传播感染

国外有报道因输注 IVIg 致丙型病毒性肝炎（HCV），国内尚未见因国产 IVIg 致 HCV 的报告，但必须注意由于制剂质量问题引起的潜在风险。输注 IVIg 致 HCV 传播可能是其生产工艺对病毒过滤、灭活能力不足造成的。

为预防不良反应的发生，用药前 30 分钟可予氢化可的松 1 ~ 2mg/kg 静脉注射，在输注 IVIg 过程中要密切观察患儿的血压、脉搏、体温、呼吸及其他症状和体征，多数副作用通过减慢滴速或给予抗组织胺药物即可消失，一旦发生哮喘、过敏性休克等严重反应立即停用本药，使用肾上腺素和肾上腺皮质激素急救。健康儿童反复应用 IVIg 可抑制自身 Ig 合成，因而不可滥用。

（朱会英）

第四章　小儿感染性疾病的预防

　　管理传染源：对传染源要早发现，早诊断，早报告，早隔离，早治疗。许多急性传染病早期传染性最强，所以早期管制传染源能有效地防止其蔓延，以免造成流行。一旦发现传染病，按《中华人民共和国传染病防治法》及时报告。需报告的法定传染病有 3 类 35 种。甲类：①鼠疫。②霍乱。城镇 6h，农村 12h 向当地卫生防疫部门报告。乙类：③病毒性肝炎。④细菌和阿米巴痢疾。⑤伤寒和副伤寒。⑥艾滋病（6aHIV 感染者）。⑦淋病。⑧梅毒。⑨脊髓灰质炎。⑩麻疹。⑪百日咳。⑫白喉。⑬流行性脑脊髓膜炎。⑭猩红热。⑮流行性出血热（肾综合征出血热）。⑯狂犬病。⑰钩端螺旋体病。⑱布鲁氏菌病。⑲炭疽。⑳流行性和地方性斑疹伤寒。㉑流行性乙型脑炎。㉒黑热病。㉓疟疾。㉔登革热。㉕新生儿破伤风。㉖肺结核。城镇 12h，农村 24h 报告，但艾滋病和肺型炭疽按甲类报告。丙类：㉗血吸虫病。㉘丝虫病。㉙包虫病。㉚麻风。㉛流行性感冒。㉜流行性腮腺炎。㉝风疹。㉞急性出血性结膜炎。㉟除霍乱、痢疾、伤寒、副伤寒以外的感染性腹泻病。24h 内报告。

　　对疑诊或确诊患儿应予隔离：甲类病和乙类病的艾滋病、肺型炭疽强制性隔离；其他乙类病严格控制和隔离治疗；丙类病监测管理，可据病情住院或在家隔离。

　　对接触者：甲类病及乙类病的艾滋病、肺炭疽要隔离留验；其他乙类及丙类接触者行医学观察。

　　对病原携带者：应及早发现，及时登记、管理、治疗、随访。

　　对动物传染源：应捕杀、隔离、检疫。

　　切断传染途径：针对不同的传染途径采取相应的手段来切断传染途径，防止疾病扩散。对消化道传染病应采取管好水源和粪便，加强食品卫生监督和食具消毒，做好个人卫生，饭前便后洗手；对呼吸道传染病，在流行季节少到人多的场所去，出门戴口罩，咳嗽打嚏时要捂住口鼻，不随地吐痰；对虫媒传播的疾病，行疫源地杀虫和预防性杀虫；对血源性传染病，加强血及血制品管理，严格执行《采供血机构和血液管理办法》及《血液制品管理条例》，献血者必须经严格检查乙肝病毒、丙肝病毒、梅毒、HIV。腔内、体内用的导管、器械、注射器、采血针要严格消毒，或用一次性用品。此外，加强卫生检疫，防止国外、境外传染病传入，以及国内疫情扩散。

保护易感者：主要是提高易感人群的免疫力，如加强健康教育、普及卫生防病知识、合理营养等非特异性措施，但更重要和有效的是特异性的预防措施，包括主动免疫、被动免疫和主动被动免疫。

一、主动免疫

易感者接种灭活或减毒病原体，或其毒素，从而主动产生特异性免疫。我国从 1978 年正式开始计划免疫，具体内容及安排见表 1-4-1。

表 1-4-1　计划免疫安排

年龄	乙肝	卡介苗	灰质炎	百白破	麻疹	乙脑	流脑
出生 24h	初种 1	初种					
1 个月	初种 2						
2 个月			初服 1				
3 个月			初服 2	初种 1			
4 个月			初服 3	初种 2			
5 个月				初种 3			
6 个月	初种 3						初种

年龄	乙肝	卡介苗	灰质炎	百白破	麻疹	乙脑	流脑
8个月					初种		
9个月							加强
1岁						初种	加强
1岁半				加强	加强		
2岁						加强	
4岁	加强		加强				
7岁				百白加强		加强	加强

除上述9种疫苗外，还有多种疫苗已在国内或国外应用，各疫苗的特性见表1-4-2。

表1-4-2 各种疫苗特性

名称	性质	接种法	起效时间	保护率	保护期限	副作用
卡介苗	结核活无毒	皮内注射	12周	>80%	持久	局部脓疱
乙肝	灭活HBsAg	肌肉注射		96.7%	3~5年	低热，局部疼
甲肝	减毒活疫苗	皮下注射	2~5周	92.9%	5~15年	头疼，发热
麻疹	减毒活疫苗	皮下注射	12天	>90%	4~6年	发热，皮疹
灰质炎	减毒活疫苗	口服		95%	持久	疫苗相关灰质炎
	灭活疫苗	肌肉注射				无相关灰髓炎
百日咳	灭活全菌体	皮下注射		90%~98%		发热，烦躁惊厥

名称	性质	接种法	起效时间	保护率	保护期限	副作用
	无细胞菌苗			82%～89%		发热(少)
白喉	类毒素	皮下注射		71%	4～10年	
破伤风	类毒素	皮下注射	10天	95%	5年	
乙脑	死疫苗	皮下注射		76%～90%	4～6年	发热
流脑	细菌多糖	皮下注射		90%（婴幼儿差）		
流腮	减毒活疫苗	皮下注射	6～8周	80%～90%		
风疹	减毒活疫苗	皮下注射	6～8周	95%～98%	3～7年	
水痘	减毒活疫苗	皮下注射	6周	88%～100%	10～20年	带状疱疹,保护作用消失后年长儿感染后发生严重水痘
狂犬病	死疫苗	皮下注射	20天	93.12%	1年	超敏反应(6%)肢体麻木、瘫痪
出血热	灭活疫苗	皮下注射		89%～100%		无
流感	三价活疫苗	皮下注射	2周	81%～96%	6～10月	发热,肌疼

名称	性质	接种法	起效时间	保护率	保护期限	副作用
	纯化表面抗原	喷鼻		93%		无（裂解病毒）
	轮状病毒减毒活疫苗	口服		80%以上		
伤寒	多糖菌苗	肌肉注射			2年	低热，局部痛
	减毒活菌苗	口服			4年	低热，头痛
霍乱	灭活菌体及纯化毒素亚单位	口服	1周	65%~85%	3年	无
流感杆菌	荚膜多糖-蛋白结合菌苗	肌肉注射	1周	80%~90%		发热，局部反应
肺炎球菌	多糖蛋白结合菌苗	肌肉注射		90%	5年	
志贺菌	2价减毒菌苗	口服			3~6月	
百白破	无细胞疫苗（百）及类毒素（白破）	皮下注射			4~6年	发热，局部反应
麻风腮	减毒或活疫苗	皮下注射		99%	4~6年	发热，皮疹
流感杆菌及乙肝		肌肉注射		92%~98%		发热
百白破流感乙肝及流感杆菌6联疫苗		肌肉注射	4周	91%~100%	发热	局部红肿

其他尚有钩体菌苗、疟疾疫苗、空肠弯曲菌菌苗、幽门螺杆菌菌苗、艾滋病疫苗等，或因病原体型别特异性强，流行株易变，或因研究不成熟而未在临床应用。

二、被动免疫

指输入非本人产生的含特异性抗体的免疫血清，或含有细胞因子等免疫活性物质的细胞免疫制剂，使机体立即获得特异或非特异免疫力，以预防某种感染性疾病。与主动免疫不同，被动免疫无诱导期，接种后马上起作用，但保护期短，一般仅数周。常用的有：

1. 抗毒素　多为免疫后的马血清，提取免疫球蛋白，制成抗毒素。临床应用的有白喉抗毒素、破伤风抗毒素、狂犬病抗毒素、气性坏疽抗毒素、抗蛇毒血清等。

2. 高价特异免疫球蛋白　是从含特异免疫球蛋白的成人血清中提取的含高价抗某种感染原抗体的生物制品。临床应用的有高价抗乙肝病毒免疫球蛋白、高价抗破伤风免疫球蛋白、高价狂犬病免疫球蛋白。

3. 丙种球蛋白　从人血或胎盘中提取的丙种球蛋白，含有多种抗体，主要为 IgG。可用于紧急预防麻疹、甲型肝炎、水痘、灰髓炎等。

4. 其他　非特异免疫制剂，如胸腺肽、转移因子、干扰素等。

三、被动主动免疫

先被动免疫，紧接着主动免疫，既防止发病又预防疾病。如为阻断乙型肝炎母婴传播，对 HbeAg 阳性母亲的新生儿，出生 12h 内注高价乙肝免疫球蛋白，然后接种乙型肝炎疫苗。对狂犬咬伤的患儿，先注射狂犬病高价免疫球蛋白，然后在第 1 天，第 8 天，第 28 天和第 91 天注射狂犬病的二倍体细胞疫苗。

（谢祥鳌）

第二编 传 染 病

第一章 病毒性传染病

第一节 流行性感冒

一、概述

流行性感冒（influenza，流感）是由流感病毒引起的急性传染病。流感病毒按核蛋白分甲、乙、丙3型，甲型常引起大流行，乙型引起中等流行，丙型则多为散发。流感病毒脂质包膜上有血凝素（hemagglutin，H）及神经氨酸酶（neuraminidase，N）。按H、N不同的抗原性又分若干亚型。甲、乙型的H、N常发生变异，造成新的流行。丙型不变异。

甲型除感染人以外还可感染马、猪、禽类；乙、丙型只感染人类。流感病毒不耐热（56℃）和酸（pH < 3）。病人是主要传染源。潜伏期末至病后7天都排病毒，病初2~3天传染性最强。动物的流感也可传给人。流感主要由空气飞沫传染，偶有因接触玩具、食具而感染，无一定流行季节，冬季较多。各年龄都易感，但6个月以下幼儿较少感染，学龄前及学龄儿感染率高。新亚型流行时各年龄都易感。感染流感后同亚型抗体免疫力维持时间短，仅2~4年，加以亚型变异多，因而人群反复感染。

二、诊断要点

1. **临床表现** 潜伏期 1 ~ 3 天，发热和呼吸道症状是两大主要症状。发热常为高热，39℃以上，伴有全身不适、食欲不振、头痛、肌肉及关节酸痛。初时呼吸道症状较轻，约 2 ~ 3 天后热退，鼻塞、流涕、咽痛、干咳等症状明显。呕吐、腹泻在小儿也常见。新生儿可有呼吸暂停。2 个月以内的婴儿患流感酷似细菌败血症。体检阳性体征不多，或有咽部充血，结膜轻度充血、口腔疱疹。

2. **并发症** 最常见的是肺炎，包括原发流感病毒肺炎、继发细菌肺炎或细菌病毒混合性肺炎。细菌以金黄色葡萄球菌、肺炎链球菌、流感嗜血杆菌为多见。心肌炎、脑炎较少见。Reye 综合征现认为与流感时用阿司匹林有关，禁用阿司匹林后已很少见。

3. **实验室检查**

（1）血常规：白细胞数减少或正常，淋巴细胞相对增高。合并细菌感染时白细胞和中性粒细胞增高。

（2）血清学检查：间隔 4 ~ 6 周的双份血清血凝抑制或补体结合试验抗体滴度上升 4 倍以上。

（3）病原学检查：病毒分离。将患儿的含漱液或幼儿的鼻咽部冲洗液接种于鸡胚羊膜囊或尿囊液中行病毒分离，阳性可确诊，但需时太久。ELISA，荧光抗原检测可达快速诊断目的，但只用于甲型流感，对乙型流感不可靠。RT-PCR 直接、快速检测 RNA，敏感性强，但需注意假阳性。

4. **鉴别诊断** 按流感病人接触史，典型的临床表现，白细胞数减少，对多数典型的甲、乙型流感病人便可作出诊断。散发病例有时需与下列疾病鉴别：

（1）急性上呼吸道感染：全身中毒症状轻，呼吸道症状明显，血清学检查可明确诊断。

（2）流脑早期：症状与流感相似，但流脑有季节性，多伴有头痛、皮肤瘀点、白细胞总数及中性明显增高。腰穿可确诊。

（3）流行性出血热发热期：按流行病学资料，包括特殊的疫区，与鼠的接触史，有流行季节（秋冬）以及典型的酒醉貌，上胸部潮红或有出血点不难作出鉴别。

三、治疗要点

1. 一般治疗　　多数患儿经对症治疗及加强护理后能自然痊愈，高热时予解热镇痛剂，常用对乙酰氨基酚，每次 10～15mg/kg，4～6h 可重复 1 次，也可用布洛芬，每次 5～10mg/kg。忌用阿司匹林，以免发生脑病内脏脂肪变性（Reye 综合征）。保证补充足够的水分和营养，给予流质或半流饮食。咳嗽明显时可给予止咳化痰药，干咳剧烈影响睡眠可用小量可待因，但 3 岁以下禁用。有继发细菌性感染时加用抗生素。

2. 抗病毒药物治疗

（1）特异抗流感病毒药物：现有两类，即 M2 膜蛋白离子通道阻滞剂（金刚烷胺和金刚乙胺）和神经氨酸酶抑制剂（NAI，现有扎那米韦和奥司他韦）。

1）金刚烷胺（amantadine）和金刚乙胺（rimatadine）：能阻滞流感病毒进入宿主细胞。只对甲型流感有效，乙型因缺乏 M2 膜蛋白，故无效。金刚乙胺较金刚烷胺抗病毒作用强 4～10 倍。用药要早，发病 36～48h 内用药效果好，迟了疗效不佳。用量：1 岁以上每日 5mg/kg，分 2 次，连用 5～7 天。副作用有头昏、失眠、激动、焦虑、共济失调等，发生率约 10%，金刚乙胺副作用小，约 2%。此类药在治疗过程中易产生耐药，约占治疗患者的 25%～35%。

2）奥司他韦（oseltamivir，商品名 tamiflu 达非）：抑制 NA，使病毒不能释放，并使已释放的病毒互相凝集，死亡。对甲、乙型都有效。用量为 1 岁以上每次 2mg/kg，每日 2 次口服，连用 5 天。副作用常见的有恶心、呕吐，初用时明显，继用 1～2 天会减轻。此药使患儿症状持续时间减少 36h，并发中耳炎减少 44%。

3）扎那米韦（zanamivir）：鼻喷雾吸入或雾化吸入，口服吸收率很低。用量为 6 岁以上每次吸入 10mg，每日 2 次，连用 5 天。6 岁以下难以配合吸入，效果欠佳。

（2）其他抗病毒药：三氮唑核苷（病毒唑）雾化吸入、干扰素吸入或滴鼻对甲、乙型流感可能有效。

3．预防　　除一般呼吸道传染病预防措施外，以下两点可以进行：

（1）药物预防：在流行开始即口服金刚烷胺或金刚乙胺，可减少发病 50% ~ 90%。奥司他韦 75mg（成人）/d，连服 6 周，减低流感发生率（1.2% ~ 4.8%），保护率为 87%。

（2）接种疫苗：有减毒和灭活疫苗两种，儿童多用灭活三价疫苗，每次 0.5mL，皮下注射，2 次，间隔 1 个月。有效保护期为半年至 1 年。减毒疫苗用鼻腔喷雾法，因副作用明显，小儿少用。

第二节　副流感病毒感染

一、概述

副流感病毒（parainfluenza virus）为 RNA 病毒，副粘液病毒属。根据病毒包膜糖蛋白的血凝素和神经氨酸酶（HN）以及促细胞融合和溶血的蛋白（F）的抗原性分为 4 型（1 ~ 4）。其中 1 ~ 3 型是婴幼儿呼吸道感染的重要病原。病毒通过飞沫传染，人类普遍易感，1、2 型在秋季暴发流行，3 型呈地方性流行。感染 1、2 型的患儿排毒 4 ~ 7 天，3 型排毒 2 ~ 3 周。小儿感染后产生的血清和局部分泌型抗体持续时间短（不超过 1 年），重复感染产生抗体才能达到减轻症状的水平。

二、诊断要点

1．临床表现　　副流感病毒可引起小儿，尤其是婴幼儿多种呼吸道疾病，包括普通的上呼吸道感染、喘息性支气管炎、喉气管支气管炎（1 型为主）、毛细支气管炎（3 型最多，1、2 型也可引起）、肺炎等。它是引起小儿喘息（哮吼，格鲁布）的主要病原。此外，还可表现为腮腺炎。婴儿猝死可能也与副流感感染有关。

2．实验室检查

（1）病毒分离：婴幼儿鼻咽部分泌物，肺活检标本或支气管灌洗物组织培养分离病毒，以特异抗体红细胞吸附抑制确定血清型。正常人上呼吸道很少带有副流感病毒，故只要分离得病毒便可认定是呼吸道感染的病原。

（2）病毒抗原检测：婴儿鼻咽部分泌物或年长儿漱口液以免疫荧光抗体染色可快速检测副流感病毒抗原。敏感性和特异性均＞90%。

（3）核酸检测：RT-PCR 检测副流感 3 型病毒 RNA，有报道多重检测方法可同时鉴别 1、2、3 型。

（4）双份血清抗体滴度测定。

3．鉴别诊断：副流感病毒感染主要与其他引起小儿呼吸道感染，尤其是引起喘息的病毒感染，如合胞病毒、腺病毒等鉴别。单凭临床表现鉴别有困难，病毒学及血清学检查可作出诊断。

三、治疗要点

1．抗病毒　　至今无公认的有效抗副流感病毒药物，利巴韦林静脉滴注或雾化吸入可试用，曾报道在骨髓和心脏移植病人并发副流感时治疗有效，但缺乏对照。

2．对症治疗　　与流感或其他病毒性呼吸道感染相同。明显喘息和有喉炎的患儿可应用皮质激素，吸入或全身应用。

第三节　麻　　疹

一、概述

麻疹（measles）是由麻疹病毒所致的急性出疹性传染病，麻疹病毒属副粘液病毒，其结构蛋白有 H、F、M、N、P、L 6 种，其中 H、F 是主要的保护性抗原，抗 H、F 的抗体有中和病毒作用。麻疹病毒抗原可发生变异，M 蛋白变异株引起亚急性硬化性全脑炎（SSPE）。麻疹病毒在体外生活力弱，不耐热，紫外线和 pH 变化（＜5 或＞10）均易使灭活。

人是唯一传染源，通过飞沫传播，经第三者传染者很少，潜伏期末至发疹 5 天都有传染性，人对麻疹普遍易感，未普遍接种麻疹疫苗前，每隔数年有一次大流行，主要是易感人群积累所致。年龄多在6个月~5岁小儿，6个月以内婴儿因有母体的抗体（母体绝大多数已患过麻疹）保护而极少发病，自普种麻疹疫苗后，麻疹发病已大大减少，几年一次的流行规律也不存在，成人发病比例增高，主要是未接种疫苗或接种失败者发病。6月龄以内也可发病。妊娠末期母体患麻疹可垂直传播致先天性麻疹。麻疹感染后终身免疫。

二、诊断要点

（一）临床表现

1. 典型麻疹

（1）潜伏期：10~14天，经被动免疫者可达3周。

（2）前驱期：发热、咳嗽、流涕、喷嚏、结膜充血、畏光、流泪等卡他症状。发病2~3天可见粘膜斑（柯氏斑，koplik斑），初位于双颊粘膜下白齿处，为细小的直径为0.5~1.0mm似粉笔灰样的白色斑点，周围有红晕，整个颊粘膜充血、粗糙。柯氏斑最初仅数个，后迅速增多，口唇内，甚至牙龈处也有，数量多时可融合。此期伴有食欲不振，全身不适，精神萎靡。此期持续2~4天。

（3）出疹期：发热、卡他症状达高峰，体温多为39~40℃开始出疹，初见于耳后、发际，继后至面、颈、躯干、四肢，最终达手、足心和手足指（趾）。皮疹为红色斑丘疹，大小不一，多时可融合，但疹间仍可见正常皮肤。出疹期患儿精神更差，食欲极差，全身中毒症状明显，可伴腹痛、腹泻、呕吐、谵语、嗜睡等，此期持续3~5天。

（4）恢复期：体温开始下降，全身情况好转，咳嗽减轻，皮疹按原出疹顺序逐渐消退，伴糠皮样脱屑，并留有色素沉着。2~3周后完全消退，如此期体温降而复升，咳嗽加重，则多提示有并发症出现。

2. 接种灭毒疫苗后麻疹　症状轻微，皮疹较少，无正常出疹顺序，有时无柯氏斑，皮疹消退也较快，随着我国城乡普遍接种减毒疫苗的开展，此型麻疹渐增多。

3．轻型麻疹　　接触麻疹后接受免疫球蛋白被动免疫，或接种麻疹疫苗后免疫力部分消失而感染麻疹野毒株时，部分患儿呈现的潜伏期短，仅 1~2 天；卡他症状轻；柯氏斑少；皮疹稀疏；病程短，仅 6~9 天，及并发症少的轻型麻疹。

4．不典型麻疹　　接种过灭活疫苗几年后，抗体滴度已很低，又接触野株麻疹引起迟发过敏反应，患儿经 1~2 天前驱期后出疹、高热，疹从外周、手心、足心向面颊部、躯干蔓延，疹形多样，可有丘疹、疱疹、出血性皮疹，或数种皮疹混合。全身症状重，病程长，发热平均 16 天，易并发间质肺炎、肝炎，偶有胸膜炎。病后麻疹抗体极高，可高达 1:100 000 。未能分离出麻疹病毒。

（二）并发症

1．肺炎　　为麻疹最常见和严重的并发症，发生率约为 3.3%~15%。婴儿并发肺炎死亡率高，占麻疹死亡的 60%。肺炎可原发于麻疹病毒，也可继发于细菌肺炎。前者多在前驱期和出疹期发病，随麻疹病情好转而好转；继发肺炎多在出疹后期或退疹期发病，热降而复升，咳嗽加重，呼吸困难。金黄色葡萄球菌或革兰阴性菌肺炎往往病情严重。

2．脑炎　　约 0.1%~0.2% 的麻疹患儿出现有症状的脑炎，约 50% 患儿有脑电图异常。急性麻疹脑炎多在出疹后 2~6 天，偶见出疹后 2~3 周发病。表现为高热、头痛、嗜睡、呕吐，甚至惊厥、昏迷，腰穿脊液压力增高，细胞、蛋白增高，糖正常，少数脊液正常。死亡率约 15%，25% 有后遗症，慢性脑部病变即为亚急性硬化性全脑炎（SSPE）。

3．喉炎　　多在出疹期发病，声嘶，犬吠样咳嗽，少数严重者表现为喉梗阻，大多预后良好。

4．其他　　肠炎、心肌炎、营养不良、维生素缺乏、结核病播散等。

（三）实验室检查

72

1. 血常规：外周血白细胞总数下降或正常，中性粒细胞减少。有继发细菌感染时白细胞总数和中性白细胞均升高。

2. 血清学检查

（1）特异 IgM 测定：用免疫荧光或 ELISA 方法测得 IgM 阳性，便可诊断急性麻疹病毒感染。发病 3 天便可测得，5～20 天阳性率最高，此法快速，准确。

（2）双份血清抗体测定：中和试验、补体结合试验、血凝抑制试验如测得恢复期较急性期抗体滴度上升 4 倍，便可诊断。其中中和试验虽敏感，但技术难度大，不常用。血凝抑制试验若测得高滴度麻疹抗体，有助诊断 SSPE。

（3）病毒分离或 RT-PCT 测病毒 RNA 可确诊。

3. 鉴别诊断　　典型麻疹根据接触史、前驱期的卡他症状、柯氏斑（有诊断意义）、出疹顺序等不难诊断，轻型麻疹有时诊断困难，主要依接触史、柯氏斑，如无柯氏斑则诊断困难。

麻疹应与其他婴幼儿的发热出疹性疾病鉴别，见表 2-1-1。

表 2-1-1　发热出疹性疾病的鉴别

病名	潜伏期（天）	前驱症状	皮疹	化验	其他特征
麻疹	9～14	卡他症状	发热第 3～4 天出疹，斑丘疹，从颈、面到躯干、四肢，持续 7～10 天	白细胞降低	柯氏斑，皮疹融合，脱屑
风疹	14～21	无	轻度斑丘疹，从面→四肢，4 天内消退，发热第 2 天出疹	白细胞正常	临床症状轻，枕后、耳后淋巴结大，大龄女孩可有关节痛

病名	潜伏期（天）	前驱症状	皮疹	化验	其他特征
幼儿急疹	10 ~ 14	发热 3 ~ 4 天	粉红斑疹，热退疹出，1 ~ 2 天消退	白细胞降低	一般情况好，年龄 6 月 ~ 2 岁
猩红热	1 ~ 7	发热，头痛，咽痛，肢痛	发热第 2 天出疹，弥漫红斑，疹间无正常皮肤，指压红退，从颈、腋、腹股沟到其他部位，7 ~ 10 天疹退脱皮	白细胞升高，咽培养 A 链球菌	杨梅舌、帕氏线、颈淋巴结肿大，好发于 2 ~ 10 岁
葡萄球菌猩红热	1 ~ 7	发热无一定热型	弥漫似猩红热	白细胞升高	无杨梅舌，眼充血，常有局部感染
肠道病毒	2 ~ 7	不同热型寒战，肌痛	斑疹、斑丘疹，也可为疱疹，躯干、手、足		手口足病。与其他感染疹相似
川崎病		发热、颈淋巴结大，兴奋	多形，躯干、四肢，唇舌、咽红掌红，香肠指	白细胞、血小板增多，血沉快，ASO（－）	手、脚肿胀，指（趾）端脱皮，冠状动脉扩张瘤
传染性红斑	13 ~ 18	无	红斑、"巴掌样"面颊，然后至躯干、肢体。网状红斑	白细胞正常，网织细胞下降	皮疹在数周内可再现，尤其遇热、日照，大龄儿童可引起关节痛

病名	潜伏期（天）	前驱症状	皮疹	化验	其他特征
水痘	14 ~ 16	无	发热当天出疹，红斑、丘疹、疱疹，多种疹同存，分批出疹	白细胞下降	

三、治疗要点

麻疹本身无特异治疗法，主要是对症、支持以及对并发症的治疗。

1．一般治疗　病室温、湿度要适宜，空气新鲜，定时通风；饮食宜清淡，富营养、易消化，给予充足水分，必要时补液；注意眼、鼻、口腔及皮肤护理。

2．对症治疗　出疹前发热一般不用退热剂，更不用冰敷，以免影响出疹，可用温水擦浴，体温超过40℃可用常用量的1/2 ~ 1/3退热剂。烦躁可用镇静剂，眼分泌物过多要及时清洗，滴抗生素眼药水；口腔每天以漱口液漱口。补充多种维生素。有报道口服维生素 A 200 000IU，2 天，可减轻疾病的严重性。一般不必用抗生素，除非有细菌性并发症。抗生素也无预防并发症作用。

3．中药的应用　我国传统医药对麻疹治疗有丰富经验，治疗原则是：前驱期"辛凉透表"佐以"清热解毒"；出疹期"清热解毒透疹"；恢复期"养阴清热，调理脾胃"。具体方药应辨证论治。下列方药可供参考。前驱期：浮萍、牛蒡子、薄荷、连翘、葛根、前胡、鲜茅、蝉衣、杏仁；出疹期：银花、连翘、紫草、黄芩、赤芍、芦根、菊花、薄荷，热重加石膏、知母，出疹不透加升麻、葛根；恢复期：地骨皮、桑白皮、沙参、麦冬、花粉、山楂、神曲、谷麦芽，余热不清加青蒿。

4．并发症治疗   见各有关章节。

5．预防

（1）隔离患儿：典型麻疹隔离至出疹后 1 周；轻型隔离至症状消失后 1~2 天，并发肺炎则隔离至 10 日。病区及居室打开门窗通风 3h，或用过氧乙酸熏蒸、紫外线照射。被褥、衣物阳光下曝晒即可。

（2）麻疹疫苗接种：是主要预防措施。计划免疫规定首种年龄 8 个月，用量 0.25mL，接种后 1 个月抗体达高峰，免疫持续时间至少 4~6 年，也有认为达 15 年。学龄期的复种（可用麻风腮联合疫苗）并不是因为抗体水平下降，而是为漏种或初种失效（母抗体的干扰）而补种的机会。麻疹流行早期，为达到控制流行，可在易感人群中行应急接种，于潜伏期早期或感染后 3 天内接种活疫苗，可控制发病。

未接种疫苗的小儿，接触麻疹患儿后，为预防或减轻发病，可用免疫球蛋白作被动免疫，用量为 0.25mL/kg（最大 15mL），肌肉注射，有免疫缺陷者用量加大，0.5mL/kg（最大 15mL），应用要早，接触患儿 6 日内注射才有效。静脉用丙种球蛋白也有效。如在接触麻疹前 3 周内曾用过静脉丙种球蛋白，100mg/kg~400mg/kg，便能有效防止发病。

第四节　幼儿急疹

一、概述

幼儿急疹（exanthem subitum）是由人类疱疹病毒-6（HHV-6）或 HHV-7 引起的常见的急性发热出疹性疾病。患儿和无症状成人病毒携带者是此病的传染源，通过飞沫和母亲唾液传染，多为散发，不引起大流行。无季节性。好发于 6 个月~18 个月的婴幼儿，3 岁以后很少发病。血清试验证实，几乎所有 2 岁以内的小儿都感染过 HHV-6。一旦感染，终生免疫。

二、诊断要点

1．临床表现   潜伏期 7~17 天。发热、皮疹为两大主要症状。发热一般为高热，体温 39～40℃，但一般情况良好，除部分患儿食欲稍差、轻度腹泻外，不伴有其他症状。患儿精神好，戏耍如常。发热持续 3～5 天，体温骤然下降。体温下降同时开始出疹，1 天内皮疹出齐，分布于面、颈、躯干，四肢较少，膝、肘以下少见。皮疹为玫瑰色斑疹，可融合，1～2 天退疹，不留色素沉着，无脱屑。体检可有枕后和耳后淋巴结轻度肿大。

2．并发症　　少数有高热惊厥，国外报道部分可能为 HHV-6 侵入神经系统所致。另有报道 1 例并发心肌炎死亡。

3．实验室检查

（1）血常规：发病 24～36h 白细胞数可增高，此后白细胞总数明显降低，至 $3～5×10^9/L$，中性粒细胞也减少。

（2）血清学检查：发病 7 天～3 周，ELISA 法查血清或脊液中 HHV-6 IgM 阳性；双份血清 HHV-6 IgG 升高 4 倍。

（3）病毒分离或 PCR 测 HHV-6 DNA。

4．鉴别诊断　　本病热退、疹出的特点很易确诊，但未出疹前往往难以诊断，根据发病年龄，虽高热而一般情况良好，白细胞降低应考虑此病。出疹后与其他发热出疹疾病的鉴别可参阅表 2-1-1。有并发症或需鉴别 HHV-6 与 HHV-7 时，则需作血清学检查或病毒分离。

三、治疗要点

本病一般无需特殊治疗，高热时予以物理降温或小量退热药，注意补充水分，烦躁或有高热惊厥史的及早用镇静剂。有神经系或心肌并发症而需抗病毒治疗者，可试用更昔洛韦。体外抗病毒药物试验，HHV-6 与巨细胞包涵体病毒大体一致，但临床尚缺乏肯定的经验。

第五节　风　　疹

一、概述

风疹（rubella）是由风疹病毒所致的急性发热出疹性传染病。

胎儿经胎盘感染风疹病毒可引起各种先天畸形，称先天风疹综合征。风疹病毒为 RNA 病毒，不耐热，紫外线、酸、乙醚等均能使其灭活。患者、带毒者及先天风疹综合征患儿都是传染源，飞沫是主要传染途径，但粪、尿排出的病毒通过接触也可传染。此外尚可经胎盘、母乳传染。人群普遍易感，1~9 岁发病最高，10 岁时抗体阳性达 80%。本病以冬春发病为多，每 6~10 年流行 1 次，易感儿接触后有 30% 发病，隐性感染与显性感染小儿之比为 1:1~2。

二、诊断要点

1. 临床表现

(1) 潜伏期：14~21 天。

(2) 前驱期：低热、咽痛、进食减少以及咳嗽、流涕、打嚏等上呼吸道症状。婴幼儿症状轻，甚或无明显前驱期，年长儿症状较明显。

(3) 出疹期：发热 1~2 天后出疹，从面颊部开始，迅速向下蔓延，1 天即遍及全身，但手、足底无皮疹。皮疹为淡红色斑疹或斑丘疹，可融合。也可呈麻疹样或猩红热样，稍有痒感。出疹 3 日退疹，无色素沉着，无脱屑。体检见枕后、耳后或颈部淋巴结肿大，此征可先于出疹数日。

2. 并发症　　小儿风疹的并发症远较成人要少。

(1) 出血：发生率约 1/3 000，小儿比成人多。原因可能为血小板减少或免疫性血管损伤，血小板减少性紫癜可持续数周至数月，严重的内脏出血可威胁生命。

(2) 脑炎：发生率约 1/6 000，小儿较成人少，死亡率约 20%~50%。

(3) 心肌炎：一般认为很少见，但国内有个别报道竟占全部并发症的 57.7%。多发生在病程的 12 天内，1 周内最多。症状都在 1 周内消失，心电图在 2 周内恢复。

(4) 关节炎及关节痛：小儿很少见，多见于女性成人。

3. 实验室检查

（1）血常规：白细胞总数降低，淋巴细胞相对增高。

（2）血清学检查：用 ELISA 法测特异性 IgM 抗体阳性，或血凝抑制抗体双份血清效价上升 4 倍以上。

（3）病毒分类或 PCR 检测风疹病毒 RNA 阳性。

4．鉴别诊断　　根据全身症状轻微、低热、出疹顺序、皮疹特点以及枕后淋巴结肿大，诊断不难，有时需与麻疹、幼儿急疹等鉴别，见表 2-1-1。

三、治疗要点

小儿风疹通常病情较轻，无需特别处理，发热较高者可予退热剂，卧床休息，注意水和营养的补充。血小板减少明显者可用皮质激素治疗；关节炎或关节痛予以非类固醇类消炎药；心肌炎、脑炎按有关章节治疗。

预防：病儿可隔离至出疹 5 天，但由于隐性感染较多，难以完全隔离，加以风疹病情轻，预后良好，绝大多数一次感染后终身免疫，再感染的机会极少，因而通常不予隔离。

孕妇在孕 3 个月内应避免接触风疹患者，如已接触应在 5 日内肌肉注射高价免疫球蛋白 20 ~ 30mL 作被动免疫；确诊为风疹感染的孕妇，应劝其终止妊娠。

风疹减毒活疫苗能有效地预防风疹感染，我国现用的是 BRDII 株疫苗，用于 1 岁以上儿童及易感育龄妇女，免疫成功率 95%，接种后 6 ~ 8 周抗体达高峰，免疫持久性 6 ~ 16 年。国外用 RA27/3 疫苗，产生抗体高，反应少，出生后 15 个月、6 岁、12 岁各接种 1 次，第 2、3 针也可以麻疹-风疹-腮腺炎疫苗（MMR）替代。

第六节　　先天性风疹综合征

一、概述

先天性风疹综合征（congenital rubella syndrome，CRS）是胎儿宫内感染风疹病毒所致各种先天性疾病。母体孕早期感染风疹病毒对胎儿的影响大，孕前 2 个月感染者，65% ~ 85% 胎儿受影响，表现为多发先天病变或自然流产；而孕 3 个月感染者，30% ~ 35% 胎儿发生单发病变；第 4 个月感染者仅 10% 机会发生单发病变。CRS 多发生在初产妇。CRS 患儿出生时即排毒，直至 2 ~ 6 个月，可感染周围的易感者。

二、诊断要点

1．临床表现　　孕早期感染严重的胎儿多流产而不能存活，活产婴儿 50% ~ 85% 出生时低体重，而且以后生长一直落后。CRS 可涉及各系统，表现多样，其中先天性心脏病、耳聋、白内障 3 项最常见。

（1）先天性心脏病：最常见为动脉导管开放，其次为房室间隔缺损、肺动脉狭窄、法洛氏四联症。

（2）耳聋：因耳蜗和 Corti 器发育不良或变性所致，为双侧神经性或伴双侧传导性耳聋，并因聋而继发语言障碍。

（3）白内障：风疹病毒感染是先天白内障的重要原因，10% 的先天白内障是由风疹病毒感染所致，6 个月以内抗风疹病毒 IgM 阳性者，有 24.5% 可能合并先天性白内障。CRS 还可合并其他眼的异常，如小眼球、青光眼、视网膜炎等。

（4）其他：精神发育迟缓、小头、进行性风疹全脑炎、血小板减少性紫癜、肝炎、肝脾肿大、骨损害、糖尿病等。

2．实验室检查

（1）母孕期血清学检查：风疹病毒 IgM 阳性，或双份血清 IgG 上升 4 倍示近期感染；IgG 阴转阳示初次感染。

（2）胎儿羊水、绒毛检查：病毒分离，病毒核酸测定（RT-PCR）。

（3）胎儿、新生儿脐带血检查：病毒分离，IgM 测定。

3．鉴别诊断　　CRS 与其他先天病毒感染，如巨细胞包涵体病毒，疱疹病毒以及弓形体感染临床表现有许多相似，主要靠母体、胎儿、新生儿的血清学和病毒学检查来区别。

三、治疗要点

CRS无专门治疗，对某些能纠正的畸形如先天心脏畸形、白内障、青光眼等可行手术治疗；糖尿病需胰岛素治疗；血小板减少可试用皮质激素；其余行对症治疗。

预防：预防CRS是主要的，对育龄妇女行风疹疫苗接种能有效预防孕妇感染风疹，接种前后3个月不宜怀孕。未接种疫苗、血风疹抗体阴性孕妇接触风疹后可试用免疫球蛋白，但免疫球蛋白IgG可减轻症状，而不能防止病毒血症，因此只适用于感染风疹后不宜流产的妇女。孕早期血清学证实为风疹初次感染者应劝其人工流产。

成年人接种风疹疫苗的反应，如发热、淋巴结肿大、关节炎等较儿童多，但较自然感染要轻得多。HLA-DR1、HLA-DR4、HLA-DR6的人发生关节炎的机会增多。

第七节　水痘-带状疱疹病毒感染

一、概述

水痘-带状疱疹病毒（varicella-zoster virus，VZV），属疱疹病毒科，为DNA病毒，不耐热，有高度传染性，人是唯一的传染源，飞沫是主要传播途径，直接接触病毒污染的玩具、衣物、用具也可传染。易感人群接触后90%发病，未感染过VZV的人都是易感者，但水痘以学龄前及学龄儿为多，6个月以内婴儿少见。发病以冬春季为多，夏季较少。小儿初次感染VZV后，因无免疫力而引起全身感染，有病毒血症及皮疹，即水痘。水痘痊愈后VZV仍长期潜伏在脊后根神经节细胞内，或颅神经感觉神经节细胞内，在某种诱因下，VZV沿感觉神经纤维下行到皮肤，在其支配范围内增殖，引起带状疱疹。带状疱疹多为老年人，或免疫功能低下的人群，如恶性肿瘤化疗者，或先天和获得性免疫缺陷者。带状疱疹发病无季节性，妊娠期感染VZV可引起母婴感染，导致水痘性胚胎病、围产期水痘和乳幼儿带状疱疹。

二、诊断要点

(一) 临床表现

1. 水痘

(1) 典型水痘：潜伏期 10～24 天，有数小时至 2 天（一般不超过 24 小时）的前驱期，表现为低热、全身不适、头痛等。继后出疹，皮疹始于头面部，向躯干、四肢蔓延，皮疹呈向心分布，躯干为多，头面、四肢少，掌跖更少。皮疹呈斑疹、丘疹、疱疹，结痂顺序，分批出现。发疹 2～3 天后，在同一部位同时有不同疹型的皮疹，此乃本病的典型特点。部分患儿在粘膜也有疱疹。1～2周后皮疹全部结痂、脱落，病愈。整个病程一般较轻，但有几种特殊类型水痘病情较重。

(2) 播散性水痘：先天免疫缺损、潜伏期行化疗的恶性肿瘤患儿、器官移植后、长期用大剂量皮质激素的小儿所患水痘病情严重。高热、皮疹泛发，疹多、密集、可呈出血性、大疱型或坏疽性。HIV 感染患儿皮损可达数周或数月。

(3) 围产期水痘：孕妇在临产前 4 天至产后 2 天发生水痘，导致新生儿严重的全身性水痘感染，VZV 通过胎盘感染胎儿，而无母抗体保护，故病情严重，死亡率达 30%。

(4) 水痘性胚胎病：孕 16 周前患水痘，新生儿可致畸形。单侧神经支配区皮肤有"之"字型疤痕，肌肉萎缩，短肢畸形，或无皮损而有广泛的全脑发育不全，或白内障。

(5) 并发症：最常见为疱疹的继发细菌感染。其次有水痘性肺炎、水痘性脑炎、心肌炎、脊髓炎、血小板减少等。此外，10%Reye 综合征在水痘后发病。

2. 带状疱疹　多为年长儿，以往曾感染过 VZV，病变沿感觉神经分布，初为局部皮肤感觉过敏、灼痒、刺痛，1～4 天后出现成簇的红色斑丘疹，继后发展成米粒至黄豆大小的疱疹。皮疹分批出现，多少不一，局限于一侧，沿神经分布，不超过中线。最常见分布在肋间神经分布区，也可分布于其他感觉神经支，如三叉神经、面神经等分布区，从而伴发眼、耳、鼻、口腔、面部的病变，疱疹多少不一，多时能融合成大疱，5～10天后疱疹结痂，2～3个月后脱痂。皮疹初起时疼痛明显，结痂后疼痛减轻。少数患儿仅有节段性神经病而无疱疹，称"无疹性带状疱疹"；免疫功能极度低下者则可引起播散性带状疱疹，皮疹泛发，高热，出血性皮疹，并易并发肺炎、脑膜炎等，死亡率高。

乳幼儿带状疱疹：母体在孕17周至产前2周患水痘，其小儿在乳幼儿期可患带状疱疹而非水痘。

并发症：脑脊髓膜炎，多发生在出疹后1～2周，也可在出疹前或出疹期；瘫痪，出现在出疹前或出疹期，与皮疹分布的神经节段一致，如膈肌、肠平滑肌的瘫痪；带状疱疹后神经痛，年长者多见，小儿甚少发生，疱疹已愈而疼痛不止，持续数月或更久。

（二）实验室检查

1．血常规　　白细胞数及分类正常，有细菌继发感染时可增高。

2．血清学检查　　ELISA查VZV IgM阳性或急性期、恢复期双份血清VZV IgM抗体滴度上升4倍可确诊。带状疱疹时VZV IgM阳性，但滴度较低，持续时间也短。

3．疱疹检查　　疱疹基底刮片细胞涂片，染色可见核内嗜酸性包涵体，但与单纯疱疹不能区别。将细胞涂片作VZV抗原检测；用荧光标记染色；单克隆抗体作酶标；或免疫电镜直接观察疱液中病毒颗粒。

4．病毒学检测　　病毒分离或PCR测VZV的DNA。

（三）鉴别诊断

水痘、带状疱疹根据其流行病史及典型的皮疹不难诊断。有时需与下列疾病鉴别：

1．手口足病　　为柯萨奇病毒所致，有发热、丘疹或疱疹。但本病皮疹限于口、手、足，躯干、头面无皮疹，皮疹非群簇分布，不结痂。

2．丘疹样荨麻疹　　本病一般无发热，皮疹为丘疹的顶部有针尖或粟粒样小疱，疱型多坚实，而非水痘状透明、薄壁。非群簇分布，四肢多，头面很少。痒感明显是与水痘的鉴别点。

3．脓疱疹　　皮疹为脓疱，疱液混浊，革兰氏染色可找到细菌，抗生素治疗有效，皮疹以四肢为多。

4．胸膜炎、阑尾炎等有时须与出疹前的带状疱疹相鉴别。

三、治疗要点

（一）一般治疗

保持皮肤清洁，避免抓挠以免继发感染。涂炉甘石洗剂止痒，局部紫外线照射可促使疱疹干燥、结痂。疱破后或有继发感染时涂以抗生素软膏。发热明显者注意补充水分，加强营养。适当应用退热剂。带状疱疹疼痛明显者需用镇痛剂。多数年幼的水痘患儿仅以一般治疗便能顺利恢复。

（二）抗病毒治疗

1．阿昔洛韦（acyclovir ACV）　　能抑制 VZV 复制，是治疗水痘和带状疱疹的首选药物，能缩短病程，减少皮疹，但由于多数年幼的水痘患儿病情轻，预后好，因而无需用药。目前主张对年长儿，或高危儿如早产儿、免疫抑制的或间歇使用皮质激素者宜用 ACV 治疗水痘。具体用法：年长儿（12 岁以上）、慢性皮肤病儿、需间歇用皮质激素治疗的患儿，用 ACV 口服，每次 20mg/kg（最大 800mg），每日 4 次，共 5 天。要在出疹 24h 内开始服用。对高危儿、严重的水痘患儿应静脉用药，每天 30mg/kg，分 3 次，疗程 7 天。

2．泛昔洛韦和万乃洛韦　　带状疱疹除应用阿昔洛韦外，还可应用万乃洛韦（valaciclovir）或泛昔洛韦（famciclovir），二药对疱疹病毒均有抑制作用，但对水痘疗效不如阿昔洛韦，且尚无小儿用药经验。用量（成人）：泛昔洛韦每次 250mg，口服，每日 3 次，连用 7 天；万乃洛韦每次 300mg，口服，每日 2 次，连用 10 天。

3．干扰素　　每天 100 万 U，肌肉注射，连用 5~7 天。

（三）皮质激素的应用

由于皮质激素易导致播散性水痘，故一般情况下禁用。原已用皮质激素治疗其他疾病者，尽量停用；如已久用皮质激素，不宜突然停药者，则宜减量，并加用免疫球蛋白。但对水痘脑炎、重症水痘肺炎、严重的带状疱疹神经炎或治疗后严重的神经痛者可试用抗病毒剂加皮质激素。

（四）丙种球蛋白的应用

重症患儿可用静脉丙种球蛋白 2.5g 单次静脉滴注。

（五）其他治疗

维生素 $B_{12}100\mu g/d$，肌肉注射，可缩短带状疱疹病程；西米替丁、转移因子据报道对水痘可能有效。

（六）预防

1. 隔离患儿　　水痘应隔离至疱疹全部干燥结痂。易感儿，尤其是免疫功能低下者应尽量避免与患儿接触。

2. 水痘疫苗接种　　目前应用的为 WHO 推荐的 Oka 株减毒活疫苗，预防有效率 70%～90%，预防重症水痘有效率在 95% 以上。保护时限为 11～20 年，有人认为可终生保护。目前我国尚未普遍接种水痘疫苗，重点是 12 岁以上的少年和青年。若普遍接种则覆盖面要广，否则使流行病学方面发生改变，使年龄较大儿童和成人病例增多，而这些人群的病情要比年幼儿要重。接种方法为初种于 12 个月以上未患过水痘的个体，6～12 年后第 2 次接种，每次 0.5mL，皮下注射。

易感儿在接触水痘后 3 天内紧急接种疫苗，可预防发病。妊娠、全身皮质激素治疗患儿、免疫缺陷者为禁忌。接种前 5 个月或接种后 3 周内应用全血、血浆或免疫球蛋白可降低疫苗效果。疫苗的副作用有轻度水痘样皮疹（<5%）、轻症带状疱疹。个别报道可有脑炎、肺炎、共济失调、血小板减少等。国产疫苗与进口疫苗效果相似。

3. 被动免疫　　用水痘-带状疱疹免疫球蛋白（VZIG）可作被

动免疫。应用对象为：分娩前 5 天和后 48 小时内患水痘的母亲的新生儿；15 岁以下有免疫缺陷的小儿；未患过水痘，也未接种过疫苗，而在家庭或医院接触水痘患儿。用法为每 10kg 体重 125 单位（1 支），肌肉注射，最大量 625 单位。

第八节　单纯疱疹病毒感染

一、概述

单纯疱疹病毒（hypers simplex virus HSV）属于疱疹病毒的 α-疱疹病毒科，有 HSV-1 和 HSV-2 两型。它们繁殖周期短，受染细胞被破坏并释放病毒。和其他疱疹病毒一样，初次感染后可在体内长期潜伏，HSV 易在感觉神经节潜伏。HSV-1 潜伏在三叉神经节，HSV-2 潜伏在骶神经节。人类是唯一的感染源，HSV 通过与初次感染或复燃者密切的皮肤或粘膜接触，病毒经擦伤的皮肤、粘膜伤口而传播，未感染过的人都是易感者，初染 HSV-1 多为小儿，而初染 HSV-2 则发生在青春期后、性行为开始后。HSV 感染无季节性，感染后可引起多种临床表现，但更多的是无症状或非特异性表现。初次感染后可产生免疫力，再感染同型病毒的机会仅 2%，但不能防止潜伏病毒的复发。

二、诊断要点

（一）临床表现

1. 皮肤粘膜疱疹　　可出现在多处部位，其中除生殖器疱疹主要由 HSV-2 引起外，其余部位的疱疹多由 HSV-1 引起。最常见为皮肤粘膜交界处的疱疹，如口角、唇部、鼻孔缘，为数个或数十个小的薄壁水疱，可成簇，局部有刺痛、痒。病初可有发热，局部淋巴结肿大，1 周左右疱疹结痂，痂脱落后不留疤痕。口腔疱疹可见于颊粘膜、舌、牙龈、硬腭等处，疼痛明显，影响进食，婴幼儿因口痛而流口水，可伴发热和淋巴结肿大。眼部 HSV 感染表现为急性结膜角膜炎，部分可引起树枝状或葡萄状角膜溃疡。生殖器疱疹小儿少见，疹发于大小阴唇、阴蒂、阴道、宫颈、阴茎、龟头、包皮，先为局部痛、痒，1～2天后出水疱，后呈脓疱、溃疡、硬结、腹股沟淋巴结肿痛。初染者有较明显全身症状，如发热、头痛、肌痛等，7～10天内缓解。初次感染的病程约2～3周。HSV复燃时，多数没有症状，小部分引起疱疹复发，复发常发生在某些刺激下，如发热、紫外线照射、风吹或牙科治疗后。复发通常全身症状轻微或无，多数有局部刺痛、痒、烧灼感等前驱症状，1～2天后出疹，疹数及累及皮肤粘膜的面积远较初发要少，病程短，8～10天完全愈合。

2．脑膜脑炎　　HSV是小儿散发性脑炎的重要病原，HSV-2引起新生儿严重的弥漫性脑炎；非新生儿期的小儿HSV脑膜脑炎多由HSV-1所致；由性行为感染的少年的生殖器HSV-2感染可有一过性、轻度的脑膜脑炎。典型的HSV-1引起急性坏死性脑膜脑炎，除了一般病毒性脑炎的发热、头痛、意识改变、抽搐等表现外，多有额叶、颞叶、边缘系统坏死的表现，如嗅觉丧失、失忆、语言困难、幻觉、行为异常，有的迅速进入不对称的瘫痪、昏迷。死亡率可高达70%。HSV偶可引起脊髓炎、脑干脑炎、复发性无菌性脑膜炎（Mollaret脑膜炎）。

3．全身性感染　　多发生在新生儿、早产儿、先天或获得性免疫缺陷儿、器官移植、用免疫抑制剂的患儿。表现为发热、黄疸、呕吐、嗜睡、惊厥、肝脾肿大，甚或肝功能衰竭、呼吸、循环衰竭，死亡率高。HSV-1、HSV-2均可引起全身性感染，但新生儿大多由HSV-2所致。

4．其他　　疱疹性指头炎、多形红斑。

（二）实验室检查

1．疱疹涂片细胞学检查　　挑破疱疹，暴露底部，用棉签刮取细胞，涂于玻片上，以瑞氏或基姆萨染色，查找多核巨细胞及核内嗜酸性包涵体。阳性可初步判定为疱疹病毒感染，但不能与VZV及其他疱疹病毒区别。

2．病毒分离　　疱液、分泌物、脑脊液、唾液等标本行病毒细胞培养。初次感染、免疫抑制患儿阳性率较复发、免疫正常者高；疱疹期较溃疡期阳性率高。

3．PCR检测HSV-DNA　　皮损或脑脊液行PCR、套式PCR检查阳性率比病毒分离高，尤其是中枢神经感染及溃疡形成期的患儿。

4．HSV抗原检测　　疱疹刮片或脑脊液以荧光抗体染色或ELISA法测HSV抗原是一种快速诊断方法。口唇-生殖器疱疹抗原检出率与病毒分离相仿，但无症状者的唾液或腮腺分泌液中抗原检出率仅为病毒分离的50％。ELISA测脊液中HSV抗原敏感性达84％。

5．抗体测定　　血清双份抗体IgG抗体上升4倍以上，或测得IgM阳性，证实近期HSV感染；脑脊液HSV-IgM阳性证实脑内感染，如仅有IgG滴度上升，不一定是脑内HSV感染，也可能是RSV-IgG通过血脑屏障所致。

（三）鉴别诊断

1．口腔疱疹与疱疹性咽炎鉴别　　后者为柯萨奇病毒所致，表现为发热、咽部疱疹，但其疱疹仅限于咽部，而HSV的疱疹虽可在咽部，但主要在口腔。

2．HSV脑炎与乙脑和其他病毒性脑炎鉴别　　HSV脑炎无明显季节性，乙脑则流行于夏秋季；HSV脑炎常伴有额叶或颞叶病变的症状体征，脑电图、CT、MRI也提示这些部位的弥漫病变，而乙脑多表现为大脑弥漫、广泛性病变。血清、病毒学检查可确诊。

3．新生儿全身性RSV感染与其他先天性病毒感染，如风疹、巨细胞病毒等，临床表现有很多相似处，依血清学及病毒学检查确定病原。

三、治疗要点

（一）抗病毒

1．首选阿昔洛韦（ACV）　　抑制HSV多聚酶，阻断病毒复制。对HSV-1和HSV-2都敏感。具体用法是：

（1）脑炎和新生儿感染：ACV 30mg/（kg·d），静脉注射，分3次，14天为1疗程。

（2）严重口炎：ACV 15mg/（kg·d），静脉注射，分3次，或1 000mg/d，口服，分5次，7~10天为1疗程。

（3）生殖器疱疹：初发，ACV 15mg/（kg·d），静注，分3次，5~7天1疗程；或1 000mg/d，口服，分5次，10天1疗程。严重复发，早期1 000mg/d，口服，分5次，5天为1疗程。

（4）免疫抑制患儿皮肤粘膜HSV感染：轻者，ACV 1 000~2 000mg/d，口服，分5次，10天为1疗程；严重者，15mg/（kg·d），静脉注射，分3次，7~10天为1疗程；中枢或全身感染按脑炎治疗。

（5）HSV抗体阳性患儿行器官移植预防发病：ACV 10mg/（kg·d），静脉注射，分2次；或600~1 000mg/d，口服，分3~5次。停药后易复发。

（6）疱疹性湿疹：ACV 15mg/（kg·d），静脉注射，分3次；轻者1 000mg/d，口服，分5次，5~10天为1疗程。

2．泛昔洛韦（famciclovir）、万乃洛韦（valaciclovir）、更昔洛韦（ganciclovir）　有比ACV更强的抗病毒作用，也用于抗HSV-1及HSV-2，可口服。更昔洛韦因毒性较大，不主张用来治疗HSV感染。小儿尚缺乏用这些药的经验，少年和成人生殖器疱疹初发以泛昔洛韦500mg或万乃洛韦1 000mg，1天2次，连用10天，可相当ACV 1天5次服药的效果。复发病人用泛昔洛韦125mg；或万乃洛韦500mg，1天2次，连用5天。对频繁复发病人，以每天抑制治疗，用泛昔洛韦250mg，1天2次；或万乃洛韦500~1 000mg，1天1次，可使复发减少75%。

3．Ara-a　对HSV脑炎有效，但不如ACV，且毒性较大，现用于抗ACV的HSV脑炎。用量为30mg/kg，12h持续静脉滴注，每天1次，10天为1疗程。

4．其他　耐ACV的HSV感染（多为免疫抑制的病人）可用

Forscarnet，40mg/kg，每8h1次。此药副作用多，如电解质紊乱、氮质血症、颗粒白细胞减少等，故慎用。另有Cidofovir，仅少数病人试用。

（二）局部治疗

1．眼部HSV感染的治疗　　三氟尿嘧啶（triflulothymidine，TFT），为首选。1%TFT点眼液，每2h1次，最多1天9次，直到角膜上皮再生，然后每4h1次，最多每日5次，再用7日，总疗程不超过21天。TFT对耐ACV及耐Ara-a的HSV角膜结膜炎也有效。其次为ACV，0.1%ACV滴眼液，每2h点眼1次；0.1%碘苷（疱疹净）点眼液，日间每1h点眼1次，晚间以0.5%眼膏每4h涂眼1次；其他有用3%Ara-a眼膏每4h涂眼1次；α-干扰素（$3\sim6\times10^6$U/mL）点眼，每天$2\sim4$次，或结膜下注射，每次$0.1\sim0.2$mL（10^5U/mL）也有效。新生儿眼部感染需按全身感染对待，静脉用ACV。

2．皮肤粘膜HSV感染的治疗　　注意局部清洁，用漱口液漱口；生殖器疱疹局部用高锰酸钾液冲洗。以往用利度卡因表面麻醉剂减轻口腔疼痛，但因咀嚼而易引起自伤，故现不主张用。疱疹表面干燥剂如龙胆紫，因会延长愈合时间，且易引起继发感染也不主张用。表面用ACV可缩短排病毒时间，但不能减轻症状，表面用喷昔洛韦（penciclovir）可减轻复发性口腔疱疹的症状。

（三）一般治疗

注意皮肤粘膜的护理，以防继发细菌感染，一旦继发细菌感染，应全身或局部用抗生素。发热及全身症状明显者，注意营养和水分补充，口腔炎的患儿常只能接受冰的食物。皮质激素不主张用，以免加重病情。

（四）预防

儿童应注意平时要有足够的营养，保持良好的健康状况，以预防HSV复燃和复发。高危的免疫抑制患儿或频繁复发的严重的生殖器感染可口服ACV减少复发。产妇初染或复发的生殖道疱疹，宜在破膜前或破膜后 4h 内行剖腹产，新生儿在产后 48h 行口、鼻、眼、大小便培养，如阳性即以 ACV 治疗；如不能避免经产道分娩，则初染产妇的新生儿产后即行治疗，并加脊液培养，复发产妇的新生儿当培养阳性时才治疗。

第九节　呼吸道合胞病毒感染

一、概述

呼吸道合胞病毒（respiratory syncytial virus，RSV）属副粘液病毒科，按抗原分为 A（A1-A6），B（B1-B3）两型，一般认为 A 型致病性较 B 型强，但仍有争议。RSV 对热、pH 耐受差，乙醚、氯仿等很易使之灭活。感染者为唯一传染源，主要经飞沫传染，但直接接触 RSV 污染的物具也可传染。排病毒时间约 1 周，小婴儿和免疫功能受损者可达 3 周。儿童和成人都是易感者，但主要是婴幼儿、免疫缺损的成人及老人。RSV 的体液免疫主要靠分泌型 IgA（SIgA），SIgA 不能通过胎盘，故母体的 RSV 抗体不能完全保护婴儿；细胞免疫则对清除病毒很重要。感染 RSV 后免疫抗体维持时间短，故可反复感染。RSV 主要引起小婴儿的下呼吸道感染，是我国婴幼儿下呼吸道感染的首位病毒病原，1 岁以内婴儿 25% 的肺炎、50% 的毛细支气管炎由 RSV 所致。随年龄增大，发病率减少，5 岁时 95% 有抗体，然而血中的中和抗体并不能完全防止感染，但临床表现以上呼吸道感染为主。RSV 可引起局部流行，在我国北方以冬春季为多，而南方，如广东则以春夏为多。

二、诊断要点

（一）临床表现

1. 婴幼儿　初次感染多表现为下呼吸道感染，毛细支气管炎、肺炎。发热，咳嗽，数天后出现气促、呼吸困难、三凹征。毛细支气管炎患儿有明显呼气延长、喘鸣。肺部听诊有湿啰音或哮鸣音。X 线片检查肺部有不同程度的浸润，典型的毛细支气管炎，X 线片表现为间质浸润及过度充气。肺功能检查呈现小气道阻力增高，阻塞性通气障碍。严重的有不同程度低氧血症，但很少发生紫绀。病程 7~21 天。

中耳炎在 RSV 感染的婴儿中很常见，在 75% RSV 感染的婴儿中耳渗出液中 PCR 测 RSV 阳性，且常并有细菌感染，最常见为肺炎链球菌。

2. 年长儿及成人 3 岁以后感染 RSV 多表现为上呼吸道感染，气管、支气管炎，或无症状，但也可引起下呼吸道感染。

3. 呼吸道外的表现 RSV 偶尔引起脑膜炎、脊髓炎、偏瘫、共济失调、心肌炎等。

（二）实验室检查

1. 血常规 白细胞总数及分类基本正常。

2. 血清学检查 用 ELISA 在病程早期测得 IgM 抗体可确诊。急性期及恢复期双份血清用免疫荧光、中和试验、补体结合试验或酶联免疫作抗体测定，效价增高 4 倍以上也可确诊，因结果出来较迟，故多用于流行病学调查，对及时诊断、治疗价值不大。

3. 病毒学检查

（1）病毒分离：取鼻咽部分泌物分离病毒，因 RSV 易变，故标本要及时作细胞培养。

（2）直接抗原检测：鼻咽部吸引或冲洗液提取细胞直接荧光抗体染色（DFA）或酶联免疫可快速（0.5~3.5h）得出结果。阳性便可确诊。方法简便、快速，现有多种试盒供临床应用。

（三）鉴别诊断

RSV 所致的上呼吸道感染与其他病毒感染很难区别，虽有认为 RSV 的上呼吸道感染病情较重，但要确诊只有依据病原学或血清学检查。

毛细支气管炎虽然主要是由 RSV 所致，但也不能排除其他病毒，如副流感病毒、腺病毒等，单凭临床表现无法鉴别。毛细支气管炎需与支气管哮喘鉴别，后者发病年龄较大，有反复发作，常可问及家族史或过敏体质，如过敏性鼻炎、婴儿湿疹等，然而确有部分哮喘患儿首次是以毛细支气管炎形式，以后反复哮喘发作。

RSV 肺炎与其他病毒性肺炎，如腺病毒、流感病毒肺炎临床表现相似，不易准确区别，但 RSV 肺炎发病年龄较小（＜6 个月），发热较轻，而喘憋较重，确诊仍需依靠病原学检查。

三、治疗要点

1. 对症治疗　　呼吸困难，缺氧者予以氧疗；高热予以对乙酰氨基酚或非类固醇类消炎药；烦躁患儿适当应用镇静剂对缓解病情有较大好处，尤其对毛细支气管炎，常用氯丙嗪加异丙嗪各 1mg/kg 肌肉注射，或 10% 水合氯醛 0.3～0.5mL/kg 口服或保留灌肠。痰多而粘稠者可用祛痰剂或超声雾化吸入 α 糜蛋白酶、盐酸溴环己胺醇（沫舒痰）等。

2. 喘憋的治疗　　无论毛细支气管炎还是 RSV 肺炎，解决喘憋往往是最紧急和关键的问题，但有关的一些治疗争论尚多。

（1）皮质激素：国外多数双盲对照试验证明无效，但鉴于毛细支气管炎的免疫发病机制，以及部分患儿以后演变为哮喘，故国内仍有不少单位应用，尤其对有过敏性疾病家族史的患儿可以试用。常用地塞米松或氢化可的松静脉滴注，也可用吸入的皮质激素。

（2）扩张支气管药物：β-2 激动剂、茶碱类、溴化异丙托品等静脉注射、吸入或口服。效果不肯定，原因是婴儿毛细支气管平滑肌本身发育不全，因而这些药物无法发挥作用。

（3）控制心力衰竭：尽管对小儿肺炎能否导致心力衰竭尚有争论，但国内多数学者的意见认为，喘憋严重、心率过快、肺啰音增多或有肝脏增大，应按急性心力衰竭处理，西地兰、利尿剂、扩血管剂如酚妥拉明、多巴酚丁胺以及血管紧张素转换酶抑制剂等尽早应用。

3. 抗病毒治疗　　至今尚无满意的，疗效肯定的抗 RSV 药物。

（1）利巴韦林（ribavirin，病毒唑）：6g 加入 300mL 水中，小颗粒雾化吸入每天 8～20h，连用 3～7 天，可缩短病程，改善症状。

此药可致畸，故治疗时孕妇（包括医护人员）应避开。此治疗每日时间长，费用高，仅用于病情严重或有并发症危险的患儿，如原有心肺疾病、免疫抑制状态的患儿。

（2）干扰素：100万 U/d 肌肉注射，每天或隔天 1 次，5～7次。滴鼻，160 单位/次，每天 5 次，连用 3 天，可减轻病情。

（3）静脉用丙种球蛋白（IVIg）和高价 RSV 免疫球蛋白（RSVIG）：IVIg400mg/kg 每天 1 次，用 3～5 天，或用 RSVIG 可减轻病情、缩短住院、监护和机械通气天数，但也有报道并无明显临床效果。

（4）其他：现正在研究或临床试用的抗 RSV 药物有抗 RSV 单克隆抗体（palivizumab or synagis），病毒吸附抑制剂和病毒融合抑制剂。

4．基因治疗　尚不成熟，在研制的有反义寡核苷酸、鼻内干扰素转基因、胞内抗体等。

5．预防

（1）主动免疫：RSV 疫苗尚处于研制阶段。灭活疫苗已告失败；局部经鼻用的活疫苗，用 5-氟脲嘧啶诱导低温传代突变株cpts；亚单位疫苗，纯化 F 蛋白（PFP）；合成肽类疫苗；基因工程疫苗等都有较好前景。

（2）被动免疫：高危婴儿每月 1 次用 RSVIG 有一定保护作用。气雾吸入预防 RSV 感染，在动物试验中取得成效。

第十节　流行性腮腺炎

一、概述

流行性腮腺炎（epidemic parotitis, mumpus）简称"流腮"，是由流行性腮腺炎病毒引起的常见小儿传染病。流腮病毒系 RNA 病毒的副粘液病毒，对理化因素均敏感，一般的消毒剂很易将其灭活，紫外线照射、加温 50～60℃，10～20min 即使之失去活力，但对低温有较强耐力。病人和隐性感染者为传染源，通过空气飞沫传染，腮腺肿大前 6 天和后 9 天为排病毒期，病毒入侵口鼻等呼吸道粘膜后，对腮腺有特殊亲和力，直接入腮腺，引起非化脓性腮腺和其他唾液腺炎症，也可入血形成病毒血症。可累及其他腺体组织，如睾丸、胰腺、甲状腺以及脑、脑膜、心肌等。人群普遍易感，然而多见于儿童和青少年。孕妇在产前 1 周患流腮，新生儿可发病。本病的冬春流行为多，全年有散发。

二、诊断要点

（一）临床表现

1. 潜伏期　　2～3 周。

2. 前驱期　　发热多为低热或中度热，可有乏力、头痛、全身不适等，历时 3～5 天。

3. 腮肿期　　腮腺逐渐肿大，1～3 天达高峰，持续 7～10 天，多数患儿先一侧肿大，1～4 天后对侧腮腺亦肿大。腮腺肿大的特点是以耳垂为中心，向前、后、下肿大，边界不清，局部不红，有轻触痛、张口、咀嚼时痛加剧。腮腺肿大时可伴颌下腺、舌下腺肿大，少数患儿无或仅表现为颌下腺肿大。此期部分患儿仍有发热，体检可发现腮腺管开口处红肿。

4. 并发症

（1）脑膜脑炎：是儿童最常见和严重的并发症。多发生在腮肿后 1 周左右，偶有先出现脑膜脑炎而后出现腮肿的。患儿高热、头痛、呕吐、嗜睡，甚而惊厥、昏迷。脑脊液改变与其他病毒性脑炎相同。早期脊液中可分离得病毒。病程约 10 天，多数预后良好，严重脑炎者留有后遗症。

（2）急性胰腺炎：发生在腮肿 1 周左右，高热、腹痛、恶心、呕吐、腹胀，甚者腹部有压痛、肌紧张，血清脂肪酶、胰淀粉酶增高。因流腮无并发胰腺炎时淀粉酶也升高，故脂肪酶增高有较大诊断价值。

（3）睾丸炎：是成人男性最常见的并发症，但在小儿少见，可能与小儿精曲小管发育不成熟有关。睾丸炎多发生在腮肿后 3～13

天，以单侧为多见，20%～30%有双侧病变。表现为高热、寒战、恶心、呕吐、阴囊肿胀、发红、疼痛、触痛明显。病程10天左右，部分发生睾丸萎缩而影响生育，但较少完全萎缩而不育。卵巢炎少见。

（4）其他：心肌炎、甲状腺炎、关节炎、肾炎、感音性耳聋等。

（二）实验室检查

1．血常规　　白细胞数正常或稍升高，淋巴细胞增多。

2．血、尿淀粉酶　　明显升高，与腮腺肿胀程度成正比，并发胰腺炎者更高，约病程2周左右恢复正常。

3．血清学检查

（1）双份血清补体结合或血凝抑制试验：升高4倍以上有诊断价值。

（2）特异性IgM、SIgA测定：用ELISA或间接免疫荧光法测血中特异IgM阳性，或唾液中特异IgA阳性便可确诊。

（3）S抗体和V抗体检测：用补体结合或ELISA测血中V（病毒，virus）抗体和S（可溶性，solube）抗体可区别近期感染还是以往感染。S抗体出现早，病后7天即出现，持续6～12个月；V抗体出现较晚，病后2～3周出现，持续多年。如S（＋）、V（－），提示为早期感染；S（－）、V（＋）为以往感染；S数价比V高为近期感染。

（4）病毒分离：病早期从唾液、血、尿、脊液中可分离出病毒。

（三）鉴别诊断

明确的流行病史，典型的症状体征使大部分病儿及时确诊，但接触史不明确，症状欠典型的需与下列疾病鉴别：

1．急性淋巴结炎　　耳前或颌下淋巴结炎有时易与流行性腮腺炎或颌下腺炎混淆，但淋巴结炎边界清楚，触痛明显，肿胀非以耳垂为中心，腮腺管口无红肿，通常发热更高，白细胞总数及中性粒细胞升高。

2．其他病毒性腮腺炎　　偶尔其他病毒，如柯萨奇、CMV等，也可引起与流行性腮腺炎相似的症状。如无明确流行病史，尤其是复发的急性腮腺炎应考虑到其他病毒所致的腮腺炎，确诊需作血清学试验。

3．其他疾病的腮腺肿大　　白血病、干燥综合征、镰状细胞贫血、腮腺管结石等均可引起腮腺肿大，但这些疾病引起的多为慢性、持续性或反复多次腮肿大，且有基础疾病的表现。

三、治疗要点

流行性腮腺炎无特异治疗，主要是对症治疗和支持治疗。急性发热期应卧床休息，注意水分和营养补充，高热时物理降温或服退热镇痛剂，避免食酸、辣等刺激性食物，以免疼痛加重。局部可给予如意金黄散以醋调后外敷，合并睾丸炎、脑膜炎、心肌炎等予以相应治疗（见有关章节）。严重者可应用皮质激素。

目前尚无肯定的抗流腮病毒药物，病毒唑可试用，10～15mg/（kg·d），分 2 次静脉点滴或肌肉注射。

预防：病儿隔离至腮腺完全消退，接触者检疫 3 周。

腮腺炎疫苗：为减毒活疫苗，接种后抗体阳转率为 95%，保护期至少 5～10 年。初种年龄为 1 岁以上，副作用很少。目前应用的多为麻疹、风疹、腮腺炎（麻风腮）三联疫苗，我国尚未把腮腺炎疫苗列入计划免疫项目内。

被动免疫：腮腺炎高价免疫球蛋白有被动免疫和减轻症状的功效，免疫力维持 2～3 周，但来源困难，普通的丙种球蛋白无预防作用。

第十一节　腺病毒感染

一、概述

腺病毒（adenovirus）为 DNA 病毒，属腺病毒属，是小儿常见的致病病毒，由于 A 组腺病毒的动物致癌性以及组织培养中肿瘤转化细胞，腺病毒不仅为感染病学者所重视，也受到肿瘤病学家的重视。人腺病毒分 6 组（A-F），47 型（1-47）。A 组对田鼠有较强致癌性，B 组致癌性弱。各组的嗜组织性不同：A 组嗜肠粘膜；B 组、C 组嗜呼吸道和肾；D 组嗜呼吸道和淋巴组织；E 组嗜结膜和呼吸道；F 组嗜肠粘膜。腺病毒对热、酸稳定，对脂溶剂有抵抗，紫外线照射 30 分钟可灭活，高压蒸汽、次氯酸钠液可有效用于器械、物品消毒。患者和隐性感染者为传染源。空气飞沫是主要传染途径，F 组可通过粪便传染，接触有病毒污染的物品或移植组织也可造成间接传染。人群对腺病毒普遍易感，但多数型别小儿更易感，免疫受损的成人也很易感。腺病毒感染后在腺样组织和扁桃体内持续存在较长时间，当有激发因素或其他病毒感染如麻疹，腺病毒可被激活。

二、诊断要点

1. 临床表现　　不同型别可引起多种不同的临床表现。

（1）咽结膜热：常为 3、4、7 型所致，多发生在春夏季，可呈局部流行。急性起病，高热、咽痛、结膜充血、畏光、流泪、分泌物多。体检见咽部充血，滤泡增生；结膜充血明显，1~2 天后，睑结膜上可见白色薄膜，严重者有结膜下出血。结膜病变多从一侧起，数天后波及另侧；颌下淋巴结肿大。发热持续 3~7 天，结膜充血持续更长时间，睑结膜上的薄膜甚至近 1 个月才消。

（2）肺炎：主要由 3、7 型引起，11、21 型也可引起，是婴幼儿病毒性肺炎的主要病原。好发于 6 个月~2 岁，有高热、咳嗽、气促、发绀、肺部啰音等一般肺炎的症状体征，胸片有斑片状阴影，但发热时间长，全身中毒症状明显，肺部体征出现晚（发热 4~5 天后），消退也慢，有的伴结膜充血是腺病毒肺炎的特征。学龄前及学龄儿肺炎较轻。详见肺炎一节。

（3）婴儿腹泻：主要由 40、41 型引起，约占小儿腹泻的 3%~5%，是婴儿病毒性腹泻中继轮状病毒后第二位的重要病原。76.6% 患儿为 2 岁以下，潜伏期 3~10 天，呕吐、腹泻、发热，轻度脱水，部分伴上感症状。大便多为水样便，少数有血便。腹泻持续 7 天或更长。

（4）流行性角膜结膜炎：由 8、19、37 型引起，其他型能引起散发病例。潜伏期 1 周左右，夏秋游泳季节流行，通过游泳池及洗脸用具传播。患儿眼有异物感、畏光、流泪、结膜充血、水肿、滤泡增生、结膜下出血、点状角膜炎，部分严重的可影响视力。病程约 4～6 周，常伴有耳前淋巴结肿大及上呼吸道感染症状。

（5）出血性膀胱炎：小儿出血性膀胱炎 23%（日本）～51%（美国）由腺病毒引起，主要由 11、21 型引起。与细菌性感染不同，腺病毒引起的出血性膀胱炎男多于女。肉眼血尿持续约 3 天，镜下血尿、尿频、尿急可持续更长时间。骨髓移植的患儿感染机会更多。

（6）脑炎和脑膜炎：7 型病毒可引起轻度脑炎、脑膜炎，1、6、12 型也可引起，常作为腺病毒呼吸道感染的并发症。还有报道腺病毒引起的婴儿暂时性脑病，脑脊液正常。

（7）新生儿感染：孕母产时呼吸道或泌尿道腺病毒感染可能传给新生儿，引起全身性感染，主要由 3、7、21、30 型所致。表现为发热、嗜睡、肝大、肺炎、脑膜炎、出血、DIC 等，预后差，死亡率高。

（8）其他：心肌炎、心包炎、肠套叠、Reye 综合征也有报道。

2．实验室检查

（1）病毒分离：鼻咽部冲洗液、结膜分泌物、新鲜尿、大便等标本经细胞培养可分离得腺病毒。

（2）抗原检测：用间接免疫荧光法可测定流行性角膜结膜炎、咽结膜热、出血性膀胱炎等脱落上皮细胞的腺病毒抗原。也可用 ELISA 检测血清、分泌物中的病毒抗原。

（3）抗体检测：ELISA 测定腺病毒 IgM、IgG 抗体。阳性率高，快速；双份血清作补体结合（组特异）、血凝抑制、中和试验（型特异）测特异抗体上升 4 倍以上。

（4）病毒核酸测定：PCR 测定血、尿、脊液、分泌物中腺病毒DNA。

（5）血常规：白细胞数正常或减少，中性粒细胞减少。

三、治疗要点

1. 支持、对症治疗　　大部分腺病毒感染为自限性疾病，以对症治疗及支持治疗后能自愈。高热患儿予以物理或药物降温，常用药物为对乙酰氨基酚，每次 10mg/kg，或异丁苯丙酸（布洛芬）每次 5~10mg/kg。注意补充营养、水分及维生素。结膜炎者注意眼部护理，局部滴 0.1% 利巴韦林眼液；分泌物多者以生理盐水冲洗，滴抗生素眼液，涂抗生素眼膏；结膜充血、水肿严重，或有角膜病变的应用皮质激素眼液和眼膏。膀胱炎患儿鼓励多饮水，尿频、尿急明显者可用氯化羟丁宁（oxybutinin，尿多灵，奥宁）每天 0.3mg/kg，分 2~3 次口服。腹泻、肺炎治疗可参阅有关章节。

2. 抗病毒　　目前尚无确切有效的抗腺病毒药物，利巴韦林可试用，每天 10~15mg/kg 静脉滴注，或加生理盐水雾化吸入。更昔洛韦、cidofovir 也有试用。干扰素 100 万 U/d，肌肉注射，每天或隔天 1 次，5~7 次为 1 疗程。

3. 免疫球蛋白　　早产儿、免疫受损的患儿、严重的肺炎或全身性感染儿，可用静脉用免疫球蛋白，300~500mg/kg，每天 1 次，3~5 天为 1 疗程。高效价腺病毒免疫球蛋白或马血清治疗早期肺炎有较好疗效，国内尚无应用。

4. 预防　　以疫苗预防腺病毒感染正在开发中，口服，4、7 型活疫苗用于预防新兵的腺病毒呼吸道感染取得一定效果。

第十二节　巨细胞病毒感染

一、概述

巨细胞病毒感染是由人巨细胞病毒（human cytomegalovirus，CMV）所致，引起病变组织细胞体积增大，胞浆和胞核内出现包涵体。CMV 属疱疹病毒科，只有 1 个血清型，但有 3 个亚型（株）：

D、E、M型。患者及隐性感染者为传染源，血液、唾液、乳汁、尿液、宫颈分泌物中都可有病毒。CMV通过胎盘传给胎儿——先天性感染；后天感染可通过产道、喂奶、密切接触有病毒污染的手、玩具或其他物品；输入含CMV的血液；移植有CMV的器官等途径。年龄越小易感性越高，随年龄增长，隐性感染增多，12～14岁儿童CMV-IgG阳性率已达80%～90%。感染CMV后病毒复制引起典型的巨细胞包涵体病变；也可不复制而呈潜伏感染，不引起细胞病变，病毒DNA长期潜伏在骨髓原始细胞和单核细胞中。一旦感染CMV后常终身带病毒，免疫力正常时无症状，免疫受损时便可发病。初次CMV感染称原发感染；再次感染不同亚型（株）或大量同株病毒称再发感染。

二、诊断要点

(一) 临床表现

1. 宫内感染　　最多见于孕期CMV原发感染的初产妇，发生率约0.3%，其中25%有症状。母孕头6个月原发感染者，其胎儿宫内感染的危险最大。再次感染CMV的孕妇，其宫内感染胎儿绝大多数（90%）出生时无症状。严重的宫内感染致胎儿流产、早产、死胎；活产新生儿可有严重症状，包括暴发性巨细胞包涵体病（fulminant cytomegalic inclusion disease）。宫内感染的表现有：小于胎龄、喂养困难、低温、黄疸、肝脾肿大、紫癜、小头、运动障碍等，脉络膜视网膜炎，脑室周围钙化是本病的特征性表现。严重患儿有呼吸困难、出血、DIC、肝功能衰竭，数天或数周内死亡，存活者多有后遗症，如精神发育落后、弱智、失聪、网膜病变等。CMV先天感染不会像风疹那样影响胎儿的器官发育。再次感染CMV的孕妇的新生儿大多出生时无症状，但有10%～15%在数年后发生感应神经性耳聋。

2. 围产期感染　　经产道或哺乳感染；也可产后输含有CMV的血或血制品而感染。90%的患儿只排病毒而无症状（亚临床），其余在数周后出现肝大、脾大、黄疸、肝功能受损，即肝炎综合征。有的表现为淋巴结肿大、间质性肺炎。如合并衣原体感染或CMV阴性母亲所生新生儿输入含CMV的血,均可发生严重的间质性肺炎。

3. 获得性感染 小儿通过接触含有CMV的口水、尿污染的玩具或年长儿通过性交而感染。大多数这些儿童无症状,或有轻微的发热,偶有长期发热,肝脾肿大、淋巴结肿大、外周血淋巴细胞增多、有异形淋巴,很像EB病毒引起的传染性单核细胞增多症,但嗜异凝集试验阴性。这种CMV单核细胞增多症可合并间质性肺炎、肝炎、格林-巴利综合征、脑膜脑炎、心肌炎、血小板减少、溶血性贫血等。

4. 免疫缺陷儿的感染 器官移植、免疫抑制治疗、艾滋病患儿易CMV感染。表现多样,可累及全身多个器官,肝炎、肺炎、脑炎、视网膜炎、胃肠道溃疡、糖尿病、睾丸炎、甲状腺炎等。

（二）实验室检查

1. 血常规 白细胞总数增多,淋巴细胞比例增高。单核细胞增多症者异形淋巴超过10%。

2. 尿中查找包涵体 宫内感染的新生儿,有时在尿沉渣涂片可找到巨细胞包涵体,但阳性率不高。

3. 病毒分离 从尿、脊液、唾液、母亲乳汁及组织中可分离得CMV,但需数周时间,应用细胞培养的"薄壳小瓶"（shell vials）,用单克隆抗体立即测早期抗原,可在24h得到结果。婴儿尿排病毒量大,间歇排毒,故多次收集尿标本,6h内接组织培养,可提高阳性率。

4. 抗原检测 有多种方法,最有用的是以抗CMV基质蛋白PP65单克隆抗体,用间接免疫荧光法测中性白细胞中的CMV抗原,敏感性为83%,特异性为100%,是诊断CMV感染的快速方法之一,可测外周血或脊液中CMV。其他有用单克隆抗体酶联免疫夹心法直接测体液、分泌物或细胞中的CMV抗原;原位免疫组化测组织中的CMV抗原。

5．核酸检测 PCR 检测 CMV-DNA，预示 CMV 活动的可靠性为 60％。用此法也作为 CMV 感染彻底治疗的指标。

6．抗体测定 血清 CMV-IgM、CMV-IgG 测定有助于诊断 CMV 感染，而且能判断何时感染。脐血或新生儿血 IgM 阳性，提示为宫内感染；IgG 阳性可能从母体获得抗体，但如 6 月龄后 IgG 仍阳性，提示婴儿有过宫内感染或出生不久感染；如母亲 IgG 阴性而新生儿阳性，则为产后感染。脐血早期抗原（EA）的抗体阳性，提示围产期感染。

（三）鉴别诊断

1．与其他宫内病毒感染鉴别 风疹、单纯疱疹、弓形体及 CMV 感染合称 TORCH 感染，它们引起胎儿的全身感染临床表现很相似，通常要靠血清学或病毒检查来鉴别，但风疹引起胎儿器官发育障碍，造成先天畸形较多，如白内障、先天心脏病、青光眼等，而 CMV 感染失聪较多。弓形体感染出现瘀斑、瘀点的少。单纯疱疹病毒感染 50％可出现皮疹，脑钙化少。

2．与 EB 病毒传染性单核细胞增多症鉴别 此症嗜异凝集试验阳性，而 CMV 感染为阴性。

3．与肝炎病毒感染鉴别 新生儿或婴儿 CMV 肝炎（婴儿肝炎综合征）发病年龄较小，典型病例常表现以阻塞性黄疸，而肝炎病毒引起的肝炎，主要是乙肝，新生儿发病少，多为肝细胞黄疸，阻塞不明显。确诊要靠血清学检查。

三、治疗要点

1．抗病毒 目前有 3 种有效的抗 CMV 药物。

（1）更昔洛韦（丙氧尿苷，ganciclovir）：为首选药物，有较强的抗 HSV、CMV 作用，其抗病毒作用是阿昔洛韦的 10 ~ 50 倍。其副作用也多，主要是骨髓抑制、颗粒白细胞减少，静脉用药者 40％，口服者 25％有此副作用；血小板减少发生率 15％ ~ 20％。神经系方面有头痛、行为改变、意识模糊，甚至惊厥、昏迷。此外，贫血、皮疹、恶心、呕吐、发热、肝功能异常等也有报道。

（2）磷甲酸钠（foscarnet，foscavir）：是无机焦磷酸盐的类似物，能抗大部分耐更昔洛韦的 CMV，以及抗阿昔洛韦的疱疹病毒。主要副作用为肾损害，氮质血症、蛋白尿、急性肾小管坏死，约 1/3 病人有明显肾损害（肌酐 $176\mu mol/L$）。肾小管酸中毒，低钙（15% ~ 35%），低镁（15% ~ 44%），低钾（10% ~ 16%）。1/4 病人有头痛，10%有震颤、烦躁、抽搐，65%病人有发热。

（3）cidofovir：是一种无环磷酸核苷酸，有抗人疱疹病毒作用。主要副作用为近端肾小管功能损害、蛋白尿、糖尿、氮质血症、代谢性酸中毒。

虽然有上述较为肯定的抗病毒药物，但小儿应用指针尚不明确。宫内感染造成的神经系统损害，在出生时已不可逆，无证据说明新生儿期用更昔洛韦对死亡率或后遗症有何影响，仅对后发的失聪，有人推测可能有帮助。宫内感染所致的血液和肝病变，分娩后几周会自行消失；CMV 单核细胞增多症不需治疗；婴儿肝炎综合征经支持和对症治疗也能治愈；而这些药物的副作用甚大，故对先天的 CMV 感染不主张抗病毒治疗。

对免疫受损的患者，如免疫抑制治疗、器官移植、AIDS 病人有 CMV 感染，尤其是视网膜炎、肺炎、脑炎等威胁生命或视力的感染可用抗 CMV 药物。更昔洛韦用法为 5mg/kg 每 12h 静脉点滴 1次，连用 10 ~ 21 天，然后每周 30 ~ 35mg/kg 静脉点滴，长期维持。口服更昔洛韦 1g，每日 3 次也有效。眼内置管长期用药也能达到治疗和预防视网膜炎效果。磷甲酸钠用于抗更昔洛韦 CMV 视网膜炎，60mg/kg，每 8h 静脉点滴，14 ~ 21 天，以后每天 90 ~ 120mg/kg 维持。Cidofovir 只用与 AIDS 病的 CMV 视网膜炎，5mg/kg 每周 1 次静脉点滴，连续 2 周，然后隔周 1 次。

2．CMV 免疫球蛋白　　与更昔洛韦同用可提高骨髓移植者 CMV 肺炎的疗效，也可用来预防移植受体的 CMV 病。

3．预防

（1）选用 CMV 阴性的供血者和器官供体。

（2）怀孕早期发现 CMV 原发感染宜中止妊娠，孕妇复发或再感染 CMV，新生儿应做病原检查，母乳送检 CMV，有活动感染的产妇不宜喂奶，以免引起生后感染。

（3）免疫受损、器官移植、AIDS 病者可用抗病毒药物及 CMV 免疫球蛋白预防。

（谢祥鳌）

第十三节　流行性乙型脑炎

一、概述

流行性乙型脑炎（cepidemic encephalitis B）简称乙脑，是由乙脑病毒引起的脑实质炎症为主要病变的急性传染病。临床特征为急性起病、高热、意识障碍、抽搐、病理征呈阳性等，重症常发生呼吸衰竭，不少病例留下神经系统后遗症。乙脑病毒是虫媒病毒乙组中的一个型，病毒呈颗粒球型，直径为 20~30nm，为 RNA，人体感染后，可产生补体结合抗体及中和抗体。动物尤以猪是主要的传染源，其次是马、牛、驴，人感染后不易分离出病毒，人作为传染源远不如动物。蚊虫是主要的传播媒介，我国主要是库蚊、伊蚊和按蚊，病毒在蚊体内繁殖而传染。

人对乙脑病毒有易感性，主要 10 岁以下儿童，2~6 岁发病率高，感染后可获得持久性免疫。我国流行高峰通常在 7~9 月，近年来由于乙脑疫苗广泛接种，发病率明显下降。当带有乙型脑炎病毒的蚊叮咬人后，病毒即侵入人体，在单核巨细胞内繁殖，继而进入血液，致病毒血症，当人体抵抗力低，病毒经血循环通过血脑屏障侵入中枢神经系统而致病。

二、诊断要点

潜伏期 9~12 日，一般 10~14 日。

1. 临床特点

（1）高热：以稽留热多见，体温 39~40℃以上，持续 7~10

日，重者可达 2 ~ 3 周。

（2）意识障碍：表现嗜睡、昏迷，昏迷愈深愈长病情愈重，预后愈差。意识障碍易发生在病后 3 ~ 8 日，持续 7 ~ 10 日，重者可达 1 个月以上。

（3）惊厥：由于脑水肿、缺氧、颅高压、高热所致，低钠血症多于病程 3 ~ 5 天出现，也可出现局部或全身性抽搐。

（4）呼吸衰竭：多发生于深昏迷的婴儿，以中枢性呼吸衰竭为主或中枢性与周围性呼吸衰竭同时存在，表现为呼吸浅表、心律不齐、双吸气、叹息样呼吸、潮式呼吸、抽泣样呼吸等，最后呼吸停止。于病程 5 ~ 6 日易出现脑疝。周围性呼吸衰竭表现为呼吸困难、呼吸减弱、呼吸频率先快后慢、发绀等。呼吸衰竭是本病的严重表现及死亡原因。

（5）颅压增高及病理征阳性：患者表现头痛、呕吐、血压升高、病理征阳性。

（6）其他：可出现球麻痹，表现为痰多、吞咽困难、呼吸障碍、锥体束征阳性，还可伴植物神经症状如面红、多汗、皮肤过敏等。脑膜刺激症阳性。

2. 实验室检查

（1）血常规、白细胞正常或升高，中性为主。

（2）脑脊液：外观无色透明或稍浊，压力高，白细胞多至 50 ~ 500 × 10^6/L，早期以中性为主，2 ~ 5 天后以淋巴为主。糖偏低或高，氯化物正常，蛋白质增高，少数脊液正常。

（3）血清学检查：①特异性 IgM 抗体：感染后 4 天即可测到，2 ~ 3 周达高峰，阳性率可达 70% 左右。②中和抗体：病后 2 周出现，2 个月达高峰，不能早期诊断。③补体结合试验：特异性高，但不能做早期诊断。④血凝抑制试验：阳性率高，出现早，初期及恢复期抗体 4 倍增高可确诊。

（4）脊液免疫荧光抗体检查：可检测到抗原。

3. 鉴别诊断

（1）细菌性脑膜炎：根据发病季节，脑脊液为化脓性改变可鉴别。

（2）结核性脑膜炎：起病慢，无季节性，多数有接触史，脊液外观毛玻璃状，脑脊液糖、氯化物低，蛋白增高。

（3）病毒性脑炎：无明显季节性，脑脊液多无变化或轻微变化

三、治疗要点

重点做好高热、惊厥、呼吸衰竭的处理。

1．高热　　物理降温为主，可用冰袋置前额、枕部、双颈部、腋下及腹股沟，或用30%～40%酒精拭浴，必要时用冷盐水灌肠。可口服退热剂，如乙酰对氨基酚或布洛芬（美林液）每日2～3次。超高热除以上方法外可采用亚冬眠疗法：氯丙嗪、异丙嗪各0.5～1mg/kg肌肉注射，4～6小时1次，配以冰敷，最长不超过3天。

2．抗惊厥　　根据不同病因采取措施。高热引起者，以降温止惊；因脑水肿引起者，用脱水剂，常用甘露醇，每次1g/kg快速静脉滴注，每4～6h 1次；脑炎后病变引起者，用止惊剂如安定每次0.1～0.3mg/kg，肌肉注射最大量勿超过10mg，苯巴比妥每次5～10mg/kg，肌肉注射，10%水合氯醛每次50～60mg/kg保留灌肠。

3．呼吸衰竭　　保持呼吸通道畅，随时消除呼吸道分泌物，凡分泌物粘稠，可间歇或连续气管内滴注蒸馏水或0.9%氯化钠，每次0.5～1mL，每隔10～15min 1次，24h勿超过100mL，也可用雾化吸入方法，雾化量每次20mL，每日2～3次，吸痰十分重要，吸痰管外径不可超过气管内径的2/3，吸引负压限制在100～200mmH$_2$O，吸引动作轻柔，边吸边退，吸引一次勿超过10s。吸O$_2$一般采用鼻导管或面罩加压吸O$_2$，吸氧浓度视病情而定，一般在低流量持续吸氧。经上述处理缺氧和二氧化碳潴留无改善即应机械通气。激素应用可减少炎症渗出，改善通气，可使用地塞米松，每次0.3～0.5mg/kg，用时注意水电解质平衡及病因治疗。

4．脑水肿与颅高压的治疗　　通常用20%甘露醇，每次1～

2g/kg 静脉注射，视病情每日 4～6 次，可与速尿交替使用。

5．脑细胞活化剂　　ATP、胞二磷胆碱等护脑药均可使用。恢复期病人加强康复治疗，如针灸、按摩、电疗均可使用，有条件者可作高压氧治疗。

（祝惠华）

第十四节　脊髓灰质炎

一、概述

脊髓灰质炎（poliomyelitis）是由灰髓炎病毒引起的急性传染病，其严重的后果是引起不可逆的瘫痪，故又称小儿麻痹症。这一度严重威胁我国儿童健康的疾病，随着口服疫苗的普及，已在国内绝迹。2000 年底，世界卫生组织宣布中国已消灭脊髓灰质炎。

灰髓炎病毒属小 RNA 病毒，肠道病毒属，有 3 个血清型（Ⅰ、Ⅱ、Ⅲ）。病毒对理化因素有较强抵抗力，但不耐干燥，各种氧化剂能有较强杀灭作用。人是唯一的宿主，患者以及占感染者中大多数的无症状者都是传染源，病前 1 周至病后 2 周排毒。病毒主要经肠道，粪－口途径传播，但呼吸道传播也有可能。孕妇临产时如处在灰髓炎潜伏期，其新生儿可瘫痪。人群对灰髓炎普遍易感，但95% 发生在 0～4 岁，流行期以无瘫痪和隐性感染为多。感染后，无论有无症状，均能产生同等量的中和抗体，而且维持终身。

二、诊断要点

1．临床表现　　典型的病例临床可分：

（1）潜伏期：5～14 天。

（2）前驱期：发热、轻咳、流涕、咽痛等上呼吸道表现持续1～3 天。

（3）恢复期：瘫痪前期：前驱期热退后 1～6 天，又发热 3～4天，呈双峰热，患儿肢体疼痛，感觉过敏，拒抱，兴奋，头痛，颈痛，偶有惊厥。

（4）瘫痪期：体温开始下降，并出现弛缓性瘫痪。瘫痪可累及全身任一组肌肉，但多为肢体，呈不对称、无规律分布、轻重程度不一的肢体瘫痪，初为进行性，瘫痪范围扩大，程度加重，约 5 ~ 10 天后，体温完全正常时，瘫痪停止进展。少数发生呼吸肌麻痹、球麻痹。

（5）恢复期：瘫痪发生后 1 ~ 2 周肌力逐渐恢复，初 3 个月恢复较快，以后恢复减慢，半年不恢复则恢复的可能性不大。

（6）后遗症期：1 年不恢复即为后遗症。肌肉萎缩、肢体畸形、功能障碍。

2．临床分型

（1）脊髓型：最常见。前角运动细胞受损致躯干和肢体肌肉瘫痪，无感觉障碍。以下肢最多，颈背肌受累时影响翻身、坐、抬头；肋间肌受累则影响呼吸、咳嗽、发音。

（2）脑干型：涉及延髓和脑桥，出现颅神经麻痹，球麻痹，严重者出现呼吸，循环衰竭。

（3）脑炎型：高热、昏迷、惊厥，并伴有脑干和脊髓型瘫痪，病情凶险，死亡率高。

3．实验室检查

（1）脑脊液检查：瘫痪前期和瘫痪期细胞增多，以淋巴细胞为主，蛋白增高不明显；瘫痪 3 周后，细胞数正常而蛋白持续增高，呈细胞蛋白分离现象。

（2）血清学检查：发病 1 周后便可测得特异性 IgM 阳性，可作为早期诊断。急性期和恢复期双份血清中和抗体（有型特异性），补体结合试验滴度上升 4 倍。血清学检查不能区别野毒株感染还是口服疫苗引起的瘫痪。

（3）病毒分离：咽部和粪便中易分离得灰髓炎病毒，而脑脊液中很少能分离到病毒。咽部排毒 1 ~ 3 周，粪便排毒可持续 4 ~ 8 周。虽然脊液中分离的病毒的机会较少，但要确定口服疫苗引起的瘫痪，只有靠脊液中分离的此病毒，因为粪便中病毒肯定是存在的。

4. 鉴别诊断

(1) 多发性神经根炎：也有发热、弛缓性瘫痪，但本病呈对称性、上升性瘫痪，而且伴有感觉障碍，而灰髓炎为非对称性，不规则的肌肉组瘫痪，无感觉异常；多发性神经根炎瘫痪进展期较长，可达 2 周左右，而灰髓炎在 2～4 天内瘫痪便停止进展。双侧面瘫在多发性神经根炎较多见，而灰髓炎即使球麻痹也很少双侧面瘫。脊液也有区别，灰髓炎呈细胞蛋白分离，而多发性神经根炎为蛋白细胞分离，即早期蛋白增高，细胞正常，4 周后蛋白下降。

(2) 肠道病毒感染所致瘫痪：病情较轻，瘫痪累及的肌肉范围小，易恢复，后遗症少，确诊需靠血清学或病毒分离。

三、治疗要点

灰髓炎无特异治疗法，主要是对症、支持和对并发症的治疗。

1. 前驱期和瘫痪前期　应卧床休息，注意营养和水分的补充，卧床应至热退后 1 周。肌肉疼痛可用镇痛剂，局部湿温敷。静脉注射 50% 葡萄糖加维生素 C 1～2g 可减轻神经组织水肿。此期尽量避免肌肉注射和手术，避免肢体疲劳和刺激。

2. 瘫痪期　严密观察瘫痪进展情况，尤其注意呼吸肌麻痹的发生、发展。瘫痪的肢体要加强护理，置于舒适的功能位，骨突部位应有软垫，防止受压产生褥疮，可用支架或夹板防止手足下垂。吞咽障碍时应注意及时吸出分泌物，保持呼吸道通畅，插鼻胃管供营养，必要时作气管切开。呼吸肌麻痹或呼吸中枢麻痹，当肺活量下降 50% 时，应及时气管插管或气管切开，予以机械通气。可口服维生素 B_1、B_6，地巴唑（每日 1.5～3.0mg/kg，分 3 次）。

3. 恢复期及后遗症期　主要是物理疗法。体温正常，瘫痪停止进行，便可开始针灸、推拿、按摩及功能锻炼、穴位结扎、穴位刺激及各种物理疗法均可试用。长期不恢复者择期行矫形手术。

4. 预防　灰髓炎疫苗是最有效的预防方法。现有 2 种疫苗：口服减毒活疫苗（oral poliovirus vaccine，OPV）及灭活疫苗（inac-

tive polyovirus vaccine，IPV）。我国现计划免疫所用的是 OPV。OPV 为糖丸剂型，有Ⅰ、Ⅱ、Ⅲ单价，Ⅱ、Ⅲ双价或Ⅰ、Ⅱ、Ⅲ三价多种剂型。现服用方案为生后 2、3、4 月各服三价糖丸 1 粒，4 岁加服 1 次。OPV 服用方便，小儿易接受，预防效果好，95% 以上小儿获持久免疫力，能在肠道内产生 SIgA。其缺点是可引起疫苗相关性麻痹性脊髓灰质炎（vaccine associated paralytic poliomyelitis，VAPP）。VAPP 发生率约为 1/250 万，首次剂量（1/52 万）明显高于复种（1/123 万），以 3 型最易引起 VAPP。

正是由于 OPV 的 VAPP，因而重新评价 IPV。IPV 全身免疫效果好，可与其他疫苗联合应用，免疫缺陷儿也可应用。最大的优点是不会产生 VAPP。其缺点是要加强接种，而且必须注射。IPV 于 2、4、15～18 个月各接种 1 次，入学时强化接种 1 次。国外现主张 IPV 与 OPV 联合应用（IPV – IPV – OPV）减少 VAPP，又可产生最佳的全身和局部免疫。

第十五节　柯萨奇病毒感染

一、概述

柯萨奇病毒（coxsackie virus，CoxV）归肠道病毒群，属于 RNA 病毒的小 RNA 科。按对乳鼠致病力分为 A、B 两组：A 组有 24 个血清型；B 组有 6 个血清型。病毒对干燥和紫外线敏感，耐寒，– 4℃可活 1 年，– 70℃可长期保存。人是唯一宿主。患者和隐性感染者为传染源，粪口途径为主要传播途径，也可通过飞沫或间接接触传染，宫内感染可致畸。感染后粪便排毒可达 5 周，但在咽部仅存活数天。各年龄均易感，但小儿易感性更高。CoxV 全年散发，在温带夏季发病更高。健康人可带病毒，带毒率为 5%～50%，3 岁以下带毒率最高，故粪便分离得病毒不一定是感染。感染后人体产生型特异抗体，并有肠道局部 SIgA。同型病毒抗体持久。

二、诊断要点

CoxV 感染可累及多种器官组织，引起多种临床表现。A、B 组都可能引起的有：瘫痪（A4、6、7、9、14、21；B1～6）；脑炎（A2、5、6、7、9；B1、2、3、5、6，）；无菌性脑膜炎（A1～11、14、16～18，22、24；B1～6）；出疹（A2、4、5、9、16；B1、3、4、5）；伴或不伴有呼吸道症状的发热以及无症状感染。A 组引起的有：疱疹性咽岬炎（2～6、8、10、22）；手口足病（5、7、9、10、16）；流行性结膜炎（24）。B 组引起的有：心肌炎（1～5）；心包炎（1～5）；胸痛（1～5）；新生儿全身感染（1～5）。还有些疾病可能与 CoxV 有关，但尚未确定的有腹泻（A、B）；肌炎（A9；B2、6）；溶血尿毒症（A4；B2、4）；Reye 综合征（A、B）；多发神经根炎（A2、5、9）；单核细胞增多样综合征（A5，6；B5）；传染性淋巴细胞增多症（A）；糖尿病（B）。

（一）临床表现

1. 无菌性脑膜炎　　起病可急也可缓，病情轻重也不一，典型病儿有短暂的前驱期，表现为发热、畏寒、肌痛，部分有皮疹，继后出现头痛、呕吐、颈强直、脑膜刺激征。部分病儿病程呈双峰状，先有几天发热，肌痛，然后 2～10 天无症状，继后突然出现头痛、呕吐、脑膜刺激征等脑膜炎的表现。大多婴幼儿以发热、烦躁与嗜睡交替、吐奶为主要表现。脑脊液压力增高，细胞数 $10 \sim 500/mm^3$，但也可正常或 $> 1\ 000/mm^3$。早期以中性粒细胞为主，48h 后淋巴细胞为主。本病大多预后良好。

2. 脑炎　　围产期感染 CoxV 的新生儿，脑炎可以是其全身感染的表现之一。非新生儿期小儿 CoxV 脑炎的表现与其他病毒性脑炎相同（见病毒性脑炎一节）。本病除新生儿、小婴儿外，一般病情较轻，恢复快，后遗症少。

3. 瘫痪　　CoxV 可引起类似灰髓炎的弛缓性瘫痪，以下肢肌群为多，偶有呼吸肌、膈肌瘫痪。个别累及延髓，出现面瘫、吞咽困难。与灰髓炎相比，CxaV 引起的瘫痪病情轻，较多的表现只是肌无力。恢复快，通常病程 1～2 周，很少留有后遗症。此外，多发性神经根炎、Reye 综合征病例中也报道有分离得 CoxV，但其病原学的意义尚未肯定。

4. 疱疹性咽岬炎　　好发于 3~10 岁小儿，常见于夏秋季。潜伏期 2~4 天。突然发病，发热 38~40℃，头痛，肌痛，1/4 患儿有呕吐。咽痛为典型症状，甚者吞咽困难。咽部充血，散在小丘疹，继而成疱疹，直径 2~4mm，周围有红晕。2~3 天后疱疹破溃成浅表溃疡。疱疹数通常为 2~6 个，有的多至 12 个。疱疹仅限于咽岬、软腭、扁桃体，不出现在颊部和龈部。体温 3~4 天恢复正常，溃疡约 1 周痊愈。

5. 心肌心包炎　　CoxV 是病毒性心肌、心包炎的最主要病原，也是 CoxV 引起的最严重感染之一，常是新生儿暴发性 CoxV 感染死亡的原因。心肌炎好发于婴幼儿，突然起病，除有心肌炎的一般临床和心电图、心肌酶的变化外，少数患儿可引起猝死。部分患儿度过急性心力衰竭后呈慢性过程，最后发展为慢性心肌病。胎内感染可引起先天心脏畸形，心内膜弹力纤维增生症。心包炎则以年长儿和成人为多。详见病毒性心肌炎一节。

6. 手口足病（hand – foot – mouth disease，HFM）　　主要由 CoxV 引起，少数由肠道病毒 71 引起。好发于 10 岁以下小儿，但可在家庭其他成员中传播。潜伏期 3~5 天。患儿发热，38~39℃，咽痛，口痛，婴儿拒食，流口水，口腔出现小疱疹，主要在颊粘膜和舌部、硬腭，偶见于软腭、牙龈和咽部。疱疹破溃成小溃疡。75% 患儿在手足背有皮疹，手掌和足心可见水疱。少数皮疹分布至肢体近端、肛周、生殖器部位。发热 1~2 天即退，皮损逐渐消退，愈合，病程一般 5~10 天，预后良好。有报道湿疹的婴儿呈现播散性皮疹，而称之为"湿疹柯萨奇病（eczema coxsackum）。

7. 流行性胸痛（epidemic pleurodynia）　　是 CoxV 感染所致的肋间肌、腹肌炎症，并非胸膜、肺或腹膜的病变。多发于成人或年长儿，小儿多为腹肌病变。突然起病，发热 38~39.5℃，阵发性胸痛或腹痛，可伴头痛、咽痛，少数（<10%）伴无菌性脑膜炎，偶

有心包炎、肺炎。疼痛性质、程度不一，刺痛、撕裂痛、绞痛、烧灼痛、紧压痛等，运动、深呼吸疼痛加剧，压迫累及的肌肉可减轻疼痛，痛呈阵发性。典型的疼痛部位是一侧或两侧肋缘附近，但小儿多见脐周或上腹部，少数为下腹甚或颈肌、肢体肌肉痛。偶尔仔细检查可见或摸到肌肉肿胀。血清肌酸激酶增高，病程约 4～6 天，1/3～1/4 患者反复发作，迁延数周。

8．呼吸道感染　　CoxV 可引起急性呼吸道感染，症状与其他病毒所致的无明显区别，CoxA21、24 引起的上呼吸道感染与普通感冒相似，仅发热的发生率较高。A21 还可引起喉、气管、支气管炎，支气管肺炎。B2 引起间质性肺炎，大片状肺炎。我国报道 CoxB 在小儿病毒性下呼吸道感染中占 30.8%，发热、皮疹、腹泻症状较多。CoxB 肺炎占小儿病毒性肺炎 19.32%，与腺病毒、合胞病毒相比，中毒症状较轻，伴疱疹性咽炎、肌痛的多，住院时间较长。还有报道 CoxV 与哮喘有密切关系。

9．皮疹　　CoxV 可引起多种皮疹，疱疹、丘疹、麻疹样皮疹、风疹样皮疹等。可单独出现，也可伴有发热、咽炎、上呼吸道炎的症状。皮疹无特异性，只有依靠血清学或病毒学检查才能确定病原。

10．急性出血性结膜炎　　结膜充血，异物感、畏光、分泌物多、结膜下出血、眼睑浮肿。传染性强，通过手－眼或毛巾、游泳传播。全身症状少，1～2 周自愈。

（二）实验室检查

1．血常规　　白细胞总数正常，分类淋巴细胞增高。

2．病毒分离　　不同临床表现的不同标本，如血、脊液、心包液、疱疹液，心肌、肺组织等分离得 CoxV 便可确诊。但咽拭子、呼吸道分泌物、粪便分离得病毒不能作为诊断依据，因为可能是健康带病毒者，必须有血清学资料助诊。

3．血清学检查　　ELISA 抗体捕捉法测 CoxB－IgM，间接免疫组化测血及脊液中 IgM 能作早期诊断。中和抗体要 2 周才开始上升，不能作为早期诊断。

4．分子生物学检查　分子杂交，RT - PCR 测血或脊液病毒RNA，确定病原。

（三）鉴别诊断

1．瘫痪与灰髓炎的鉴别　CoxV 引起的瘫痪病情较轻，累及肌组织范围较小，绝大多数侵犯及下肢，相当部分患儿仅表现为肌无力、轻度跛行，发热等前驱症状少，恢复快，后遗症很少。此外流行病学史，有无接种灰髓炎疫苗也是重要鉴别点。病毒，血清学检查最终明确诊断。

2．无菌性脑膜炎、脑炎与其他颅内感染的鉴别　一般通过病史、脑脊液检查不难与细菌（化脓菌，结核菌）性脑膜炎区别。但部分治疗的细菌性脑膜炎脊液不典型，有时不易区别，而部分治疗后的细菌性脑膜炎脊液虽细胞数减少，分类粒细胞比例下降，但其他提示细菌感染的指标，如蛋白高，糖、氯化物降低往往变化较慢，可作鉴别。与其他病毒性脑炎鉴别主要靠流行病史、特征性的症状体征如腮腺炎的腮腺肿大、单纯疱疹的皮疹等。而无特征性表现的病毒脑炎，或先于特征性表现的脑炎则鉴别困难，只得靠病毒学或血清学来鉴别。

3．疱疹性咽岬炎与单纯疱疹口炎鉴别　前者疱疹仅限于咽部，而后者疱疹除口部外，也可出现于咽部。

4．手足口病与水痘鉴别　详见水痘一节。

三、治疗要点

目前尚无肯定的抗 CoxV 的抗病毒药，因而主要还是支持和对症治疗。

1．对症、支持治疗　急性期注意休息，适当补充营养和水分；发热肌痛明显的予以解热镇痛剂，常用乙酰氨基酚。轻瘫者可以温湿敷；手口足病和其他出疹患儿，注意皮肤粘膜护理，防止疱疹破溃，继发细菌感染；心肌心包炎患儿应卧床休息，应用保护心肌药物，有心力衰竭者应用利尿、强心或扩血管剂（详见心肌炎一节）。脑膜脑炎有头痛、呕吐、惊厥等颅高压表现时应脱水、止惊。

2. 抗病毒治疗

(1) 干扰素：用法：100万U/d，肌肉注射，3~5天为1疗程，少数报道能缩短病程，减轻发热咳嗽等症状，提前消除病毒。干扰素理论上有抑制病毒复制作用，但缺乏有对照的有说服力的报道。

(2) pleconaril：(3 - [3, 5dimethyl1 - 4 [3 - (3 - methyl - 5 - isoxazoyl) propyl] - oxy] - 5 - (trifluo romethyl) - 1, 2, 4 - oxadiazole)，属Oxadiozole的衍生物，是一种病毒壳体的稳定药物，实验证实有抗肠道病毒作用，该口服制剂试用于成人的肠道病毒脑膜炎，明显缩短病程，减轻头痛等症状，对其他肠道病毒引起的疾病治疗在临床试用中。该药副作用不大，是较有前途的新的抗病毒药物。

(3) 静脉用免疫球蛋白（IVIg）：每日400mg/kg，连用3~5天。

第十六节　埃可病毒感染

一、概述

埃可病毒（echo virus）是人肠道细胞病变孤儿病毒（enteric cytopathic human orphan virus）的简称。Echo、柯萨奇、灰髓炎以及新肠道病毒（newer enteroviruses）同属肠道病毒，为小RNA病毒，有31个血清型，其致病性与柯萨奇病毒相似，可侵犯多个脏器，但Echo较多犯及中枢神经而较少侵犯心脏。病人和带病毒者为传染源。主要经粪-口传染，也可由呼吸道、接触污染物间接传染。儿童较成人易感，夏秋为我国的流行季节。患者感染后对同型病毒有持久免疫。

二、诊断要点

1. 临床表现　　echo病毒可引起与柯萨奇相似的各种临床表

现：无菌性脑膜炎、脑炎、瘫痪、皮疹、发热、呼吸道感染、疱疹性咽岬炎、流行性肌疼、手口足病、腹泻以及心肌炎、心包炎等。

echo 11 可引起严重的新生儿肝炎，表现初为嗜睡、拒食、黄疸加深，1~2 天内出现瘀点，注射部位出血，黄疸进行性加深，代谢性酸中毒。多数婴儿迅速进展为不可控制的出血、抽搐，肝功能衰竭，少尿、无尿、肾功能衰竭。血清转氨酶明显增高，血小板减少，凝血酶原时间延长，一半以上患儿在数天内死亡，存活的其远期预后尚不清楚。

2．实验室检查

（1）病毒分离：血液、脑脊液、胸腔液、水疱液或组织中分离得病毒可确诊；粪便，咽拭子分离得病毒不能排除带病毒可能。

（2）血清学检查：发现特异 IgM 抗体或双份血清 IgG 抗体滴度升高 4 倍。

（3）RT－PCR 测血，脊液，尿中 echo 病毒 RNA。

三、治疗要点

同柯萨奇病毒感染。

（谢祥鳌）

第十七节　病毒性肝炎

一、概述

小儿病毒性肝炎是由多种肝炎病毒引起的以肝脏为主要病变的全身性传染病，传染性强，病程相对较长，危害性大。病毒性肝炎是小儿常见的传染病，无论是发病率、急性或重症病例以及病死率均高于成人。已知能引起小儿病毒性肝炎的主要有甲型肝炎病毒（HAV）、乙型肝炎病毒（HBV）、丙型肝炎病毒（HCV）、丁型肝炎病毒（HDV）及戊型肝炎病毒（HEV）。己型肝炎病毒（GBV－C）和庚型肝炎病毒（HGV）及输血传播的肝炎病毒（TTV）的致病性尚有争议，临床也不将 GBV－C/HGV 和 TTV 列为常规病毒性肝炎的实验室检测。单纯疱疹病毒、EB病毒，巨细胞病毒、风疹病毒、麻疹病毒、流行性腮腺炎病毒、水痘病毒等引起的肝炎通常不在病毒性肝炎范畴内。

各型肝炎有其不同的流行病学特点：

1. 甲型肝炎　　HAV属微小RNA病毒科，嗜肝病毒属。病人和亚临床感染者为传染源。甲型肝炎主要以日常生活接触和水源及食物方式通过消化道传播，多在儿童和青少年中流行，一年四季均可发病，以秋冬季发病率高。甲型肝炎具有发病急、黄疸型多见、病程相对较短、不存在慢性携带者、感染后对HAV终生免疫、预后良好等特点。偶见输血输液传播，罕见经母婴垂直传播。预防可注射甲肝疫苗。

2. 乙型肝炎　　HBV属嗜肝DNA病毒科。HBV携带者和急慢性患者为传染源。通过密切接触，如破损的皮肤粘膜接触带病毒的血液、尿液、唾液、精液、月经、乳汁等分泌物及体液传播；婴幼儿则以母婴垂直传播为主要途径。此外，医源性传播，如输入不洁血液，血浆及血制品，使用不洁注射器也可引起传播。人群普遍易感，发病年龄和性别差别不大。发病无明显季节性。乙型肝炎特点是缓慢起病，易成为慢性携带者，乙型肝炎大部分患儿可完全恢复，慢性迁延型肝炎预后也较好，慢性活动型肝炎预后差，易发展为肝硬化、肝癌。重型肝炎预后不良。目前已有乙型肝炎疫苗可预防。

3. 丙型肝炎　　HCV属黄病毒科，嗜肝病毒属。传播方式与乙型肝炎相似，潜伏期长，急性为30～80天，慢性可以是几年甚至几十年。输血后肝炎中78%～94%为丙型肝炎，丙型肝炎病毒已成为感染HIV病人的主要死亡原因。丙型肝炎病毒可以通过母婴垂直传播和围产期水平传播。至于母乳喂养是否可以传播丙型肝炎，目前尚无证据证明。人群对丙型肝炎普遍易感。丙型肝炎病毒感染慢性化比例高于目前已知其他病毒，通过长期观察，慢性丙型肝炎有10%～20%最终将发展为肝硬化，合并原发性肝癌的发生率高于慢性乙型肝炎。

4. 丁型肝炎　　HDV 为缺陷性病毒，不能单独存在，其形成完整病毒时必须由嗜肝病毒提供外壳，故 HDV 感染均合并有 HBV 感染。病人和病毒携带者为传染源。丁型肝炎病毒有很强的传染性和致病性，年龄、性别、职业分布和传播方式均与乙型肝炎相似。在慢性肝炎中合并丁型肝炎的较多，当乙型肝炎同时合并丁型肝炎时，病情及预后均比单纯乙型肝炎严重，丁型肝炎在儿童中并不多见。

5. 戊型肝炎　　HEV 属杯状病毒科，肝病毒属。病人和隐性感染者为传染源。主要传播方式为消化道传播，污染食物和水源后，可引起暴发性流行，其传染性比甲型肝炎低，人群普遍易感，秋冬季发病率高。病程 4～6 周，多数预后良好，儿童急性黄疸型肝炎中有半数为戊型肝炎。

二、诊断要点

（一）临床分型

1. 急性肝炎　　急性无黄疸型；急性黄疸型。

2. 慢性肝炎　　轻度；中度；重度。

3. 重型肝炎　　急性重型肝炎；亚急性重型肝炎；慢性重型肝炎。

4. 淤胆型肝炎。

5. 肝炎肝硬化

（二）临床特点

1. 急性肝炎

（1）急性黄疸型肝炎：小儿急性肝炎以黄疸型为主，在临床上以甲型最多见，乙型、戊型也均较常见，丙型和丁型病毒感染极为少见。HB/HDV 重叠感染可加重病情。多数起病较急，黄疸前期短，平均约 4 天。多有发热、乏力、咽痛、咳嗽等呼吸道症状。消化道症状以食欲不振、恶心呕吐、腹痛腹泻尤为明显，小儿腹痛常定位不准，诉脐周痛而非肝区疼痛。浓茶样尿先于皮肤巩膜黄染为主要症状之一。肝脾肿大较多见且明显，可见肝掌、蜘蛛痣和毛细血管扩张的体征，病程中发生脱水、酸中毒、低血糖较成人多。黄疸多呈轻度，病程短，恢复快，发热约3天，消化道症状1周左右，黄疸1~2周消退。黄疸型肝炎预后较成人为好。肝脏随病情好转回缩，回缩至正常一般需6周以上的时间。急性乙型肝炎大部分患者可完全恢复。

（2）急性无黄疸型肝炎：无黄疸型肝炎以乙型、甲型为主，多数没有症状或只有食欲不振、不想活动等轻微症状，不经查体、化验极易误诊、漏诊。甲型急性无黄疸型肝炎特点：症状轻、恢复快、病程短。大多在体检时发现肝大或肝功能异常而被诊断。急性无黄疸型肝炎更多见于乙型肝炎病毒感染者，特点与甲型肝炎病毒感染相同。急性丙型肝炎病人中半数以上转为慢性。

2．慢性肝炎　　患急性肝炎病程超过半年或有病毒携带史，原有肝病再现可诊断为慢性肝炎。部分患儿发病日期不明或无肝炎病史而肝活检符合慢性肝炎。小儿慢性肝炎大多为乙型肝炎，其次为丙型肝炎。患儿一般无特殊不适主诉，症状轻微，以无黄疸型居多，肝功能轻度或间断异常，或有肝脾肿大，起病隐匿，常在入托或查体时发现。小儿急性乙型肝炎慢性化率为10%~20%。急性乙肝儿童有下列情况者易向慢性携带状态发展：母亲有乙肝病毒感染；发病年龄小，病人免疫状况差；早期肝活检有桥状坏死者；急性发病后，HBsAg持续12周以上；HBeAg及HBV-DNA持续8~10周以上均可诊断为慢性肝炎。根据肝功能损害程度、慢性肝炎临床上分为：

（1）轻度：症状，体征轻微或缺如，肝功能轻度异常。

（2）中度：各项指标居于轻度重度之间。

（3）重度：病程长，营养状况差，在同龄儿童生长发育属中低下水平。面色欠光泽，时感腹胀，食欲差，表现疲倦，不喜运动，尿黄便溏，可有肝掌、蜘蛛痣、毛细血管扩张、肝脾增大，ALT，AST升高呈持续性或反复发生黄疸，且无门静脉高压症者。

3．重型肝炎

各年龄段均可发生重型肝炎，年龄最小者6个月，最大11岁，多见于3~7岁儿童。甲型肝炎病毒感染约占40%；乙型肝炎病毒感染约占15%；甲、乙型肝炎病毒重叠感染约占20%。

（1）急性重型肝炎：6月龄以内的肝炎患儿发生较多见，病情危重，病死率极高。临床表现起病急，10天内即有精神行为异常，如随地大小便、钻床、爬桌等。高热、重度黄疸、ALT，AST明显上升，肝脏缩小、烦躁、抽搐，出血倾向，并出现肝臭，意识混乱12天左右发生昏迷，多在3周内死亡。发生重型肝炎的诱因主要是治疗延误。死亡原因大多数是因为脑水肿、脑出血、脑疝和多器官功能衰竭。重型肝炎患儿的预后取决于治疗的早晚。

（2）亚急性重型肝炎：起病10天以上，急性黄疸型肝炎迅速加剧，恶心、呕吐、厌食、腹胀等消化道症状明显加重，黄疸加深，腹水、尿少、出血、肝功能明显受损、胆酶分离，约8周出现肝功能衰竭、肝肾综合征。

（3）慢性重型肝炎：在慢性肝炎或肝硬化基础上转急性，迅速恶化，临床与亚急性相似，但同时有慢性肝炎或肝硬化的表现。

4．胆汁淤积型肝炎　　各型肝炎病毒均可引起，但以甲型肝炎多见，急性淤胆型肝炎的特点是黄疸重、时间长、消化道症状和全身症状不明显，多有皮肤瘙痒及粪色变浅，肝脏明显增大，触摸偏硬，胆红素明显升高，以结合胆红素为主。ALT、AST轻度升高，常伴有胆固醇及碱性磷酸酶，γ-谷氨酰转肽酶升高，急性者多预后良好，慢性淤胆型肝炎黄疸持久，病情较重。在婴幼儿诊断胆汁淤积性肝炎时要注意除外先天性胆道畸形等疾病。

5．肝炎肝硬化　　小儿肝炎肝硬化不多见，与免疫耐受致病变轻微有关。但在各年龄小儿均可发生，引起小儿肝硬化的主要是慢性乙型肝炎和丙型肝炎，丁型肝炎也可进展至肝硬化，甚至肝细胞癌，肝硬化早期常呈亚临床经过，不易发现，可表现为黄疸，发热，消瘦，腹胀，恶心呕吐，乏力，纳差，腹痛，腹壁静脉曲张，腹水，下肢浮肿，多有肝脾明显肿大，而肝缩小，肝掌，蜘蛛痣较少见，总蛋白降低，A/G 倒置，ALT 升高，HB 降低，血小板减少。PT 延长。早期可行肝活检。大多数病程短，呈进行性加重，偶可暂停进展。小儿肝硬化预后差，与早期诊断和及时治疗有关。

（三）实验室检查

1．肝功能

（1）血清酶：肝炎时多种血清酶如丙氨酸氨基转移酶（ALT）、门冬氨酸氨基转移酶（AST）、转肽酶（GGT）、碱性磷酸酶（ALP、AKP）增高。尤以 ALT，AST 临床价值为大。急性肝炎时 ALT 是早期指标，急性重症肝炎有时 ALT 增高反而不明显，而此时胆红素很高，此谓"胆酶分离"，是病情凶险的征象。ALT/AST < 1 示肝细胞严重坏死。ALP 明显增高见于胆汁淤滞型肝炎。

（2）血清胆红素：黄疸型时增高，通常为直胆和间胆双相增高，直胆/总胆（D/T）< 25% ~ 35%；淤胆型 D/T > 35%。

（3）血浆蛋白：慢性肝炎时 γ 球蛋白增高，A/G 倒置。

2．病原学检测

（1）甲型肝炎：急性肝炎患者血清抗 – HAVIgM 阳性，为 HAV 近期感染。接种甲型肝炎疫苗后 2 ~ 3 周可产生抗 – HAVIgM，抗 – HAVIgG 阳性为既往感染。

（2）乙型肝炎：有以下任何一项阳性，诊断为现症 HBV 感染：①血清 HBsAg 阳性。②血清 HBV – DNA 阳性。③血清抗 – HBcIgM 阳性。④肝内 HBcAg 和/或 HBsAg 阳性，或 HBV – DNA 阳性。

1）急性乙型肝炎：可参考下列动态指标：①HBsAg 滴度由高到低，HBsAg 消失后抗 – HBs 阳转。②急性期抗 – HBcIgM 滴度高，抗 – HBcIgG 阴性或低水平。

2）慢性乙型肝炎：有一种以上现症 HBV 感染标志阳性。

3）慢性 HBsAg 携带者：无临床症状和体征，肝功能正常，HBsAg 持续阳性 6 个月以上。

（3）丙型肝炎：①急性丙型肝炎血清或肝内 HCV – RNA 阳性；

或抗 – HCV 阳性。②慢性丙型肝炎血清抗 – HCV 阳性，或血清和/或肝内 HCV – RNA 阳性。

（4）丁型肝炎：①急性丁型肝炎。急性 HDV、HBV 同时感染，血清抗 – HDVIgM 阳性，抗 – HDVIgG 低滴度阳性，或血清和/或肝内 HDVAg 及 HDV – RNA 阳性；HDV、HBV 重叠感染，血清 HDV – RNA 和/或 HDVAg 阳性，或抗 – HDVIgM 和抗 – HDVIgG 阳性，肝内 HDV – RNA 和/或肝内 HDVAg 阳性。②慢性丁型肝炎血清抗 – HDVIgG 持续高滴度，HDV – RNA 持续阳性，肝内 HDV – RNA 和/或 HDVAg 阳性。

（5）戊型肝炎：急性肝炎血清抗 – HEV 阳转或滴度由低到高，或抗 – HEV 阳性 > 1∶20，或斑点杂交法或逆转录聚合酶链反应法（RT – PCR）检测血清和/或粪便 HEV RNA 阳性。抗 – HEVIgM 检测可作为急性戊型肝炎诊断的参考。

（四）影像学检查

1．B 超检查　①轻度：肝脾无明显异常改变。②中度：可见肝内回声增粗，肝脏和/或脾脏轻度肿大，肝静脉走行多清晰，门静脉和脾静脉内径无增宽。③重度：肝内回声明显增粗，分布不均匀；肝表面欠光滑，边缘变钝，肝内管道走行欠清晰或轻度狭窄、扭曲；门静脉和脾静脉内径增宽；脾脏肿大；胆囊有时可见"双层征"。

2．CT 检查可诊断肝硬化及肝脏占位性病变。

（五）肝组织活检

肝组织活检可了解肝脏病变程度。

（六）鉴别诊断

1．黄疸前期及无黄疸肝炎应与上呼吸道炎、消化不良、蛔虫病等鉴别。肝炎接触史、肝肿大以及肝功能可鉴别。

2．黄疸期应与中毒性肝炎、伤寒、钩端螺旋体病、先天性黄疸等鉴别。药物或毒物引起的肝炎，根据服药或服毒史以及肝炎病毒血清实验可鉴别；感染中毒性肝炎多有原发感染性疾病的表现，有关的病原学、血清学检查有助鉴别；先天性黄疸肝功能多正常，加以肝炎病毒的血清学检查不难作出鉴别。

3. 婴儿肝炎综合征　　是一组发生在新生儿或婴儿的由多种病因引起的，有肝炎临床表现的综合征。病因包括感染，如肝炎病毒、巨细胞病毒、EB 病毒、风疹病毒、肠道病毒、疱疹病毒、腺病毒及弓形虫感染等；先天性代谢异常疾病，如半乳糖血症、α 抗胰蛋白酶缺乏以及先天性胆管闭锁。其中以巨细胞病毒感染为最多。临床表现有黄疸、进奶减少、呕吐腹泻等消化道症状，与肝炎病毒所致的肝炎不易区别，但肝炎综合征黄疸多为结合胆红素增高为主，血清学检查可作鉴别。

4. 慢性肝炎应与肝豆状核变性，药物性肝病，自身免疫性肝炎鉴别。血清病原学检查、铜氧化酶测定、免疫学指标测定有助鉴别。

三、治疗要点

病毒性肝炎至今尚无满意的治疗方法，尤其是乙型肝炎和丙型肝炎。目前的治疗原则是，甲型肝炎和急性乙型肝炎是相对自限性疾病，因而以休息和适当的营养治疗为主，辅以必要的保肝、降酶治疗。慢性乙型肝炎及丙型肝炎在上述治疗基础上应选择性地行抗病毒治疗。丁型肝炎治疗同乙型肝炎，戊型肝炎治疗同甲型肝炎。

（一）一般处理

1. 休息　　急性黄疸型肝炎强调及时隔离，早期卧床休息，病人最好能住院治疗，待黄疸和消化道症状减轻后，才能逐渐增加活动。症状消失、肝功能正常后，需继续休息观察 1 个月。病情稳定，学龄儿童方可返校复课，且半年内不可参加剧烈的体育活动和重体力劳动。对于恢复期患儿已无明显症状者或慢性肝炎患儿，应动静结合，经过积极的治疗与适当的休息，患者大都能顺利恢复，预后良好。有不少患儿发生重型肝炎，是由于休息不好，活动量过大或活动过早的结果。

2. 营养　　饮食以易消化、富含营养，清淡且色、香、味俱全的低脂、高蛋白、高维生素食物及新鲜水果和蔬菜为佳，避免肥厚、油腻、辛辣刺激的食物及过多地摄入糖类，以免体重过重，发生肝源性肥胖。进食少者，可静脉输注葡萄糖，供给足够的热量，注意水电解质平衡，供给维生素 C 及维生素 B 族、微量元素等；有厌食恶心者可给多酶片、胃复安等。

（二）抗病毒治疗

1. 干扰素（IFN）　　干扰素作为一种广谱抗病毒制剂，不能直接杀伤病毒，主要通过与细胞表面干扰素受体结合使细胞产生抗病毒蛋白，从而抑制病毒复制。此外，干扰素有免疫调节作用，可增强机体抗病毒能力。干扰素的抗乙型肝炎病毒效果同病例选择有密切关系，对于垂直传播及感染病程长者无效果，有早期肝硬化及有中度以上肝功能损害的病人应慎用。

（1）慢性乙型肝炎：慢乙肝患儿应用干扰素治疗后血清HBV – DNA 下降，HBeAg 转阴，可出现抗 HBe，伴肝功能改善。由母婴传播的婴幼儿乙肝病毒携带者，对 HBV 有很高免疫耐受，IFN 治疗的效应率较成年人低。干扰素剂量为：< 5 岁，100 万单位/次；5 ~ 10 岁，200 万单位/次；> 10 岁，300 万单位/次。每周 3 次，疗程为 6 ~ 12 个月。

（2）丙型肝炎：首选 α 干扰素与病毒唑的联合治疗。急性丙型肝炎使用 α 干扰素治疗能阻止病情发展为慢性，疗程为 4 ~ 6 个月，慢性丙型肝炎疗程为 12 个月或以上。病毒唑的疗程为 6 ~ 12 个月。丙型肝炎经 α 干扰素治疗有效者有 10% 可复发，再次联合抗病毒治疗，部分患儿仍可治愈。

2. 拉米夫定（lamivudine）　　可有效控制乙型肝炎病毒的复制和减轻病毒对肝组织的损害，可迅速有效降低血清 HBV – DNA 水平。停药后复发率高，长期应用可导致病毒发生变异。用于治疗 6 ~ 12 岁的儿童患者是有效和安全的。儿童应用拉米夫定，剂量为每天 3mg/kg，早晨 1 次顿服，疗程为 1 年。用药期间的注意事项：①严格按时按量服药，不随意中断用药。②用药后的第 1、3、6 个月和第 12 个月分别查肝功能和两对半及进行 HBV – DNA 测定。③注意观察有无恶心、呕吐、头痛、腹泻等不良反应，并定期检查血象。

3. 单磷酸阿糖腺苷（Ara – A）　　对 DNA 病毒有广谱抗病毒活性，有抑制 HBV 复制及改善肝功能作用。剂量为每日 5～10mg/kg，静脉滴注，疗程 1～2 个月，常联合应用免疫调节剂（胸腺肽5mg，肌肉注射，2～3 次/周，疗程 1～2 个月）。

4. 氧化苦参碱　　氧化苦参碱具有直接抗乙肝病毒作用、抗肝纤维化、对异常肝细胞凋亡的阻断作用及对重度乙肝及重型肝炎的治疗作用。对垂直传播及感染时间较长的患者几无疗效。

（三）护肝

减轻肝脏炎症。

1. 甘草甜素（强力宁，polenline）　　0.8～1.6/kg，加入葡萄糖液内静脉滴注，每天 1 次，3 个月为 1 疗程。

2. 甘利欣（甘草酸二胺）　　3mg/kg，静脉滴注，每天 1 次；或每天 3 次口服。

3. 齐墩果酸片（oleanoic acid）　　成人急性肝炎，2 片，每天 3 次，疗程 1 个月；慢性，4 片，每天 3 次，2～3 个月为 1 疗程。小儿酌减。

4. 肝炎灵（广豆根注射液）　　成人，2～3mL 肌肉注射，每天 1～2 次，2～3 个月为 1 疗程。

5. 二磷酸果糖　　0.1g/kg 每天 1 次静脉滴注，3～4 周为 1 疗程，现也有口服片剂。

6. 腺苷蛋氨酸（思美泰，metionin）　　可促进肝细胞解毒，防止胆汁淤积，用于黄疸型、淤胆型肝炎。20～40mg/kg，每天 1 次。疗程为：急性 2～4 周；慢性 4～6 周。

7. 联苯双酯　　能降低 ALT，但停药后易反跳。

8. 其他　　ATP、辅酶 A、细胞色素 C、辅酶 Q10 等。

（四）免疫调节剂

1. 皮质激素（激素）　　在肝炎中的应用尚有争论，在急性或亚急性重症肝炎、淤胆型肝炎可试用。对慢性活动性肝炎，血中免疫复合物阳性，补体降低的可能有效。对慢性乙型肝炎，先用短程激素使病毒复制活跃，HBeAg、HBV－DNA 阳性，ALT 升高，然后撤去激素，继用 INF 可增强抗病毒效果。用量为：常用强的松 1mg/kg。2 周后减为 10～20mg，6 周后停药；继用 INF 每天 300～500 万 U，连用 3～6 个月。有效率可达 50%～60%，但停药后复发率达 40%。12 岁以下一般不主张应用激素。

2. 免疫促进剂　　胸腺肽，5～10mg，每天 1 次肌肉注射，连用 3～6 个月；转移因子，每次 2～4mL，每周 2 次皮下注射，连用 3 个月；免疫核糖核酸，每次 2mL，皮下或淋巴结注射，3 个月为 1 疗程；白介素 2，每次 5～10 万 U，每天 1 次，10 次为 1 疗程，间隔 1 周可重复，连用 2～3 个疗程。这些制剂单用疗效均不确切，与抗病毒药共用可能提高疗效。

3. 治疗性疫苗及高效价乙肝免疫球蛋白或其他免疫调节药物等。导向疗法、基因疗法等需进一步探讨。

（五）重型肝炎的治疗

主要是综合对症治疗。①改善肝功能：葡萄糖、肝泰乐、维生素、甘利欣、门冬氨酸钾镁、乳果糖。②促进肝细胞再生：促肝细胞生长素、胰高血糖素－胰岛素（G－I）、复方支链氨基酸（BCAA）、白蛋白、血浆。③改善微循环：丹参、川芎嗪、田七、小剂量肝素、低分子右旋糖酐。④急性重型肝炎早期可用干扰素 100U/d，肌肉注射，10～14 天或选用免疫抑制剂。⑤血浆置换。⑥积极防治各种并发症。⑦肝移植。

（六）淤胆型肝炎的治疗

病毒性肝炎所致主要是综合保守治疗，改善营养，补充多种维生素（A、D、E、K）；适量输新鲜血浆、白蛋白；中医治疗等。早期可选用泼尼松龙 1～2mg/kg，静脉滴注，一周后改为口服。此外可口服苯巴比妥每日 5mg/kg，消胆胺每日 0.25g/kg。注意预防感染。长期治疗无效可行肝移植。

（七）肝硬化

无特效治疗。主要是治疗原发病，去除诱因，避免过劳。禁用损肝药物，预防感染和肝性脑病，改善低蛋白血症，降低门脉高压，慎用利尿剂。自身免疫所致可用免疫抑制疗法，部分可行肝移植。

四、预防

预防主要是：①控制传染源：甲肝及戊肝患者隔离至发病后3周；乙肝抗原阳性者，尤其是 HBeAg 阳性者应防止血源性传播，生活用品分开，幼儿不宜入托；丙、丁肝炎同乙肝。②切断传播途径：加强水源，饮食卫生管理，儿童养成良好饮食卫生习惯，饭前便后洗手；注意医源性感染，注射器应一人一针一管，导管、牙科器材尽量用一次性的，内镜、体外循环机、呼吸机等抗原阳性与阴性用的分开，用后严格消毒；严格检查输血者。③保护易感人群，免疫接种。

（一）甲型肝炎

1. 甲肝疫苗　　接种后人群抗体的阳转率高达 90%～100%，我国生产的甲肝减毒活疫苗一次 1mL，皮下注射；比利时进口的甲肝灭活疫苗贺福立适，每次 720 酶标单位灭活 HM175 株甲肝病毒（1mL）三角肌注射，1个月后再接种1次；基因疫苗，接种的重点对象为：①与甲肝病人密切接触者。②到过甲肝高发区的人员。所产生的保护性抗体可持续 10 年。

2. 被动免疫，丙种球蛋白　　用于暴露后 7～14 天，注射 4% 丙种球蛋白 1～2mL（0.02～0.05mL/kg）。

（二）乙型肝炎

（1）乙型肝炎免疫球蛋白（HBIG）用于暴露后易感人群。

（2）乙型肝炎疫苗：所有新生儿或乙型肝炎六项阴性者，采用基因重组乙型肝炎疫苗，每次 10 微克，0、1、6 个月三针疗法。新生儿 24h 内上臂三角肌注射第一针，1 个月、6 个月时各再注射

128

10 微克，接种疫苗后免疫效果可维持 3~5 年。

（3）阻断母婴传播：①HBsAg 阳性、HBeAg 阴性母亲，传染性相对较弱，一般给新生儿常规的乙肝疫苗注射即可。②HBsAg 和 HBeAg 均阳性的母亲传染性强，在给予新生儿乙肝疫苗注射的同时，注射高效抗乙型肝炎免疫球蛋白（HBIG）。③降低母亲的病毒血症，在 HBsAg 阳性的女性怀孕前给予抗病毒治疗，以降低病毒含量，或在怀孕后期、分娩前 2~4 周，给予适当的抗病毒药，以降低病毒含量，可降低分娩时对新生儿的感染率，从而达到母婴阻断的效果。

（4）方法：表面抗原及 e 抗原双阳性母亲所生的新生儿在 24h 内和两周后各注射乙型肝炎免疫球蛋白每次 200~400U（0.5mL/kg），以后每隔 1 个月再注射 1 次，共计 3 次。注射乙肝疫苗免疫程序可选择 0、1、2、6 方案，即出生后 24h 内第一次注射，以后分别于 1、2、6 个月时再注射，每次 5~10μg。乙肝疫苗一般 5 年后再重复注射 1 次。

（祝绍俊）

第十八节　登革热和登革出血热

一、概述

登革热（dengue fever，DF）、登革出血热（dengue hemorrhagic fever，DHF）和登革休克综合征（dengue shock syndrome，DSS）是由登革病毒（dengue rives，DEN）引起的虫媒传染病。临床主要表现为高热、头痛、肌肉和关节痛，皮疹、淋巴结肿大及白细胞减少；严重者出现高热、出血和休克，病死率高。DEN 属黄病毒科黄病毒属（flavivirus），分为 4 个血清型：DEN1、DEN2、DEN3 和 DEN4 型。随着分子生物学技术的发展，目前，各地学者已陆续将每一血清型的病毒分为不同的基因亚型。

登革病毒对脂溶剂如乙醚、氯仿及去氧胆酸钠敏感。50℃

30min 或 54℃10min、紫外线、0.05％福尔马林、龙胆紫、高锰酸钾均可灭活病毒。病人和隐性感染者为传染源，潜伏后期至病后20天均有传染性。伊蚊为主要传播媒介，人群对登革病毒普遍易感，任何年龄均可感染发病，高温多雨季节发病多，8～9月为发病高峰。感染后可获得对同型病毒的免疫力，一般为1～5年，对异型病毒无交叉保护。因此可发生第二次感染，而且在第二次感染时，还可能引起 DHF 和 DSS。本病发病机制至今还没有完全阐明。

二、诊断要点

（一）临床特点

登革热潜伏期一般为5～8天，人体感染登革病毒后可表现隐性感染、一般的发热、典型的登革热、登革出血热和登革休克综合征。

1. 登革热

（1）症状：多数患者起病突然，表现为畏寒发热，体温迅速上升高达39～40℃。一般来说婴幼儿发热较高，较大儿童发热较轻，热型多不规则，部分病人可出现"双峰热"，在发热第3～4天，体温降至正常，1～2天后又再次升高。高热病人尤其是婴幼儿可出现惊厥、多汗、疲倦。患者表现剧烈头痛，眼球后疼痛，全身骨骼、关节及肌肉疼痛，还可能出现食欲不振、恶心、呕吐、腹泻或便秘。少数病人表现腹部疼痛。多数病人伴有出血并发症，表现四肢及腋部出现广泛瘀点或瘀斑。有些病人鼻出血、牙龈出血、胃肠道出血和血尿。

（2）体征：大多数患者表现颜面、颈部及胸部潮红，眼结膜充血、结膜下出血，少数病人出现视网膜出血。病后3～5天出疹，皮疹首先出现在胸部、躯干及腹部，然后蔓延四肢及面部。主要为斑丘状疹、麻疹样疹、猩红热样皮疹或出血性皮疹等，部分病人亦在体温下降时出疹。常见病人的淋巴结肿大，尤其锁骨上窝、腋窝、腹股沟，多为蚕豆大小，肿大者有不同程度压痛。这些体征多在发病后2～4天出现，退热时肿大的淋巴结多已消肿，而无压痛。

肝、脾肿大多出现在儿童，质柔软。多数病人血压正常，血压降低者占2%。部分病人出现脉搏相对缓慢或心动过缓。少数病例出现颈硬、烦躁不安、意识模糊等神经症状。

2．登革出血热　　除上述登革热症状外，病人出血症状严重，在发病2~3天皮肤出现瘀点、瘀斑，上消化道出血，呕吐咖啡样物和黑便，鼻衄、肠道出血等，偶见蛛网膜下腔出血及脑出血。有的病人可出现嗜睡、烦躁不安、肌张力增强、惊厥、昏迷及呼吸衰竭等脑病的症状。少数病人发生急性血管内溶血，血红蛋白急剧下降，尿少，可查到血红蛋白、血清蛋白降低，血尿素氮可升高。凝血功能检查可见纤维蛋白原减少、凝血酶原时间和部分凝血活酶时间延长，重症病例凝血因子减少。

世界卫生组织根据病情的轻重将 DHF 分为4个等级。Ⅰ级：发烧伴有非特异性症候群，束臂试验阳性。Ⅱ级：除Ⅰ级的临床表现外，有皮肤和（或）其他脏器的自发性出血。Ⅲ级：除Ⅱ级的临床症状外，表现脉速细弱、皮肤湿冷、烦躁不安等循环衰竭等症状。血压降低、脉压差缩小 20mmHg（2.7kPa）以下。Ⅳ级：病人表现深度休克，脉搏、血压测不到。

3．登革休克综合征　　严重登革出血热病人在发病数天后，病情恶化，体温骤然下降，口唇青紫，脉速，烦躁不安，皮肤发冷，血压降低，脉压差缩小等循环衰竭体征。若抗休克抢救及时，病人可迅速恢复。

（二）实验室检查

1．血、尿常规　　白细胞总数减少，中性粒细胞和淋巴细胞减少明显。血小板正常或轻度减少。尿常规正常，个别病例有尿蛋白，白细胞略高。

2．血清学诊断

（1）血凝抑制试验：效价 >1∶1 280或恢复期血清滴度比急性期有4倍或以上升高可确诊。

（2）中和试验：中和试验可以进行病毒的鉴定和特异诊断。需进行交叉中和实验，才能准确地分析和判断结果。

（3）间接免疫荧光试验：检测待测血清中的特异性抗体 IgM 和 IgG。IgM 阳性表示近期感染登革热。IgG 阳性表示近期感染登革热或近几年曾感染登革热。恢复期抗体滴度比急性期有 4 倍或以上升高则可确诊。

（4）IgM 抗体捕捉法：主要检测病人早期血标本中的 IgM 抗体，适合于病毒早期诊断。

（5）免疫层析法：操作简便，试验仅需要 5min 便可判断结果。检测待测血清中的特异性抗体 IgM 和 IgG。IgM 阳性表示近期感染登革热。IgG 阳性表示近期感染登革热或近几年曾感染登革热。

（6）免疫斑点试验：检测待测血清中的特异性抗体 IgG。阳性结果可作为登革病毒感染的参考，早期血清"－"，恢复期血清"＋"可确诊登革病毒感染。

3．基因诊断

（1）逆转录聚合酶链反应（RT－PCR）检测登革病毒基因与分型：在登革病毒的 NS1 基因设计了一对通用引物，可同时扩增 DEN1－4 型 。

（2）PCR 产物克隆、测序鉴定病毒：鉴别登革病毒 1～4 型。

4．病毒分离　　可采集患者的血液标本或蚊子标本，接种细胞分离病毒或乳小白鼠分离病毒。

（三）鉴别诊断

1．流行性感冒　　该病早期发烧、头痛、全身酸痛，应注意与登革热鉴别，但此病无皮疹、淋巴结肿大等体征出现。早期咽拭子浸液做病毒培养分离和酶联免疫染色可以区别。

2．流行性出血热　　临床上有发热、全身疼痛、出血以及血小板减少等易与登革出血热混淆，但在我国流行的出血热属于肾综合征出血热，该病以低血压 、少尿期、多尿期等肾功能损害为特征，发病 1～2 日便出现蛋白尿、血尿，且病程长达 1～2 个月。从患者血标本中分离到汉坦病毒以及查到该病毒抗体可确诊。

3．钩端螺旋体病　　在发热早期注意与该病鉴别，本病有疫水接触史，腓肠肌疼痛和压痛，白细胞升高，中型粒细胞升高明显，检查尿中有蛋白、管型。青霉素治疗有特效，钩体凝集试验阳性。

4．与出疹类疾病的鉴别　　登革热的出疹与麻疹很相似，需注意区别。麻疹早期有口腔粘膜斑，明显的呼吸道症状，但皮疹间不出现瘀斑可以鉴别。登革热有时表现为猩红热样皮疹，但猩红热出疹较早，有咽炎等呼吸道症状，无全身表浅淋巴结肿大，白细胞总数升高，中性粒细胞明显增加。

三、治疗要点

（一）登革热的治疗

目前无特效疗法，主要采取对症治疗。急性期卧床休息，给予流质或半流质饮食。高热时物理降温，解热镇痛剂慎用。登革热出血型避免酒精擦浴，以免皮肤血管扩张加重出血。维持水、电解质平衡。毒性症状严重者可短期使用糖皮质激素：强的松每日 $1 \sim 2mg/kg$，分 3 次口服，如用 4 天以上应逐渐减量至停用；或氢化可的松每日 $4 \sim 8mg/kg$，于 8h 内滴入或分 $3 \sim 4$ 次滴入；或地塞米松每次 $1 \sim 2.5mg$ 加入 5％葡萄糖液中静脉点滴。

有出血倾向者，口服维生素 C、云南白药，肌肉注射维生素 K、安络血和止血敏等止血剂。有腹痛症状者，可考虑静脉注射阿托品每次 $0.01mg/kg$。对烦躁不安的病儿，可给予苯巴比妥每次 $1 \sim 2mg/kg$ 口服或肌肉注射。也可给水合氯醛每次 $30 \sim 60mg/kg$ 灌肠。目前尚无确切的抗登革热病毒药物。

（二）登革出血热和登革休克症的治疗

1．支持疗法为主，密切观察病情，尽早发现休克体征。注意卧床休息，给予流质或半流质饮食；高热时物理降温，维持水、电解质平衡。

2．止血　　严重血小板减少和凝血障碍时，应给予止血治疗。

失血量大时，可酌情输新鲜血液，以补充血小板和凝血因子；如病人出现嗜睡、烦躁不安、肌张力增强等脑水肿症状者，可用脱水疗法，如20%甘露醇每次1~2g/kg静脉滴注。并可采用人工亚冬眠疗法，给予氯丙嗪0.5~1mg/kg和异丙嗪0.5~1mg/kg，肌肉注射，一般4~6h 1次。

3. 抗休克　　严密观察病情变化，早期发现休克病人，当患者表现汗多、尿量减少、面色苍白、皮肤湿冷、收缩压降低，特别是脉压差减少时，必须迅速纠正休克，快速输液扩张血容量，适量补充血浆。补充血容量：小儿可酌情用5%葡萄糖生理盐水静脉点滴，第一小时内可按每千克体重20~30mL计算；或以低分子右旋糖酐每次7~10mL/kg静脉点滴；也可用血浆或代血浆，以迅速扩充血容量。纠正酸中毒：可酌情考虑用5%碳酸氢钠100mL加入葡萄糖内静脉点滴，根据病情可增减。血容量纠正后，小儿全日液体入量为80~100mL/kg。病人酸中毒基本纠正排尿后可考虑补钾。注意防止心力衰竭；不宜输入全血，以免加重血液浓缩；可适量静脉点滴糖皮质激素，以减轻中毒症状和改善休克。

4. 预防　　该类疾病的预防主要是控制传染源、传播媒介和提高人群免疫力。控制传染源的关键是早期发现患者并及时隔离，收住登革热病人的病房应有防蚊设备，隔离期限从发病之日起至少5天。由于目前尚无可靠的疫苗和特效的治疗药物，主要依靠控制传播媒介的办法来预防登革热的传播和蔓延。灭蚊是预防和控制本病流行的一项根本措施。随着分子病毒学研究突飞猛进，从基因水平来研究DEN的分子结构和功能，研究DEN的基因疫苗，相信不久的将来，在登革病毒疫苗的研究中会有新的突破！

第十九节　流行性出血热

一、概述

流行性出血热（epidemic hemorrhagic fever，EHF）又称肾综合征

出血热（hemorrhagic fever with renal syndrome，HFRS），是一种可通过多种途径传播的自然疫源性疾病。鼠为主要传染源。临床上以高热、低血压、出血、少尿及多尿等肾功能损害为特征。流行性出血热是由汉坦病毒感染所致，该病毒属于汉坦病毒属（hantavirus genus HV），是布尼亚病毒科（bunyaviridae）的一个新属，汉坦病毒感染所致人类汉坦病毒病（hantavirus disease），目前发现有两种：肾综合征出血热（HFRS）和汉坦病毒肺综合征（HPS）。该病毒对去氧胆酸钠、氯仿、乙醚、丙酮等敏感，乙醇、碘酒等消毒剂和戊二醛也能灭活病毒。紫外线照射、56～60℃ 1h、100℃ 1min 可使病毒灭活。EHF 的传播遍及世界四大洲 32 个国家，而且主要分布在欧亚两洲的北部和东部。我国大陆 32 个省中（青海和新疆无病例报道）30 个省证实有 EHF 发生或流行。EHF 有三种传播途径：即动物源性传播（包括经皮肤伤口、消化道和呼吸道传播）、螨媒传播和垂直传播。人群对该病毒普遍易感，感染后部分人发病，部分人群处于隐性感染。本病愈后可获得稳固而持久的免疫力，抗体持续时间长达 20～30 年以上。极少见到二次感染发病的报告。一般姬鼠型 HV 比家鼠型 IgG 抗体持续的时间长，重型病例比轻型病例抗体持续的时间长。

本病发病机制尚未十分清楚，但多数研究认为病毒的直接损伤和宿主免疫反应的免疫病理损伤，在本病发病机制中具有重要作用。

二、诊断要点

（一）临床特点

本病潜伏期一般为 2 周左右，最短 4 日，最长 2 个月。典型病例具有三大主征（发热、出血和肾脏损害）和五期经过（发热期、低血压期、少尿期、多尿期和恢复期）。

1. 发热期 相当于病毒血症期，一般持续 3～7 日。突然起病，有发热及全身中毒症状，体温达 39～40℃，亦有低热和超高热者。热型不一，多以弛张热为主。热程短者 2 日，长达 16 日，多于3~7日自行退热。热度愈高或热程愈长，病情愈重，发生休克者愈多。发热同时伴有头痛、腰痛、眼眶痛（通常称为"三痛"）和全身疼痛等。常有胃肠道症状，如食欲不振、恶心、呕吐、腹痛、腹泻等。重症可有嗜睡、烦躁和谵语等神经精神症状。热退后病情反而加重，尤其是重症病例表现明显，是本病与其他热性病不同之处。体征有：颜面、颈部和上胸部明显充血潮红，一般称为"三红"，重者表现酒醉貌；眼结合膜、咽部和软腭充血，可有出血点或瘀斑；前胸、腋下和上臂等部位常有出血点或抓痕状瘀斑。球结合膜水肿，有的结合膜凸出如水泡；眼睑和颜面浮肿；发热1~2日即可有肾脏受损，出现蛋白尿、血尿，同时尿量轻度减少，尿中有红细胞、白细胞及管型。重症常突然出现大量蛋白尿、尿中可见膜状物。

2. 低血压休克期　　发热后期或退热时出现，多见于发病4~6日。持续时间短者数小时，重者长达8日，通常1~3日。轻重程度不一。开始表现血压波动，然后出现血压下降，脉压差缩小。临床表现口唇苍白或发绀、皮肤湿冷、呼吸急促、心率加快、烦躁不安、尿量减少、出血加重等休克症状。休克严重或持久，可因微循环障碍形成弥漫性血管内凝血（DIC），导致脏器功能障碍，出现急性肺功能衰竭、心力衰竭、脑水肿，肾脏损害加重，以致使休克进入难治阶段。但在发热早期进行正确预防性治疗可减少和减轻症状。

3. 少尿期　　一般发生于第5~8病日，本期多随低血压休克而来，也有由发热期直接进入少尿期者。少尿程度与肾脏损害程度基本平行，但部分病人可无少尿而出现氮质血症，称为非少尿型肾功能衰竭。重症表现为尿毒症，水、电解质平衡失调和高血容量综合征等。

4. 多尿期　　多出现在第8~12病日。多数经少尿期后进入多尿期，部分病人可由发热期或低血压期直接进入多尿期。尿量一般为1 000~8 000mL/d。重症表现为水、电解质平衡失调，低蛋白血症等。

5. 恢复期　　多数患者于病后3~4周开始恢复，肾脏浓缩功能逐渐恢复，尿量逐渐降至3 000毫升/日以下，精神及食欲好转，但仍存在衰弱无力、心悸多汗、血压偏高和腰痛等现象。恢复期一般1~3个月，有的需半年乃至数年才能逐渐恢复。

（二）实验室检查

1. 血、尿常规　　早期外周血白细胞总数正常或偏低，随着病程进展逐渐增高，淋巴细胞增多并出现异型淋巴细胞，血小板数减少。在发病第2~3日即可出现蛋白尿，且迅速增多，有红细胞、管型或膜状物。

2. 肾功能　　血尿素氮（BUN）或肌酐（Cr）升高，血浆蛋白下降。

3. 病原分离　　采集患者早期的血液标本接种动物或细胞分离病毒。经细胞和动物分离到能稳定传代的病毒后，采用血清学方法进行鉴定。也可按分子生物学方法进行基因诊断、克隆、测序。

4. 血清学检查

（1）免疫荧光法：用于病毒感染细胞和感染动物组织抗原检查和抗体检测。特异性抗原检测阳性，或血清特异性 IgM 抗体阳性或双份血清（发热期和恢复期）特异性 IgG 抗体 4 倍增高者可以诊断。

（2）IgM 捕捉法：主要检测病人早期血标本中的特异性 IgM 抗体。IgM 阳性表示近期感染，适合于病毒早期诊断。

（3）血凝抑制试验：不同型别 EHF 的血凝素，其抗原性有较大的差异，产生的血凝抑制抗体也不同，对病人血清用不同型别的抗原进行检测可以判断病毒感染的型别。因此该法可通过对血凝抑制抗体的检测而进行毒株分型。

（4）反向被动血凝抑制试验（RPHI）：检测病人及动物血清特异性 IgG 抗体。

5. 基因诊断　　逆转录聚合酶链反应（RT－PCR）及 PCR 产

物克隆、测序鉴定病毒。

（三）临床分型

以病情轻重，对诊断病例可区分为四型。

1．轻型　　①体温在39℃以下，中毒症状轻。②血压基本在正常范围。③除皮肤与/或粘膜有出血点外，无其他出血现象。④肾脏损害轻微、尿蛋白 + ~ + +，没有明显少尿期。

2．中型　　①体温39℃ ~ 40℃，全身中毒症状较重，有明显的球结膜水肿。②病程中收缩压低于 12kPa，或脉压少于 3.46kPa。③皮肤、粘膜及其他部位有明显的出血现象。④肾脏损害明显，尿蛋白可达 + + +，有明显的少尿期。

3．重型　　①体温 > 40℃，全身中毒症状及渗出现象严重，或出现中毒性精神症状者。②病程中收缩压低于 9.33kPa，或脉压低于 2.66kPa，并呈现临床休克经过者。③出血现象较重，如皮肤瘀斑、腔道出血。④肾脏损害严重，尿蛋白达 " + + + + " 或出现膜状物，少尿持续在 5 日以内，或尿闭 2 天以上者。

（注：以上1、2、3型，各具备 2 项或 2 项以上者方可诊断）

4．危重型　　在重型基础上，出现以下任何严重症候群者：①难治性休克。②出血现象严重，有重要脏器出血。③肾脏损害极为严重，少尿超过 5 天以上，或尿闭 2 天以上，或尿素氮超过 120mg/dL 以上。④心力衰竭、肺水肿。⑤呼吸窘迫综合症。⑥中枢神经系统合并症，如脑水肿、脑出血、脑疝形成者。⑦严重继发感染。⑧低血压与少尿期重叠出现。⑨其他严重合并症。

（四）鉴别诊断

典型病例依据发病季节，曾到过疫区，或有与鼠类直接和间接接触，急性起病，有发热、"三痛"、"三红"，病程中有发热、低血压、少尿、多尿及恢复期五期经过。结合血清学检查便可诊断，但不典型的疑似病人应与以下疾病鉴别：

1．急性发热性传染病　　如普通感冒、流行性感冒、钩端螺旋体病、斑疹伤寒、流行性脑脊髓膜炎、败血症等应注意鉴别。若病人有恶心呕吐、腹痛、腹泻者，尚需与急性细菌性痢疾、急性胃肠炎相鉴别。

2. 肾脏疾病　　如急性肾炎、急性肾盂肾炎等鉴别。

3. 腹部外科急症　　少数出血热病人可出现剧烈腹痛、腹壁紧张、腹部压痛和反跳痛等，需与阑尾炎、肠梗阻、胃肠穿孔等进行鉴别。以上病症无明显的充血、渗出及出血现象，尿常规多无明显改变，血小板数正常，无异型淋巴细胞，可以鉴别。

4. 其他病毒性出血热　　国内流行的病毒性出血热除 EHF 外，尚有新疆出血热和登革出血热，其主要临床特点为：发热、出血和休克等表现，与 EHF 相似，无肾脏损害的临床表现可以与 EHF 鉴别。

三、治疗要点

出血热目前仍无特效疗法。重点抓好早发现、早休息、早治疗，把好休克、出血及肾功能衰竭关，特别应早期抓好抗病毒治疗及液体疗法。对重症患者要及时抓紧抗休克、预防出血及肾功能衰竭的治疗。

(一) 发热期的治疗

本期以对症治疗为主，早期卧床休息，给予高热量、易消化饮食。慎用发汗退热药。发热 3 天以上开始记出入量，每日定期测脉搏、血压，检查尿蛋白，注意面部水肿情况。

维持水、电解质、酸碱及血浆渗透压平衡。发热早期，入液量可按婴儿每日 100～150mL/kg，儿童每日 60～100mL/kg 补给维持液。一般口服，不足部分静脉补充；静脉补液以平衡盐液为主。同时注意热量摄取，并给予大剂量维生素 C。对外渗现象明显者可适量静脉补充低分子右旋糖酐每次 7～10mL/kg、血浆或人血白蛋白。发热后期，出现少尿倾向，应及时采取预防性治疗。在补足血容量的基础上，可酌情应用利尿剂及肾血管扩张药。

可应用抗病毒药物，如病毒唑，每日 10～15mg/kg，分 3～4 次口服，或分两次肌肉注射或缓静脉滴注，疗程 5～7 天。在病程早期，有条件者可试用干扰素及免疫血清，在发病 5 日内应用效果好。

对高热中毒症状严重者，可选用强的松每日 1～2mg/kg，每日 3 次口服。如用 4 天以上应逐渐减量至停用；或氢化可的松每日 4～8mg/kg，于 8h 内滴入或分 3～4 次滴入；或地塞米松每次 1～2.5mg 加入 5％葡萄糖液中静脉点滴。

根据出血情况，酌情选用低分子右旋糖酐、肝素、阿司匹林等。

本病在中医属于温病范畴，可适当使用清热解毒、凉血化瘀的药物，如金银花、大青叶、板蓝根、黄芩、大黄、丹参等。

（二）低血压休克期的治疗

本期治疗应积极补充血容量、疏通微循环、纠正酸中毒，预防弥漫性血管内凝血和心、肾功能衰竭，力争血压尽快回升。详见感染性休克一节。

（三）少尿期治疗

治疗原则为稳定机体内环境，促进肾功能恢复，防止并发症发生。

1．补充热量　　给予高糖、高维生素饮食。在输液量受到限制情况下可应用 20％葡萄糖液补充。

2．维持水、电解质和酸碱平衡　　纠正酸中毒，一般用 5％碳酸氢钠。除非确有低钾，一般应限制钾盐输入。

3．维持血压及血浆渗透压的稳定　　血浆胶体渗透压降低时可应用人血白蛋白或血浆等。

4．利尿　　早期功能性少尿阶段可用渗透性利尿剂，一般用 20％甘露醇每次 1～2g/kg 静脉快速滴注；若尿量不足 100mL 应停用，改用高效利尿剂如速尿静脉推注，连续 2 次仍无利尿反应，表示进入器质性少尿，一般不再继续应用。

5．血液透析或腹膜透析　　应掌握好以下透析指征：①少尿达 5 天或尿闭 24h 以上，经利尿等治疗无效。②尿量增加缓慢，尿

140

毒症表现日趋严重,血尿素氮大于 28mmol/L（80～100mg/dL）。③合并高血钾（76.5mmol/L），心电图出现高血钾图形，用一般方法不能缓解者。④高血容量综合征经保守治疗无效，伴肺水肿或脑水肿、肠道大出血者，可与药物治疗同时进行。⑤进入少尿期后，病情进展迅速，早期出现严重意识障碍，持续性呕吐。⑥大出血，尿素氮上升迅速，每日超过 9mmol/L（高分解代谢型），尽早透析。

（四）多尿期的治疗

进入多尿期的治疗原则是调整水及电解质平衡，预防继发感染。

1. 鼓励病人食用营养丰富，易消化，含钾量较高的饮食

对严重贫血及低蛋白血症者，可酌情输入新鲜血液、血浆或人血白蛋白。

2. 维持出入量及电解质平衡 补液以口服为主，食欲不佳者，可静脉补液。根据病情需要可酌情补钾。以口服为主，必要时可缓慢静脉滴注。同时注意钠、钙等电解质补充。

（五）恢复期的治疗

继续注意休息，逐渐增加活动量。加强营养，给高糖、高蛋白、多维生素饮食。中药可选用十全大补汤、六味地黄丸等。出院后可根据病情恢复情况，休息 1～3 个月，重型病例可适当延长。

（六）并发症的治疗

发生心力衰竭，应控制输液，给予强心药物；高血压者应降压，给予高效利尿剂。肺水肿可给氧及酒精吸入，也可用透析疗法或导泻疗法。

鉴别出血原因有针对性地治疗。如消化道出血，可用凝血酶稀释后口服，或用云南白药口服。如有继发性纤溶亢进者，可用 6-氨基己酸每次 0.1g/kg，3～4 次/日，口服。输鲜血是治疗出血的主要措施。血中尿素氮显著增高者，要配合透析疗法，以降低血中尿

素氮含量。

对烦躁不安或抽搐的病儿，可给予苯巴比妥每次 1～2 mg/kg 口服或肌肉注射。也可给水合氯醛每次 30～60mg/kg 灌肠等镇静剂止痉；对脑水肿引起的抽搐，可用高渗透葡萄糖每次 40～60mL 静脉注射，小儿每次 2mL/kg，4～6h 可重复注射；或 20% 甘露醇每次 1～2g/kg 静脉滴注。或用速尿、利尿酸钠等；呼吸衰竭可适当应用呼吸兴奋剂，进行人工呼吸。

可酌情选用青霉素类、大环内酯类、某些头孢菌素等抗菌药物。禁用对肾脏损伤的抗菌药物。

（七）预防

由于汉坦病毒的多宿主性及传播途径的多样化，流行因素十分复杂，加上主要宿主鼠种数量大、分布广泛，难以有效控制。因此，流行性出血热的预防应采取以灭鼠防鼠和灭螨防螨为主的综合性措施。对高发病地区及其他疫区的高危人群应推行疫苗接种。

（方美玉）

第二十节 狂 犬 病

一、概述

狂犬病毒（rabias virus）属弹状病毒科，狂犬病毒属，病毒耐低温，对热敏感，易被脂溶媒或去污剂灭活，紫外线照射也可杀灭病毒。碘酊、酒精、新洁尔灭可作伤口清洗消毒、狂犬病毒从伤口侵入后，主要侵及中枢神经，并繁殖，然后又向周围神经扩散，使各组织器官受感染，以唾液腺、味蕾、嗅神经等处病毒量多，因舌咽、舌下神经核受损而致吞咽困难、恐水等狂犬病症状。狂犬是主要传染源，患者及其他动物如猫、猪、狐、牛、马等也可能为传染源，被狂犬咬伤是主要传播途径，患者或动物带病毒的唾液污染各种伤口也可感染。人被病犬咬伤后，如未作何处理，发病率约 15%～30%，一旦发病，死亡率几为 100%。

二、诊断要点

(一) 临床表现

1. 潜伏期　　通常 1~3 个月，最长 19 年，一年内发病占 99%，伤口近头部，入侵病毒量大，体弱者潜伏期短。

2. 前驱期　　低热，不适，头痛，恶心，已愈合的伤口周围麻木、刺痛、蚁行感。同时可有出汗、心悸、流涎等植物神经功能紊乱表现。此期持续 2~4 天。

3. 兴奋期　　患儿高度兴奋，更确切地说是表现为恐惧，因咽喉肌痉挛而不敢饮水、吞口水，虽口渴也不敢饮水，甚至见水、闻水声便可出现咽肌痉挛，故称"恐水症"。风、光、声等外界刺激也可引起咽肌痉挛。严重时全身肌肉阵发性抽搐，声带肌痉挛而声嘶，说话断续，吐词不清；呼吸肌痉挛致呼吸困难，发绀；因交感神经功能亢进而大汗、流涎（因不敢吞咽而乱吐口水），心率加快，患儿神志清楚，十分痛苦。此期持续 1~3 天。

4. 麻痹期　　痉挛停止，局部或全身肌肉弛缓性瘫痪、昏迷，最终死于呼吸、循环衰竭。此期仅 6~18 小时。

整个病程一般不超过 6 天，很少能存活 10 天以上。

少数病人在前驱期后无兴奋期，而以脊髓横断性麻痹、上行性麻痹或延髓麻痹，最终衰竭而死亡，病程 10~20 天。此型称"麻痹型"，我国少见。

(二) 实验室检查

1. 外周血常规　　白细胞总数及中性粒细胞增多。

2. 脑脊液　　多数正常，部分患儿脊液中细胞数及蛋白稍增高，糖、氯化物正常。

3. 免疫学检查

(1) 免疫荧光技术：以荧光素标记抗体直接染色唾液、脊液、角膜印片、尿沉渣涂片检测抗原阳性率 40%~98%。另有快速荧光焦点抑制试验（rapid fluorescent focus inhibition tast, RFFIT），检测血清和脊液中的中和抗体，快速 24 小时出结果，脊液中中和抗体阳性可确诊为现症病人；血清中和抗体阳性则除现症病人外，接种过二倍体细胞疫苗也可阳性，但后者 RFFIT < 50IU。

（2）ELISA 测定血清中抗体，方法简便，国内常用。

4. 病毒分离　　患儿的唾液、脊液、泪液接种于乳鼠脑内，分离病毒，用免疫荧光和检查包涵体技术鉴定病毒，但至少 1 周才有结果。

5. 脑组枳检查　　死者的脑组织或可疑动物脑组织检查，找到内基小体可确诊。

（三）鉴别诊断

1. 破伤风　　患有肌肉痉挛，但表现的是全身肌肉痉挛，典型的呈角弓反张、牙关紧闭。而狂犬病表现的主要是恐惧、咽肌痉挛、恐水、张口流涎，无牙关紧闭；狂犬病有被动物咬伤或抓伤史，而破伤风仅有一般的外伤史。

2. 病毒性脑炎　　部分病儿有精神症状，可能与狂犬病早期症状相混淆，但病毒性脑炎多先有发热、头痛、呕吐等表现，严重者有意识障碍，而狂犬病病初不发热，有动物咬伤史，病情发展有咽肌痉挛，神智始终清楚。

三、治疗要点

至今无有效治疗方法。一旦发病，死亡率几乎 100%。个别在被动物咬伤前接种过疫苗，或咬伤后不久即接种疫苗的病例能存活。

治疗仅限于支持和对症治疗。避免水、风、光等刺激，纠正水、电解质平衡，加强监护，必要时对呼吸衰竭和心力衰竭治疗。

四、预防

1. 动物咬伤后的处理

（1）局部伤口处理：立即以肥皂水及清水反复冲洗，然后涂以 75% 酒精或 2% 碘酊，伤口延期缝合，伤口过深或接近头面部者，用抗狂犬病马血清 40IU/kg（1 000IU/10mL/支）或人狂犬病免疫球蛋白 20IU/kg（150IU/mL）半量于伤口周围浸润注射，另一半肌肉注射。

2．疫苗接种

（1）原代地鼠肾组织培养疫苗（pramary hamster kidney cell rabies vaccine，PHKCRV）：于咬伤后 0、3、7、14、30 天各肌肉注射 2mL。<2 岁 0.5mL，2~5 岁 1mL。中和抗体阳转率 100%，副作用少。

（2）人二倍体细胞培养疫苗（human diploid cell vaccine HDCV）：于第 0、7、21、28 天各注射 1mL。

3．疫苗与马血清或特异免疫球蛋白同用　　由于会干扰自身抗体产生，故疫苗首剂要增至 2~3 倍，分数个部位注射。

预防接种的具体适应证见表 2-1-1。

表 2-1-1　狂犬病预防接种适应证

暴露方式	咬人动物情况		处理
	咬人时	10 日观察期内	
接触，但无伤口	确患狂犬病		无需处理
吮舐皮肤，擦伤或抓伤；轻度咬伤（有衣服遮盖的手臂、腿部、躯干）	狂犬病可凝	健康	立即开始预防接种 5 日后动物仍健康则停止
		患狂犬病死亡	立即开始预防接种 证实为狂犬病时加用免疫血清
	确患狂犬病；动物为狼狐；咬人动物无法观察		预防接种加免疫血清

暴露方式	咬人动物情况		处理
	咬人时	10 日观察期内	
吮舐粘膜，重度咬伤（多伤口、面、颈、手指等处）	狂犬病可疑或确患狂犬病		预防接种加免疫血清，如动物于 5 日后仍健康则停止治疗

4．动物处理　　致伤动物应尽可能将其捕捉，已发病的动物处死，脑组织切片检查；未发病动物应观察，10 天未发病便可排除。观察动物是否发病对患儿的进一步处理有帮助。

（谢祥鳌）

第二十一节　EB 病毒感染

EB 病毒（Epstein - Barr Virus）越来越受到人们的关注，这不仅因为它对人类的普遍感染和作为传染性单核细胞增多症的病因，更重要的是它与越来越多的恶性肿瘤发生有关。EB 病毒是一种疱疹病毒，全球每年发病率约为 10 万分之 20。人类是易感者，世界上约 95％的人口有过 EB 病毒感染史，患者和病毒携带者是传染源。像人类感染其他疱疹病毒一样，一旦感染 EB 病毒后，人类可终生带毒。EB 病毒主要经飞沫水平传播。初次感染后可表现为传染性单核细胞增多症，但在 4 岁以下的儿童临床表现不典型。由于大多数成人有过 EB 病毒感染史，所以传染性单核细胞增多症在 40 岁以上成人中较少见。EB 病毒初次感染后可为隐性（asymptomatic）感染，或导致一系列淋巴细胞增殖性（紊乱）疾病：表现为传染性单核细胞增多症——自限性良性疾病；也可成为慢性或严重的 EB 病毒感染：主要有慢性活动性 EB 病毒感染，EB 病毒相关的噬血细胞综合征。甚至发展为淋巴细胞或上皮细胞的恶性增殖如淋巴细胞增殖紊乱、鼻咽癌、淋巴瘤等，上述疾病的发生均与患者的免疫功能状态有密切相关。人体感染 EB 病毒后，产生 EB 病毒有关的核心抗原（EBNA），EB 病毒早期抗原（EA），病毒衣壳抗原（VCA），膜抗原（MA）。以上抗原均能产生相应的抗体。

传染性单核细胞增多症

一、诊断要点

诊断传染性单核细胞增多症提示为原发性 EB 病毒感染。

临床多脏器损害的特征加之外周血异常淋巴细胞增高要高度怀疑传染性单核细胞增多症，如血清嗜异性凝集试验或 EB 病毒特异抗体检查任何一项阳性可确诊。

（一）临床特点

潜伏期：小儿约 5~15 天，成人约 1~2 个月。

前驱症状：有发热、全身不适、头痛、呕吐、腹痛、肌痛等多种表现，持续 1 至 2 周。多数婴幼儿初次感染 EB 病毒后，前驱症状不明显。主要的临床表现有：

1. 发热　　体温高低不一，热型多样。发热时间长者可达 3 周以上。

2. 咽痛及明显的扁桃体肿大，少数见白色分泌物或溃疡。

3. 全身淋巴结均可肿大，以颈部多见，为非化脓性。

4. 50% 患者有脾肿大，多为轻度，10% 病例有肝肿大、黄疸及丙氨酸转氨酶增高。

5. 皮疹　　部分患儿可表现为斑丘疹，猩红热样、水痘样皮疹等，可广泛分布于全身，少数病儿可有眼周或眼睑的浮肿，以年龄较小儿童多见。

6. 全身其他系统的症状　　可有支气管炎、肺炎、心肌炎；中枢神经系统、血液系统损害；有的病例起病可类似于伤寒、疟疾、流行性腮腺炎。甚至有出现睾丸炎者。

（二）实验室检查

1．血常规　　第一周白细胞可正常或减少，但多数白细胞总数增高。分类以淋巴细胞为主。异常淋巴细胞大于 10% 可考虑诊断，大于或等于 20% 可肯定诊断。

2．血清嗜异性凝集试验　　大于 1:56 为诊断依据。病程 1~2 周出现高峰，可持续 3~6 个月，最长可达 2 年。阳性率为 50%~70%，年龄越小阳性率越低。5 岁以下多为阴性。豚鼠肾红细胞吸附试验仍阳性可与血清病、正常人及其他疾病所致的血清嗜异性试验阳性鉴别（后三者肾红细胞吸附试验均为阴性）。

3．EB 病毒特异抗体检查　　可用于确诊 EB 病毒感染，尤其是血清嗜异性试验阴性的病例；或为证实是新近感染或是曾经感染。抗 VCA-IgM、抗 EA 均表明近期感染或疾病活动，抗核心抗原（EBNA）及抗膜抗原（MA）抗体在恢复期出现，持续时间长。国内尚未普遍开展。

4．EB 病毒基因检测　　原位杂交或 PCR 法可检出 B 细胞内的 EB 病毒 DNA 基因。

（三）鉴别诊断

1．巨细胞病毒、肝炎病毒、腺病毒、弓形体病、结核病、艾滋病病毒等均可引起传染性单核细胞样综合征，但是异常淋巴细胞很少大于 10%。

2．链球菌感染的咽扁桃体炎可有颈部淋巴结肿大，但无伴肝脾肿大。而少数传染性单核细胞增多症的病人咽拭子培养可有 A 族 β 溶血性链球菌。链球菌感染的咽扁桃体炎如经 48~72h 治疗后症状无改善应高度怀疑传染性单核细胞增多症。

3．对于血常规白细胞数异常、血小板减少、溶血性贫血等有血液系损害者，应行骨髓检查，除外白血病等。

二、治疗要点

无特殊治疗，以对症治疗和综合治疗为主。

1．急性期卧床休息，避免剧烈运动，注意营养和加强护理。

2. 抗病毒治疗　　　阿昔洛韦每次 5mg/kg，静脉滴注，约 7～14 天或干扰素 100 万单位/天，肌肉注射，共 5 天。有试用阿糖腺苷等。抗病毒药物在急性期使用有一定效果，因可减少病毒复制，但不能缩短病程和改善预后。在病程恢复期，用上述药物可降低免疫力，减低 T 淋巴细胞功能，有继发感染的危险，故主张不用或慎用上述药物。

3. 合并细菌感染时选用青霉素或红霉素 7～10 天。不宜用氨苄青霉素，因可导致 80% 的患儿出现皮疹，此现象机制尚不清楚。

4. 肾上腺皮质激素的使用　　　由于 EB 病毒感染是某些癌症的致癌因素之一，故肾上腺皮质激素作为免疫抑制剂在传染性单核细胞增多症中的应用可能有潜在未知的危险因素。目前主张仅在有严重并发症如气道梗阻、肺炎、心肌炎、急性溶血性贫血、血小板减少性紫癜及中枢神系统损害者短期使用。

5. 丙种球蛋白　　　用于病情严重者，以增强机体抗病毒能力。

传染性单核细胞增多症大多预后良好，急性症状多持续 2～4 周后逐渐缓解。因 EB 病毒感染导致第二次出现传染性单核细胞增多症未见报道。

慢性活动性 EB 病毒感染

慢性活动性 EB 病毒感染为原发 EB 病毒感染后，病毒在人体内慢性复制、繁殖，细胞毒 T 细胞或 NK 细胞等异常增殖释放细胞因子与炎症介质，破坏机体的免疫平衡机制，导致患者长期表现为慢性或反复性传染性单核细胞样症状，伴抗 EB 病毒抗体异常的增高。病人发病前无明显免疫功能异常或有任何可以解释症状的其他感染。常合并严重并发症，病死率高。国内已有儿童发病的报道。

一、诊断要点

1. 有 EB 病毒感染相关的多器官损害证据　　　包括发热、持续的肝炎、肝脾肿大、广泛的淋巴结肿大、全血细胞减少、眼葡萄膜炎、间质性肺炎等。

2．上述严重症状自初始感染（传染性单核细胞增多症起病）后至少持续 6 个月以上。

3．伴有大量异常增高的抗体滴度　　包括：抗 EB 病毒抗 VCA IgG 至少为 5120；抗 EA 抗体 IgG 至少为 640；或抗 EBNA 抗体低于 2。

4．在病变组织、器官或外周血中可有大量的 EB 病毒 DNA 存在。

慢性活动性 EB 病毒感染也可能是某些与 EB 病毒相关的恶性淋巴细胞增殖性疾病的早期表现。病程中可能进展出现的严重并发症或疾病：如恶性淋巴瘤、冠状动脉瘤、中枢神经系浸润、EB 病毒相关的噬血细胞综合征等。

二、治疗要点

慢性活动性 EB 病毒感染很少发生急性死亡。但是易进展为恶性肿瘤如淋巴瘤而预后不佳。治疗尚无切实有效的方法。治疗的关键是控制病情、防止向恶性疾病转化。到目前为止，慢性活动性 EB 病毒感染的治疗仍在研究中。主要包括：①抗病毒治疗如更昔洛韦、阿昔洛韦、干扰素和 IL－2 等。②足够的免疫抑制剂如肾上腺皮质激素、环胞霉素 A、足叶乙甙等。③丙种球蛋白等支持治疗。④有异基因骨髓移植成功报道。

EB 病毒相关的噬血细胞综合征

一、概述

与慢性活动性 EB 病毒感染有类似的发病机制，但 EB 病毒相关的噬血细胞综合征主要因激活了异常 CD_8^+ T 细胞功能而导致全身严重的各器官损害。

二、诊断要点

急性的 EB 病毒相关的噬血细胞综合征与慢性活动性 EB 病毒感染相比，起病急剧、症状更严重，常伴脏器功能不全，有时为致命性。

1. 持续发热,严重的肝脾肿大。

2. 明显的出血倾向 严重的全血细胞减少,凝血机制异常。

3. 中枢神经系统异常和循环功能不全。

4. 骨髓中噬血细胞大于 3%,无恶性组织细胞。病变组织如肝脾、淋巴结活检可见吞噬活跃的成熟组织细胞。

5. EB 病毒抗 VCA IgM 阳性,抗 VCA IgG 增高,提示为持续活动性感染。抗 EBVNA 为阴性,提示为急性 EB 病毒感染。

6. 通常为爆发性,预后差。有免疫缺陷者病死率为 40%,免疫功能正常者的病死率为 20%。

三、治疗要点

抗病毒、肾上腺皮质激素及其他报道免疫抑制剂治疗同前述。有报道免疫抑制剂治愈患儿而无复发。

EB 病毒导致的淋巴细胞恶性增殖性疾病

获得性免疫缺陷病或遗传性免疫缺陷患者由于不能控制 EB 病毒感染,导致淋巴细胞恶性增殖性疾病。

一、获得性免疫缺陷病合并 EB 病毒感染

(一) 概述

获得性免疫缺陷病者由于机体过度的免疫抑制状态,导致体内感染 EB 病毒的 B 细胞发生异常过度增殖。

(二) 诊断要点

EB 病毒相关的淋巴细胞增殖性疾病的发生率与免疫抑制剂的使用相关,可发生于 1% ~ 3% 的骨髓、肾脏、肝脏移植患者;5% ~ 10% 的心脏或心肺移植者、AIDS 病人等,为移植病人的晚期并发症。临床症状极其多样,如发热、消瘦、淋巴结病,消化道、呼吸道及神经系统症状等。同时其发生 EB 病毒相关的 B 细胞淋巴瘤几率也增加。

(三) 治疗要点

如有可能，减少免疫抑制剂治疗；应用 γ 干扰素，静脉使用丙种球蛋白，抗病毒治疗。部分病人可手术切除局部肿瘤，如肿瘤广泛浸润需要放、化疗等综合治疗。

二、X－连锁淋巴细胞组织增生综合征

（一）概述

为性连锁遗传病。为 SPA（一种 SLAM 相关蛋白）编码基因的突变。在 EB 病毒感染后，机体正常的免疫功能不能有效抑制 T 细胞异常增殖，导致特异性的细胞毒 T 细胞对机体组织的破坏作用。

（二）诊断要点

1. 临床特点

（1）男性发病。

（2）EB 病毒感染后，主要表现为致死性传染性单核细胞增多症（75%）；恶性淋巴瘤（25%）；再生障碍性贫血（17%）；低丙种球蛋白血症（1%）等，几个症状交替出现，多死于爆发性肝功能衰竭、凝血功能异常出血、败血症等。

2. 实验室检查　　CD$_4^+$/CD$_8^+$ T 细胞比值倒置；NK 活性降低；可见器官坏死；抗 EA－D 及抗 EA－R 抗体明显增高，不能产生抗 EBNA 抗体。

（三）治疗要点

多数病人在初次 EB 病毒感染后 10 年内死亡。无有效治疗。

三、原发性免疫缺陷病合并 EB 病毒感染

其他先天性免疫缺陷病如重症联合免疫缺陷病、共济失调毛细血管扩张症、普通变异型免疫缺陷病、阿－威综合征等，发生 EB 病毒相关的淋巴细胞增殖性疾病，以 B 细胞淋巴瘤及中枢神经系统淋巴瘤多见。治疗原则类似于获得性免疫缺陷病合并 EB 病毒感染。

与 EB 病毒感染相关的恶性肿瘤

无论在免疫缺陷病人或健康人群，当人体与肿瘤相关的特异免疫功能失常，EB 病毒可能通过包括：潜伏期病毒基因的有限表达，干扰细胞因子的作用，干扰细胞毒 T 细胞的活动、抑制靶细胞的凋亡等机制而逃避机体的免疫监视，并在体内长期存在、恶性增殖，继发基因突变致癌。与 EB 病毒感染相关的恶性肿瘤包括：

1. 恶性淋巴瘤　　Burkkit's 淋巴瘤、免疫抑制相关的 B 细胞淋巴瘤（艾滋病相关的淋巴瘤、器官移植后相关 B 细胞淋巴瘤、霍奇金氏病）T 淋巴瘤。

2. 鼻咽癌、淋巴上皮癌、胃癌等。患者体内可检测高水平的 EB 病毒抗体或 EB 病毒基因表达。

上述恶性肿瘤均需相应治疗。

此外，EB 病毒感染是否与慢性疲劳综合征有关还在研究中。

（许蔓春）

第二十二节　人类免疫缺陷病毒感染

一、概述

人类免疫缺陷病毒（human immunodeficiency virus，HIV）是严重威胁小儿健康的病毒，是获得性免疫缺陷综合征（Acquired immunodeficiency syndrome，AIDS）的病原。HIV 属逆转录病毒科，慢病毒属，按基因结构分 HIV - 1，HIV - 2 两型，HIV - 1 有 A - H、O、J10 个亚型，在我国流行的是 HIV - 1 的 B、C、E 亚型。HIV 对热中度敏感，60℃ 1h，80℃ 30min 可灭活；不耐酸，不耐脂溶剂，乙醇、漂白粉、戊二醛均能使之灭活。HIV 感染者是 AIDS 的传染源，血液、精液中有大量的病毒，其他的体液、阴道分泌物、唾液中也含有病毒。HIV 通过性接触、输注污染的血及血制品以及母婴垂直传播 3 途径进行传播，小儿主要通过后 2 途径传播，垂直传播可经胎盘；经产道接触含 HIV 的血或阴道分泌物；以及喂哺含 HIV 的乳汁将病毒传给婴儿。血友病儿及其他经常用血制品的患儿，患 AIDS 孕妇的婴儿是主要的易感者；吸毒、有不洁性行为的少年也易感。HIV 主要影响 T 辅助细胞（CD4$^+$）、单核细胞及巨噬细胞。HIV 在细胞内大量复制、溶解、破坏 CD4 细胞，也可感染干细胞使 CD4 细胞产生减少，细胞免疫功能减低；体液免疫也有异常，在 HIV 感染早期，B 细胞增多，多克隆活化，IgG、IgA 增高，免疫复合物出现。免疫缺陷的存在，最终产生各种机会感染或罹患某种恶性肿瘤。

二、诊断要点

(一) 临床表现

1. 原发急性感染　　感染 HIV 后约 2～6 周，30%～90%患儿出现非特异性症状、体征有发热、不适、多汗、恶心、腹泻、肌痛、咽炎、淋巴结肿大、肝脾肿大等。比较有特征性的表现是轻度口腔溃疡，弥漫性皮疹，红斑，轻度脑病。1～2 周后自行缓解。围产期感染的新生儿出生时多数无异常，但到 1 岁前，75%～95%患儿有某些非特异的体征。

2. 无症状感染　　患儿已感染 HIV，但无症状，病毒及抗体检查阳性，有传染性。此期可长达 2～15 年，围生期感染儿平均 1 年即有症状。

3. 持续性全身性淋巴结病（persistent generalized, linphadenopathy, PGL）　　急性 HIV 感染后，淋巴结内的 CD4 细胞快速感染而淋巴结肿大。PGL 的定义是无其他原因可解释的除腹股沟以外的至少 2 个淋巴结肿大 3～6 个月以上。最常见为颈前、颈后、颌下、腋下。纵隔、肺门淋巴结肿大不多，腹部 CT 常可见肠系膜和腹膜后淋巴结肿大。淋巴结对称肿大，无痛，大小为 0.5～2cm。

4. 非特异症状　　可发生在感染的早期或晚期，表现有疲劳、体重下降或生长迟缓、盗汗、低热、间歇性腹泻，多病，尤其是反复中耳炎、鼻窦炎。这些症状可持续数月至数年。

5. 感染　　因免疫缺陷而患儿易感染，包括常见细菌、病毒感染以及健康儿少见的机会感染。反复的菌血症、肺炎、蜂窝织炎、骨关节感染、脑膜炎、尿路感染等；严重的结核病、泛发性水痘、反复发作的带状疱疹、全身性的 CMV 感染、持续的大而疼痛的单纯疱疹、持续的阿佛他口炎等。机会感染最常见的是卡氏肺囊虫（pneumocystis carinii）感染，最多见于 2~6 月龄婴儿，与病毒性或非典型肺炎很难鉴别，死亡率高。其他有持续皮肤、粘膜念珠菌感染，念珠菌食管炎（15% HIV 感染患儿），感染鸟分支杆菌等。隐球菌、组织胞浆菌感染要比成人少；隐孢子虫、小孢子虫、等孢子虫、鞭毛虫以及轮状病毒等在健康小儿只引起轻度、自限性腹泻，在 HIV 感染的患儿则引起严重的慢性的腹泻。

6. 器官和系统的病变　　HIV 感染患儿的各器官、各系统除上述各种感染原引起的病变外，还可引起许多病因不明的病变，这些病变可能与 HIV 感染本身有关。

(1) 神经：脑病最常见，垂直传播的婴儿可有小头、进行性运动障碍、共济失调、假性球麻痹等。小儿发育障碍，出现发育停滞。大龄儿童与成人改变相似，逐步出现精神改变，首先是注意力不集中、记忆力减退，以后有行为改变，精神运动异常，重度者呈痴呆。脊髓病变表现有运动或感觉障碍，大小便功能障碍。周围神经病变表现类似格林-巴利征，还有痛性多神经病，出现双足或下肢烧灼样疼痛；多灶性脱髓鞘病，表现为共济失调、偏瘫、失语、视野缩小、感觉障碍等。

(2) 肺：淋巴样间质性肺炎（limphoid interstitial pneumonia），是小儿 HIV 感染较特殊的并发症，为支气管周围及间质的淋巴细胞和浆细胞浸润。病因不明，约 30%~40% HIV 感染小儿有此病变，围生期感染的尤多，成人则很少见。轻的无症状，重的有干咳、缺氧、呼吸困难、喘息、杵状指。听诊很少有阳性发现。常伴有腮腺肿大、全身淋巴结肿大，X 线片见间质浸润及网状或结节样改变，易与卡氏囊虫肺炎混淆，但本病血 LDH 不增高。

（3）血液：免疫性血小板减少较常见，轻重不一；晚期病儿常有贫血、颗粒白细胞减少，但这与抗病毒药物引起的骨髓抑制难以区别。

（4）心血管：除感染引起的心肌炎、心包炎、心内膜炎外，还有原因不明的心肌病，可表现为心脏扩大、心力衰竭，恶性室性心律失常等，超声检查示左室功能不全、扩张性心肌病；非细菌性心内膜炎（消耗性心内膜炎），可引起 DIC、瓣膜赘生物；动脉病变有动脉炎、纤维化、血栓等。

（5）肾：HIV 相关肾病，表现有大量蛋白尿、白蛋白降低，血压正常，血肌酐正常或轻度增高。肾活检最典型为局灶节段硬化（塌陷性小球硬化，collapsing glomerulosclerosis）伴严重的小管间质病变及增殖性的微囊肿形成，也可为系膜增殖。免疫荧光有 IgM 及 C3 沉着，电镜见小管网状包涵体。病情进展快，血透效果不好，皮质激素、血管紧张素转换酶抑制剂及环孢素可能有益。

（6）肝胆：轻、中度转氨酶增高很常见，与应用肝毒性药物或感染肝炎病毒有关，少数是 HIV 本身所致的肝炎。胆囊病变都与感染（隐包子虫、巨细胞病毒）有关。

（7）肿瘤：小儿 HIV 有关的肿瘤最常见的是非霍奇金淋巴瘤，且多发生在淋巴结外，如骨、胃肠、肝、肺、中枢神经等，恶性程度较高，多为 B 细胞性的。卡波诗肉瘤（kaposi sarcoma）在成人最常见，在小儿则不多见，这是一种起源于毛细血管或淋巴管内皮的多中心肿瘤，好发于暴露部位，最常见为鼻尖，此外口腔、颈部、下肢、生殖器也有发生，为数个至数十个紫红色或紫蓝色斑疹、斑块或弥漫浸润，直径数毫米至数厘米，常伴淋巴结肿大，内脏也可有此肿瘤。平滑肌肉瘤在 HIV 感染的小儿发生率较高。

（二）实验室检查

1. 有关 HIV 感染的检查

（1）HIV 抗体检测：IgG 抗体是最普遍采用的证实 HIV 感染的手段。感染 HIV 后 6～12 周即阳性，持续终身。ELISA 法敏感性高，但特异性差；乳胶凝集则特异性高而敏感性差，故此2法仅作为初筛方法。免疫印迹、放免沉淀才作为确诊试验。2岁以下婴儿由于不能排除母体 HIV – IgG 抗体经胎盘传给婴儿，故应测 HIV – IgM 为诊断依据。

（2）HIV 抗原检测：ELISA 法检测 HIV – 1 的 P24 抗原，特异性高，阳性率不如测抗体高，主要用于治疗效果检测。垂直传播新生儿感染状态的判断，细胞培养的鉴定。

（3）病毒分离与核酸检测：病毒分离条件要求高，仅为研究用；PCR 检测 HIV 核酸假阳性高，不单独作为临床诊断手段。

2．免疫状态的检查

（1）CD4$^+$ 细胞计数：明显降低，$CD^4+/CD^8+ < 1$。外周血 CD4 细胞数及所占淋巴的百分比因年龄而不同。1岁以下：正常为 > 1 500/μL（> 25%）；中度抑制为 750 ~ 1 499（15% ~ 24%）；重度抑制为 < 750（< 15%）。1 ~ 5 岁：正常为 > 1 000（> 25%）；中度抑制为 500 ~ 999（15% ~ 24%）；重度抑制为 < 500（< 15%）。6 ~ 12 岁：正常为 > 500（> 25%）；中度抑制为 200 ~ 499（15% ~ 24%）；重度抑制为 < 200（< 15%）。

（2）外周血淋巴细胞计数减少：常 < 1 000/μL。

（3）迟发变态反应：PPD 试验阴性。

3．继发感染病原的检查　　各种致病菌、病毒以及各种机会感染的细菌、病毒、真菌、寄生虫等可采取血液、脓液、分泌物、脑脊液、各种体液以及活组织标本进行相应的病原检测。

（三）诊断及临床分型

18 个月龄以上的小儿，重复 ELISA 试验阳性或确诊试验（斑点或免疫荧光试验）阳性便可确诊 HIV 感染。18 个月龄以下的婴儿应测 IgM、HIV 抗原或病毒学检测（PCR、病毒分离）才能确诊。HIV 感染母亲所生新生儿应在生后 2 天、1 ~ 2 个月、4 ~ 6 个月作病毒学或抗原检测。1 次阳性，应再次取血标本重复试验；2 次阳性便可确诊。如第一次阴性，则在上述时间复查。如 1 个月和 4 个月两次病毒学检测阴性，可排除 HIV 感染。6 个月以上的婴儿两次（至少间隔 1 个月）抗体检测阴性，而临床又无低丙种球蛋白血症和其他 HIV 感染症状，也可排除 HIV 感染。临床按病情轻重分 N、A、B、C 4 型。

1. 无症状型（N 型）　　无症状体征或只有 A 型症状、体征之一。

2. 轻度症状型（A 型）　　有下列症状 2 项或 2 项以上：淋巴结病、肝肿大、脾肿大、皮炎、腮腺炎、反复或持续上呼吸道感染、鼻窦炎、中耳炎。

3. 中度症状型（B 型）　　由 HIV 感染引起的症状，但不符合 C 或 A，例如：贫血、中性白细胞减少、血小板减少；细菌性脑膜炎、肺炎、败血症（单次发作）；口咽部念珠菌感染持续 2 个月以上；心肌病；1 月龄以下新生儿巨细胞病毒感染；反复或慢性腹泻；肝炎；1 月龄以下新生儿反复 HSV 胃炎、支气管炎、肺炎、食管炎；带状疱疹 2 次或 2 次以上，或皮疹分布在 1 个以上神经分布区；平滑肌肉瘤；淋巴样间质性肺炎；肾病；奴卡氏菌病；持续发热；1 月龄以下的弓形体病；复杂性水痘。

4. 严重症状型（C 型）　　多次严重、反复的细菌感染；食管或肺的念珠菌感染；弥漫性球孢子虫病；1 个月以上的隐孢子或异孢子虫腹泻；1 月龄以上的巨细胞病毒感染；脑病；1 月龄以上婴儿持续性单纯疱疹口炎、支气管炎、肺炎、食管炎；组织胞浆虫病；卡波氏肉瘤；淋巴瘤；肺外结核；弥漫的其他分支杆菌感染；卡氏肺囊虫病；进行性多灶性白质脑病；反复沙门氏菌感染；1 月龄以上的脑弓形体病；消耗综合征。

三、治疗要点

1. 抗病毒　　有免疫功能低下或与 HIV 相关症状的 HIV 感染患儿应以抗病毒治疗；虽有 HIV 感染，但无免疫功能低下及相关症状者可暂不予以抗病毒治疗。

现用于抗 HIV 的药物有 3 类：核苷逆转录酶抑制剂（NRTI）、

158

非核苷逆转录酶抑制剂（NNRTI）；蛋白酶抑制剂。这些药物的用量及副作用见表2-1-2。

表 2-1-2　抗 HIV 药物

药名	剂量	副作用
(1) 核苷逆转录酶抑制剂		
齐多夫定（ZDV）	0～6wk：2mg/kg，q6h， ＞6wk：160mg/m^2，q8h	贫血、颗粒白细胞减少、肝毒性
双脱氧肌苷（DDI）	＜13yr：90mg/m^2，q12h	胃肠反应、胰腺炎、周围神经病
双脱氧胞苷（ddC）	＜13yr：0.01mg/kg，q8h	胃肠反应、头痛、周围神经病、胰腺炎
双脱氢脱氧胸苷（d4T）	＜13yr：1mg/kg，q12h	头痛、胃肠反应、周围神经病、胰腺炎
拉米夫定（3TC）	3m～12yr：4mg/kg，q12h	头痛乏力、胃肠反应、皮疹、胰腺炎
阿巴卡韦（ABC）	＞13yr：8mg/kg，q12h	胃肠反应、头痛、发热、皮疹、厌食
(2) 非核苷逆转录酶抑制剂		
奈韦拉平（NVP）	120mg/m^2，qd（试验量）	皮疹（严重）、头痛、胃肠反应、肝毒性
地拉韦定（DLV）	＞13yr：400mg，q8h	皮疹（严重）、胃肠反应、头痛
(3) 蛋白酶抑制剂		
奈非那韦（NFV）	＜13yr：20～30mg/kg，q8h	腹泻、无力、皮疹、肝毒性
利托那韦（RTV）	＜13yr：350～400mg/m^2，q12h	胃肠反应、厌食、肝毒性口周感觉异常

药名	剂量	副作用
依地那韦（IDV）	350 ~ 500mg/m², q8h（试验量）	胃肠反应、黄疸、肾石、味觉异常
沙喹那韦（SQV）	>13yr：600mg, q8h	胃肠反应、头痛、恶性、肝毒性

为更有效地抑制 HIV 病毒复制，减少耐药变异株的产生，目前主张针对病毒生命周期的不同点以及细胞活化的不同时期采取多种药物联合治疗，如 2 种 NRTI（1 种胸腺嘧啶类似物，1 种非胸腺嘧啶类似物）加 1 种蛋白酶抑制剂；2 种 NRTI 加或不加 1 种 NNR-TI。具体方案有 AZT + 3TC + IDV、AZT + ddC（或 ddI）+ SQV、AZT + ddC + IDV。联合用药后要注意副作用增多。抗病毒药治疗期间病毒得到抑制，免疫功能部分恢复，但停药后常反跳，因为在淋巴生发中心、中枢神经、肠道、巨噬细胞有 HIV 的潜伏储存库，因而，抗 HIV 治疗应长期坚持，甚至终身，但常因药物副作用或仅经济原因而中途停用。

2．治疗继发感染及肿瘤　　各种机会感染的治疗可参阅有关章节。卡波诗肉瘤以长春新碱，阿霉素联合治疗，半年~1 年。单个病变可手术或局部放疗。淋巴瘤以 COPP 联合化疗并放疗。

3．改善免疫功能　　静脉丙种球蛋白（IVIg）应用于有低丙种球蛋白血症、反复严重细菌感染、无抗体形成的患儿，400mg/kg，每 4 周 1 次。对正在抗病毒治疗，并已对卡氏囊虫预防性应用 SMP + TMP 的，IVIg 并无必要。其他如胸腺素、IL－2 等也可应用。

4．支持治疗　　加强营养，应以高热量，高蛋白饮食；注意跟踪生长发育情况，加强心理辅导；明显贫血、颗粒白细胞减少、血小板减少者，以输血或用红细胞生成素、白细胞刺激因子等。

5．预防　　小儿 HIV 感染及艾滋病的预防必须与全社会预防结合，尤其注意：

（1）严格管理血源，供血者必须经 HIV 筛查。

（2）严格用血及血制品指针，防止用血污染　注射、手术、拔牙、内镜检查应严格消毒，尽量使用一次性器材。

（3）阻断母婴垂直传播　HIV 感染者避免妊娠；已妊娠者最好终止妊娠，否则以抗病毒治疗加剖腹产，可使垂直传播减少 70%。具体方法为：在妊娠 14～34 周开始口服 ZDV，200mg 每 8 小时 1 次，持续整个妊娠期；分娩时，第一小时静脉滴注 ZDV2mg/kg，继以 1mg/kg 持续静脉滴注，直至胎儿娩出。新生儿口服 ZDV 2mg/kg 每 6 小时 1 次，连用 6 周；剖腹产在预产期前，羊膜破裂前实行。

（4）加强对年长儿及少年的性教育和艾滋病教育，严禁吸毒。

（5）AIDS 疫苗尚在研究中，还未进入临床应用。

（谢祥鳌）

第二十三节　冠状病毒及传染性非典型肺炎

一、概述

冠状病毒（cronavirus）属冠状病毒科，人冠状病毒包括人呼吸道冠状病毒及肠道冠状病毒。原有 1 个血清型只引起成人轻度上呼吸道感染，一般不侵犯下呼吸道，小儿感染少。但冠状病毒变种在 2002 年却引起了全球范围的严重的传染性非典型肺炎，或称严重急性呼吸道综合征。

自 2002 年 11 月广东省首次报告传染性非典型肺炎（infectious atyptic pneumonia，IAP）以来，至今已在世界三十多个国家和地区流行。世界卫生组织（WHO）将其命名为严重急性呼吸道综合征（Severe Acute Respiratory Syndrome，SARS）。SARS 是一种新的急性传染病，本病具有较强的传染性，可引起在密切接触人群中的爆发流行，严重威胁着人类的健康。其临床特点表现为发热、干咳、少痰，X线片表现以肺部渗出性炎症病变为主，外周血白细胞正常或降低，少数病例病情严重乃至进展为急性呼吸衰竭而死亡，病死率为10.91%。2003年4月16日，WHO宣布引起SARS的病原体是一种新型的冠状病毒，并命名为SARS病毒。患者为传染源，有无隐性感染或动物传染源尚不肯定。其传播途径目前认为主要通过近距离空气飞沫和密切接触传播，同时也不排除其他途径的传播方式。人群普遍易感，任何年龄的儿童都可患病，男女发病无差别，儿童发病率明显低于成年人。国家卫生部已将SARS列入法定传染病管理。

二、诊断要点

(一) 临床特点

1. 接触史　　在发病前2周曾密切接触过同类患者或者有明确的传染给他人的证据。

2. 潜伏期　　本病潜伏期一般为2～12天，平均4～5天，最长可达3周。在发病初期传染性强。

3. 临床表现　　急性起病，以发热为首发症状，早期无明显上呼吸道卡他症状，临床表现主要为发热（体温＞38℃）、肌肉酸痛、乏力、腹泻、头痛、咽痛等；在中后期逐渐出现咳嗽，多为干咳，少痰，部分病例出现气短及呼吸困难，继而出现低氧血症，少数进展为呼吸窘迫而需机械通气。肺部体征常不明显，部分病人可闻少许湿啰音及肺实变体征。可有少量胸腔积液。病程一般3～4周。其他系统的症状如腹泻、心悸、个别患者出现心脏、肝脏、肾脏等器官功能损害的表现。通常儿童症状较成人轻。

(二) 实验室检查

1. 血常规　　早期外周血常规白细胞数减少或正常，部分儿童外周血WBC在病情进展期呈进行性下降，可出现血小板计数减少。少数患儿有在起病时外周血WBC偏高（以中性粒细胞为主），但随即迅速降低的特点。

2. 血清酶检测　　可伴有谷丙转氨酶、谷草转氨酶、乳酸脱氢酶、肌酸激酶增高。部分患者可有肾功能改变。

3．抗体检测　　由于冠状病毒可产生特异的抗体，可用荧光抗体或酶联免疫（ELISA）方法进行检测。具有速度快（一般1~2h）、操作简单等特点，但由于本病发病后，最早的抗体IgM要在病程第7天左右出现，10天达到高峰，15天左右下降；抗体lgG要在10天后产生，20天左右达到高峰，故不适用于早期诊断。

4．PCR检测　　可用反转录PCR（RT—PCR）检测冠状病毒的RNA分子。PCR检测法的最大特点是有较高的灵敏性，能够在发病早期对SARS病毒进行检测，对临床早期诊断和治疗具有指导意义，但特异性较抗体检测差。

5．细胞学方法（细胞培养）　　在急性期患者咽拭子、痰标本可以通过细胞培养检出SARS相关的冠状病毒，能够在电子显微镜下直接观察到病毒颗粒，因而十分准确。但技术难度高，操作复杂，所需时间长；对实验室环境要求高，不适于大规模检测。

（三）影像学检查

1．胸部X线片　　儿童胸部X线片主要特征是：①均有肺实变阴影，多为不对称性局灶性浸润性，可为单侧或双侧。②肺部病灶变化快，随病程进展而加重，部分患儿由单侧发展为双侧。③肺部阴影消退较慢，明显吸收好转平均需2周左右。大部分患儿治疗后肺部阴影吸收完全，无明显肺纤维化表现。

2．胸部CT检查　　能准确判断病变的部位、性质以及恢复期肺纤维化病变的程度，但对急性传染性非典型肺炎的诊断一般不作为常规检查。在病程的进展期，CT可显示肺部浸润病灶部位范围、密度、边缘及其他并发病变情况。在病程恢复期，评价肺部病灶吸收好转程度，了解肺部病变延缓吸收或纤维化程度。

（四）并发症

常见的并发症有休克、心律失常或心功能不全、肾功能损害、肝功能损害、DIC、消化道出血等。

（五）鉴别诊断

本病临床诊断主要结合流行病学史、临床表现、影像学检查及实验室检验的综合分析诊断。

因冬春是呼吸道疾病多发季节，应与一般感冒、流感或其他细菌性呼吸道疾病鉴别。注意排除细菌性肺炎、支原体肺炎、衣原体肺炎、军团菌肺炎、呼吸道合胞病毒性肺炎、真菌性肺炎、肺结核、非感染性间质性疾病、肺水肿、肺不张、肺嗜酸性粒细胞浸润症、肺结节病等临床表现类似的肺部疾病。儿童应排除腺病毒、流感嗜血杆菌感染，并与其他肺部感染鉴别。

三、治疗要点

（一）一般性治疗

（1）住院严格隔离，卧床休息，重视支持疗法，给予维生素（C、复合 B 等）。营养状态较差者，应给予静脉营养支持治疗。

（2）适当补充液体，注意补液量及速度，避免增加心肺负荷。

（3）定期复查胸部 X 线片（早期复查间隔时间不超过 3 天），

密切观察肺部炎症变化情况。定期复查血生化，掌握心、肝、肾功能及电解质的变化等。

（二）对症治疗

体温＞38.5℃时，全身酸痛明显者，可使用解热镇痛药（忌用阿司匹林，因该药有可能引起 Reye 综合征）；高热者给予冰敷、酒精擦浴等物理降温措施；咳嗽、咳痰者给予镇咳、祛痰药，注意翻身拍背，促使呼吸道分泌物排出。在肺实变期，避免用力和剧烈咳嗽。气促明显、轻度低氧血症者应尽早给予持续鼻导管吸氧；有心、肝、肾等器官功能损害，应做相应的处理。

（三）选用抗病毒药物

发病初期（发病 5 日内）应用抗病毒药物，如利巴韦林（病毒唑）、磷酸奥司他韦（达菲）等或干扰素滴鼻，但效果不确切。

（四）防止细菌感染

可采用大环内酯类、氟喹诺酮类、β-内酰胺类、四环素类等，若有明确的病原菌发现，可选用相应的敏感抗菌药物。

（五）糖皮质激素的应用

糖皮质激素有抗炎、抗渗出、抗高热、抗纤维化作用，对病情危重或发展为重症趋向的患者可采用。一般不作长时间应用，以防继发感染。应用激素的指征为：①持续3天高热，有严重中毒症状。②肺部严重渗出，病变进展迅速，达到重症病例标准者。③需要机械通气的患者。注意用药的个体化，具体剂量根据病情来调整，儿童应慎用。

（六）增强免疫功能的药物

可应用转移因子、干扰素、胸腺肽等。对于顽固性高热、肺部病变进展迅速、呼吸困难、低氧血症的患儿，应及时给予大剂量IVIg，0.4g/（kg·d），连用3天。

（七）中药辅助治疗

治疗原则为：温病，卫、气、营、血和三焦治则，进行辨证论治。

（八）重症病例治疗推荐方案

（1）有明显呼吸困难或达到重症病例诊断标准要进行监护。

（2）可使用无创正压通气首选鼻罩CPAP的方法。常用的压力水平为4~10CmH$_2$O。应选择适当的鼻罩，并应持续应用（包括睡眠时间），暂停时间不超过30min，直到病情缓解。推荐使用无创正压通气的标准；呼吸频率>30/min（成人）。对于儿童，呼吸频率标准为婴儿>60/min，幼儿>50/min，儿童>40/min；吸氧3~5L/min条件下（面罩或头罩给氧情况下），血氧饱和度<0.93。

（3）严重呼吸困难和低氧血症，吸氧5L/min条件下（鼻导管给氧），血氧饱和度<0.90或氧合指数<200mmHg，经过无创正压

通气治疗后无改善，或不能耐受无创正压通气治疗者，应该及时考虑进行有创的正压通气治疗。

（4）一旦出现休克或 MODS，应及时做相应处理。

四、预防

本病传染性强，保持工作、生活环境通风换气，必要时可对室内环境进行消毒，尽量减少到人群集中的地方活动，保持良好的个人卫生习惯，经常用肥皂和流动水洗手，注意增减衣物，加强户外锻炼，增强体质。收治 SARS 病人的医院要加强病房通风，严格执行消毒隔离措施，做好个人防护等是预防医务人员被感染的重要的措施。

附1　广东省本次儿童传染性非典型肺炎的临床诊断标准

（1）流行病学资料：为生活在流行区，有密切接触史，发病前 2 周曾密切接触过同类患者或者有明确的传染给他人的证据。

（2）症状体征：起病急，以发热为首发症状，多为持续高热；咳嗽，多为干咳、少痰，偶有畏寒、寒战，或伴有乏力、精神萎靡或哭闹烦躁不安，或全身酸痛、头痛、关节痛、胸痛、腹泻；重症者出现呼吸急促、缺氧，或进展为急性呼吸窘迫综合征。早期肺部体征可不明显，有肺实变体征。实验室检查：外周血 WBC 计数多不升高，或降低。

（3）胸部 X 线片或 CT 检查：肺部不同程度的单侧或双侧不对称局灶性浸润性阴影。

（4）抗生素治疗无明显效果。

符合上述（1）＋（2）＋（3）或（2）＋（3）＋（4）为疑似病例。

符合上述（1）＋（2）＋（3）＋（4）或（2）＋（3）＋（4）＋（5）者为临床诊断病例。

附2　非典型肺炎重症病例诊断标准

非典型肺炎病例符合下列标准的其中 1 条可诊断为非典型肺炎的重症病例：

（1）多叶病变或 X 线胸片 48h 内病灶进展 ＞50％。

（2）呼吸困难，呼吸频率 ＞30 次/分。

（3）低氧血症，吸氧 3～5 升/分条件下，$SaO_2 < 93\%$，或氧合指数 ＜300mmHg。

（4）出现休克、ARDS 或 MODS（多器官功能障碍综合征）。

附3　非典型肺炎出院诊断参考标准

经治疗后，病人同时具备下列 3 个条件方可出院。①未用退热药物，体温正常 7 天以上。②呼吸系统症状明显改善。③胸部影像学有明显吸收。

（朱会英）

第二章　细菌性传染病

第一节　百　日　咳

一、概述

百日咳（pertussis，whooping cough）是由百日咳杆菌引起的小儿常见呼吸道传染病。百日咳杆菌为革兰阴性细小杆菌，属鲍特菌属，有荚膜，抵抗力弱，日照1h，56℃；30min或干燥环境下3～5h即死亡。一般消毒剂能使之灭活。患者或隐性感染者为传染源，发病前1～2天至发病3周传染性最强。主要经空气、飞沫传播。人群普遍易感，但好发于婴幼儿，1～5岁最多，7岁以下占2/3，新生儿也可发病。冬春发病为多。一次感染后终身免疫。

二、诊断要点

（一）临床表现

本病潜伏期为1～2周，典型的临床分3期：

1. 卡他期　　低热、流涕、打喷嚏、咳嗽，初为轻微的单声咳嗽，后渐加剧。此期约7～10天。

2. 痉咳期　　咳嗽呈阵发性痉咳，为急促的连续的无吸气间歇的剧咳，每连续10多声后有一长的深吸气，并发出高调的"鸡鸣音"，随即又再次痉咳，如此反复多次，直至咳出粘稠痰液为止。咳时面红耳赤，弯腰曲背，张口伸舌，十分痛苦。婴儿，尤其新生儿，痉咳不典型，常表现为阵发性发绀或呼吸暂停。每天发作几次至十几次不等。烟熏，啼哭，奔跑、强迫进食可诱发咳嗽，数个百日咳患儿在一起，其中一人咳嗽，常可引起其他患儿痉咳。痉咳间歇患儿戏耍如无病儿。体查多无阳性体征，仅严重的可见面、颈及上胸部有小出血点（胸腔压力过高，头颈静脉回流障碍），舌系带溃疡（舌外伸与下切齿反复摩擦所致）。通常不发热。此期约2～6周，甚至8周或更长。

3. 恢复期　　阵咳渐减少，减轻，直至消失。此期约2～3周。在此期如有呼吸道感染，受烟熏，冷空气刺激等，又可诱发痉咳，但程度较轻，持续时间短。

（二）并发症

1. 呼吸道并发症　　最多见为间质性肺炎，病程迁延，易并发支气管扩张。其他有肺气肿、肺不张、气胸、纵隔及皮下气肿等。

2. 百日咳脑病　　多在痉咳后期，患儿痉咳中突然抽搐、意识障碍，甚至昏迷。

（三）实验室检查

1. 血常规　　早期白细胞数明显升高，达$20～50×10^9/L$，淋巴细胞为主。

2. 病原学检查

（1）细菌培养：痉咳期以咳碟培养，即痉咳时，培养皿对准患儿口部，让飞沫直接喷在B－G培养基上进行培养；非痉咳期用鼻咽拭子培养。卡他期阳性率高，可达90％，痉咳期约50％，痉咳期后2～3周多为阴性。

（2）鼻咽拭子直接免疫荧光法检测抗原。用于早期诊断。

3. 抗体检测

（1）血清学检查：酶联免疫吸附试验检测IgG、IgM、IgA抗体，可作早期诊断；补体结合试验＞1∶320，或双份血清效价升高也可诊断，但不能早期诊断。

（2）鼻咽拭子间接免疫荧光检测抗体：发病后2周才阳性，也不能作早期诊断用。

4. PCR检测百日咳杆菌DNA

5. 脑脊液　　百日咳脑病时脑脊液除压力可能升高外，余均正常。

（四）X线片检查

痉咳期可有肺纹理增粗，并发肺炎时，肺内有浸润病灶。

（五）鉴别诊断

1. 肺门淋巴结核　　婴幼儿肿大的肺门淋巴结压迫气管、支气管可引起类似百日咳的痉咳，但无鸡鸣音，胸片、血沉、结核菌素试验可做鉴别。

2. 气管异物　　剧烈的连续呛咳颇似百日咳。但发病突然、异物吸入史、无鸡鸣音、白细胞不增高，胸片、支气管镜及细菌学检查有助鉴别。

3. 百日咳综合征　　肺炎支原体、副百日咳杆菌、呼吸道合胞病毒，某些腺病毒感染可引起类似百日咳样咳嗽，称百日咳综合征，但痉咳较典型的百日咳要轻，病程短，淋巴细胞增高不明显，流行病史、病原学及血清学检查有助鉴别。

三、治疗要点

1. 一般治疗　　尽量避免诱发痉咳的因素，如烟熏、冷空气刺激、强迫进食、剧烈运动等。保持室内空气新鲜。咳嗽引起呕吐后要及时补食。婴儿痉咳引起窒息应及时发现和处理。

2. 抗感染　　早期应用抗生素有效。

（1）大环内酯类：红霉素为首选，因百日咳及副百日咳菌对其敏感，血清及呼吸道组织内浓度高。与以往的结论不同，即使在痉咳期才开始用红霉素也能减轻病情，缩短病程。用量为每天 30～50mg/kg，分 4 次口服，或分 2 次静脉滴注。疗程应用足 14 天，以防细菌复燃。阿奇霉素，克拉霉素也有效，但经验不多。

（2）复方新诺明：不能耐受红霉素的年长儿可用 SMZco。

（3）其他：氨苄青霉素，百日咳菌对其敏感，但临床无效；第3代头孢，喹诺酮类、氯霉素、庆大霉素等体外试验均有效，但临床经验不多。

3. 皮质激素　　婴儿、危重的百日咳可试用，琥珀酸氢化考的松每天 30mg/kg，分 2 次肌肉注射，或用强的松每天 1～2mg/kg，分次口服，近年有用激素气雾剂，初步认为可减少痉咳次数和时间。

4．百日咳免疫球蛋白　　初步证明对缓解病情有效。

5．对症治疗　　氯丙嗪每次 0.5～1.0mg/kg 可减少夜间痉咳；β_2 受体激动剂，如沙丁胺醇（舒喘灵）每天 0.3～0.5mg/kg 口服或吸入可能对减少痉咳有帮助。一般的镇咳药无效，不宜应用。痰液粘稠可用粘痰液化剂，如氨溴素（溴环己胺醇）每次 1～2 岁 15mg，6～12 岁 30～45mg，每天 2 次，也可静脉用药，每次 15～30mg，或 α 糜蛋白酶雾化吸入。

四、预防

1．隔离患儿　　至发病后 40 天，或痉咳后 30 天。接触者检疫 21 天。

2．主动免疫　　按计划免疫行百日咳疫苗接种。我国现行的是百白破三联疫苗，百日咳为全细胞菌苗，生后 3 个月初种 0.5mL，后每月 1 次，每次 1.0mL，共 3 次。1 年后强化 1 次，5 年后如遇流行再加强。无细胞菌苗效果更好，副反应小，国内尚无推广。

3．被动免疫　　未接受过疫苗接种的体弱儿，接触患者后，静脉注射百日咳免疫球蛋白。

4．药物预防　　接触者口服红霉素或 SMZco7～10 天。

第二节　白　　喉

一、概述

白喉（diphtheria）是由白喉棒状杆菌引起的急性呼吸道传染病，白喉曾是危害我国小儿健康的严重、多发传染病，但从 1978 年开展计划免疫以来，发病已明显降低，从 20 世纪 50～60 年代的 10/10 万～20/10 万，降至近年的 0.01/10 万以下，大部分城市近

10年无新病例报告。农村为 0.2/10 万但病死率仍高达 10% 以上。白喉杆菌侵袭力弱，只在粘膜或损伤的皮肤处生长，引起局部炎症，但其产生的外毒素毒力很强，引起各种病理变化，病人和带菌者为传染源，主要通过空气飞沫传播，偶可通过间接接触传播。儿童易感，1~5 岁发病为多，但近年普及预防接种后，成人发病者增多，占40%。本病秋冬发病为多。

二、诊断要点

(一) 临床表现

潜伏期 2~4 天，临床可分为：

1. 咽白喉　最常见，急性起病。发热、体温虽不很高，通常不超过 39℃，但有全身不适、乏力、恶心、呕吐等毒血症表现。咽部、扁桃体出现假膜，初为点状，后成片状，白色或灰白色，与粘膜紧相连，不易刮去，如强行刮除，则出血。颌下、颈部淋巴结肿大，严重者颈部肿胀明显，称"牛颈"，甚至引起呼吸困难。

2. 气管喉白喉　白色假膜延及喉和气管，除有咽白喉的上述症状外，尚有声嘶，犬吠样咳嗽，不同程度的喉梗阻，严重者发绀，甚至窒息。气管白喉偶可咳出树枝状的假膜。多数喉、气管白喉都伴有咽白喉，少数咽白喉不明显者常导致误诊。

3. 其他部位白喉　鼻白喉全身症状较轻，鼻出血，鼻检查见鼻粘膜有白色假膜。皮肤白喉都在有创口的皮肤处；脐部白喉少见。

4. 并发症

(1) 心肌炎：为白喉外毒素引起的中毒性心肌炎。多发生在病程第 2~3 周，患儿面色苍白，烦躁，心率加速，心音低钝，心律不齐，心电图示 ST－T 改变，传导阻滞，各种心律紊乱，心肌酶和肌钙蛋白升高，严重者发生心源性休克。

(2) 外周神经麻痹：主要涉及颅神经，多发生在病程第 3~4 周。最常见为咽腭肌麻痹，患儿进食、进水呛咳，语言含糊不清，提腭反射消失。面神经、动眼神经、膈神经，甚至呼吸肌麻痹也偶可见。神经麻痹为自限性，约 10 天左右可恢复。

（3）其他：继发肺炎、心内膜炎、脑栓塞等，但少见。

（二）实验室检查

1．血常规　　白细胞总数及中性白细胞增多。

2．细菌学检查　　在假膜与正常粘膜交界处，以棉签稍用力涂刮，作涂片及细菌培养。涂片以 Albert 染色或 Neisser 染色，找到带极体的杆菌。但涂片不能排除类白喉杆菌，需细菌培养来确诊。培养阳性细菌尚需作豚鼠毒力试验。

3．锡克试验　　以白喉毒素皮内注射，48～72h 后如红肿硬结为阳性，提示体内缺乏抗毒素。可疑患儿如锡克试验和细菌毒力均阳性，可诊断为白喉患儿；锡克试验阴性，毒力试验阳性，为带菌者；锡克试验和细菌毒力均阴性，否定白喉诊断。

4．抗毒素检测　　间接血凝、ELISA 法测血清抗毒素水平，快速、定量，准确性高，已可代替锡克试验。

（三）鉴别诊断

1．咽白喉与急性化脓性扁桃体炎的鉴别　　化脓扁桃体炎通常体温较高，而白喉体温很少超过 39℃；扁桃体炎的脓苔不会超出扁桃体范围，且易刮去，涂片及培养为其他化脓菌，而白喉的假膜可达软腭，不易刮去，涂片细菌为极体杆菌，培养为白喉菌。

2．喉白喉与其他原因喉梗阻的鉴别　　流行病史是主要的，若同时有咽白喉，则喉白喉诊断无疑。细菌学诊断则更可靠。

3．鼻白喉与其他原因鼻衄的鉴别　　流行病史及鼻镜检查见假膜可助鉴别。

三、治疗要点

1．一般治疗　　患儿宜呼吸道隔离，卧床休息 2 周。咽痛、呕吐而进食少者，宜补液。密切观察病情，及时发现喉梗阻及心肌炎、神经麻痹等并发症，及时处理。

2．抗毒素治疗　　为白喉的特效治疗。宜尽早应用，可疑患儿先用抗毒素，不必等细菌培养结果，剂量为：鼻白喉，1 万～2

万 U；咽白喉、喉白喉均为 2 万 ~ 4 万 U；咽喉白喉、鼻咽白喉或延迟治疗者，4 万 ~ 6 万 U，病情越重，治疗开始越晚，剂量越大，但最多 10 万 U 足够。成人与儿童同样剂量。用药途径以静脉滴注为好，也有主张皮试阴性后，1/2 量肌注，观察 1/2 小时，无不良反应则余 1/2 量加入葡萄糖液内静脉滴注。用药过程注意过敏反应、发热反应及血清病反应。白喉抗毒素为马血清制剂，必须做皮试，若皮试阳性要脱敏。

抗毒素脱敏方法：第一针，1:20 稀释血清 0.05mL，皮下注射；第 2 针，1:10 稀释血清 0.05mL，皮下注射；第 3 针，不稀释血清 0.1mL，皮下注射；第 4 针，不稀释血清 0.5mL，皮下注射；第 5 针，余量一次肌肉注射。

3．抗生素的应用

(1) 青霉素：首选，每日 15 万 ~ 40 万 U/kg 分 2 ~ 3 次肌肉注射或静脉滴注，至临床症状消失及白喉杆菌培养阴性为止。约 7 ~ 10 天。

(2) 红霉素：青霉素过敏或用青霉素 7 天而细菌培养未见阴转，可考虑用红霉素，每日 20 ~ 30mg/kg，分 4 次口服或静脉滴注，疗程 7 ~ 10 天。

4．带菌者治疗　　青霉素每日 40 ~ 80 万 U，肌肉注射；青霉素 V 50mg/kg 口服，或红霉素每日 20 ~ 30mg/kg，分 4 次口服或静脉滴注，疗程 7 ~ 10 天。

5．并发症的治疗

(1) 喉白喉并发喉梗阻：密切观察梗阻进展情况，烦躁者适当予以安定、鲁米那等镇静剂，给氧；适量应用皮质激素。三度至四度喉梗阻要及时行气管切开钳取假膜，或气管插管维持通气。

(2) 心肌炎的治疗：卧床 6 周以上，必要时给予少量镇静剂；1、6 – 二磷酸果糖每日 100 ~ 250mg/kg 静脉滴注，连用 7 ~ 10 天；并用 ATP、辅酶 A、维生素 C 或辅酶 Q 等保护心肌药物。病情较重者可用强的松，每日 1 ~ 2mg/kg，口服。循环衰竭者用多巴胺、多巴酚丁胺等。除非有明显的心力衰竭，一般不主张用洋地黄制剂。具体见心肌炎一节。

（3）神经炎的治疗：以支持、对症治疗为主，吞咽困难时可以用鼻饲，以防吸入性肺炎；应用大量维生素 B 及适量皮质激素。

四、预防

1. 自动免疫　　注射白喉类毒素能有效地产生抗体（抗毒素），预防感染白喉。我国计划免疫用百白破联合疫苗：出生后 2~3 个月第 1 次注射 0.5mL，后每隔 1 个月注 1mL，连续 2 次。一年后及 4~5 岁各加强 1 次，每次 1mL。国外尚有百白破加嗜血流感杆菌 b 的联合疫苗，效果也佳。鉴于白喉类毒素普遍接种后，白喉发病数明显减少，但成人发病和死亡数占比例增加，因而有人建议：白喉类毒素接种 10 年以上，血清抗毒素水平 < 0.1IU/mL 的人群应加强 1 针。

白喉流行期间，已接受过基础免疫，但 5 年内未加强的，如密切接触患者，应加强免疫 1 次，注射类毒素 0.5~1.0mL。

2. 被动–主动免疫　　未经过基础免疫，锡克氏试验阳性的小儿，如密切接触患者，即注射抗毒素 5 000~10 000IU，并在另外注射部位行全程百白破疫苗接种，或同时用抗生素，口服大环内酯类 7~10 天，或注射长效青霉素 120 万 U，1 次。

第三节　破　伤　风

一、概述

破伤风（tetanus）由破伤风杆菌引起。破伤风杆菌为革兰阴性厌氧杆菌，属梭状芽孢杆菌属，其繁殖体形态很易死亡，而芽孢形态抵抗力强，在土壤里可生存数年，耐热，湿热条件下 80℃ 1h、煮沸 20min 才死亡。能耐一般消毒剂，5% 石炭酸 10~15h，1% 升汞 2~3h，2% 过氧化氢 24h 可杀灭。破伤风杆菌产生 3 种强烈的外毒素，即痉挛毒素、溶血毒素、溶纤维素。它们在中枢神经系统的灰质中阻止抑制性介质释放，抑制神经肌肉接头处乙酰胆碱释放，并直接作用于交感神经，从而引起肌肉痉挛等一系列症状。破伤风杆菌广泛存在于自然界，家畜和人肠内常有此菌，随粪便排出，污染土壤，而成为传染源。细菌经各种伤口、新生儿的脐端以及消毒不严的产道而感染。各年龄均易感，新生儿发病最高，约占80%。我国由于推行无菌接生及高发区育龄妇女破伤风疫苗接种，新生儿破伤风发病率已 < 1/1 000活产儿。

二、诊断要点

(一) 临床表现

1. 潜伏期　　一般4~14天，短至1~2天，长者2个月。新生儿破伤风4~8天。

2. 痉挛期　　缓慢起病，初为烦躁、不适、头痛、肢痛，肌张力逐渐增加。48h内出现典型的肌肉痉挛，表现为因咽肌痉挛而吸吮、吞咽、咀嚼困难，牙关紧闭；因面肌痉挛而呈苦笑面容；因颈背肌痉挛而角弓反张；因腹肌痉挛而呈板状腹；因四肢肌肉痉挛而下肢强直，前臂屈曲，双手握拳。痉挛为发作性，病初发作间隔时间长，发作时间短，随病情进展，发作次数增多，发作时间延长。发作时患儿痛苦、恐惧，任何刺激，如声、光、噪音、触摸、注射，各种治疗操作均可引起痉挛发作。频繁发作常引起窒息、肺不张、肺炎、尿潴留、便秘。神志清楚，体温正常或低热，也有的患儿在临死前突然高热。

3. 恢复期　　1~4周后，经治疗的多数患儿逐渐恢复，发作次数减少，时间缩短。牙关紧闭最后消失，完全消失有时须几周。

(二) 临床分型

1. 轻型　　潜伏期14天以上，仅有牙关紧闭，局部肌肉痉挛，无吞咽困难，或每天全身性痉挛不超过3次。

2. 中型　　潜伏期7~14天，发病48h后才出现痉挛，牙关紧闭，吞咽困难，全身性痉挛发作每天3次以上，但无呼吸困难及明显发绀。

3．重型　　潜伏期 7 天以内。发病 48h 内出现痉挛发作，发作频繁，全身肌肉强直，牙关紧闭，吞咽困难，呼吸困难，发绀，窒息，并有交感兴奋的表现，如多汗、血压高、肢冷、心动过速、高热等。常在短期内因窒息而死亡。

4．新生儿破伤风　　助产过程脐带消毒不严，病菌由脐带残端侵入。潜伏期短，多因吃奶困难而就诊，患儿吸吮困难，吞咽困难，逐渐出现明显的牙关紧闭（以压舌板压舌，越用力口闭得越紧，而无牙关紧闭者压之口便张开），苦笑面容，甚至角弓反张，窒息，发绀，高热，死亡。

5．特殊型　　局部型，见于曾接受过预防接种者，只有局限的咀嚼肌、面肌或其他个别肌群的痉挛，而无全身肌肉痉挛，预后较好。头面部破伤风，病菌从头面部侵入，表现为有或无颅神经麻痹及牙关紧闭，面肌、咽肌痉挛。

（三）实验室检查

1．血常规　　白细胞总数及中性增高。

2．伤口渗出液作厌氧菌培养，约 1/2 ~ 1/3 阳性。

3．脊液检查　　蛋白轻度增加，细胞数正常。

（四）鉴别诊断

1．脑炎和脑膜炎　　各种病原的脑炎，脑膜炎常有全身抽搐，但多有发热，意识障碍及脑膜刺激征，而无牙关紧闭。脑脊液检查及细菌培养有助诊断。

2．张口困难的疾病　　扁桃体周围脓肿、咽后壁脓肿、腮腺炎等。虽张口困难，但非牙关紧闭，也无发作性肌痉挛。局部病变也有助鉴别。

3．狂犬病　　有吞咽困难，恐水，惊恐，而无牙关紧闭（相反常张口吐口水），无全身肌痉挛。病兽咬伤史有助鉴别。

4．婴儿手足搐搦症　　主要是手足痉挛、部分全身抽搐者，在抽搐间歇期一般情况良好，无牙关紧闭、角弓反张。血钙降低、佝偻病史有助诊断。

三、治疗要点

1. 一般治疗　患儿应置单独、安静的病房，避免声、光、噪音等刺激，治疗操作尽量集中。注意营养和液体补充，痉挛发作期间，多需静脉营养，痉挛减轻后可试用鼻饲。严密观察病情，尤其注意保持气道通畅，防止窒息，必要时以气管切开或插管，机械通气。及时发现和处理各种并发症。

2. 控制痉挛　安定，每次 0.2~0.3mg/kg，静脉注射或口服，每 3~4h 1 次；苯巴比妥钠，每次 8~10mg/kg 静脉注射或肌肉注射，每 8~12h 1 次；氯丙嗪、异丙嗪各 1mg/kg 缓慢静脉注射，4~6h 1 次；10%水合氯醛 0.5mL/kg，口服或保留灌肠。上述药物中，安定起效快，最常用，尤其是开始治疗时，多用安定，以期痉挛很快控制，但过量易抑制呼吸。静脉用的安定制剂含丙二醇，大量、持续用可引起乳酸酸中毒。国外主张用咪达唑仑，5~15mg/h（成人）持续静脉滴注。氯丙嗪有镇静、安定、降温作用。苯巴比妥起效慢，但维持时间长。上述药物可交替应用，或联合应用。水合氯醛起效快，可作为痉挛发作时临时补充用药。也有加用东莨菪碱每次 0.05~0.1mg/kg，效果更好，维持时间更长。此外年长儿尚可用硫酸镁，维持血镁浓度 2~4mmol/L；巴氯酚（baclofen，脊舒）每天 0.75~2.5mg/kg 等。止痉药一般用 7~10 天，病情好转后渐减量，改口服，至少 2 周才完全停药，以防反复。

3. 被动免疫

(1) 破伤风抗毒素（马血清）：1 万~2 万 U，皮试后，一次肌肉注射。

(2) 人破伤风免疫球蛋白（HTIG）：可缩短病程，减轻病情。一次深部肌肉注射，新生儿 500IU、年长儿 3 000~6 000IU，也有报道 500IU 一次并不比大剂量效果差。HTIG 不需皮试。鞘内注射并无优越性。

4. 抗菌治疗

(1) 甲硝唑：40~50mg/kg 分 3 次口服，或静脉滴注。

（2）青霉素：破伤风杆菌对之敏感，一直是破伤风的首选抗生素，但由于其为 GABA 的拮抗剂，而破伤风痉挛与 GABA 等神经介质的释放抑制有关，故青霉素在减少死亡率、缩短病程方面不如甲硝唑。

5. 伤口处理　　彻底清创，清除异物，尤其是泥土。不缝合伤口，局部以 3% 过氧化氢或 1∶5 000高锰酸钾湿敷，改善组织供氧，不利厌氧的破伤风杆菌生长。术前在创口周围注射抗毒素 5 000～20 000IU。

6. 其他　　重型，高热可加用皮质激素；频繁痉挛，缺氧，在气管切开后可行高压氧治疗。

7. 预防

（1）主动免疫：接种破伤风疫苗可有效预防发病或减轻病情，我国计划免疫已将百白破（DTP）联合疫苗接种列入。末次接种 18 个月以后如发生外伤，需加注射 0.5mL。

（2）被动免疫：未接种过疫苗小儿，遇伤口大而深，污染严重、清创不及时，伤口内有异物存留，严重开放性损伤，应及时肌肉或皮下注射抗毒素 1 500～3 000IU，或破伤风免疫球蛋白 250～500IU 深部肌肉注射。2 个月后行全程类毒素注射。

（3）新生儿脐带处理：出生时脐带处理不当者，在 24h 内将脐带残端消毒后剪去一截，再结扎，用 3% 过氧化氢或 1∶5 000高锰酸钾冲洗，涂碘酒，肌肉注射抗毒素 1 500～3 000U 或破伤风免疫球蛋白 75～250U

（4）提倡，推广新法接生。

（谢祥鳌）

第四节　流行性脑脊髓膜炎

一、概述

流行性脑脊髓膜炎（epidemic cerebrospinal meningitis）简称流

脑，是脑膜炎双球菌引起的化脓性脑膜炎，冬春季发病，多由呼吸道传入，少数由血循环发生败血症导致化脓性脑膜炎。

病因：脑膜炎双球菌属于奈瑟氏菌，是革兰氏阴性菌，此菌在体外低于37℃或高于50℃的环境中死亡。亚、美、南美洲以 A 群为主，我国以 B 群为主，B 群呈散发。我国近 30 年来呈散发，带菌者和患者是传染源，带菌者对传播更占主要地位，病原菌存在带菌者和患者的咽部分泌物中，当咳嗽、喷嚏或说话借飞沫由空气传播。人群普遍易感，但主要是儿童，大多数患儿小于 5 岁。本病呈周期性流行，主要在冬春季流行。非免疫人群大量流动易致流行。

二、诊断要点

（一）临床特点

1. 潜伏期一般 2～3 天，最短 1 天，最长 7 天。

2. 临床分期

（1）上呼吸道感染期：主要表现为上呼吸道炎。

（2）败血症期：突然高热，伴恶心、呕吐，年长儿诉头痛，全身痛，表情滞呆，面色苍白，起病数小时后，皮肤粘膜出现出血点，分布不均，初为红色针尖大小，继而扩大互相融合成紫色，常见于肩、肘、臂等部位，重者数小时播及全身，形成大片瘀斑，中央紫黑色坏死，发生大疱，若累及皮下组织，会形成疤痕。婴幼儿易发生惊厥。

（3）脑膜炎期：大多起病 24h 左右，即出现脑膜刺激征。因颅高压头痛加剧，呕吐频繁，烦躁、嗜睡、重者昏迷。

（4）免疫反应期：疾病进入恢复期，病后 7～14 天不等，表现有关节炎、心包炎等，但呈良性自限性经过。

3. 临床分型

（1）普通型：此型多见，约占 90%。起病急，高热、颅高压征，脑膜刺激征阳性，皮肤瘀点瘀斑明显，婴幼儿症状不典型。

（2）暴发型：此型少见，进展快，病势险恶，临床分 4 型。

1）休克型：多见于 2 岁以下婴幼儿，以高热、惊厥、呕吐起病，起病后24h内发生休克，患儿短期内全身出现瘀点，并迅速扩大融合成大片瘀斑，同时很快出现循环衰竭。早期轻症休克，表现为面色苍白，唇周肢端紫绀，皮肤湿冷，手足凉，脉细数，呼吸急促，此时血压可正常或偏低，尿量少。病情进展迅速成重型休克，循环障碍加重，血压下降或测不到，少尿或无尿，昏迷，瘀点增加融合成大片，休克加重。

2）脑型：多见于年长儿，病情变化快，出现一系列颅高压症，瘀斑明显。较大儿童剧烈头痛，烦躁不安，惊厥，嗜睡，昏迷等，病情进一步发展，可发生脑疝危及生命。

3）混合型：以上2型症状并存。

4）慢性型：此型少见，多为早期治疗不当，表现发热、瘀点、关节痛、头痛、脾大、白细胞升高、血培养阳性，部分病人出现脑室积液，脑积水。

（二）实验室检查

1. 血常规　　白细胞显著增高以中性白细胞为主。

2. 脑脊液检查　　压力高，外观浊如米泔样，白细胞数明显升高以中性粒细胞为主，蛋白增高，糖、氯化物低，涂片可找到细菌。

3. 瘀点涂片　　瘀点挤出少许组织液涂片找细菌阳性率高。

4. 免疫学检测　　测血及脑脊液中的抗原抗体，也可用分子生物学方法及同工酶电泳分型检测。

（三）鉴别诊断

主要与血小板减少性紫癜，过敏性紫癜相鉴别，此二病无脑膜刺激征，无发热、头痛及流行病学史。也需与其他化脓性脑膜炎鉴别，后者无流行病学史，通常无瘀点。细菌学检查可明确诊断。

三、治疗要点

（一）抗感染

1. 磺胺类药物　　磺胺类药为首选药，目前耐药比例不高，透过血脑屏障浓度高，常用磺胺嘧啶（SD）或磺胺甲基异噁唑

（SMZ-TMP），首次用量为全日用量的 1/3～1/2。婴幼儿口服 SD 每天 150～200mg/kg；儿童每天 100～150mg/kg，分 4 次服，每 6h 1 次，每天最大量不超过 6g，同时服等量苏打。不能口服者，可用磺胺嘧啶钠肌肉注射或静脉注射，剂量为每天 100～150mg/kg，分 2 次，全日总量不超过 4g，稀释为 5% 浓度。SD 与 TMP 同时服用时 SD 每天 75～100mg/kg，TMP 每天 8～10mg/kg 分 2 次服或肌肉注射。SMZ-TMP 每天 75mg/kg，分 2 次给药，用至症状及体征完全消失后，再用 2 天，一般总疗程 5～7 天。

2．青霉素　　单用每天 15 万～20 万 U/kg，分 4 次肌肉注射或静脉注射，与 SD 合用时适当减量。

3．氯霉素　　用于对磺胺或青霉素过敏或耐药者，一般用 3～5 天，剂量为每天 30～60mg/kg，分 3 次用，并注意复查血象。

4．氨苄青霉素　　剂量为每天 150～200mg/kg，静脉滴注。

5．头孢类药物　　第二代头孢如 cefoxitin 及 cefamandole；第三代如头孢三嗪、头孢噻肟，每天 50mg/kg，每 8～12h 1 次。

（二）对症治疗

见细菌性脑膜炎一节。

（三）暴发型的治疗

病情险恶者，要分秒必争抢救。

1．休克型　　重点抗休克及防 DIC 发生。

（1）抗休克治疗：主要解除微循环痉挛，用 654-2，早期每次 1mg/kg，晚期重症每次 2～3mg/kg，直接推注，每隔 10～15min 1 次，直至面色红润呼吸循环好转，然后延长间隔时间，也可用阿托品。

（2）抗感染：首选青霉素，其次为氨苄青霉素或氯霉素及第三代头孢，一般联合用药。青霉素首次大剂量 50 万 U/kg，其后全日量 15～20 万 U/kg，静脉注射。氯霉素首次量为 15～30mg/kg，其后同普通量。

（3）抗凝：主要用肝素。适应证为出血发展迅速、短时间出现大片瘀斑、休克重者、休克型经综合治疗不见好转者，剂量为每次100U/kg，首次静脉推注，以后静脉滴注，4~6h 1次，一般不超过24h，当休克好转尿量增多，出血点不再增加可停用。

（4）抗纤溶：可选用6-氨基己酸，在首次给肝素后注入，每次1~2g，可肌肉注射也可静脉注射，以后4~6h继肝素后注入。也可使用止血环酸每次10mg/kg静脉注射，4~6h 1次。

（5）皮质激素：主张大剂量短疗程，有利于控制休克，目前多用地塞米松0.3~0.5mg/kg. 首次可在抗生素前15min静脉注射，休克控制后停用。

2. 脑型

（1）降颅压：高颅压者常用20%甘露醇，每次1~2g/kg静脉推注，每天视病情用4~6次，也可与速尿交替使用。同时注意水、电解质平衡，采用边补边脱。

（2）止惊：视病情可起用安定、苯妥英钠、丙戊酸钠及苯巴比妥人工冬眠等。

（3）对症治疗：当发生呼吸衰竭及脑疝时要分秒必争进行抢救，及时行人工通气调整呼吸道参数，注意保持呼吸道通畅。注意口腔、眼部护理，有发热者予以物理降温。

3. 混合型　　部分患儿先后出现休克、颅高压，病情复杂及时用654-2、抗生素及扩溶。若以颅高压症状明显则先脱后补，脱水同时兼顾抗休克。

（祝惠华）

第五节　链球菌感染

一、概述

链球菌（streptococcus）是一类常见的革兰阳性化脓菌，按其溶血性质分为甲（α）型，即草绿色链球菌；乙（β）型，即溶血性链球菌；丙（γ）型，即非溶血性链球菌。乙型又按其多糖（C）抗原分为 A – V（无 I，J）20 组。链球菌可引起小儿多种疾病，其中90%是由乙型 A 组所致，B 组引起新生儿感染。其主要疾病见表2-2-1。

表 2-2-1　链球菌引起的主要疾病

菌种	感染部位	主要疾病
乙型 A 组	咽、扁桃体	咽炎、扁桃体炎、猩红热
	支气管、肺	支气管炎、肺炎
	皮肤	化脓性炎症、丹毒
	皮肤、心肌、关节、肾小球	风湿热、肾炎
	其他	中毒性休克综合征、中耳炎
乙型 B 组	尿路	膀胱炎
	其他	新生儿败血症、脑膜炎、肺炎
甲型	心内膜	亚急性细菌性心内膜炎
	扁桃体、鼻咽部	慢性扁桃体炎、咽炎
丙型 D 组	尿路	膀胱炎、肾盂肾炎
	其他	心内膜炎、胆囊炎

猩　红　热

　　猩红热（scarlet fever）是由产致热外毒素的乙型 A 组链球菌引起。病人和带菌者为传染源，主要通过飞沫传染，也可通过接触病菌污染的物品或病菌直接进入伤口而感染，后者称"外科型"猩红热。人类普遍易感，3～15 岁发病率高，冬春多于夏秋。由于青霉素等抗生素的普遍应用，典型的、重型的猩红热流行已明显减少，轻型的较多。

一、诊断要点

（一）临床表现

潜伏期 1~7 天，外科猩红热为 1~2 天。前驱症状为发热 38~40℃、头痛、全身不适、咽炎、扁桃体炎、草莓舌，颈及颌下淋巴结肿大。第 2 天即出疹，始于耳后、颈部、上胸部，1 天内波及全身。典型的皮疹为皮肤普遍充血基础上有弥漫的猩红色小斑丘疹，指压皮肤后色变白。皮肤皱褶处皮疹色深红，密集，呈横线状，称"帕氏线"。面部充血但无皮疹，口周不充血，称"环口苍白圈"。舌面光滑、深红，味蕾明显称"杨梅舌"。3~4 天热降，疹退，开始脱皮，轻者糠皮样，重者片状或大片状脱皮。脱皮过程 1~2 周。轻型，体温不太高，皮疹不典型；重型，高热，皮疹密集，甚或出血皮疹，可伴有中毒性休克、中毒性心肌炎、肝炎、关节炎等；脓毒型，呈败血症或脓毒败血症，常并发扁桃体周围脓肿、颈部蜂窝组织炎以及多处迁徙性脓肿；外科型，局部有化脓病灶，皮疹先从伤口处开始，继之遍及全身，无咽及扁桃体症状，病情轻，预后好。

（二）实验室检查

1. 血常规　　白细胞增高，中性白细胞增多，核左移，重型可有中毒颗粒。

2. CRP　　增高，发病第 3 天起，持续 1 个月。

3. 抗链球菌抗体测定　　最常用为抗链球菌 O 溶血素（ASO），感染后 2~3 周增高，持续数月至 1 年；其他有抗透明质酸酶（AH）、抗链激酶（ASK）、抗 DNA 酶（ASD）等。

4. 快速抗原测定试验（rapid antigen detection test，RADT）有乳胶凝集、ELISA、DNA 探针法的试盒，以咽拭子测定，其敏感性为 60%~95%，特异性为 95%。

5. 咽拭子培养　　A 组溶血性链球菌阳性为猩红热诊断的金标准。

6. 红疹毒素试验（Dick 试验）　　阳性示易感儿，无免疫力；阴性示有免疫力。

（三）鉴别诊断

1. 川崎病　　也有发热，猩红热样皮疹，但川崎病发热时间长，有腊肠样指（趾），手掌硬肿，脱皮从指甲缘处开始。常有血小板增多、冠状动脉扩张。青霉素无效。

2. 金黄色葡萄球菌猩红热样皮疹　　有原发感染病灶，皮疹不脱皮，局部可检测到金黄色葡萄球菌。

3. 其他发热出疹疾病　　如麻疹、风疹、幼儿急疹等，根据出疹时间、出疹顺序、疹形及有无脱皮、脱皮性状不难鉴别。

二、治疗要点

1. 一般治疗　　急性期卧床休息，补充水分和营养，呼吸道隔离，保持皮肤清洁，高热时予以退热剂。

2. 抗生素　　青霉素仍为首选，每日 5 万～10 万 U/kg，重型和脓毒型可加大至 20 万 U/kg，分 2～3 次肌肉注射或静脉滴注。疗程 5～7 天。国外主张不少于 10 天。轻症也可以青霉素 V250～500mg 口服，每日 2 次。青霉素过敏者用红霉素或克林霉素，每天 20～40mg/kg，分 2 次口服或静脉滴注，或其他大环内酯类和第一代先锋霉素。

三、局部治疗

注意口腔的清洁，护理；外科猩红热者感染伤口要适当处理。

链球菌中毒性休克综合征

链球菌中毒性休克综合征（straptococcal toxic shock syndrome，STSS）是 1993 年才被确认的一种独立的疾病，国内仅有少数报道。其病原主要为毒力较强的乙型 A 组溶血性链球菌，也有报道 B 组链球菌、缓症链球菌、猪 II 型链球菌引起 STSS。病菌从呼吸道、皮肤伤口、手术切口、产道入侵。其外毒素，如 A 组链球菌的致热性外毒素 A（SPEA）、SPEB、SPEC，而机体又无 SPE 抗体便发生 STSS。本征成人为多见，小儿较少见。

一、诊断要点

（一）临床表现

急性起病，85％病人以突然局部剧痛起病，常为一肢体，也可胸腹部，但局部无压痛。高热。危重者可体温不升。明显的软组织感染，70％发展为坏死性筋膜炎或肌炎。无软组织感染的，可有脓毒血症、腹膜炎、肌炎、内眼炎等感染。低血压，休克。多器官功能不全，以肾功能不全最多见。此外尚有猩红热样皮疹、脱屑。死亡率高达 20％ ~ 30％。

（二）实验室检查

1．血常规　　白细胞数及中性粒细胞增多，核左移。

2．CRP　　阳性。

3．细菌培养　　病灶或血培养有链球菌生长，阳性可达95％。

4．血清学检查　　免疫扩散法可测出 SPE；恢复期 SPE 抗体或 ASO 等链球菌抗体阳性。

5．其他　　因休克、脏器功能不全而致酸中毒、氮质血症、电解质紊乱、心肌酶增高等；坏死性筋膜炎或肌炎者血清磷酸肌酸激酶升高。

（三）诊断标准

Ⅰ．检出 A 组链球菌
A．从正常无菌部位检出
B．从正常有菌部位检出
Ⅱ．临床症状
A．血压下降
B．同时有以下 2 项以上
a．肾损害：血肌酐上升 2 倍以上
b．血凝异常：血小板《100×10^9/L，凝血时间延长，纤维蛋白原减少
c．肝损害：ALT，AST，胆红素升高 2 倍以上
d．成人呼吸窘迫综合征（ARDS）
e．猩红热样皮疹及恢复期脱皮
f．软组织坏死：坏死性筋膜炎，肌炎，坏疽

IA + Ⅱ（A + B）：确诊 STSS；IB + Ⅱ（A + B）：排除其他病基础上高度怀疑 STSS

（四）鉴别诊断

1. 金葡菌 TSS　　与 STSS 较难区别。金黄色葡萄球菌 TSS 以年青妇女为多，阴道为主要侵入部位；STSS 成人、儿童都有，呼吸道、皮肤伤口为常见侵入部位。金黄色葡萄球菌 TSS 局部无疼痛，无坏死性筋膜炎，肌炎，STSS 常伴坏死性筋膜炎，肌炎；金黄色葡萄球菌 TSS 血培养阴性，STSS 血培养 50% 以上阳性；金黄色葡萄球菌 TSS 感染部位细菌培养为金黄色葡萄球菌，血清可测出 TSS‐1 及其抗体，STSS 感染部位有链球菌生长，血清测得 SPE 及其抗体和 ASO 等其他链球菌抗体；金黄色葡萄球菌 TSS 病死率低，约 2% ~ 5%，而 STSS 死亡率高达 20% ~ 30%。

2. 重型猩红热　　有皮疹、休克，但无软组织感染，无坏死性筋膜炎，无局部疼痛。

3. 其他病原引起的 TSS　　有报道假单孢菌、腺病毒可引起TSS，依病原学检查来区别。

二、治疗要点

1. 抗生素应用　　青霉素仍为首选，剂量要大，每日 10 万 ~ 20 万 U/kg 分 4 ~ 6 次静脉滴注。严重感染或有坏死性筋膜炎的宜加用克林霉素，每日 25 ~ 40mg/kg，分 3 次静脉滴注。克林霉素深入组织和细菌较多，能抑制细菌产生 SPE。耐药株可选用头孢类，如头孢三嗪。

2. 局部病灶处理　　及时清创、引流，筋膜切开减压，甚至截肢。

3. 休克及脏器功能不全的治疗　　见感染性休克一节。

4. 支持治疗　　注意水电解质平衡，补充营养，危重者可用胃肠道外营养、静脉丙种球蛋白。

脓皮病和丹毒

多为 A 组溶血性链球菌所致，细菌感染皮肤局部形成脓疱即脓皮病；沿皮下淋巴管扩散引起急性炎症即丹毒。

一、诊断要点

1. 临床表现　　脓皮病好发于 2~5 岁，夏季为多，初为皮肤的细小水泡，后变为脓疱，破溃后成脓痂，通常无或仅有轻微全身症状，如低热。丹毒则有明显的全身症状如畏寒、高热、头痛、全身不适、烦躁，婴儿可有惊厥。局部皮肤红肿热、发硬。高出正常皮面、表面紧张，发亮，边界清楚，自觉烧灼痛，严重者有水泡或大疱。常伴淋巴管炎和淋巴结炎。病变多见于肢体，面部丹毒多在鼻耳附近，婴儿可有腹部丹毒。

2. 实验室检查　　血常规见白细胞数及中性白细胞增高。

二、治疗要点

1. 局部治疗　　轻的脓皮病局部治疗为主，保持皮肤清洁，避免手抓破脓疱，破溃的脓疱及时用生理盐水清洗，沾有脓液的衣裤及时换洗，以免造成其他部位皮肤感染。脓疱局部可涂以抗菌软膏，如莫匹罗星（mupirocin，百多邦）软膏、环丙沙星（ciprofloxacin）软膏。丹毒局部以 0.1% 雷夫诺尔液或醋酸铅溶液湿敷。

2. 全身抗菌治疗　　丹毒或严重的脓皮病应全身用抗生素，选用药物同猩红热，首选青霉素，也可用克林霉素、第一代头孢菌素。

A 组溶血性链球菌引起的其他疾病

急性咽炎、扁桃体炎　　多见于学龄前和学龄期儿童，表现为发热、咽痛、咽部明显充血，扁桃体红肿，有脓性分泌物。治疗首选青霉素，或大环内酯类。详见呼吸道感染一节。

败血症　　已少见，多发生在体弱儿和营养不良儿，详见败血症一节。

乙型 B 组链球菌感染

乙型 B 组链球菌（group B staphylococcus，GBS）也称无乳链球菌，是围产期婴儿细菌感染性疾病的主要致病菌。GBS 按荚膜多糖抗原分为 9 型。病人和带菌者为传染源，孕妇的产道及胃肠道常有此菌存在（约 15% ~ 20%）。产时新生儿接触含菌的羊水或产道分泌物而导致垂直传播，羊膜早破羊水易受 GBS 污染；产后新生儿与带菌的成人或婴儿接触也能引起 GBS 传播。个别报道通过含 GBS 的母乳而感染婴儿。新生儿是主要易感者，尤以早产儿、低体重儿易感。新生儿感染的 GBS 主要（80%）为Ⅲ型，其次为Ⅰ、Ⅱ型。发病率为活产儿的 5.4‰。

一、诊断要点

1. 临床表现

（1）早发 GBS 感染：由Ⅰ、Ⅱ、Ⅲ型 GBS 引起，母体常有产科并发症，易发生宫内缺氧、窒息；多发生于早产，低体重儿；感染发生在生后 7 天内，多在生后 12 ~ 24h 内出现症状；临床表现为肺炎、败血症、脑膜炎，死亡率高，达 5% ~ 20%。

（2）迟发 GBS 感染：由Ⅲ型 GBS 引起，可能是分娩时感染，也可能生后院内感染。生后 7 天 ~ 3 个月内发病，表现为脑膜炎、败血症以及迁徙的化脓性骨关节炎、蜂窝组织炎、心内膜炎、肺脓肿等。死亡率为 2% ~ 6%。

（3）后期 GBS 感染：3 个月后发病多见于早产儿、极低体重儿、免疫缺陷儿。表现为坏死性结肠小肠炎、败血症。死亡率低。

2. 实验室检查

（1）血常规：白细胞数及中性白细胞增加或减少，明显减少者预后不良。

（2）细菌培养：血、脑脊液、体腔液培养阳性可确诊；皮肤、阴道、胃肠道、气管内培养阳性不能作为诊断依据，因可能为正常带菌。

(3) 抗原检测：用乳胶凝集、协同凝集、ELISA 可快速检测 GSB 抗原。

二、治疗要点

1. 抗菌治疗　虽国内城市有报道 GBS 对青霉素耐药，但国外及国内其他报道大多数 GBS 对青霉素敏感，故青霉素仍为首选，但用量比 A 组链球菌要大。7 天以内的脑膜炎每天 25 万~45 万 U/kg，7 天以上脑膜炎每天 45 万 U/kg，14~21 天为 1 疗程；败血性休克或肺炎，每天 30 万 U/kg，疗程 14 天；骨关节感染，每天 20 万~30 万 U/kg，疗程 4~6 周；无症状菌血症，每天 20 万 U/kg，连用 10 天。其次为氨苄青霉素，每天 100~200mg/kg，脑膜炎时用 300~400mg/kg，重症或脑膜炎可青霉素与氨苄青霉素合用。对青霉素，氨苄青霉素耐药的可选用头孢类，如头孢唑啉、头孢呋新、头孢拉定、头孢噻肟、头孢他定、头孢三嗪（不用于新生儿，以免胆汁淤滞）、利福平、大环内酯类等，但最近北京对 GBS 耐药性试验发现，红霉素的敏感性较前明显降低。抗生素治疗过程中如细菌培养持续阳性，要注意有脓肿（如硬膜下脓肿）、静脉炎、心内膜炎的存在。

2. 支持疗法　新生儿 GBS 感染病情重，并发症多，死亡率高，支持治疗和抗生素治疗同等重要。有条件应置于 ICU 病房，注意纠正水、电解质平衡，补充营养，必要时以静脉营养；改善通气，维持血氧饱和度；降低颅压，抗惊厥；抗休克，纠正心功能不全等。严重感染可试用静脉用丙种球蛋白，500~800mg/kg，每天 1 次，用 3~5 天，最好用高价免疫球蛋白或单克隆抗体。

3. 预防

(1) 许多孕妇有 III 型 GBS 多糖抗原的抗体，并可经胎盘传递给胎儿，对新生儿有保护免受 GBS 感染的作用。

(2) 孕妇适时应用抗生素可预防新生儿感染　有下列危险因素之一者预防用青霉素：①以前有过 GBS 感染的婴儿。②活动的

GBS 病。③孕期有 GBS 菌尿症。④37 周龄以下的早产。⑤羊膜早破 18h 以上。⑥产褥期内体温 38℃以上。也可对所有孕妇在孕34~36 周时行直肠或阴道下部拭子 GBS 培养，阳性者预防用青霉素，如阴性或结果未报，但羊膜早破 18h 以上，或产褥体温 38℃以上也预防用药。预防用药方法：分娩开始，或预计羊膜早破会超过 18h，即静脉滴注青霉素 500 万 U，然后每 4h 静脉滴注 250 万 U，直至分娩；也可以氨苄青霉素，首剂 2g，静脉滴注，然后每 4h 静脉滴注 1g，直至分娩。青霉素过敏者用克林霉素，900mg，每 8h 1 次。

3．疫苗　　GBS 多糖疫苗，或与破伤风类毒素联合疫苗在试用中。

草绿色链球菌感染

草绿色链球菌主要引起亚急性细菌性心内膜炎，详见心内膜炎一节。

第六节　葡萄球菌感染

一、概述

葡萄球菌（staphylococcus）广泛存在于自然界，人的皮肤和/与外界相通的腔道中，是引起小儿感染的最常见病原菌之一，能导致多种严重感染。葡萄球菌为革兰阳性球菌，是对外界抵抗力最强的无芽孢菌之一，耐热、耐酸、耐干燥，还耐盐。葡萄球菌有 20 多种，引起临床疾病的主要为金黄色葡萄球菌（金葡菌，staphylococcus aureus）、表皮葡萄球菌（表葡菌，staphylococcus epidermidis）、腐生葡萄球菌（腐生菌，staphylococcus saprophyticus）。金葡菌能产生多种外毒素，如溶血素、肠毒素、杀白细胞素、红疹毒素、中毒性休克综合征毒素 – 1（TSST – 1），表皮剥脱素；多种酶，如血浆凝固酶、透明质酸酶、纤溶酶、过氧化氢酶等；各种结合蛋白，如纤维连结蛋白、胶原结合蛋白、层粘素受体、骨涎蛋白受体等，因而致病力强，而表葡菌、腐葡菌不产生毒素和酶，故致病力弱。病人和带菌者为传染源，人群中葡萄球菌带菌很普遍，故有自身感染可能。金葡菌通过伤口、飞尘、带菌的手直接接触传播，进食含肠毒素的食物也可致病。表葡菌主要通过带菌手直接接触或医源性的异物污染，如各种导管、人工瓣膜等传播。免疫、防御功能低下的人最易感，如新生儿、免疫抑制患儿、烧伤、创伤患儿等。金葡菌因其存在的普遍性、致病的多样性以及日益严重的对抗菌药物的耐药性而越来越受到医学界的重视。

二、诊断要点

(一) 临床表现

1. 葡萄球菌烫伤样皮肤综合征（staphylococcal scalded skin syndrome，SSSS）　是由金葡菌（嗜菌体 II 群）的红疹毒素和表皮剥脱毒素引起的以皮肤红疹和剥脱性皮炎为主要特征的全身性感染。常见于小儿，5 岁以下占 90% 以上，尤以新生儿和婴幼儿多见。原发的感染常是鼻咽部，也可在脐部、泌尿道等其他任何部位。其毒素引起红斑、表皮剥脱性皮炎，患儿高热、烦躁、全身症状重，皮疹先于面部，迅速延及躯干，四肢，尤以口周和可弯曲部位为多。初为红斑，猩红热样皮疹，有触痛。发病 24 ~ 48h，表皮松弛起大疱，剥脱、渗液，呈烫伤样，未起疱部位皮肤 Nikolsky 征阳性。1% ~ 10% 患儿死亡，存活者皮损逐渐变干燥，片状脱皮，持续 3 ~ 5 天，10 天后大部分患儿完全恢复。皮损处无金葡菌生长，而原发病变处，或血中可培养出细菌。如无表皮剥脱，仅有痛性红斑，则称为非链球菌猩红热（nonstreptococcal scarlet fever）。

2. 中毒性休克综合征（toxic shock syndrome，TSS）　是由产 TSST – 1 和其他肠毒素的嗜菌体 II 型金葡菌引起的综合征。最多见于用月经塞的妇女，也见于有金葡菌感染病灶或创伤后金葡菌感染的小儿。突然发病，高热，猩红热样皮疹、低血压、腹泻、呕吐、肌痛、粘膜充血、肝肾或心肺功能不全。恢复期皮肤脱屑，以手掌、足心、指（趾）为显著。诊断标准为：高热、猩红热样皮疹、低血压以及3个或3个以上器官系统受累。如早期治疗，死亡率约2%。

3. 食物中毒　由产肠毒素的金葡菌所致。金葡菌的肠毒素耐热，煮沸30min仍有毒性，食入含肠毒素的食物后2~6h，患儿有呕吐、腹泻、腹痛、脱水、虚脱，有的有发热。本病自限，1~2天恢复。

4. 败血症　见败血症一节。

5. 皮肤及皮下组织感染　主要由金葡菌引起，少数由表葡菌所致。表现为毛囊炎、疖肿、脓疱症、痈、蜂窝组织炎、甲沟炎等。

6. 其他　金葡菌可原发或迁徙引起各脏器和组织的化脓性炎症。脑膜炎、脑脓肿、肺炎、肺脓肿、胸膜炎、心包炎、心内膜炎、骨关节炎、肝脓肿、肾周围脓肿、腹腔脓肿等。

（三）实验室检查

1. 血常规　白细胞总数及中性颗粒白细胞增高，核左移，严重的有中毒颗粒。

2. 病原菌检查

（1）细菌涂片和培养：脓液、分泌物直接涂片染色找细菌；血、脓液、体液、排泄物培养，阳性细菌做革兰氏染色、凝固酶试验和蛋白A反应检查。表葡菌阳性要排除污染的可能，如2次阳性则诊断价值较大。

（2）血清学检查：磷壁酸抗体，特异性强，金葡菌败血症或深部组织感染，其阳性率高，血培养阳性者此抗体90%阳性，故对高度怀疑金葡菌败血症或心内膜炎，而血培养阴性者测磷壁酸抗体有助于诊断。

3. 肠毒素检测　金葡菌食物中毒患儿，除其吐泻物作细菌培养外，可作肠毒素检测，但这非一般医院能检查的，通常由疾病控制中心完成。

（三）鉴别诊断

1. SSSS 与中毒性表皮坏死松解症的鉴别　　后者有应用过敏药物史，组织学检查表皮剥脱是真皮和表皮的分离；而 SSSS 有金葡菌感染灶，剥脱是在颗粒层内的裂开。无表皮剥脱的非链球菌猩红热要与猩红热鉴别，前者病情较重，病灶或血培养有葡萄球菌，无杨梅舌；而后者病情相对较轻，以青霉素治疗效果好，有典型的杨梅舌，咽部培养为链球菌。此外，SSSS 还须与川崎病鉴别，二者都有猩红热样皮疹，但川崎病无大疱和表皮剥脱，无葡萄球菌感染灶，而有特殊的指（趾）端片状脱皮，有冠状动脉扩张。

2. TSS 与猩红热及川崎病的鉴别　　TSS 病情较重，伴有休克，累及 3 个以上器官系统，恢复期手掌、足心或围绕手指（趾）片状脱皮，病灶或血培养有葡萄球菌生长；猩红热和川崎病一般无休克，无葡萄球菌感染，川崎病脱皮始于指（趾）端甲缘处，常有冠状动脉扩张。

3. 葡萄球菌食物中毒与一般肠胃炎和其他食物中毒的鉴别　较难鉴别，葡萄球菌食物中毒潜伏期短（2~6h），呕吐较腹泻明显，发热少。

4. 葡萄球菌肺炎、败血症与其他病原体感染的鉴别　　见有关章节。

三、治疗要点

1. 一般治疗　　葡萄球菌感染，除皮肤感染外，多为严重感染，因而加强支持疗法十分必要。急性发热期应卧床休息，注意营养补充，及时纠正水电平衡，尤其是 TSS 和 SSSS 时更要充分补充电解质和胶体，以防并发或加重休克。已发生休克者按中毒性休克处理（见感染性休克一节）。中毒症状明显者，在适当应用抗生素前提下，可加用皮质激素。病情严重或免疫功能低下患儿可用静脉用丙种球蛋白。加强监护，及时发现和处理脏器功能不全。

2. 抗菌治疗　　由于葡萄球菌耐药性强，治疗困难，感染不易控制，或易复发，因而尽可能按药敏用药。临床对金葡菌感染常采用联合、大剂量、较长疗程应用抗生素。

（1）对青霉素 G（PG）敏感株：少数（约5%）金葡菌不产 β-内酰胺酶，仍可用 PG 治疗，用量为每日5万～20万 U/kg，每 8h 1 次，静脉滴注。对 PG 过敏者用红霉素，每日 30～50mg/kg 分 2 次静脉滴注，年长儿可加阿米卡星，每日 5～8mg/kg，分 2 次静脉滴注。

（2）对耐 PG 株：大部分金葡菌产 β-内酰胺酶，对 PG 耐药，宜选用耐酶的半合成青霉素或第一代头孢，对头孢耐药者可用 β-内酰胺类抗生素加 β-内酰胺酶拮抗剂，如安灭汀（羟氨苄青霉素+克拉维酸）每日 100mg/kg，每 6～8h 1 次静脉滴注；特美汀（替卡西林+克拉维酸），每日 240～320mg/kg，每 6～8h 1 次静脉滴注；优立新（氨苄青霉素+舒巴坦），每日 150mg/kg，每 6～8h 1 次静脉注射或肌肉注射；舒普深（头孢哌酮+舒巴坦）每日 40～80mg/kg，每 6～12h 1 次静脉滴注等。也可用林可霉素、氨基糖甙类或氟喹诺酮类。

（3）对耐甲氧苯青霉素（MRSA）株：首选用万古霉素，每日 20～40mg/kg，分 2 次静脉滴注（每 1g 至少加入 200mL 液体）；或去甲万古霉素（norvancomycin）每日 15～30mg/kg，分 2～3 次静脉滴注；替考拉宁（teicoplanin）每日 10mg/kg，分 2 次肌肉注射或静脉滴注。也可根据药敏选用利福平；夫西地酸（褐霉素，Fucidic acid）每日 200mg/kg，每 8h 1 次静脉滴注；氟喹诺酮类；乙基西羧霉素（奈替米星，netilmicin）每日 4～6mg/kg，分 2 次静脉滴注；抗药性特强的用泰能（亚氨培南+西拉司丁，tienam）每日 50mg/kg，每 6～8h 1 次静脉滴注。

葡萄球菌除非是浅表的、轻度的化脓感染可口服用抗生素外，均应静脉或肌肉用药。用药时间较长，浅表感染用 7～10 天；较严重的感染应在临床症状、体征消失，实验室检查正常后再用 2 周，总疗程至少 3～4 周。

3．局部处理　　脓肿应及时切开，充分引流，并可注入少量抗生素。深静脉插管或其他体内的留置导管，人工瓣膜等并发的葡萄球菌感染，必须去除或置换这些异物感染才能彻底控制。

第七节　流感嗜血杆菌感染

一、概述

流感嗜血杆菌（haemophilius influenzae，Hi）为革兰阴性短小杆菌，属嗜血杆菌属，对营养要求高，需新鲜血中的生长因子才能生长良好。抵抗力弱，不耐干燥，对一般消毒剂敏感。Hi 按荚膜多糖抗原分 6 型，Hia～Hif，其中 Hib 毒力最强，常引起小儿的严重感染。无荚膜的 Hi 为非致病菌，常定植于上呼吸道。病人和带菌者是传染源，小儿上呼吸道带 Hi 很普遍，但多为无荚膜型，Hib 仅占 2%～4%。细菌通过飞沫传播；孕妇感染可累及胎儿，也可经产道感染。Hib 最易感染 4 个月～4 岁（会厌炎 2～5 岁）的婴幼儿。由于 Hib 疫苗在我国尚未列入计划免疫内，故 Hib 仍是我国小儿常见的感染原之一，发病率约 10/10 万。

二、诊断要点

（一）临床表现

1. 脑膜炎　　多由 Hib 引起，偶有无荚膜 Hi 引起。Hib 是小儿化脓性脑膜炎三大病原菌之一。有上呼吸道感染的前驱症状，继而高热、头痛呕吐、嗜睡、烦躁、惊厥甚至昏迷，少数发生溶血，体检有脑膜刺激征。暴发型者，起病急，迅速惊厥昏迷，甚至呼吸、循环衰竭，DIC。死亡率高达 5%～10%。后遗症多。详见脑膜炎一节。

2. 肺炎　　Hib 是小儿细菌性肺炎的主要病原菌，占细菌性肺炎的 27%～34%，易并发于流感病毒或葡萄球菌感染者。亚急性起病，除一般肺炎的临床表现外，特点为：全身中毒症状重，类似百日咳的痉挛性咳嗽，白细胞增高明显，多在 20×10^9/L 以上，有时淋巴细胞增多，胸片有大叶性或支气管肺炎的改变。并发症多，如脓胸、脑膜炎、心包炎、关节炎等。

3.急性会厌炎　　Hib 为最常见的病原菌。好发于 3～7 岁小儿，急性起病，有高热、咽痛、吞咽困难、流涎，迅速（数分钟或数小时）发生喉梗阻、呼吸困难、吸气性喘鸣、鼻扇、发绀、烦躁，终至昏迷、呼吸衰竭。体检发现小儿头后仰，伸舌，咽部充血，有口水潴留，深压舌根可见充血肿大的会厌（此检查有危险，一般不做）。

4.化脓性关节炎　　Hib 是 2～4 岁小儿化脓性关节炎的常见病原菌。患儿发热、关节红肿、疼痛、肢体活动障碍，通常侵及大的负重关节。关节穿刺液为脓性，并可培养得细菌。少数由其他部位 Hib 感染引起反应性关节炎，则细菌培养阴性。

5.败血症　　多见于婴幼儿、免疫缺陷儿。详见败血症一节。

6.其他　　上呼吸道感染、中耳炎、鼻窦炎、心内膜炎、心包炎、蜂窝组织炎、泌尿道感染等。

（二）实验室检查

1.血常规　　白细胞总数及中性颗粒白细胞增多，核左移。

2.细菌检查　　脓液、分泌物、穿刺液、脑脊液直接涂片找细菌，或用特殊培养剂培养鉴定病原菌。

3.血清抗体测定　　间接 ELISA 测 Hib 特异外膜蛋白（OMP）抗体，如 OMP - IgM 阳性，或双份血清 OMP - IgG 上升 4 倍以上，提示为近期急性 Hib 感染。

4.抗原测定　　不同部位标本做 OMP 抗原（双夹心 ELISA 法）、荚膜抗原（ELISA 乳胶凝集，对流免疫电泳）测定有助明确诊断，但不宜用鼻咽部标本测定抗原来诊断上呼吸道 Hib 感染，因 Hib 可定植在上呼吸道，而非本次感染的真正病原。

5.核酸测定　　PCR 方法测定细菌 DNA 快速、敏感、特异性高。

（三）影像学检查

喉部侧位 X 线片或 CT 检查，有助于会厌炎诊断；胸部、关节、副鼻窦 X 线片检查可明确肺炎、关节炎、鼻窦炎诊断，但对病原菌无诊断意义。

（四）鉴别诊断

（1）急性会厌炎与其他病原，如副流感，呼吸道合胞病毒引起的急性喉炎、喉支气管炎的鉴别　Hib 会厌炎声嘶多不明显，吞咽困难明显，喉梗阻发展很快，会厌明显红肿。喉气管、支气管炎则声嘶，犬吠样咳嗽明显，喉梗阻发展相对较慢。

（2）Hib 肺炎，脑膜炎需与其他细菌性肺炎，脑膜炎鉴别。可参见有关章节。

三、治疗要点

1．抗生素　首选第 3 代头孢，其次为氨苄青霉素、氯霉素或第 2 代头孢。

（1）脑膜炎：头孢噻肟每天 200mg/kg，分 4 次静脉滴注，或头孢三嗪每天 100mg/kg，分 2 次静脉滴注。对氨苄敏感的可用氨苄青霉素每天 200～300mg/kg 分 4～6 次静脉滴注，或氯霉素 50～100mg/kg 分 4 次静脉滴注。疗程 10 天，有并发症或治疗不顺利者延长疗程达 2～3 周。用氯霉素者每天或隔天查血常规，注意再障副作用发生。

（2）其他部位 Hib 感染：抗生素选择同脑膜炎。败血症、关节炎、心内膜炎、心包炎疗程要长，3～6 周，开始静脉用药，病情明显好转后可改为口服抗生素，如羟氨苄青霉素每天 75～100mg/kg，分 4 次。也可口服氨苄青霉素/克拉维酸、头孢克洛、阿奇霉素等。中耳炎、鼻窦炎仅口服抗生素即可。

2．对症支持疗法

（1）急性会厌炎：需按急诊处理，严密观察病情，避免刺激患儿，非急需的检查暂不做；给氧；立即以皮质激素静脉滴注，常用地塞米松 2～5mg 快速滴入；及时处理喉梗阻，必要时气管切开或气管插管。

（2）关节炎：及时引流，除髋关节及延误诊断的关节炎必须切开引流外，其他关节多数经 1 次或多次穿刺引流能达到治疗目的。

（3）其他：肺炎、鼻窦炎、脑膜炎等的对症治疗在各章节内已涉及。

3. 预防

（1）药物：与 Hib 病人密切接触的家庭成员或托幼机构的儿童，口服利福平，每天 20mg/kg（最大 600mg）新生儿每天 10mg/kg，1 次，连服 4 天。

（2）疫苗：多糖疫苗在我国已有应用，但接种对象未定，尚未列入计划免疫。其保护率为 80% ~ 90%。现尚有含 Hib 的 6 联疫苗，保护率达 90% ~ 100%，国内无开展。

第八节　霍　乱

一、概述

霍乱（cholera）是由霍乱弧菌引起的急性肠道传染病，在我国传染病防治法中被列为甲类传染病。经典生物型（classic biotype）霍乱曾在世界及我国造成大流行，死亡众多，新中国成立后，经典型的霍乱已消灭。1961 年起在我国流行的是埃尔托型（Eltor biotype），在 1961 ~ 1964 年和 1978 ~ 1989 年两次较大的流行，发病 65 000多例。目前仍有散发病例，而且出现 O139 型霍乱。霍乱菌为革兰阴性弧菌，属弧菌科，弧菌属。经典型和埃尔托型菌都属 O1 群，并分为 3 个血清型，即小川（ogawg）、彦岛（hicojma）、稻叶（inaba）。霍乱菌耐碱、耐寒；不耐热和酸。在水和水果中生存 1 ~ 3 周，100℃ 1 ~ 2min 即死亡，对日光和一般消毒剂敏感。霍乱菌入体后粘附于肠粘膜，产生 3 种毒素、即内毒素、外毒素及Ⅲ型毒素，引起肠道炎症及分泌性腹泻。患者和带菌者是传染源，经消化道传染，污染的水常造成大流行；经食物、苍蝇也可传播霍乱。人类普遍易感，发病或少量多次隐性感染都可产生免疫，但维持时间不长，约 1 年左右。我国霍乱流行于 5 ~ 11 月，7 ~ 10 月为高峰。

各年龄发病率相近。

二、诊断要点

（一）临床表现

潜伏期数小时至 7 天，一般 1~3 天。

1. 泻吐期　　急起病，先泻后吐。大便一天数次至数十次，无里急后重。不伴腹痛，但少数 O139 型可有痉挛性腹痛。大便初为黄色稀水便，后转为米泔水样或血水样便，量多。呕吐为喷射状，频吐，量多，初为胃内容物，后与大便相似的米泔水样。体温 38~39℃。此期数小时至 2 天。

2. 脱水期　　患儿因泻吐而呈不同程度脱水、酸中毒、电解质紊乱。出现烦躁、口渴、尿少、眼眶下凹、皮肤弹性减退、婴儿前囟下陷。甚者发热、意识障碍、尿闭、四肢厥冷、血压下降。因低钠、低钾、低钙、低镁等而出现肌痉挛（常见为腹直肌和腓肠肌）、腹胀、心律紊乱。如不及时治疗，于数小时至数天内因肾功能衰竭或循环衰竭而死亡。

3. 恢复期　　泻吐渐止，脱水纠正，体温正常，但部分患儿此期因循环恢复，肠内残存毒素吸收而反应性发热，38~39℃或更高。1~3 天恢复。

（二）临床分型

1. 轻型　　每天便次不足 10 次，无或仅轻度脱水，血压、脉搏、尿量正常，血浆比重为 1.025~1.030，失水相当体重的 5% 以下。

2. 中型　　便次每天 10~20 次，中度脱水，患儿烦躁或淡漠，皮肤干，弹性差，眼眶、囟门下陷，指头皮肤皱缩，有肌痉挛、尿少、脉细速、血浆比重 1.031~1.040，失水相当体重的 5%~10%。

3. 重度　　每天便次 20 次以上，嗜睡或昏迷，皮肤弹性消失，眼眶、囟门深凹，指头干瘪，严重肌痉挛，无尿，休克，血浆比重 >1.040，失水超过体重的 10%。

4．暴发型（干型）　　罕见。起病甚急，泻吐轻，或尚未吐泻即进入中毒性休克，多数在数小时内死于循环衰竭。

（三）实验室检查

1．血常规　　血液浓缩而红细胞、血红蛋白增高，白细胞及中性白细胞明显增多。

2．血生化　　pH 降低，低钠、低钾、低钙、低氯、低碳酸氢盐，尿素氮、肌酐增高。

3．尿常规　　比重高，常在 1.020 以上；少量蛋白，红细胞。

4．大便常规　　有粘液，少量红、白细胞，多量上皮细胞。

5．大便细菌检查　　应按下列顺序完成检查。

（1）涂片：革兰氏染色见革兰阴性的弧菌，无荚膜、无芽孢、鱼群状排列。

（2）悬滴制动试验：用暗视野镜检滴于玻片上的新鲜粪滴，可见活泼的穿梭状运动的细菌，加入免疫血清 1 滴，运动停止，凝集成块。

（3）增菌培养：粪便接种于碱性蛋白胨液中增菌，6～8h 后行分离培养，并作悬滴制动试验。培养阳性的细菌以抗血清或 DNA 探针鉴定。

6．DNA 检测　　PCR 技术直接检测粪标本中细菌的 DNA，并可区别埃尔托型和 O139 型。

（四）诊断标准

1．诊断标准　　下列之一可诊断霍乱。

（1）有腹泻症状，粪便培养霍乱弧菌阳性。

（2）霍乱流行期在疫区内，有霍乱典型症状，粪便培养阴性，但血清抗体效价增长 4 倍以上而无其他原因可查者。

（3）在疫源检索中，首次粪便培养阳性前后 5 天内有腹泻症状者均可诊断轻型霍乱。

2．疑似诊断标准　　有下列两项之一：

（1）首发的典型症状病例，病原学检查未肯定前，按疑似病例处理。

（2）流行期间，有明显接触史，并发生吐泻症状而无其他原因可查者。

（五）鉴别诊断

1. 病毒性肠炎　秋冬季常见，霍乱夏季多发；大便为黄色稀水便或蛋花样便，而非霍乱的米泔水样便；粪便病原学检查可明确诊断。

2. 细菌性食物中毒　有进食同一食物后集体发病史，而无疫区接触史；多为先吐后泻，而霍乱为先泻后吐；大便为水样便或脓血便，而非米泔水样便；虽可有脱水酸中毒及电解质紊乱，但在数小时内发生循环衰竭的罕见；粪便病原学检查有助明确诊断。

3. 急性菌痢　发热、腹痛，里急后重明显，便次虽多，但每次量不多，大便为粘液脓血便，而非米泔水样。粪便培养为志贺氏菌。

三、治疗要点

治疗原则是及时补充液体以纠正水、电解质失衡；改善循环与心肾功能；同时给予抗菌药物以消灭病原，迅速控制腹泻。

（一）补液

1. 静脉补液　适用于严重脱水，或不能口服补液的中、轻度失水。补液的原则是"先盐后糖，前快后慢，纠酸补钙，注意补钾"。

（1）补液量：首日 24h 补液量为：轻度，100～150mL/kg；中度，150～200mL/kg；重度，200～250mL/kg。

（2）补液成分：轻、中度失水可输 1/2 张液，如 3:2:1 液，即 3 份 10% 葡萄糖:2 份 0.9% 氯化钠:1 份 1.4% 碳酸氢钠（或 1/6M 乳酸钠）。重度失水头 4～6h 需快速补充累积损失量，提高循环量，此阶段补充的液体性质应接近粪便中丢失的电解质成分（见表 2-2-2），可用林格氏乳酸溶液，或 541 溶液，即 1 000mL 中含氯化钠 5g、碳酸氢钠 4g、氯化钾 1g（配制：0.9% 氯化钠 550mL，1.4% 碳酸氢钠 300mL，10%氯化钾 10mL，10%葡萄糖 140mL)。幼儿改用氯化钠 2.65g，碳酸氢钠 3.75g，氯化钾 1.0g，葡萄糖 10g。也可用 2:1 液，即 2 份 0.9%氯化钠：1 份 1.4%碳酸氢钠（或 1/6M 乳酸钠）。此后补 1/2 张液，或口服补液。以不含钾液体补液时，要另外补钾。

（3）补液速度：重度失水，20mL/kg 等张液在 1h 内输入，另 80mL/kg 2/3 张或 1/2 张液 5～6h 内滴入，余量在 14h 内均匀输入，或口服补液。中度失水，20mL/kg 等张液在 1h 内输入，另 50mL/kg 在后 5～6h 内输入，余量在 14h 内均匀输入，或以口服补液。重度失水时，为保证输液速度，有时需 2 条静脉通道。重度失水而循环量明显不足时，静脉塌陷，使静脉通道建立困难，此时可先以鼻胃管滴入口服补液，待循环略改善后再静脉穿刺。

表 2-2-2　霍乱患者粪便中电解质成分（mmol/L）

	钠	钾	氯	碳酸氢盐
成人	135	15	100	45
儿童	105	25	90	30

2．口服补液　　轻度或中度脱水，无明显呕吐的患儿均可口服补液。WHO 建议的口服补盐液（oral rehydration salt，ORS）配方为氯化钠 3.5g，碳酸氢钠 2.5g，氯化钾 1.5g，葡萄糖粉 20g，加水至 1 000mL。此液为 2/3 张。用量和用法：头 4h，50～75mL/kg，少量多次口服，如腹泻纠正，则以后每泻 1 次，口服 50～100mL；如腹泻仍未纠正，可重复上述 ORS 1 份。

3．鼻饲补液　　需静脉补液而无输液条件时，可用鼻胃管点滴 ORS 20mL/（kg·h），连续 6h。

（二）抗菌治疗

1．强力霉素（多西环素，doxycycline）　　首剂 4mg/kg，以后每天 2～4mg/kg，分 2 次口服或静脉注射。

2．复方新诺明　　50mg/kg，分 2 次口服。

3．环丙沙星　　10~15mg/kg，分 2 次口服。

4．诺氟沙星　　10~15mg/kg，分 2 次口服。

疗程均为 3~5 天。

（三）对症治疗

腹泻次数太多，可用氯丙嗪 1~2mg/kg，或黄连素 5~30mg，口服，以抑制肠道分泌。急性肾功能衰竭者，如保守无效，应行透析。

（四）预防

1．严格隔离病人　　直至粪便 3 次培养阴性（隔天 1 次）。接触者检疫 5 天。带菌者与病人一样隔离，并行抗菌治疗。

2．药物预防　　有霍乱接触史的小儿可服用强力霉素或诺氟沙星 2 天。

3．加强饮水，食品和环境卫生监督，消灭苍蝇。

4．预防接种　　现有 3 种疫苗。

（1）全菌体灭活疫苗：曾广泛应用。间隔 2 周注射 2 剂，因防护率低（50%），保护时间短（6 个月），不能防止隐性感染和带菌，对 O139 无预防作用，故 WHO 已决定停止使用。

（2）WC/rBS 口服疫苗：是 O1 群死菌体与霍乱毒素 B 亚单位组成。接种程序为接种 2 剂，间隔 10~14 天。第 2 剂后 7 天产生保护作用，保护率 50%~60%（初 6 个月为 85%），至少维持 3 年。此疫苗安全，副作用少，仅少数胃肠反应。

（3）CVD103–HgR 减毒或疫苗：口服有效，接种后 7 天产生保护作用，防御率 80%，保护作用维持 6 个月。

因新疫苗成本高，故 WHO 建议的主要适应证是保护地方性流行区的高危人群。当需要迅速得到保护作用时，最好用 CVD103–HgR，而要获得较持久保护作用时，可接种 WC/rBS 疫苗。此 2 种疫苗对 O139 均无保护作用。

第九节 伤 寒

一、概述

伤寒（typhoid fever）是由伤寒杆菌（伤寒沙门氏菌）引起的急性传染病。伤寒杆菌为革兰阴性短杆菌，属沙门氏属，D群。细菌有菌体（O）抗原、鞭毛（H）抗原、表面（Vi）抗原。能产生相应的抗体，3种抗体有诊断价值，但非保护性抗体。伤寒杆菌耐寒、不耐热和干燥，60℃ 10min 即死亡，但常温下在自然界和食物中可长期存活数周至数月。对一般消毒剂敏感。伤寒杆菌有很强的内毒素，只传染人。患者和带菌者为传染源，主要经消化道传播，如污染的水源、食物可引起暴发流行，苍蝇、蟑螂可为传播媒介；散发病例也可由接触传染引起。人对伤寒普遍易感，感染后终生免疫。伤寒发病以夏秋为多，但全年可有。我国发病率约 10/10 万，近年由于耐药株增加，个别地区发病率高达 100～200/10 万。儿童较成人发病率高，15 岁以下占 35%～60%。

二、诊断要点

（一）临床表现

潜伏期一般为 7～14 天，食物引起的暴发可短至 2 天；水源暴发的则可长至 30 天。

1. 发热 典型的伤寒热型是第一周体温阶梯形上升，5～7天达 39～40℃，然后高热稽留 2～3 周。发热前伴畏寒，但寒战少，不出汗。病程 3～4 周体温逐渐下降，各症状减轻。病初常伴头痛、全身不适，或咽痛、咳嗽等上呼吸道症状。极期多数有腹胀、腹痛、便秘（少数腹泻）、食欲减退等消化道表现；表情淡漠、嗜睡、重听、谵妄、惊厥等神经精神表现；年长儿有相对缓脉。

2. 玫瑰疹 直径 2～4mm 的红色小丘疹，压之退色，分布在下胸、上腹及背部，数不超过 12 个，多于起病 4～15 天出现，2～4 天后消退。此疹有诊断意义。

3. 肝脾肿大　　病程第一周末起便有肝脾轻度肿大，约肋下 1～2cm，有轻压痛。

（二）并发症

1. 支气管炎和支气管肺炎　　最常见，肺炎多为病程后期继发感染。

2. 中毒性心肌炎　　小儿较成人多见，发生在病的极期，表现为面色苍白、烦躁、气促、心动过速、心律不齐、心音低钝、脉搏细弱。心电图有 ST－T 改变，传导阻滞及各种心律失常。心肌酶增高。多数小儿无自觉症状，而仅有心电图和心肌酶改变。伤寒病情好转心肌炎表现消失。不发生心力衰竭和心源性休克。

3. 中毒性肝炎　　很普遍，发生率约 40%～50%。多发生在病程第 1～3 周，肝大，一般 3cm 以下，甚者 6～10cm。有压痛，转氨酶升高，有的有黄疸。随伤寒病情好转而肝缩小，肝功能恢复。

4. 肾炎　　表现为蛋白尿，少数有镜下血尿和管型。以往认为是发热蛋白尿，现活检证实为免疫复合物性肾炎。

5. 肠出血　　曾是伤寒的主要并发症，但现已少见。5 岁以下少见，多发生在病程第 2～3 周，进食过度，进粗糙食物，活动过度易引发出血。出血前 2～3 天腹泻，出血当天脉搏加速。出血轻者仅表现为大便隐血；严重者大出血、休克，危及生命。

6. 肠穿孔　　多发生在 5 岁以上小儿，病程第 3 周多发。右下腹痛、恶心、呕吐、体温突然下降、脉搏加速。患儿一般情况急剧恶化，腹部压痛，肌紧张，X 线片检查有膈下游离气体。如不及时处理，死亡率高。

7. 胆道感染　　可表现有急性胆囊炎，也仅表现为持续低热，B 超和十二指肠引流有助诊断。

（三）实验室检查

1. 血常规　　白细胞减少伴核左移，但第一周可有白细胞增多。嗜酸性白细胞消失。

2．细菌培养　　起病第一周血培养阳性率最高，可达 85%，此后阳性率降低。用含胆盐和链激酶的培养基，已用氯霉素者以血凝块培养，可提高阳性率；第 2 周起大便培养阳性率提高，可达80%；第 3 周起，尿培养阳性率约为 30%。6 周后各标本的阳性率都很低。骨髓培养受抗生素影响少，阳性率比血培养高。胆汁细菌培养用于带菌者的诊断和治疗追踪。

3．肥达反应　　病程第一周末出现阳性，后逐渐升高，第 4周达 70.5%～90%。以凝集效价"O"1∶80 和"H"1∶160 以上有诊断价值。如"O"抗体高，"H"不高，可能为疾病早期；"O"不高而"H"高，可能不久前患过伤寒或接种过疫苗，也可能其他发热疾病引起的非特异回忆反应。动态检查肥达反应较一次检查更有临床价值。早期应用抗生素、体弱的婴幼儿或免疫抑制者肥达反应可假阴性。

4．特异性 IgM 抗体检测　　ELISA，被动血凝（PHA）可快速检测伤寒特异 IgM。敏感性和特异性均高，有助于早期诊断。

5．抗原检测　　ELISA 测血中伤寒的各种抗原；尿协同凝集试验早期检测尿中抗原。

6．核酸检测　　PCR 法敏感性强，但易出现假阳性。

（四）分型及小儿伤寒特点。

按临床病情轻重伤寒可分为轻型、逍遥型、重型。小儿年龄越小越不典型。学龄儿童多似成人的轻型；婴幼儿起病急，热型不典型，可伴惊厥、腹泻多，无相对缓脉，玫瑰疹少见，外周血白细胞不减少反而增多，常并发支气管炎、肺炎。

（五）鉴别诊断

1．败血症　　热型多为弛张热而非稽留；常伴寒战、多汗，而伤寒少寒战、无汗；中毒症状明显；皮肤有出血点而非玫瑰疹；血常规白细胞增高而非降低；如有明显化脓感染病灶更有助败血症诊断。血培养阳性可确诊。

2．病毒感染　　某些呼吸道或肠道病毒感染表现为持续发热，白细胞减少，须与伤寒鉴别。病毒感染发热时间多在 1 周内，中毒症状轻，无缓脉，无玫瑰疹。血清学检查可鉴别。

3．全身性少年类风湿（幼年特发性关节炎、变应性亚败血症）长期发热、皮疹、肝脾肿大，但本病虽较长时间发热，而无中毒症状，皮疹反复发生，多与发热同步，常有关节红肿，血培养及伤寒血清学试验阴性。

4．其他　粟粒性结核，依胸片可诊断；恶性组织细胞增生症、非白血性白血病，依骨穿鉴别；恶性疟疾，脾大明显，血或骨髓涂片见疟原虫而诊断。

三、治疗要点

（一）一般治疗

急性期应卧床休息，流质或无渣半流饮食，体温下降才能逐渐恢复软食，普食。腹胀忌饮牛奶，避免进粗纤维和硬的食物，以免肠出血，穿孔。加强皮肤，口腔护理。按消化道隔离，排泄物用漂白粉或其他含氯消毒剂消毒。

（二）对症支持治疗

高热予以物理降温，慎用退热剂，尤其不要用大量退热剂，以免虚脱。便秘可用开塞露或低压灌肠通便。烦躁者用安定、水合氯醛等镇静。注意水和电解质平衡，补充营养。中毒症状严重者，在应用有效抗菌治疗基础上，适当应用皮质激素。

（三）抗菌治疗

1．氯霉素　仍为非耐药伤寒的首选药物。用量为每天 30～50mg/kg，新生儿 25mg/kg 分 4 次口服或静脉滴注。热退后继续服 7～10 天。多数患儿用药 5 天左右退热，有的要 1 周才退热。氯霉素用量过大会引起赫氏（herxleimer）反应，是内毒素大量释放所致。用氯霉素必须隔 2～3 天查 1 次血象，注意骨髓抑制。新生儿须注意灰婴综合征，尽量以其他抗菌药代替。

2．喹诺酮类　疗效好，退热快（2～3 天），细菌消失率近 100%，口服方便，在成人已有取代氯霉素的趋势，尤其对耐氯霉素菌株，疗效达85%～100%，是首选药物。儿科因担心其可能有影响骨骼发育的副作用而慎用，但对非婴幼儿，尤其是耐药伤寒患儿仍可选用。常用药物为：氧氟沙星、环丙沙星、依诺沙星（enoxacin）、左旋氧氟沙星（levofloxacin），剂量都是每天10～15mg/kg，分2次口服。疗程10～14天。

3. 头孢菌素　　第三代头孢效好，退热快，胆道浓度高，复发少。头孢噻肟，每天50～100mg/kg，分2～4次，静脉滴注或肌肉注射；头孢三嗪，每天20～80mg/kg，1次或分2次静脉滴注或肌肉注射；头孢他啶，每天30～100mg/kg，分3次静脉滴注或肌肉注射；头孢哌酮，每天50～200mg/kg，分2次静脉滴注或肌肉注射，疗程2周，疗效达85%～97%。

4. 青霉素类　　氨苄青霉素，每天100～200mg/kg，分2～4次静脉滴注，肌肉注射或口服，胆道内浓度高，故复发和带菌者少。羟氨苄青霉素，每天100mg/kg，分4次口服。近年因多重耐药株增加（有报道对氨苄耐药的达20%～50%），故此类不作为首选，只用于治疗非耐药伤寒。

5. 复方新诺明　　每天50mg/kg（按SMZ计），分2次口服，疗程14天。用于非耐药伤寒，疗效与氯霉素相似，

6. 氨基糖甙类　　疗效较差，而耳、肾等副作用又较严重，故少用。

（四）并发症治疗

1. 肠出血治疗　　以保守治疗为主，绝对卧床，禁食，及时输血，补液，应用止血剂，如立止血、安特诺新、止血芳酸、维生素K等，或静脉滴注血管加压素。保守无效的大出血可考虑手术治疗。

2. 肠穿孔　　禁食，胃肠减压，静脉补充液体和电解质，加强抗菌治疗，争取早期确诊，手术治疗。

3. 心肌炎　　见心肌炎一节。

（五）慢性带菌者治疗

可用口服抗菌药，如喹诺酮类、复方新诺明、羟氨苄青霉素、氨苄青霉素等4周以上，有胆结石、胆囊炎者行胆囊切除。

（六）预防

1. 隔离治疗病人　　患者及时隔离、治疗,体温正常15天,2次培养(间隔5天)阴性方可解除隔离。密切接触者医学观察21天。

2. 加强卫生管理　　搞好饮食及水源的卫生管理，加强个人卫生，切断传染途径。

3. 疫苗接种　　现有3种疫苗：

（1）Vi多糖抗原：25μg或30μg（0.5mL），1次皮下注射或肌肉注射。适用于2岁以上，2岁以下无效。WHO建议每3年接种1次。接种后抗体阳转率95%~100%。保护水平抗体至少维持3年。

（2）Ty21a口服疫苗：为Ty2毒株的减毒疫苗，制成胶囊，可口服，每隔2天服1粒，连服3剂，适用于6岁以上，流行地区每3年接种1次。其接种后的保护率差别大，66%~96%（3年），肠溶胶囊较明胶囊效果好。此疫苗产量低，不易批量生产，需多次服用，并要冷链保证疫苗存活，限制了普遍应用。

（3）灭活全细胞疫苗：我国沿用的为伤寒，副伤寒甲、乙三联疫苗，接种3次，间隔7~10天，每次量为2~6岁0.2mL、0.4mL、0.4mL；7~14岁0.3mL、0.6mL、0.6mL。免疫力维持2~3年，WHO建议的伤寒全细胞疫苗全程2剂，间隔4周，每3年加强1剂。全细胞疫苗副作用发生率高，24h后弱发热反应为38.1%，中发热反应为6.3%，故已基本停用。

现用的不论何种疫苗都不能提供完全保护，因而公共和个人卫生仍是主要的。

第十节　副　伤　寒

一、概述

副伤寒（paratyphoid fever）有甲、乙、丙3种，由属于沙门氏菌属 A、B、C 群的副伤寒甲、乙、丙型沙门氏菌引起。副伤寒菌有各自的 O、H 抗原，丙型菌还有 Vi 抗原。副伤寒菌致病力较伤寒杆菌弱，其中副伤寒丙杆菌因有 Vi 抗原，可破坏补体和吞噬细胞功能，因而致病力较强。副伤寒菌耐寒不耐热，60℃ 10min 或煮沸及一般消毒剂可杀菌；在低温下能生存数月；在自然界，如水、粪便中活数周至数月。病人和带菌者为传染源，主要通过消化道传播，人普遍易感，成人以副伤寒甲为多；小儿副伤寒乙较常见。

二、诊断要点

(一) 临床表现

1. 副伤寒甲、乙 　　与伤寒相似，但全身症状较轻而消化道症状较明显。

(1) 潜伏期较短，5~10 天。

(2) 胃肠炎症状明显，呕吐，腹痛，腹泻。副伤寒乙更明显。

(3) 体温多波动，稽留热少。热程短，副伤寒甲约 3 周，副伤寒乙约 2 周。

(4) 毒血症症状较轻。

(5) 相对缓脉少见。

(6) 皮疹出现早，数量多，可遍及全身。

(7) 肠出血，穿孔少。

(8) 预后较好，死亡率低。

2. 副伤寒丙

(1) 败血症型：急性起病，寒战，高热，热型不规则，多有皮疹、黄疸、肝脾肿大，常有迁徙化脓病灶，涉及关节、肺、胸膜、心包、脑膜等。

(2) 伤寒型：与副伤寒甲、乙相似，但可能病情更重，有的出现意识障碍、谵妄、昏迷、黄疸、肝功能损害。

(3) 急性胃肠炎型：表现为胃肠炎的症状，病程短，2~5 天恢复。

（二）实验室检查

1. 血常规　　白细胞数减少，中性粒细胞有核左移。败血症型副伤寒丙白细胞可增高至 $20 \sim 30 \times 10^9/L$。可有继发性贫血。

2. 细菌培养　　血或骨髓培养、胃肠炎型粪便培养阳性；有迁徙脓肿的取脓液培养。

3. 肥达反应　　O 及甲、乙、丙的 H > 1:160，或双份血清抗体效价增高 4 倍以上有诊断价值；副伤寒丙的 O 效价较低，> 1:80 即有诊断价值。

三、治疗要点

同伤寒。胃肠炎症状明显者尤其注意水电解质的平衡。脓肿形成者及时切开排脓。

第十一节　非伤寒沙门氏菌感染

一、概述

非伤寒沙门氏菌感染（nontyphoid salmonellosis, NTS）是指伤寒，副伤寒以外的沙门氏菌感染。沙门氏菌是革兰阴性短小杆菌，分 7 个亚群，有 2 300 多型。大多数对人致病的属Ⅰ亚群，极少数为Ⅲa 和Ⅲb，如亚利桑那沙门氏菌。沙门氏菌耐寒不耐热，在土中可活数年，在水和粪便中活数月。60℃ 30min 灭活，5% 石炭酸、1:500 升汞 5min 灭活。我国最常见的非伤寒沙门氏菌为鼠伤寒、猪霍乱、肠炎沙门氏菌、婴儿沙门氏菌，其他有鸭沙门氏菌、都柏林沙门氏菌等。病人，带菌者，受感染的禽、畜、鱼、鼠等都是传染源。通过带有细菌或毒素的食物、水、污染的物具均可导致细菌传播，污染的食物或水可引起暴发流行。3 岁以内婴幼儿特别易感，新生儿、早产儿、慢性病和免疫抑制者易感性增强。夏季（5～7月）是发病高峰。各种沙门氏菌致病力相差甚大，有的直接侵入肠粘膜引起肠道炎症，产生脓血便；有的产生肠毒素而致分泌型腹泻；也有能破坏肠粘膜屏障入血而引起败血症。

二、诊断要点

(一) 临床表现

NTS临床表现多样，潜伏期长短不一，胃肠炎型4~48h，而伤寒型1~2周。

1. 胃肠炎（食物中毒）型　　最常见，约占NTS的70%~80%。病原主要为鼠伤寒沙门氏菌和肠炎沙门氏菌。新港沙门氏菌、亚利桑那沙门氏菌等也可引起。表现为呕吐、腹泻。因食入含沙门氏菌毒素的食物引起的食物中毒潜伏期短，仅数小时，大便数次至数十次，为稀水便或粘液便，偶有脓血便。病程短，1~2天即恢复。如因食入大量细菌引起的侵袭性肠炎，则潜伏期较长，达2~3天，腹泻顽固，粪便先为稀水，后有粘液、脓血或血水，伴腹痛、发热、水和电解质紊乱。新生儿可并发麻痹性肠梗阻、坏死性小肠炎、肠穿孔。

2. 败血症型（伤寒型）　　约占NTS的4%~25%。病原菌以猪霍乱沙门氏菌为主。患儿高热，热型不规则，热程1~3周，中毒症状明显，嗜睡，甚或惊厥、昏迷。婴儿可伴有腹泻、腹痛或脓血便。此型可并发休克、DIC，或成脓毒血症而形成迁徙化脓病灶。

3. 局灶感染型　　菌血症后发生局部化脓病灶，可累及全身各部位。

(1) 脑膜炎：多见于2岁以下婴儿，尤其是新生儿，有产伤的更易发病。临床表现与其他细菌性脑膜炎相似，但病程长，易复发，死亡率40%~60%。

(2) 软组织感染：有局部创伤或免疫抑制者易发生。表现为婴儿不明原因哭闹、发热，后出现局部化脓性皮炎，皮下脓肿，甚或深部肌肉脓肿。

(3) 心内膜炎：多发生在有先天性心脏病或原有心瓣膜病的患儿，治疗困难，易复发和并发心包炎、心瓣膜穿孔。死亡率高达70%。

（4）其他：肺炎、肺脓肿、肝胆道感染、肾盂肾炎、骨髓炎等。

（二）实验室检查

1. 血常规　　外周血白细胞数多为正常，伤寒型降低，局部化脓感染型可增高。

2. 大便常规　　肠炎型轻者仅粪便内白细胞稍增多，严重的呈脓血便。

3. 细菌学检查

（1）细菌培养：呕吐物、粪便、血、脓液、穿刺物等标本培养，阳性者用抗血清作 O、H 抗原鉴定。鼠伤寒沙门氏菌必须用增菌培养，标本在硒酸钠增菌液 37℃ 孵箱增菌 18h，然后接种于 SS 培养基。

（2）菌体免疫膨胀试验：细菌在抗血清和杆菌肽作用下菌体明显膨胀，用 1% 酸性美蓝染色后在显微镜下可见。此法可快速诊断。

4. 血清学检查　　以凝集试验或酶联免疫吸附试验检测血清中 NTS 特异抗体。双份血清效价升高 4 倍以上可确诊。

（三）鉴别诊断

1. 胃肠炎型须与其他病原的食物中毒，胃肠炎鉴别

（1）葡萄球菌食物中毒：潜伏期（2～4h）较 NTS 食物中毒（6～48h）短；无发热；呕吐是主要症状，较腹泻明显；粪便为黄色水样便，培养为葡萄球菌。

（2）菌痢：以脓血便为主，里急后重，外周血白细胞增高，中性核左移。培养为志贺氏菌。

（3）霍乱：先泻后吐，吐泻物为米泔水样，一般无发热、腹痛（O139 引起的可有发热腹痛），细菌学检查为霍乱弧菌。

（4）其他病原的食物中毒，如大肠杆菌，变形杆菌等，单凭症状难以鉴别，需要靠病原学鉴定。

2. 败血症（伤寒）型与伤寒鉴别　　伤寒热程（3～4周）较

NTS（1～3周）长，有相对缓脉、玫瑰疹，而 NTS 则少见。肥达氏反应、血或骨髓培养可确诊。

3．局灶感染型与其他细菌感染鉴别　　主要靠细菌学检查。

三、治疗要点

（一）一般治疗

急性期应卧床休息，呕吐明显者暂禁食。无呕吐仅有腹泻者不应禁食，但以较清淡的半流或流质饮食为宜。注意补充水分、维生素、微量元素。体弱病重儿用静脉丙种球蛋白或血浆等支持疗法。

（二）对症治疗

腹泻明显有脱水酸中毒、电解质紊乱者应及时补液，轻、中度失水尽量口服补液，重度失水或不能口服的以静脉补液。高热予以乙酰对氨基酚或布洛芬等解热剂。腹痛明显的应用解痉剂，如普鲁苯辛、阿托品、山莨菪碱等。腹泻过频时可用氯丙嗪。

（三）抗菌治疗

1．无并发症的 NTS 胃肠炎不用抗生素。3 个月以下婴儿，重症胃肠炎（有脓血便），以及有慢性疾病、免疫抑制的患儿也应用抗菌治疗。

2．伤寒型和局灶感染型必须用抗菌药。

（1）喹诺酮类：为成人首选。环丙沙星每天 10～15mg/kg，分次口服或静脉滴注；氧氟沙星每天 10～15mg/kg 口服或静脉滴注。小儿，尤其是婴幼儿因怕其对骨骼发育影响的副作用，故慎用。

（2）第 3 代头孢菌素：头孢噻肟每天 100～150mg/kg，分 2 次静脉滴注。可作为小儿，尤其是婴幼儿的首选。

（3）其他：氯霉素，丁氨卡那霉素、庆大霉素等，可用于不耐药的 NTS。但鼠伤寒菌对这些抗生素大多耐药（敏感率仅 6.7%～15%），而且副作用多，故一般不主张应用。脑膜炎时有以氨苄青霉素联合头孢三嗪治疗。

抗生素疗程一般为 2 周，伤寒型疗程 2～4 周，骨髓炎，脑膜炎疗程延长至 4 周。

（四）局部病灶处理

脓肿形成及时引流，局部应用抗生素。骨髓炎有死骨形成要手术清除。

第十二节　细菌性痢疾

一、概述

细菌性痢疾（bacillary dysentery）是由痢疾杆菌（Bacillus dysenteria）引起的肠道传染病。痢疾杆菌属肠杆菌科，志贺菌属（Shigella），为革兰阴性短杆菌。分4群47型。A群为志贺氏痢疾菌（志贺菌），有12型；B群为福氏痢疾菌（福氏菌），有6型；C群为鲍氏痢疾菌（鲍氏菌），有18型；D群为宋氏痢疾菌（宋氏菌），有1型。痢疾菌在自然界中生存力强，37℃水中、食物中能生存数十天，耐寒不耐热，60℃ 10min、100℃即死亡，一般消毒剂能使之灭活。痢疾菌借内毒素、侵袭质粒抗原、志贺毒素及类志贺毒素而致病，以志贺菌毒素最强。患者和带菌者为传染源，病后带菌约20%，带菌时间1~3周。本病为消化道传染，经粪-口途径、污染的食物、水传播、苍蝇为传染媒介。人类普遍易感，夏秋季发病多。

二、诊断要点

（一）临床表现

潜伏期数小时至8天，多数为1~3天。

1. 急性菌痢　　急性起病，发热，多为高热，也可为低热。腹痛，腹泻，大便10至数十次，为粘液脓血便，伴里急后重，婴幼儿表现为排便时用力，脸涨红，频频排而每次便量甚少，患儿食欲减退，乏力，或烦躁，婴幼儿可有高热惊厥。由于每次排便量少，故失水不明显。

2. 急性非典型菌痢　　症状较轻，低热或不发热，中毒症状不明显，便次少，仅有粘液便而无脓血。靠粪便培养才确诊。此型常误诊漏诊而成为菌痢传播者。

3. 中毒型菌痢　　多见于2~7岁，突然高热39~40℃，甚或超高热。面色灰白、精神委靡、频繁抽搐、昏迷。腹泻和脓血便往往在高热、惊厥之后才出现，易误诊而失去抢救时机。临床可分为：

（1）休克型：主要为皮肤内脏微循环障碍，临床表现为冷休克。

（2）脑型：主要为脑微循环障碍，患儿面色发灰，头痛、呕吐、烦躁、嗜睡或惊厥，小婴儿阵发尖叫。呼吸加速，发绀，前囟饱满，四肢张力高，甚者发生脑疝，瞳孔两侧不等大，呼吸减慢，不规则，呼吸衰竭而死亡。

（3）肺型：主要为肺微循环障碍。出现呼吸窘迫综合征。呼吸加快，面色暗红，烦躁，肺呼吸音减低，血气氧分压降低，<60mmHg，CO_2分压正常或增高，>45mgHg，X线胸片见肺部网状阴影。

（4）混合型：以上2型或3型同时或先后出现，多器官功能衰竭。

4. 慢性菌痢　　病程2个月以上，多发生在营养不良或未及时合理治疗儿。反复粘液稀便或脓血便，食欲不振，恶心，呕吐，腹部不适，精神萎靡，久之更加重营养不良。

（二）实验室检查

（1）血常规：白细胞总数及中性粒细胞增多。慢性患儿可有贫血。

（2）大便常规：粘液脓血便，有多量白细胞及红细胞。

（3）大便培养：是确诊的依据。送检的标本要新鲜，取脓血部分培养阳性率高。未用抗生素患儿约70%可获阳性结果。

（4）检测抗原：荧光抗体染色，乳胶凝集，PCR等方法可快速诊断。

（三）鉴别诊断

1．侵袭性大肠杆菌肠炎　　与菌痢很相似，发热，脓血便，除流行病史可作鉴别参考外，细菌培养是唯一的鉴别依据。

2．阿米巴痢疾　　大便呈果酱样，血为暗红色，血多脓少，里急后重不明显。大便找到阿米巴滋养体或囊胞可确诊。

3．急性出血性坏死性小肠炎　　发热、腹痛、血便，病情重，易发生休克，与菌痢不同的是此症无里急后重，粪便以血为主，无或少白细胞，可混有坏死组织。培养无痢疾菌。腹部 X 线片检查有助诊断。

4．中毒性痢疾在未排脓血便前需与脑炎、脑膜炎、败血症等鉴别。疾病流行病学史可参考，重要的是及时以冷盐水灌肠，留取大便检查以确诊。

三、治疗要点

（一）一般治疗

急性期应卧床休息，按肠道传染病隔离，消毒处理粪便，直至症状消失后 1 周。呕吐不能进食者应予补液。有痉挛性腹痛可予阿托品每次 0.03～0.05mg/kg；山莨菪碱 0.2～1.0mg/kg 肌肉注射或口服；普鲁苯辛每天 2mg/kg 分 3～4 次口服。

（二）抗菌治疗

痢疾菌对以往常用的磺胺类、氯霉素、呋喃唑酮、氨苄青霉素等耐药率逐年增加，目前较敏感的有喹诺酮类、第三代头孢，以及某些氨基糖甙类抗生素。

1．头孢类　　头孢氨噻肟，每天 50～200mg/kg，分 2～4 次肌肉注射或静脉滴注；头孢曲松每天 100～150mg/kg，分 2 次静脉滴注；头孢他啶，每天 30～100mg/kg，分 3 次静脉滴注；头孢克肟（cefixime）每天 3～6mg/kg，分 2 次口服。

2．喹诺酮类　　诺氟沙星（氟哌酸）、氧氟沙星（氟嗪酸，泰利必妥），环丙沙星（悉复欢）等，剂量都是每天 10～15mg/kg，分 2～3 次口服。氧氟沙星、环丙沙星可静脉滴注。由于喹诺酮类可能对小儿骨发育影响的副作用，因而不作为首选药物，尤其是婴幼儿慎用，年长儿应用的剂量不宜过大，时间不要超过 7 天。

3. **氨基糖甙类** 萘替米星、阿米卡星，只用于 6 岁以上小儿。

4. **磺胺** 只适用于轻型患儿，常用 SMZco，每天 50mg/kg，分 2 次口服。

（三）中毒性痢疾的治疗

1. **抗菌治疗** 须静脉用药，如头孢曲松、头孢氨噻肟、萘替米星、阿米卡星，氧氟沙星，环丙沙星等，也可联用。

2. **降温止惊** 可用物理降温、亚冬眠，争取在短时间内将体温降至 37～38℃，常用氯丙嗪、异丙嗪各 1～2mg/kg，肌肉注射或加生理盐水 10～20mL 静脉注射，每 2～4h 1 次，一般 3～4 次，不超过 24h。惊厥不止可静脉注射安定，每次 0.1～0.4mg/kg；水合氯醛 30～60mg/kg，保留灌肠；苯巴比妥钠 5～8mg/kg 肌肉注射。

3. **防治循环衰竭**

（1）在充分补充血容量基础上，早期用血管扩张剂，解除微血管痉挛。阿托品 0.03～0.05mg/kg 静脉注射，每 5～15min 1 次；或山莨菪碱 0.2～2.0mg/kg，至微循环改善，血压回升才逐渐减量至停药。

（2）扩充血容量，纠正酸中毒，维持水和电解质平衡。

（3）经上述治疗血压仍不稳定时可用血管活性药物多巴胺，多巴酚丁胺以及洋地黄等强心剂。

（4）皮质激素应用：适用于中毒症状较重者：地塞米松 0.2mg/kg，或氢化考的松静脉滴注。

4. **防治脑水肿及呼吸衰竭** 对脱水和酸中毒不明显的患儿，早期应控制过多的含钠液输入，密切观察有无脑水肿和呼吸衰竭表现，及时用 20% 甘露醇 5～10mL/kg、速尿 1mg/kg，4～6h 交替静脉注射；地塞米松 0.2mg/kg，每天 2 次静脉注射。保持呼吸道通畅，给氧；有呼吸暂停或血氧饱和度明显下降者，即行气管插管，机械通气。

（四）慢性菌痢的治疗

小儿少见，多为营养不良，体弱儿，故应加强营养，增强体质，治疗肠道寄生虫及其他夹杂症。有菌群失调患儿可用微生态制剂，乳果糖口服或灌肠。抗菌治疗可按细菌药敏选用，可 2 种联合应用。年长儿可用药物保留灌肠，50 ~ 100mL，每晚 1 次，7 ~ 14 天一疗程。常用灌肠液为 0.3% 黄连素、0.1% 卡那霉素、1∶5 000 呋喃西林液等。大便粘液较多者加入强的松 5mg，或 0.5% 普鲁卡因 1 ~ 2mL。

预防：患儿及带菌者应及早隔离，根治，密切接触者医学观察 7 天。搞好食品卫生，加强饮食卫生宣教，饭前便后洗手。口服的减毒或活菌苗在试验中。

（谢祥鳌）

第十三节 结 核 病

一、概述

结核病（tuberculosis）在 20 世纪 80 年代中期呈现快速上升趋势，以至于 WHO1993 年宣告"全球结核病处于紧急状态"。又在 1998 年再次强调"遏制结核病行动已刻不容缓"。因此，21 世纪结核病依然是一个全球性的、严重的公共卫生和社会问题。

我国属于世界上结核病严重流行的国家之一，全国人口结核感染率为 44.5%（5.5 亿）；全国活动性肺结核患病率为 367/10 万；肺结核死亡率为 8.8/10 万。0 ~ 14 岁以下儿童结核感染率为 9.0%。引起人类结核病的细菌主要是人型（90%）、牛型（5%）结核菌。主要通过人与人之间的呼吸道传播，吸入带活菌的飞沫导致感染，在机体抵抗力低下时发病。少数经消化道传播。结核菌在体内引起组织的渗出、增殖、变质等病理改变，结核结节是结核病的典型病理改变。

分类（1999 年标准）：

1．原发型肺结核（Ⅰ型）　　包括原发综合征及胸内淋巴结结核。

2．血行播散型肺结核（Ⅱ型）　　包括急性血行播散型肺结核（急性粟粒型肺结核）及亚急性、慢性血行播散型肺结核。

3．继发型肺结核（Ⅲ型）　　包括浸润性、纤维空洞及干酪性肺炎等。

4．结核性胸膜炎（Ⅳ型）　　包括结核性干性胸膜炎、结核性渗出性胸膜炎、结核性脓胸。

5．其他肺外结核（Ⅴ型）　　如骨关节结核、结核性脑膜炎、肾结核、肠结核等。

二、诊断要点

（一）临床特点

1．症状与体征　　儿童结核初起时，不像成人那样有咳嗽、咯血、盗汗等症状，大部分小儿无症状。但是，婴幼儿可急性起病，突然发热，体温达 38～40℃，持续 2～3 周，类似流感、肺炎、伤寒表现，随后降为低热，持续很久。年长儿则缓慢起病，有长期不规则低热、食欲不振、消瘦、盗汗、疲乏、性情改变等慢性中毒症状。除有肿大淋巴结压迫气管、支气管引起类似百日咳的痉挛性双音咳嗽外，还有喘鸣、呼吸困难、声音嘶哑等，亦可无或甚少阳性体征。

2．小儿原发型肺结核的特点

（1）重症感染：指大量结核菌同时被吸入幼儿肺内，引起重症结核。表现为发病急、进展快、预后差。

（2）组织及器官对结核菌的高度敏感性：表现为肺内病灶周围广泛炎症反应，结核菌素呈强阳性反应，多发性浆膜炎及皮肤、粘膜等非特异性反应。

（3）广泛淋巴系统波及：全身性淋巴结肿大，淋巴结病变有干酪样坏死倾向，成为慢性结核中毒症及日后播散的主要根源。

（4）有全身播散倾向：易发生淋巴、血原性播散，故粟粒型结核和结核性脑膜炎等肺外结核常见于年龄较小的儿童，尤其婴幼儿。

（5）病灶部位的特殊：好发于肺上叶下部，中叶上部。

（6）临床症状、体征少，排菌率低。

（7）以钙化告终：原发型肺结核愈合以钙化告终。

3．小儿继发性肺结核的特点

（1）病变多位于肺尖。

（2）病灶多局限于肺部，很少累及肺门淋巴结，年长学龄儿童常具有原发与继发性结核的双重特点。

（3）病灶易发生空洞：儿童较成人发病急、进展快、病情重、易恶化，以青春期少女更为明显。

（4）容易发生支气管播散：因此痰中排菌率较血行播散性肺结核高。

（二）实验室检查

1．结核菌检查　　可取自痰液、胃液、支气管洗涤液、脑脊液、胸水、腹水、心包积液、大小便及局部病灶（如皮肤粟粒样结节）、瘘道分泌物涂片或培养。

2．结核菌素（简称结素）试验　　人型结核菌纯蛋白衍生物（PPD），较旧结核菌素（OT）结果更恒定，且不产生非特异反应。以 72h 局部反应为准。硬结直径 ≤5mm，为阴性（－）；5～9mm，为弱阳性（＋）；10～20mm，为中度阳性（＋＋）；≥20mm，为强阳性（＋＋＋），若有水疱或有坏死者为（＋＋＋＋）。

阳性的意义：①卡介苗接种 4~8 周之后。②已受结核菌感染，但目前尚无活动性病灶。③正在患结核病。④曾患过结核，经治疗而临床痊愈，但病灶内结核菌尚未全部死亡者。⑤小儿结核菌素试验呈强阳性反应者，示体内有活的结核菌存在。

阴性的意义：①未受过结核菌感染（包括接种卡介苗失败）。②已感染结核而尚未产生变态反应，即初次感染 4~8 周内。③机体免疫反应受到抑制，可出现假阴性反应：急性传染病如麻疹、百日咳、流感等病毒感染后1个月内；严重结核病如结脑或急性粟粒性结核病；身体极度衰弱如重度营养不良，AIDS；长期（4~6周以上）使用免疫抑制剂如皮质激素或环磷酰胺等；免疫缺陷病；结核菌素失效或技术误差。

接种卡介苗和自然感染后结素反应的鉴别：①自然感染反应较强，红肿硬结颜色较深，质地较硬，范围较大，边缘较清楚，红肿硬结消退后可留有色素沉着或脱屑。②阳性持续时间，卡介苗接种后的局部反应2天即消失。卡介苗反应逐年减弱，一般于3~5年内消失；而自然感染者，皮肤红肿硬结保留时间4~5天。卡介苗反应可达10~20年之久，甚至终生。

3．血沉　　可帮助判断病变活动性、疗效及预后。

4．蛋白电泳　　有助于判断疗效及预后。a_2及γ-球蛋白常随病变严重性、并发症呈平行升高。

5．C-反应蛋白　　活动性肺结核多数呈阳性。

6．支气管镜检查目的　　①观察支气管内有无阻塞、移位、狭窄或受压。②观察支气管内膜有无病变，如红肿、溃疡、肉芽组织、干酪样坏死、穿孔或瘢痕；也可取肉芽、干酪块或分泌物进行病理检查及结核菌培养。③支气管内肉芽摘除，解除阻塞。

7．胸部超声检查　　有助于肺结核和肺囊肿或肺脓肿的鉴别，又可协助鉴别诊断肺不张和胸腔积液。

（三）影像学检查

1．X线片检查　　小儿结核95%以上感染途径是肺，故胸部摄片十分重要。应拍摄正位、侧位片。小儿结核病灶的特点是：①年长儿病灶多发生在肺上叶尖后段、肺下叶背段、后基底段。②病变可局限，也可多肺段侵犯。③可呈多形态表现，如渗出、增殖、干酪性病变、钙化同时存在。④偶尔有空洞。⑤可有支气管播散灶。⑥可伴胸腔积液、胸膜增厚与粘连。⑦呈球形病灶时（结核球）直径多在3cm以内。⑧病变吸收慢。

（1）正位片：观察胸廓、肺、心脏及横膈形态，判断病变位置，如区别肺内及纵隔病变，若病变中心位于肺，则阴影边缘与纵隔呈锐角，当纵隔有病变时则病变中心位于纵隔，阴影边缘与纵隔呈钝角。又如区别肺内病变及胸膜病变，若为肺内病变则中心位于肺，阴影边缘与胸壁呈锐角；胸膜病变中心位于胸膜，阴影边缘与胸壁呈钝角。

（2）侧位片：①确定病变在纵隔的部位（前、中或后纵隔）。②确定病变在何肺叶、肺段。③显示气管交叉淋巴结。④显示水平裂、斜裂的叶间胸膜炎。⑤显示正位片被心脏、横膈所遮掩的病变。⑥鉴别肺不张、肺炎病变及积液。

2．CT检查　　常可显示X线平片上不易被发现的病灶，如肺内被纵隔、横膈和肋骨等所掩盖的病灶。其诊断价值：①可发现胸内隐匿部位病变，如气管、支气管内的病灶。②早期发现肺内粟粒性阴影。③可鉴别肿块、空洞、孤立结节，以及浸润阴影。④了解肺门、纵隔淋巴结肿大情况。⑤能检出少量胸腔积液、包裹积液、叶间积液和其他胸膜病变。⑥鉴别囊肿与实体肿块。

（四）特殊检查

1．活检　　①周围淋巴结穿刺活检。②胸膜活体检查。③肺穿刺。可见典型的结核结节、干酪样坏死组织和郎罕巨细胞。

2．血清学诊断

（1）用ELISA或酶联免疫电泳（ELIEP）检测患儿血、脊液、浆膜腔内的结核抗体。阳性率46%～93%，假阳性率为4%～11%。所用抗原有：①粗制的结核菌抗原：包括从结核菌培养滤液、结核菌盐水提取抗原、聚合结素抗原、BCG超声处理后抗原。②PPD抗原：如PPD-S、BCG制备的PPD以及由非结核分支杆菌（NTM）制备的PPD-B等。③纯化的结核菌抗原：如结核杆菌抗原5和6；P32（purified 32 kd为1987年从卡介苗培养滤液中纯化出的一种32kd的蛋白质抗原）；分支杆菌糖脂，如从BCG纯化的SAGAIBI和C；TB-C-1是应用抗结核菌单纯克隆抗体TB-C-1抗体制备的免疫吸附柱分离的纯化抗原。

（2）酶联免疫斑点试验（ELISPOT）：其原理是检测 T 淋巴细胞上结核分枝杆菌特异性抗原来诊断早期结核病。据 Lalvani 等对有不同程度结核接触史的 535 名学生研究，结核菌试验和 ELISPOT 检测一致性达 89%，且假阳性少，也不受 BCG 接种的影响。因此，Lalvani 认为 ELISPOT 可替代皮肤试验，用于结核早期诊断的新方法。

3．结核菌结构成分检测　应用气相色谱质谱仪、负离子质谱仪、频率脉冲电子捕获气－液色谱仪检查痰、血清、CSF 中结核硬脂酸，以诊断肺结核和结核性脑膜炎。

4．DNA 探针　应用 DNA 探针检查特殊分支杆菌属（如结核杆菌）特异性核糖体 RNA 序列。将同位素标记的 DNA，加到含有结核杆菌 RNA 的制品上进行杂交。目前已有间接探针在市场上供应。

5．聚合酶链反应（PCR）　采用外基因扩增法查出脑脊液或其他标本中极微量的结核菌基因片段，以早期快速诊断结核病。目前仅作为科研，不在临床应用。

（五）诊断依据

（1）结素试验阳性反应（应考虑年龄因素和卡介苗接种史）。

（2）X 线胸片、CT 片显示肺内病变和（或）所属淋巴结肿大。

（3）痰和胃液内找到抗酸杆菌，活检有结核结节。

（4）有与活动性肺结核病人接触的病史。

（5）有一定的临床症状和体征。

（6）生化、分子生物学、免疫学等检查。其中（1）、（2）两项为诊断的必须依据（体质弱、病情重者、结素试验可阴性），③项为病原学依据，余下各项可为参考依据。3 岁以下婴幼儿仅结素试验为强阳性，有一定中毒症状，应视为活动性结核病。

（六）鉴别诊断

1．原发型肺结核

（1）原发综合征：在 X 线片检查前轻者应与上感、流感，重者需与伤寒和风湿热鉴别。X 线片检查后应与各类肺炎、支气管扩张鉴别。

（2）胸内淋巴结结核：应排除胸腺肥大和胸腺瘤。还应与胸内甲状腺肿、淋巴瘤、胸内结节病、神经元肿瘤、畸胎样瘤、纵隔淋巴结转移癌、肺部旁区血管异常鉴别。

2．血行播散型肺结核

（1）急性粟粒型结核病：应与肺吸虫病、伤寒、卡氏肺孢子虫病、细支气管肺炎等区别。

（2）亚急性、慢性血行播散型肺结核：应与肺真菌病、肺－肾综合征、肺泡微石症、肺含铁血黄素沉积症、结节病、弥漫性肺间质纤维化和类风湿性肺病等鉴别。

（3）浸润型肺结核：应与各种细菌、病毒、真菌、寄生虫引起的肺炎相区别。需排除过敏性肺炎；结核球（瘤），应与良性肿瘤、球形肺炎、肺内转移癌相区分，需排除肺包虫病、肺动-静脉瘘等。结核性空洞应与肺脓肿、肺囊肿和支气管扩张相鉴别。

三、治疗要点

（一）治疗原则

1．早期治疗　　早期结核菌生长繁殖活跃，药物易发挥作用，且病变易修复。

2．剂量适宜　　既能发挥最大杀菌或抑菌作用，患者又能耐受和避免产生毒副作用。

3．联合用药　　可防止耐药；又可针对各种不同代谢状态的细菌产生作用。

4．规律用药　　用药不能随意间断，否则容易产生耐药菌株。

5．坚持全程　　为消灭持存菌，防止复发要坚持全程。

6．分段治疗　　即：①强化阶段，短程化疗 2～3 个月。②巩固（继续）阶段，一般为半年。

（二）几种常用的抗结核药物剂量与副作用

见表 2-2-3。

表 2-2-3　常用抗结核药物剂量与副作用

药　名	每日剂量			间歇疗法		主要毒副反应
	成人(g)		儿童	成人(g)		
	50kg	>50kg	mg/kg	50kg	>50kg	
异烟肼(INH、H)	0.3	0.3	10~15	0.5	0.6	肝毒性
链霉素(SM、S)	0.75	0.75	15~30	0.75	0.75	听力障碍、眩晕、肾功能障碍、过敏反应
利福平(RFP、R)	0.45	0.6	10~20	0.6	0.6	肝毒性、胃肠反应、过敏反应
利福喷丁(RFT、L)				0.45*	0.6*	同利福平
吡嗪酰胺(PZA、Z)	1.5	1.5	20~30	2.0	2.0	肝毒性、胃肠反应、过敏反应、高尿酸血症
乙胺丁醇(EMB、E)	0.75	1.0	15~25	1.0	1.2	视力障碍、视野缩小
丙硫异烟胺(PTH、TH)	0.75	1.0	10~20			胃肠反应、口感金属味
对氨基水杨酸钠(PAS、P)	8.0	8.0	150~250	10	12	肝毒性、胃肠反应、过敏反应
阿米卡星(AMK、丁胺卡那霉素)	0.4	0.4	10~20	0.4	0.4	同链霉素
卷曲霉素(CPM)	0.75	0.75		0.75	0.75	同链霉素、电解质紊乱
氧氟沙星(OFLX、O)	0.4	0.6				肝肾毒性、胃肠反应、过敏、光敏反应、中枢神经系统反应、肌腱反应

药　　名	每日剂量			间歇疗法		主要毒副反应
	成人(g)		儿童	成人(g)		
	50kg	>50kg	mg/kg	50kg	>50kg	
左氧氟沙星(LVFX、V)	0.3	0.3				同氧氟沙星
异烟肼对氨基水杨酸盐(帕星肼、PSNZ)	0.6	0.9				同异烟肼

＊：摘自中华结核和呼吸杂志，2001，24（2）：70－74。

（三）药物预防

是减少已感染人群发病的重要措施，但难以防止结核菌感染。其目的在于消灭非活跃生长而持留的隐匿结核菌（持存菌）群。主要针对：未接种 BCG 的儿童，PPD 试验阴性转为弱阳性；接种过 BCG 的儿童，PPD 试验呈强阳性；痰菌涂片阳性肺结核母亲分娩的婴儿；痰菌涂片阳性肺结核密切接触儿童，PPD 试验阳性；近期 PPD 试验由阴性转弱阳性－阳性－强阳性的患儿；肺部有增生性瘢痕阴影，可疑肺结核以及肿瘤、糖尿病、营养不良、艾滋病、长期服用激素而疑有结核感染者。常用 6H 方案，但也开展了更短、更简便的预防性治疗方案的研究。综合动物试验结果显示，2 个月 RFP 加 PZA 效果与 3 个月 RFP 或 RFP＋INH 接近，但优于 2 个月 RFP＋PZA＋INH，更优于 2 个月 RFP 和 6 个月 INH，即 2RZ＝3R＞2RZH＞2R＝6H。

（四）短程化疗（short-course chemotherapy，SCC）

1. 优点　①痰菌阴转速度快，症状改善消失快。②满疗程治疗失败少，痰菌阴转率高。③远期复发率低，且细菌学复发者多数仍为对主要药物敏感株。④总用药量少，药物副反应小。⑤患儿乐于接受，顺应性高。⑥患儿排菌期缩短，周围人群受感染危险减少。⑦总用药次数少，减轻医疗服务负担。⑧短疗方案包括杀灭四种（A 快速生长菌；B 缓慢快速生长菌；C 间歇生长菌；D 休眠菌）菌群的药物，使复治患儿的人数显著减少，增强传染源的控制，减轻社会负担。

2．选药应注意事项　①小儿结核病多为新近感染，以血行播散为多，防治脑膜受侵极为重要。要选用易透过脑膜能进入脑脊液的药物，如 INH、RFP、PZA，不用 EB。②急性血行播散结核，要选用能杀死生长繁殖活跃细菌的药物，如 SM。③小儿结脑时应考虑用能注射的 SM、INH。④小儿原发耐 INH 和 SM 的结核菌感染较成人多见，应选用如 RFP 及 PZA 或 ETH 及 EMB。⑤急性结核感染时单核细胞多受累，应使用能进入细胞内的杀菌药，如 PZA。

3．治疗方案　关于 SCC 方案成人研究较多，欧美常规使用 INH＋RFP 9 个月疗法。英法学者常在前 2～3 个月加用 SM。（药物代号前阿拉伯数字为月份，药物代号右下角阿拉伯数字为每周用药次数）。

小儿 SCC 研究尚不成熟，各地区用药情况也不一致。

（1）上海二医大，新华医院儿科：①结核感染：2HR/4H；或6H。②肺结核、胸内淋巴结核：标准 2HRZ/4HR；改良 3HR/6H 或 9HR。③结核性脑膜炎，粟粒性结核：2HRSZ（E）/10HR；或 2HRSZ（E）/4HR/6H3R3。

（2）北京儿童医院：①结核感染：6H 或 9H 或 2RE 或 4R。②肺结核（原发、继发）：9HR 严重时配 2S 或 3Z 即 2SHR/4HR，或 3HRZ/3HR。③肺外结核（结脑、腹腔结核、骨结核、粟粒结核）：HRSZ（S 用 2 月、Z 用 3～6 个月、R 用 6～9 个月、H 用 9～12 个月）即 3SHRZ/3HRZ/3-6HR。若疑耐 H 时加用 E3～6 个月。

（3）新疆医大二附院：①Ⅰ、Ⅲ型肺结核：2HRS（Z）/4HR。②Ⅱ型、结脑：2 或 4HRS（Z）/4HR/6H3R3。③Ⅴ型结核：2HRS（Z）/3HR/4H3R3。

（4）现代结核病学（张敦熔主编）提出：①急性结核中毒症

状：2HR/4H。②慢性结核中毒症状：6H。③Ⅲ、Ⅳ型结核无并发症：2HRZ/4HR。④原发空洞、支气管播散：2HRZE/6HR。

（5）进修医师必读（王茂贵主编）提出：①Ⅰ、Ⅳ型：2RHZ/4RH 或 2SRHZ/6TH。②Ⅱ型、重症结核、双侧结核性胸膜炎：2SRHZ/4RH 或 2SRHZ/6TH。③Ⅴ型-结脑、骨结核：2SRHZ/6RH。

4．超短程化疗方案　　我国采用 2SHRZ/2HRZ 方案，儿科尚未开展。

（五）结核病的免疫治疗

1．M.vaccae 菌苗　　作用机制：一是提高巨噬细胞产生 NO、H_2O_2 水平杀死结核菌；二是抑制变态反应。是 Stanford 于 1986 年首次报道，1 次皮内注射 M.vaccae 0.1～0.5mg，并联用抗结核药物化疗可使 86.0% 的原发耐药病人获得治愈，而 22% 继发耐药病人，在化疗的基础上只需皮下注射 2～4 次，2 年以上未见复发。

剂量、用法和疗程：Stanford 用 0.1mg，皮内注射，1 次疗法；Von Reyn 用 3 次疗法；Etemadi 用 4 次疗法，每次间隔约 1 个月；我国用 6 次疗法，间隔 3～4 周，深部肌肉注射。但注射部位有肿痛。

2．乌体林斯（Utlins）　　是一不致病的活的草分支杆菌，它进入人体后，T 淋巴细胞受到刺激释放出多种淋巴因子，这些因子作用单核巨噬细胞，使之向病灶部聚集吞噬和杀伤病原菌。适用于肺内外结核病的免疫治疗。

剂量、用法、疗程：每周 1 次，每次 0.172～17.2μg，深部肌肉注射或舌下给药，共 8 周。据湖南、广东、山东等地的临床观察，对促进病灶吸收，改善中毒症状，加速痰菌阴转，疗效肯定，无明显副作用。

结 核 感 染

结核感染（tuberculous infection）是指机体感染了结核菌，全身却找不到结核病灶，而结核菌素试验阳性（++ 以上）者。

一、诊断要点

患儿常有结核接触史。凡未接种 BCG 而 PPD 阳性，或接种过 BCG 而 PPD 试验硬结直径超过 15mm，1 周后仍留有痕迹者，可考虑为自然感染。临床往往无明显症状，有的有激惹好哭，或萎靡不振，睡眠不安，低热、盗汗、乏力、食欲不振及消瘦等结核中毒症状。查体偶可触及浅表淋巴结轻度肿大，肺部 X 线片检查正常。

二、处理要点

治疗方案：用 2HR/4H；或 6H。H、R 剂量，均为每天 10mg/kg，早晨，顿服。3 个月随访 1 次。

原发型肺结核

原发性肺结核（primary pulmonary tuberculosis），是小儿初次受结核菌感染在肺部发生的病变。若有原发病灶、淋巴管炎、淋巴结肿大，称之为"原发综合征"。若原发病灶范围小，或已被吸收，X 线片检查无法查出，仅显示肺内淋巴结肿大，称胸内淋巴结结核。

一、诊断要点

（一）原发综合征

症状轻重不一。轻症可无症状，仅在体检作 X 线片检查时发现。稍重者有低热、乏力、盗汗、消瘦、食欲不振等结核中毒症状，多见于学龄儿童。重症者呈急性起病，可突然高热，体温可达 39～40℃，2～3 周后下降转为长期低热，有明显结核中毒症状，多见于婴幼儿。若淋巴结明显肿大，可出现相应压迫症状，如声音嘶哑、百日咳样及双音性咳嗽、哮喘及呼吸困难等症状。有的有结节性红斑、疱疹性眼结膜炎、一过性关节炎等过敏症状。肺部体征多不明显，原发病灶范围大者，叩诊浊音，呼吸音减低或有湿啰音。

X 线片表现：典型原发综合征，可见原发病灶阴影、引流淋巴管炎和肿大淋巴结组成的双极哑铃状影。但这种典型的影像并不多见，往往把较大的原发病灶误诊为肺炎。

（二）胸内淋巴结结核

诊断标准：①正、侧位胸片显示胸内淋巴结肿大。②PPD 试验阳性。③有结核病接触史。④有结核病中毒症状和体征，并排除了其他疾病。⑤血沉增快。

以上①、②项必备，并伴有③、④、⑤项中之一者，即可诊断为本病。

X线片表现：可分为：①炎症型，肿大的淋巴结，边缘模糊并向肺野放散，在阴影中呈密度一致的团块影。②肿瘤型，肿大的淋巴结呈团块阴影，密度高而均匀，境界清晰。

二、治疗要点

1. 一般治疗　　注意营养，加强休息，预防交叉感染，补充维生素 A、D。

2. 抗结核治疗　　目前最为推崇治疗方案 6HR 或 2HR/4H。《全国结核病防治手册》规定：2HRZ/4HR 或 2HRZ/4H$_3$R$_3$。无症状，用 6H（每天 10mg/kg），顿服。病变较重者，标准为 2HRZ/4HR；改良为 3HR/6H 或 9HR。（R，每天 10mg/kg）。原发病灶较大及中毒症状严重者，可加用肾上腺皮质激素，如强的松 1mg/(kg·d)。

3. 手术治疗　　胸内淋巴结肿大压迫气管、支气管引起呼吸困难，或肿大淋巴结干酪样物质破入气管引起窒息，考虑手术治疗。

急性粟粒型肺结核

急性粟粒型肺结核（acute miliary pulmonary tiuberculosis）是在患儿免疫低下时，大量结核菌突然侵入血循环发生的血行播散，常是全身粟粒型结核病的一部分，也可仅限于肺部。多见于婴幼儿，常在原发感染 6 个月内发病。

一、诊断要点

（一）临床表现

大多数起病较急，临床表现多种多样，患儿多突然高热，（部分体温不高），伴有面色苍白、盗汗、食欲不振、咳嗽、气促和紫绀等，有的可出现严重中毒症状。早期肺部体征不明显，晚期当病变融合时可闻及细湿啰音，易误诊为肺炎（占31.5%）。有的患儿持续高热或体温起伏不定，伴有肝、脾、淋巴结肿大等，易与伤寒、败血症混淆。有67.6%病例有头痛、头晕、恶心、呕吐、羞明、颈强等症状。

有的病例起病缓慢，常在急性传染病后出现盗汗、烦躁不安、呼吸困难、咳嗽、咳痰等症状。

婴幼儿症状不典型，仅表现如消瘦、低热、食欲不振、疲劳等一般中毒症状，常误诊为营养不良。

（二）实验室检查

1. 血常规　　有不同程度的贫血，部分患者白细胞总数和中性粒细胞增加有时可见类白血病反应。

2. 血沉增速，约占67.3%。

3. PPD试验，约有半数呈阳性（阴性不能除外）。

4. 痰找结核菌阳性率较低，血培养很少结核菌生长。

5. 结核抗体（TB-Ab）对诊断有价值。

（三）影像学检查

1. X线胸片检查　　早期不一定能看到异常，发病后2～3周，可见分布、大小、密度均匀一致的粟粒状阴影。早期粟粒病灶直径常为1～2mm，随后可增大到3～5mm。

2. CT片　　肺窗于双侧肺内呈弥漫性粟粒斑点状阴影，大小、分布、密度均匀，内、中、外带及上、下叶分布均匀。

（四）眼底检查

可见脉络膜结核结节。

（五）鉴别诊断

应与伤寒、败血症、霉菌性肺炎、肺含铁血黄素沉着症鉴别，应排除白血病肺部转移的可能。

二、治疗要点

1. 支持疗法　　甚为重要，高热时应补充足够液体，体弱患儿应多次输血浆或全血,食欲极差的患儿可进行静脉营养疗法。

2．抗结核药物 一旦确诊,及时应用抗结核药物,大多赞成用 12 个月,即 2HRZS/10HR 或 2HRZS/10H$_2$R$_2$ 方案。INH 每天 20mg/kg,静脉滴注;RFP 每天 15mg/kg,最好静脉滴注;SM 每天 30mg/kg,分 1~2 次肌肉注射。PZA 每天 20~30mg/kg,分 2 次口服。因所用药物种类较多,剂量偏大,每月宜查 1 次肝、肾功能,以警惕肝、肾损害。

3．肾上腺皮质激素 有高热等严重中毒症状及呼吸困难者,抗结核的同时,可用泼尼松 4~8 周,剂量每天 1~2mg/kg。

干酪性肺炎

干酪性肺炎(caseous pneumonia)是重症结核病之一,是在小儿抵抗力降低及对结核菌过敏反应增高的情况下,带有大量结核菌的干酪物质进入肺组织而引起的肺炎。可因支气管淋巴结干酪物质破溃入支气管、原发病灶干酪液化扩散、肺内血行播散性结核病变迅速融合溶解、浸润性肺结核干酪坏死变成干酪性肺炎。可分为大叶性干酪性肺炎与小叶干酪性肺炎。

一、诊断要点

1．临床表现 大叶性干酪性肺炎,多见于婴幼儿,起病急,有高热、畏寒、咳嗽、咳痰、痰中带血、呼吸困难、紫绀等症状。小叶性干酪性肺炎,多见于稍大儿童,多为支气管播散的结果,起病缓慢,多在咳嗽、咳痰等慢性中毒症状基础上出现高热、呼吸困难或咳嗽、咳痰加重。查体呈重病容,大叶性病变有实变体征;叩诊浊音,呼吸者减弱,或管状呼吸音,小叶性病变时肺部可闻及散在湿啰音。

2．实验室检查 PPD 试验多呈阳性;血沉加速,血白细胞增高,中性粒细胞明显增多且核左移;痰、胃液中容易找到结核菌。结核抗体(TB－Ab)水平升高。

3．X 线片检查 大叶性干酪性肺炎呈 1 个肺段或肺叶的实变阴影,当干酪性病变溶解后可见透亮区,形似"蚕蚀样"空洞;小叶性干酪性肺炎可见斑片状播散阴影,多发生于中下部,内有蜂窝状透亮区,或大小不等的无壁空洞。

4. 鉴别诊断　　应与大叶性肺炎、支气管肺炎、金黄色葡萄球菌肺炎、肺脓肿相鉴别。

二、治疗要点

1. 全身治疗　　注意营养,尤其应注意蛋白质和维生素供给,少量多次输血或血浆,以增强机体抵抗力。

2. 抗结核药物及肾上腺皮质激素应用,同粟粒型肺结核。

3. 并发症治疗　　因严重缺 O_2 致心力衰竭时,应吸 O_2 及强心治疗。合并肺内继发细菌感染时,应加用强有力的抗生素。因严重感染致感染性休克,应尽快纠正休克。

结核性胸膜炎

结核性胸膜炎(tuberculous pleuritisy)是机体对结核菌蛋白成分处于高度敏感状态时,结核菌侵犯胸膜而引起的胸膜炎症。多见于3岁以上儿童,多为渗出性,在原发结核感染后3~6个月发生。位于胸膜下结核病灶直接蔓延至胸膜,或结核菌经血行播散至胸膜,也可因纵隔淋巴结的结核病变,使淋巴引流障碍,逆流到胸膜引起。早期表现为胸膜充血、毛细血管通透性增加、白细胞和淋巴细胞浸润、胸膜表面有纤维素样物质渗出,随后可出现浆液渗出。典型者胸膜上可有结核结节形成。

一、诊断要点

1. 临床表现　　多为急性起病,典型者早期表现为轻、中度发热、刺激性咳嗽和胸痛(3/4患者),疼痛性质为尖锐的针刺样(部分隐痛),多在患侧腋下较明显,深吸气或咳嗽时加重,患侧卧位时减轻。随着病情发展,胸膜腔出现积液,胸痛逐渐减轻,患者感胸闷,积液量大时可出现气急,尤以活动后明显,严重时不能平卧,呈端坐呼吸。当积液基本吸收后又可出现胸痛。体征早期不明显，有时可闻及胸膜摩擦音。中等量积液，即可出现患侧胸廓饱满、气管和心脏向对侧移位。叩诊实音，听诊呼吸音降低和消失。

2. 实验室检查

（1）PPD 试验：呈阳性反应。

（2）胸水检查：多为渗出液呈草黄色，偶见血性胸水，微混浊，比重 >1.018，pH 为 7.3，中性粒细胞数 $(1 \sim 10) \times 10^8/L$，以淋巴细胞为主。蛋白定量常高于 $25 \sim 30g/L$ 以上。胸水不易找到结核菌，培养阳性率低，TB-Ab 测定阳性。胸水乳酸脱氢酶（LDH）升高，腺苷脱氢酶（ADA）增高，>45U/L，胸水 ADA/血清 ADA >1。

（3）胸膜活检：阳性率 62%，有应用价值。

3. 影像学检查

（1）X 线片、CT 检查：均能显示与诊断胸腔积液。小量积液仅见肋膈角变钝；中等量积液胸腔下部呈均匀致密有弧形上缘的阴影（Damoiseau 线）；大量积液，呈均匀致密阴影，心脏纵隔向健侧移位；包裹性积液，为基底部附着于胸壁的局限性椭圆形或半月形致密阴影；叶间积液，侧位片可见沿叶间裂分布的梭状阴影，正位片见块状阴影。

（2）超声检查：可查出积液量及部位。

4. 鉴别诊断　　应与肺炎支原体感染、细菌感染、病毒感染引起胸腔积液；风湿性胸膜炎；癌性胸膜炎相鉴别。

二、治疗要点

1. 抗结核治疗　　多采用 6 个月疗程（2HRZ/4HR、2HRZ/$4H_2R_2$ 方案）或 9 个月疗程（9HR 或 IHR/$8H_2R_2$）。化疗期间应注意肝功能变化。

2. 肾上腺皮质激素　　适当应用皮质激素可减轻中毒症状，促使积液吸收，减少胸膜粘连。

3. 胸腔穿刺　　小量积液只需做诊断性穿刺，中等量积液应及时抽液，以减轻中毒症状，解除对肺及心血管的压迫使肺尽快复张，纵隔复位，防止胸膜粘连而影响肺功能。一般每周抽 2～3 次，每次抽液量不宜超过 500mL，幼儿不宜超过 300mL。直到不易抽出为止。

4．外科手术　　指针为：①胸膜增厚粘连，包裹肺脏而影响呼吸功能；②包裹性结核性脓胸，内科保守治疗无效时需手术治疗。③合并支气管胸膜瘘。

（张廷熹）

第十四节　布 氏 菌 病

一、概述

布氏菌病（brucellosis）是由布氏杆菌引起的人畜共患传染病。布氏杆菌为革兰阴性多形球杆菌，分为羊、牛、猪、森林鼠、绵羊副睾、犬 6 个种，19 型。内毒素是主要致病因素，羊种致病力最强，其次为猪、牛。另 3 种对人无致病力。布氏菌在自然界生存力强，在毛皮中能存活 3～4 个月；冻肉中 2～7 周；乳制品中数周至 1 年半；病畜排泄物或死畜内脏中 4 个月，但对热、光、一般消毒剂敏感；日光照射 10～20min，湿热 60℃10～20min，3% 漂白粉数分钟即可杀灭。病畜是主要传染源，我国以羊为主，其次为牛和猪，其他畜类、禽类以及病人有可能为传染源，但意义不大。布氏菌病主要通过接触传染，如为病畜（羊）接生、剪羊毛、挤奶、加工皮毛等；饮未消毒的病畜乳；屠宰场内吸入含菌的尘埃、颗粒也可造成感染。人群普遍易感，牧民、青壮年感染机会较多。本病以春末夏初为多，主要在牧场、屠宰场流行。病菌进入体内后被吞噬细胞吞噬，入淋巴结，并形成感染灶。细菌在淋巴结内繁殖达一定数量，便入血，引起菌血症和毒血症，可在各器官形成病灶。此外，感染引起的迟发变态反应也造成多系统脏器病变。人一旦感染后有持久免疫力，不同种型间有交叉免疫，再感染机会约 2%～7%。

二、诊断要点

（一）临床表现

羊型最重，牛型较轻。饮羊奶而得病者病情轻。与成人相比，小儿起病较急，体温上升快，症状较轻，病程较短。

1. 潜伏期　　3~60天，一般2~3周，个别长达1年。

2. 急性期　　发热，多汗，关节痛为主要症状。

（1）发热：羊型多为高热，39~40℃，牛型可低热或无热。年长儿热型与成人相似，为弛张热，幼儿持续低热或不规则。热程为2~3周。典型的波浪热为发热2~3周，继以5天至2周无热后再发热，如此体温起伏多次，似波浪状，但这在小儿少见。发热时伴有乏力、全身不适、头痛等。

（2）多汗：夜间或凌晨退热时大汗，也有在发热间歇期或热不高时出汗。

（3）关节痛：游走性大关节红肿、疼痛，多为髋、膝、肩等关节，单个或多个，不对称，疼痛剧烈。

（4）其他：淋巴结、肝脾肿大；皮疹，神经根炎等。年长儿有睾丸炎，少数发生脑膜炎。

3. 慢性期　　病程1年以上考虑为慢性。可由急性期发展而来，也有的无急性期而直接表现为慢性过程。其中部分患儿为活动型，可能有深部（骨关节、肝、脾、肾）病灶存在。表现有发热以及其他系统器官病变的症状和体征，如关节、肌肉疼痛，甚至关节强直；神经系有脑膜炎、神经炎；睾丸炎；呼吸系有支气管炎，肺炎等。这些患儿并有持续血清IgG增高。另有部分为稳定型，患儿长期表现为非特异症状，如乏力、不适、头痛、出汗、食欲不振、腹痛、腹泻或便秘、背痛、肌痛等，而无发热，体查少阳性体征，易误为神经官能症。这些患儿无深部病灶存在，无持续的血清IgG增高，有人认为他们并非真的慢性病而可能是治疗后康复延迟。

4. 并发症　　可累及各系统，有心内膜炎、心肌炎、心包炎、脑膜炎、脊髓炎、支气管肺炎、胆囊炎、肝脓肿、血栓性静脉炎、视神经炎等。其中心内膜炎是主要的致死原因。

（二）实验室检查

1. 血常规：外周血白细胞正常或稍减少，淋巴细胞增多，有时有异形淋巴细胞。

2. 细菌培养　　血、骨髓、尿、脓液、脊液等标本培养可得布氏菌。该菌生长较慢，2～4周无菌生长才为阴性。用快速分离方法（BACTEC，Dupont Isolator，lysis concentration 方法等）可缩短培养时间。骨髓培养阳性率比血高；急性期比慢性期阳性率高。

3. 血清学检查

（1）血清凝集实验：测布氏菌 LPS 抗原的抗体，试管法较灵敏。病程第 2 周多阳性。效价 1:100 以上或双份血效价上升 4 倍以上。急性期阳性率 80%～90%；慢性期仅 30%～60%。

（2）补体结合试验：测特异 IgG，第 3 周起阳性，1:16 有诊断意义。

（3）ELISA 测特异 IgM、IgG、IgA，1:320 为阳性，IgG 持续存在提示慢性活动。

（4）间接免疫荧光试验：IgG > 1:100；IgM > 1:50；IgA > 1:50 为阳性。

（5）血清协同凝集试验：新的快速检测菌体抗原及其可溶性抗原方法。+ ～ ++++ 均为阳性；++++ 为 5min 以内出现凝集；+++ 为 5～10min；++ 为 11～15min；+ 为 16～30min 内出现凝集。

（6）抗人球蛋白试验：测血清中不完全抗体。1:160 为阳性。因操作复杂而少用。

4. 皮肤试验　　以布氏菌素 0.1mL 皮内注射，48h 后局部红肿，硬结直径 2cm 以上为阳性。发病 3 周开始阳性，但 6 个月以内阳性率低，病后阳性可维持数年至 20 年。慢性病人几乎 100% 阳性。此试验对现症病人诊断意义不大，主要用于流行病调查。

（三）诊断标准

（1）流行病接触史。

（2）临床症状体征。

（3）实验室检查阳性：试管凝集试验，补体结合试验，抗人球蛋白试验。凡具备（1）（2）项及（3）中任一项阳性便可诊断。

（四）鉴别诊断

本病需与其他长期发热疾病鉴别，如结核病、风湿病、类风湿病、传染性单核细胞增多症、伤寒、淋巴瘤等。由于布氏杆菌病缺乏特异的症状体征，因而流行病接触史非常重要，结合实验室检查不难与上述疾病鉴别。

三、治疗要点

（一）急性期

1. 抗菌治疗　　布氏菌的抗菌治疗必须早期、联合、长疗程，以防耐药和复发。选用的抗菌药物应有较强的细胞通透性。四环素及氨基糖甙类最常用。由于四环素副作用多，现多用多西环素代替。方案有多种。

（1）利福平：每天 15mg/kg 加多西环素（强力霉素）首剂 4mg/kg，以后每天 2mg/kg，顿服。6 周为 1 疗程。此为 WHO 推荐的方案。

（2）四环素：每天 25～50mg/kg，分 4 次口服，共 6 周；加链霉素每天 20mg/kg 肌肉注射，2 周。布氏菌对四环素很敏感，此为成人既往首选方案，但由于四环素的副作用，故不适用于 8 岁以下小儿。

（3）四环素：每天 25～50mg/kg，分 4 次口服，加利福平每天 15mg/kg 顿服。疗程 6 周。

（4）利福平：每天 15mg/kg 加 SMZco 每天 50mg/kg，分 2 次口服，疗程 6 周。

（5）其他：庆大霉素加 SMZ；阿奇霉素加庆大霉素也有一定疗效。第 3 代头孢菌素体外试验有效，临床经验尚少。

2. 支持、对症治疗　　急性发热时卧床休息，注意营养和水分的补充；高热时物理降温，或用退热剂；关节肿痛明显可局部用非激素类消炎药，或用 10% 硫酸镁湿敷；毒血症表现明显、或有脑或心并发症，全血细胞减少时可用皮质激素。

3．并发症治疗　　脑膜炎和心内膜炎是最严重和特殊的并发症，处理必需积极。抗菌治疗要选用能通过血脑屏障的，可用多西环素加 2 种或更多种抗菌剂，如 SMZco、利福平。第 3 代头孢也可应用。疗程要较 6 周更长，常需数月。心内膜炎最终需换瓣治疗。

（二）慢性期

有发热或急性期症状的慢性活动型患儿，仍需抗菌治疗，疗程要 6 周以上。稳定型的可试用布氏菌免疫核糖核酸。菌苗疗法，是一种脱敏，减轻变态反应的质量，首剂 20 万～40 万个菌体静脉注射，也可皮下或肌肉注射。以后每次量按前次反应强度而递增，每天或隔天 1 次，7～10 天为 1 疗程。此疗法近期疗效可达 70% 以上，远期效果仅 20%～30%。治疗反应较大，发冷、发热，甚至呼吸困难、休克等，故小儿少用。

（三）预防

1．传染源的控制　　病畜隔离，专门牧场放牧；病畜流产的胎羔加生石灰后深埋；患者隔离至症状消失，培养阴性。

2．切断传播途径　　加强病人，病畜排泄物消毒管理；不饮未消毒的乳类；禁食病畜肉类；病畜皮毛消毒后才上市。为病畜接生要戴胶皮手套，屠宰场工作人员应穿隔离衣、戴口罩；污染场地以消毒液处理。

3．保护易感儿童　　疫区 6 个月以上小儿预防接种：干燥布氏菌减毒疫苗 104-M 皮肤划痕，儿童 1 滴，成人 2 滴。接种后 10～20 天出现抗体，3 个月达高峰，免疫力维持 1 年。疫区的健康畜类应连续、连片行疫苗接种。

第十五节　鼠　疫

一、概述

鼠疫（plague）是由鼠疫杆菌（Y. pestis）引起的烈性传染病，

传染性强、死亡率高，在我国《传染病防治法》中列为甲类法定管理的传染病，鼠疫杆菌为革兰阴性卵圆形杆菌，属肠杆菌科，耶尔森菌属，耐寒，在自然条件下能长期生存，对热敏感，对化学消毒剂抵抗力弱，鼠疫杆菌产生3种毒素：脂多糖内毒素、鼠毒素（murin toxin，可溶性的类外毒素蛋白质）、鼠疫杀菌素 I（pesticin I）。鼠类和其他啮齿动物，如黄鼠属、旱獭属为传染源，原发肺鼠疫则患者为传染源，鼠-蚤-人是主要传播方式，肺鼠疫也可通过飞沫而人-人传播，造成大流行。进食未煮熟的野生啮齿动物也有感染机会。人类对鼠疫普遍易感。鼠疫流行呈一定季节性，与疫源地鼠的活动和蚤类繁殖有关。南方多于春夏，北方多于夏秋，肺鼠疫以冬季为多。我国人间鼠疫一度曾基本消灭，动物间流行也基本控制，但近10年来，疫情又有所抬头。20世纪90年代以来，全国疫源县由202个增至273个，四川、贵州为新的疫源省；全国共有11类型自然疫源地，分布于18个省。人间鼠疫发病数也有上升趋势，疫例主要集中在云南、西藏、青海、新疆、甘肃等西部地区，病死率高达8.72%。

二、诊断要点

（一）临床表现

潜伏期平均3～5天，已行预防接种者9～12天。起病急，高热39～40℃，有寒战，伴全身毒血症症状，患儿全身疼痛，头晕、头痛、恶心、呕吐、烦躁、意识障碍，甚至昏迷。常伴出血、肝脾肿大，重者呼吸、循环衰竭，于数小时至数天内死亡。

1. 腺鼠疫（bubonic plague）　最常见，多发生在流行初期，主要表现为急性淋巴结炎，病程第一天即有淋巴结增大，红、肿、热、疼，与周围粘连，最多见为腹股沟淋巴结，次为腋窝淋巴结，也可于颌下、颈部等其他部位。单侧，偶可双侧或多处肿大，一般2～3cm，大者可达5～7cm。第2～第4天为高峰，肿大淋巴结可化脓、破溃，破溃后伤口愈合慢，未破溃者，或经治疗可逐渐消散。病情高峰时毒血症症状加剧，常继发败血症、肺炎、休克、DIC等而在 3～5 天内死亡。病程 1 周后，恢复机会增大。病死率 5%～15%。

2．肺鼠疫（pneumonic plague）　可原发，也可由腺鼠疫或鼠疫败血症继发，多发生在流行高峰时期。起病急，毒血症严重，24～36h 内出现咳嗽、气促，剧烈胸痛，痰量由少至多，稀薄、泡沫状血痰。病情迅速恶化，呼吸困难、咯血、发绀加剧，肺部体征甚少，2～3 天内因出血、休克、心肺功能不全而死亡。死之时全身发绀明显，呈紫黑色，故有称"黑死病"。死亡率 70%～100%。

3．败血型鼠疫（septic plague）　原发型败血型鼠疫又称"暴发型鼠疫"，病情极为凶险，严重毒血症迅速恶化，数小时内迅速昏迷，出血、DIC、休克、呼吸循环衰竭，体温过高或不升，2～3 天内死亡。

4．轻型　仅有低热，全身中毒症状轻，局部淋巴结肿大，少数有化脓，无出血现象，多发生于流行初期或末期，或已接种疫苗者。

5．其他型　皮肤：仅在蚤咬处出现红斑、疱疹、脓疱，或成疖、痈，表面黑色痂皮，破溃成底部坚硬的溃疡。眼型：表现为化脓性结膜炎。脑膜炎型：有头痛、呕吐、嗜睡、昏迷、抽搐，脑膜刺激征阳性，脊液呈脓性。肠炎型：呕吐、腹泻、腹痛，排粘液便、脓血便。咽炎型：表现为咽炎或扁桃体炎。

（二）实验室检查

1．常规检查　血白细胞总数及中性粒细胞增多，有的呈类白血病反应；因感染和出血而呈不同程度贫血；DIC 而血小板减少。肠炎者，大便有粘液，脓球和红细胞；脑膜炎者，脊液蛋白增多，白细胞数及中性白细胞明显增多，糖、氯化物降低。

2．鼠疫菌检查　血、脓、脊液、痰、淋巴结穿刺液行四步试验，即涂片（革兰氏或姬姆萨染色找到两极浓染的短杆菌）；培养（甲紫亚硫酸钠琼脂培养基）；阳性细菌作免疫荧光或噬菌体裂解试验；动物试验（豚鼠或小白鼠）。四步均阳性可确诊鼠疫。

3．血清学检查

（1）抗体检测：反向血凝放射免疫沉淀方法，检测特异性 F-1 抗体，间接血凝，葡萄球菌 A 蛋白血凝改进法测，鼠疫特异 IgG 抗体，由于抗体出现最早要在感染后 3~5 天，故对急性期诊断价值不大，多用作细菌检查阴性病儿的回顾性诊断。

（2）抗原检测：反向间接血凝、ELISA 双抗体夹心法检测特异抗原，灵敏、快速。

4．DNA 检测　　以 PCR 检测鼠疫杆菌 DNA，敏感、快速，但需防假阳性。

（三）鉴别诊断

鼠疫要与急性淋巴结炎、重症肺炎、败血症等鉴别。本病病情重，发展迅速，发病有一定地域性，故只要考虑到此病，即作细菌学检查便可明确诊断。

三、治疗要点

（一）严密隔离

发现鼠疫患者应按甲类烈性传染病规定，立即报告疾病预防控制中心。灭蚤、沐浴、更衣，患儿排泄物及分泌物彻底消毒，医护人员需采取特殊防护措施。患儿应隔离至症状消失、细菌培养 3 次阴性。尸体立即火葬。

（二）抗菌治疗

1．链霉素　　首选，自 1948 年应用至今，尚无其他抗生素较之更有效。每日 15~30mg/kg，为避免大量细菌死亡后突然大量内毒素释放，开始每日量分 4 次肌肉注射，热降后改为分 2 次肌肉注射。多数患儿约 3 天左右退热，疗程 10 天，或热降后再用 3~4 天。其他氨基糖苷类抗生素体外试验有效，但临床无应用经验。

2．氯霉素　　对链霉素过敏的或脑膜炎型鼠疫可选用氯霉素，每日 50mg/kg，分 4 次静脉滴注或肌肉注射。

3．四环素　　每日 30~40mg/kg，分 3~4 次静脉滴注，好转后改口服，疗程 7~10 天，仅适用腺鼠疫和 8 岁以上小儿。

4．其他　　头孢三嗪，每日 50~100mg/kg，环丙沙星，每日

10mg/kg；磺胺嘧啶，每日 40～60mg/kg，或复方新诺明。

（三）对症及支持治疗

高热时降温，补充液体，必要时输血或输血浆，或予以丙种球蛋白。毒血症明显者可用皮质激素。

（四）局部处理

淋巴结化脓者切开引流；皮肤型可用 0.59%～1%链霉素软膏或 5%磺胺软膏。

（五）预防

1. 疫苗接种

（1）无毒 EV 活疫苗：每毫升含活菌 1×10^9。用量：2～6 岁 0.3mL；7～14 岁 0.5mL；＞15 岁 1mL。皮下注射，10 天后产生免疫力，1 个月达高峰，6 个月后下降。每年复种 1 次。接种对象为疫区及周围人群、防疫人员。接种后副反应率较高，局部反应（红、肿、痛）为 49%；全身反应（发热、淋巴结肿大）为 3%。划痕接种副反应较轻，但不能保证进入体内的菌数，影响保护效果。此疫苗是目前国内常用的疫苗，但由于抗原性及保护性不全，故并非理想的疫苗。

（2）甲醛灭活疫苗：初种三剂，分别为 0.5mL、1.0mL、1.0mL，间隔 1～2 周。3～6 个月加强一针，由于安全性差，副反应率高，局部反应达 11%～24%，全身反应为 4%～10%；保护期短；价格昂贵，现已少用。

（3）亚单位疫苗：基因重组 F-1 抗原、V 抗原亚单位疫苗；肌肉注射或制成疫苗微球行气管、鼻腔接种、保护率较前二种疫苗高，副反应少，是有希望的疫苗，目前尚在试验中。

2. 药物预防　接触病人或疫鼠的小儿可用链霉素，每日 30mg/kg，分 2 次肌肉注射，共 6 天。年长儿可口服四环素，每日 40mg/kg，分 3～4 次服。

3. 隔离病人，灭鼠，灭蚤，消灭疫源地。

（谢祥鳌）

第十六节 小儿淋病

一、概述

淋病是由淋病双球菌引起的泌尿生殖系粘膜为主的化脓性炎症性疾病。所谓儿童淋病主要是指儿童的尿道、阴道、宫颈的淋菌感染。

淋球菌为革兰阴性双球菌，属奈瑟氏菌属，干燥环境中 1～2h；加热 55℃，5min；pH < 5.5 便死亡。一般消毒剂也易将其杀灭。显性、隐性感染及无症状感染者是传染源，成人主要是通过性交传染，但也可通过血行播散到全身各个器官和皮肤。小儿淋病传染途径与成人不同，大都属于与感染淋菌的成人（特别是父母）共用浴盆、浴巾或污染的草纸等非性接触传染。即使是性接触传染，绝大多数也是性虐待（强奸、鸡奸）所致。女孩（尤其是幼女）发病率高。这在我国已有不少报道，应引起高度重视。

淋菌对单层柱状上皮细胞和移行上皮细胞（前尿道、子宫颈、后尿道、膀胱粘膜）敏感，而对复层鳞状上皮细胞（舟状窝、阴道粘膜）不敏感。

人在感染淋菌初期，仅影响男性前尿道、女性后尿道和子宫颈。淋菌进入这些部位后，借助于菌毛、蛋白 II 和 IgA 分解酶迅速与尿道、宫颈上皮粘合，蛋白 I 转至尿道的上皮细胞膜，继而淋菌被柱状上皮细胞吞噬，淋菌进入这些细胞后大量繁殖，导致细胞损伤崩解，然后转致细胞外粘膜下层，以通过脂多糖的内毒素与补体、IgM 等协同作用，于该处引起炎症反应，多核细胞增多，粘膜糜烂、脱落，尿道和宫颈粘膜开始排出黄白色脓性分泌物。白细胞集中于细菌丛的四周，当排尿时，受粘连的尿道粘膜被扩张，刺激局部神经引起疼痛。炎症刺激尿道括约肌痉挛收缩，发生尿频、尿急。同时使粘膜小血管破裂而出现终末血尿。反应严重者，粘膜下层组织，甚至海绵体组织也受影响，因而发生尿道周围炎。在这一过程中，机体局部及全身均产生抗淋菌的抗体，由于抗体－补体杀菌作用，一般不会扩散到全身，从而使局部炎症逐渐消退。炎症消退后，坏死粘膜修复，均为鳞状上皮细胞或结缔组织，严重或反复地感染，结缔组织均纤维化，引起尿道狭窄。输精管和输卵管也可发生狭窄甚至闭塞，导致不孕和不育。若机体免疫力低，可扩散到整个泌尿生殖系统，可侵入血液造成菌血症，并由血液带到其他部位，出现淋菌性皮炎、关节炎、心内膜炎、心肌心包炎、脑膜炎及中毒性肝炎等。

二、诊断要点

本病诊断主要抓住四点：一是准确的病史；二是临床表现（见各种淋菌性炎症）；三是认真查体；四是实验室检查，特别是淋菌的培养。

（一）临床表现

1. 淋菌性阴道炎、尿道炎　幼儿以淋菌性阴道炎多见，与成年妇女不同。幼女阴道由柱状上皮组成，pH 值偏碱性，适合淋菌感染。症状有阴道粘膜发红、灼热、灼痛或瘙痒感，时有淡绿色或黄色分泌物流出。其次是淋菌性尿道炎，表现为尿道口、阴蒂红肿，阴道口有脓液，可出现尿频、尿急、尿痛等。再次是由于上述两种炎症分泌物蔓延引起的阴周皮炎、肛周皮炎及直肠炎等。症状有局部皮肤粘膜潮红、糜烂、渗液，表现有脓性分泌物、结痂等。

男童淋病常见者为尿道炎，表现为尿痛、尿急、排尿困难和尿道分泌物。也可同时发生附睾炎。其他感染不常见。儿童也可发生淋菌性咽炎和直肠炎，要作培养加以确诊。

2. 淋菌性眼炎　淋菌性眼炎以新生儿发病最多，主要是感染了淋菌的母亲在分娩的过程中，产道分泌物感染了新生儿的眼睛所致。潜伏期 2～4 天。开始常表现为结膜炎，分泌物逐渐增多。一天后眼睑红肿，结膜充血，有脓液外溢，俗称"脓漏眼"，大多双眼受累。此时婴儿精神差，哭闹，可有发热、双眼紧闭、眼睑潮红水肿、虹膜睫状体炎，最后导致失明。

3. 淋菌性咽炎　　淋菌性咽炎以女性多见。必须注意新生儿在被娩出过程中可能吸入带有淋菌的产道分泌物而发生淋菌性咽炎，甚至淋菌性肺炎。有症状者表现咽部疼痛、灼热、局部充血，有脓性分泌物。有时可累及扁桃体，引起红肿、吞咽困难等。

4. 淋菌性皮炎　　淋菌性皮炎是指粘膜淋菌感染外的皮肤炎症，是由淋菌直接蔓延所致。直接蔓延感染者，大多是因为淋菌性尿道炎、阴道炎及眼炎中带有淋菌的分泌物流出，直接感染了这些器官的周围皮肤而引起炎症。有眼睑皮炎、龟头炎、包皮炎、外阴炎、肛周炎等。

症状为局部有潮红、红肿、糜烂、表面有脓性分泌物等。自觉症状可有微痛、灼热、发痒等。有时可形成阴茎脓肿。女性常见的脓肿为淋菌性巴氏腺脓肿和外阴小脓肿等。

5. 胎儿淋病　　孕妇患淋病时，若淋菌随血流侵犯胎儿，易引起胎膜早破、羊膜腔内感染、早产、产后败血症、胎儿发育迟缓等。

（二）实验室检查

实验室检查主要是淋菌的涂片检查和培养，有条件或必要时可作 PPNG 检测和血清实验等检查。

1. 标本的选采　　标本的选采是淋病实验室诊断的关键。要按感染的部位选采合适的标本，同时要考虑病人的性别、年龄、临床表现等情况采取，既要查出淋菌，又要使病人免受不必要的痛苦。

（1）尿道标本：对有症状或无症状的男性患者和有症状的女性患者，采取标本至少在小便 1h 之后进行。脓性分泌物可用拭子直接采取。若无分泌物，可用无菌接种环轻轻刮取前尿道粘膜。最好用细小拭子插入尿道 2～4cm 处，约 15～30s 轻轻旋转拭子再拔出。晨起第一次小便也可以发现淋菌，尤其在粘丝上，再经离心浓缩标本，可增加淋菌的检出率。

（2）口咽标本：可用拭子在咽后部或扁桃体隐窝部采取标本。

（3）眼结膜：可直接采取脓性分泌物作标本。

（4）血液：直接抽血送检。

（5）关节液：直接抽取关节液，将抽取针筒（针头刺入无菌塞中）或盛标本的容器送检。

2. 直接涂片检查　　适用于男性。阳性结果，结合病史及临床表现可以作出初步诊断，为其特异性可达到99%以上。对女性患者，一是阳性率低（40%～60%）；二是有形态相似的莫拉氏菌、不动杆菌等，容易造成假阳性；三是一些阴性结果也不能排除淋病的诊断，故在女性一般不推荐作标本的直接涂片。为了获得最佳效果，标本采取时将拭子在玻片上轻轻滚动，而不是在玻片上轻轻摩擦，拭子头部各面均需和玻片接触，然后立即涂片作革兰氏染色，再作镜检。阳性结果报告要"发现细胞内大量（或少量）革兰氏阴性双球菌"，其余注意有无细胞外阴性双球菌或脓细胞，有无上皮细胞，细菌或细胞均要注意数量。在复查标本中，要特别注意有无脓细胞，以便确定是否存在炎症。要注意上皮细胞的种类，只有取到了尿道粘膜或宫颈内膜中的柱状上皮细胞，标本才算合格。

咽部淋菌，直接涂片既不敏感，也不特异。直肠感染的涂片，也不满意。治疗效果的复查，也不推荐直接涂片。

3. 淋菌培养　　淋菌培养对有无症状的男性和女性患者都是很敏感的。因此，培养是目前淋病筛选和发现病例的唯一推荐的检查方法。

培养淋菌有各种培养基，但都是在基础培养基上加上某些抗生素或其他物质而成，目前常用的有：Martin—L（马—丽）培养基；Thayer—Martin（赛—马）培养基；New York City（纽约市）培养基；Tames 培养基（佳姆培养基、血液琼脂培养基等。它们各有特色均可选用。现国内大都用 Thayer—Martin 培养基）。

4. 核酸扩增技术　　目前这种技术有：①靶扩增：包括聚合酶链反应（PCR）、基因转录的扩增（TAS）、自动维持序列复制（3SR）和链置换扩增（SDA）。②探针扩增：包括连接酶链反应

（LCR）和 Q—Beta 复制酶扩增。③信号扩增：包括复合物探针和分支 DNA 探针。随着 DNA 分子扩增技术 PCR 和 LCR 的出现，检测性病病原体的敏感度从理论的角度上提高到了只要每个样本有一个基因拷贝即可检出的水平，比其他直接培养检测法更为敏感，特异性也较高。初步的数据显示：PCR 和 LCR 对淋菌的检测其敏感性比培养高，特异性在 98% ~ 100% 之间。然而，高度的敏感又引发了一个问题：无法找到合适的标准来评价这些方法，同时这一技术仍然存在着一些缺点，如标本中存在抑制物，可能被污染等。由于核酸扩增技术高度敏感，对不少病原体的检测不能用作判愈实验。

（三）鉴别诊断

1. 生殖器疱疹

外阴、肛门等处的生殖器疱疹为群集的水疱，其下皮肤潮红，病人自觉灼痛及疼痛，甚至剧痛。该病是单纯疱疹病毒所致。有时症状不典型，或一开始就是起红斑、轻度水肿，尤其是发生在龟头时，要与淋菌性龟头炎区别。当红斑上水疱已破，局部合并脓性分泌物，更要注意鉴别。部分女性外阴生殖器疱疹表面糜烂，有淡黄色脓性分泌物，要注意不要误诊为淋菌性或非淋菌性皮炎。由于国内生殖器疱疹的疼痛程度较国外报告轻，必要时要做化验检查确诊。

2. 外阴湿疹　　女性外阴部皮脂腺分布非常丰富，常在局部皮肤出现红斑、丘疹甚至水疱、糜烂，伴有不同程度的皮肤瘙痒，由于抓瘙后常有皮肤粗糙、肥厚、苔藓化，要与外阴淋菌性皮炎区别。

3. 念珠菌性阴道炎　　主要表现为白带增多和外阴、阴道明显瘙痒。典型的白带呈豆腐渣样，也可出现水样白带、粘稠的脓性白带和凝乳样白带。检查时可发现外阴部、大小阴唇、肛周等处肿胀、潮红、糜烂、渗液、剥蚀、上覆白膜或鳞屑，有的患者股阴部呈水肿性红斑，间有少许白色分泌物，有时累及尿道口，引起尿道炎，可出现尿频、尿痛等症状。

三、治疗要点

1．治疗原则

（1）急性淋病一经确诊，即用足量抗生素一次性进行治疗。若未治愈，可重复依次，更换抗生素，乃至联合应用。

（2）结合病史、病情、用药史，合理选用抗生素。

（3）若诊断未明确，病情许可，待化验结果出来后再作治疗，若不许可，基本上确定淋病，可先进行治疗，待结果出来后再作回顾性处理。

（4）注意局部卫生，用具注意消毒。

（5）勿滥用抗生素。

（6）治疗后要注意随访。

2．治疗方法

（1）儿童淋病：体重 45kg 以上按成人方案；小于 45kg 者用下列方法：

1）头孢三嗪 125mg，一次肌肉注射；或头孢噻肟 25mg/kg，肌肉注射，每 12h 1 次，共 2 次；或壮观霉素 40mg/kg，一次肌肉注射。

2）如分离的淋球菌对青霉素敏感，可用普鲁卡因青霉素 10 万 U/kg，一次肌肉注射。或羟氨苄青霉素 50mg/kg，1 次口服。上法均应同时口服丙磺舒 25mg/kg（最大量 1.0g）。

（2）新生儿淋菌性眼炎

1）头孢三嗪 25～50mg/kg（单剂量不超过 125mg），静脉注射或肌肉注射，每日 1 次，连续 7 天，高胆红素血症婴儿，尤其未成熟儿慎用；或头孢噻肟 25mg/kg，静脉注射或肌肉注射，每日 1 次，连续 7 天；或壮观霉素 40mg/kg，肌肉注射，每日 1 次，连续 7 天。

2）如分离淋球菌对青霉素敏感，可用水剂青霉素 G 每日 10 万 U/kg，分 2 次静脉注射或肌肉注射（1 周岁以下婴儿每日分 4 次）连续 7 天。

3）生理盐水冲洗眼部，每小时 1 次，冲后用 0.5%红霉素或 1%硝酸银液点眼。

（廖元兴　唐春林）

第三章　真菌性传染疾病

第一节　隐球菌病

一、概述

隐球菌病（cryptococcosis, torulosis）是由新型隐球菌及其变种引起的一种亚急性或慢性深部真菌传染病，主要侵犯中枢神经系统，表现为隐球菌脑膜炎、脑脓肿和肉芽肿，约占隐球菌感染的80%，病死率高，预后差；也可侵犯肺、皮肤、粘膜、骨、关节等其他器官。

新型隐球菌（Cryptococcus neoformans）又名组织酿母菌，广泛分布于土壤、水果、牛奶、正常人的皮肤和粪便中，在脑脊液、痰液、病灶组织中呈圆形或椭圆形、外带宽阔的荚膜。它有3个变种，即新型隐球菌新生变种、格特变种和上海变种。新生变种广泛分布于世界各地，几乎所有伴发隐球菌感染的艾滋病患者都由该变种引起。格特变种主要分布于热带、亚热带地区，很少伴发隐球菌感染的艾滋病患者是由该变种引起。上海变种于上海非免疫抑制病人中发现。

干燥鸽粪是本病主要的传染源。传染途径为：①经呼吸道：吸入空气中的孢子，引起肺的一过性或严重感染，再血行播散至全身，此为主要途径。②经消化道：吃进带菌的食物，经肠道播散至全身。③经皮肤粘膜：可通过创伤性的皮肤接种而引起全身感染。④经鼻腔嗅神经纤维及淋巴管直接传至脑膜引起脑膜炎，或由脑膜感染沿血管周围鞘扩展进入脑实质引起脑膜脑炎。各年龄阶段均可发病，但10岁以下发病率较低，多见于免疫力低下的患儿，男女之比为 3:1。近年来，隐球菌感染呈明显上升的趋势，在艾滋病人群中隐球菌发病率可达 10%以上。

本病常继发于白血病、淋巴瘤、艾滋病、糖尿病、系统性红斑狼疮、器官移植患者，且常常与长期应用抗代谢药物、皮质类固醇及抗生素有关。健康人对该菌有有效的体液免疫和细胞免疫，体液免疫以抗荚膜多糖抗体及补体参与调理吞噬作用的方式，协助吞噬细胞对隐球菌的吞噬作用。细胞免疫中巨噬细胞、嗜中性粒细胞、淋巴细胞、自然杀伤细胞均起重要的作用。因此，只有当机体抵抗力降低时，病菌才易侵入人体致病，但亦有少数患者无明显免疫缺陷。

二、诊断要点

（一）临床特点

1. 中枢神经系统隐球菌病　　最常见，占 80%，症状最严重，可分为以下 3 型：

（1）脑膜炎型：最多见，可呈急性、亚急性、慢性经过。2/3 患儿首先表现为上呼吸道感染症状，如发热、畏寒、头痛、鼻塞、咽痛等，一般治疗无效，阵发性头痛随病程渐加重，伴恶心、呕吐，可出现眼部症状、精神症状、脑膜刺激征和锥体束征。急性脑膜炎型常起病急剧，如不及时救治，多在数天至 3 周内死亡。亚急性型以上呼吸道症状起始，逐渐加重，1~2 个月发展为典型脑膜炎。慢性型可反复出现症状和自然缓解，病程可迁延数年，机体呈现消耗状态。

（2）脑膜脑炎型：除脑膜受累外，大脑、小脑、脑桥和延髓等也受累，临床出现相应的脑局灶性症状，如偏瘫、失语、癫痫发作等。

（3）肉芽肿型：少见，常好发于大脑、小脑、脑干和脊髓，临床表现依肉芽肿发生的部位而定，与脑肿瘤相似。

2. 肺隐球菌病　　儿童少见，常并发于中枢神经系统隐球菌病，或继发于慢性支气管炎、肺结核、支气管扩张等。原发性肺部感染约 1/3 无症状，有症状者多表现为低热、咳嗽、咳粘液性痰、乏力、消瘦，多可自愈。重症罕见，表现为高热、呼吸困难，可伴有胸腔积液。肺隐球菌肉芽肿多无症状，偶作 X 线片检查发现。

3. 皮肤粘膜隐球菌病　　发生率为 10% ~ 15%，可分为原发和继发两型。原发型少见，继发型多由中枢神经系统隐球菌病、肺隐球菌病或其他病灶经血行播散而来。主要表现为痤疮样皮疹、丘疹、硬结或随病变扩大，中心坏死，形成溃疡，有胶质样灰白色渗出物覆盖。病变也可发生于硬腭、舌、齿龈、咽部和鼻腔的粘膜上，自觉症状不重，但病程较长。

4. 骨隐球菌病　　约占隐球菌病的 10%，好侵犯颅骨和脊柱，关节常不受累。骨损害呈慢性、多发性、散在性、破坏性病变，有疼痛、肿胀、无骨膜增生，X 线片检查可表现为小囊肿或骨质破坏。

5. 隐球菌败血症　　隐球菌可侵入血液，生长繁殖，产生毒素，引起寒战、高热、昏迷等败血症表现，同时随血行播散全身器官，如心、睾丸、前列腺、眼等。

（二）实验室检查

1. 血常规　　白细胞总数轻中度升高，中后期血红蛋白及红细胞数减少。血沉增快。

2. 隐球菌检查

（1）直接镜检：取脑脊液、痰液、尿、病灶组织和渗出液等标本，置于玻片上，加一滴墨汁染色，直接普通显微镜检查。因荚膜不着色，故在黑色背景下，可见直径 4 ~ 6μm 的圆形菌体，外周有一 5 ~ 6μm 的透光厚壁，为临床确诊依据。墨汁染色法迅速、简便而可靠。

（2）培养：可将上述标本接种于葡萄糖蛋白胨斜面培养基上，置 28 ~ 37℃ 孵育 2 ~ 4 天开始生长，少数标本在 2 ~ 3 周内生长。有隐球菌生长可确诊。

3. 免疫学检查

（1）抗原检测：乳胶凝集试验、补体结合试验、ELISA 等检测脑脊液及其他体液标本中的新型隐球菌荚膜多糖抗原，具有特异性强、快速、灵敏的特点，是早期诊断的主要手段，且可反映治疗效果和病情变化，如抗原滴度无变化或升高，提示病情恶化和预后不良；病愈后，又多次出现抗原，滴度≥1:8，提示疾病复发。

（2）抗体检测：检测血清或脑脊液中抗新型隐球菌抗体有助于诊断和判断病情变化，抗体滴度升高提示病情好转。所用方法有全菌凝集反应、间接荧光抗体试验、乳胶凝集试验、补体结合试验等，但均特异性不强，假阳性率较高，仅作为辅助诊断方法。

4. 脑脊液检查　　脑膜炎者，脊液外观微浊，白细胞总数 $(0.05 \sim 0.5) \times 10^9/L$，以淋巴细胞为主，蛋白常在 2g/L 以上，糖、氯化物降低，乳酸及 IgG 增高。墨汁染色可见隐球菌。发病早期可阴性，应多次检查。

5. X 线片检查　　肺隐球菌可见两肺下野有单个或多个结节状阴影，周围无显著炎症浸润，易误诊为结核瘤或肿瘤。

（三）鉴别诊断

隐球菌病仅依靠临床表现难以诊断，其确诊需获得病原学证据，免疫学检查和 X 线片检查起辅助诊断的作用。临床需与下列疾病作鉴别：

1. 中枢神经系统病　　应与结核性脑膜炎、化脓性脑膜炎、病毒性脑膜炎、脑脓肿、脑肿瘤等鉴别。鉴别重点是脑脊液墨汁染色镜检及培养发现隐球菌，头 CT、MRI 等影像学检查和免疫学检查也有帮助。

2. 肺隐球菌病　　应与肺炎、肺结核、肺念珠菌病、肺曲霉菌病等肺感染性疾病相鉴别。除临床症状、体征有所不同外，还可在痰、胸腔积液、支气管镜检物或手术切除的肺组织中找到隐球菌。

3. 其他隐球菌病　　皮肤隐球菌病应与皮肤结核、结节病及其他真菌病鉴别；骨隐球菌病应与骨肿瘤相鉴别；隐球菌败血症应与细菌性败血症鉴别。主要鉴别点为局部组织、分泌物直接镜检、培养或病理切片找到隐球菌。

三、治疗要点

(一) 支持疗法

加强护理，供给足够的热量和营养，补充维生素 B 族。病情严重可考虑少量多次输新鲜血、血浆、或静脉用丙种球蛋白（IVIg）、胸腺肽、转移因子等。长期应用广谱抗生素和/或激素者，尽可能减量或逐渐停用。

(二) 中枢神经系统隐球菌病的治疗

1. 对症治疗

(1) 纠正低钾血症、低钠血症等水电解质紊乱。

(2) 降低颅内压：有颅内高压者可用 20%甘露醇（mannitol），每次 1~2g/kg，30~60min 内静脉快滴，视病情 4~8h 1 次；速尿（lasix），每次 1~2mg/kg，静脉注射或肌肉注射，4~8h 1 次，可与20%甘露醇交替应用；25%白蛋白每次 1g/kg；50%葡萄糖每次 2~4mL/kg。如药物治疗效不佳，可采用腰椎穿刺法缓慢放脑脊液，每次 5~15mL。对顽固性颅内压增高，上述方法无效时，可采用脑室引流法减压。

2. 手术治疗　　对局限性脑部隐球菌肉芽肿可手术切除，术前、术后须用二性霉素 B 等药物控制隐球菌感染。

3. 抗隐球菌治疗

(1) 二性霉素 B（amphotericin B）：为首选药物之一。

1) 静脉滴注：开始每日 0.1mg/kg，如无不良反应，可每日或每 2~3 日增加 0.1mg/kg，渐增至每日 1~1.5mg/kg，每日 1 次，缓慢静脉滴注。病情好转可改为隔日或每周 2 次给药，总疗程 1~3个月，总剂量为 25~50mg/kg（最大总量为 3g）。该药毒副作用有：①即刻反应：寒战、高热、头痛、胃肠道反应。②肝、肾、心肌、造血系统损害。③电解质紊乱：低钾血症最常见。④静脉炎，见于多次注射后的静脉。应用时应注意：先以注射用水溶解，再用 5%

葡萄糖液稀释至 5～10mg/dL；输液速度宜慢，滴注时间不少于 6h（每分钟 20～30 滴）；输液瓶以黑布包裹，以防紫外线破坏二性霉素 B；输液前半小时可给阿司匹林、抗组胺药或氯丙嗪，可在输液中加入氢化可的松（25～100mg）或地塞米松（5mg）；用药期间每隔 3～7 日查血、尿常规，定期查肝、肾功能及血电解质。轻度肝肾损害，停药 3～7 天可恢复。严重受损者，需停药 2～5 周，待检验正常后，再从小剂量开始。近年，二性霉素 B 脂质体（amphotericin B methylester）已开始用于临床，毒副作用明显减少，疗效提高，适用于各种严重的系统性真菌病、不能耐受二性霉素 B 或治疗无效的病人，起始剂量为每日 0.3～0.5mg/kg，渐增至每日 1～2mg/kg，先以注射用水溶解，再用 5% 葡萄糖液稀释至 0.2～2mg/mL，避光静脉注射 6h，对隐球菌脑膜炎总量可达 5～8g。

2）鞘内注射：限于治疗中枢神经系统隐球菌病，当病情严重时加用，或用于静脉注射未成功的患儿。开始剂量为每日 0.025mg，用 2～3mL 注射用水稀释，浓度不超过 0.25mg/mL，或与腰椎穿刺引流出的 3～5mL 脑脊液混匀后，缓慢注入，有反应者可加 0.2～0.5mg 地塞米松。以后每日增加 0.025mg，增至 0.1mg 后改为每日增加 0.1mg，直至 0.5～0.7mg 为止。连续鞘内注射 1 周后，改为每周 2～3 次，约需注 30 次。鞘内注射可与静脉注射交替使用，使药物毒副反应减轻。

（2）5-氟胞嘧啶（5-Flucytosine，5-FC）：是一种口服系统性抗真菌药，疗效与二性霉素 B 相同而毒性较小，但单用易产生耐药性。目前主张 5-FC 与二性霉素 B 联合应用。其优点是二者合用可产生协同作用，提高疗效，缩短疗程；可减少二性霉素 B 用量；避免单用 5-FC 引起耐药。5-FC 剂量为每日 100～150mg/kg，分 3～4 次饭后口服。其副作用有皮疹、寒战、胃肠道反应、肝、肾、造血系统损害等。二性霉素 B 也由小剂量开始，较常用剂量减少 1/3～1/2，剂量达每日 0.3～0.5mg/kg 时不再增加。二者总疗程为 6～8 周。如用药 8 周仍无好转，脑脊液隐球菌计数增多或抗原增高，可加鞘内注射。

（3）氟康唑（fluconazole）：又名大扶康（diflucan），为广谱三氮唑类抗真菌药。用法为：首日静脉滴注 6mg/kg，以后每日 3～6mg/kg 静脉滴注，直至脑脊液转阴后改为每日 3～6mg/kg 口服，维持 3～4 个月。该药副作用轻，少数病人出现恶心、皮疹、肝酶升高、血钾降低，为治疗中枢神经隐球菌病的首选药之一。但近年对氟康唑耐药的菌株增加。目前多主张二性霉素 B、5-氟胞嘧啶与氟康唑联合治疗，用法为每日二性霉素 B 0.7mg/kg，加 5-FC 100mg/kg，连用 2 周后继用氟康唑每日 3～6mg/kg，口服或静脉注射，共 8 周。

（4）伊曲康唑（itraconazole）：为广谱三氮唑类抗真菌药，不及氟康唑应用广泛。剂量为每日 3～5mg/kg，分两次口服。副作用轻，少数病人出现恶心、皮疹、肝酶升高。主张与二性霉素 B 合用或作为脑脊液转阴后的维持治疗。

（5）球红霉素（globoroseomycin）：为七烯族抗真菌药。开始剂量每日 0.2mg/kg，以后每日或隔日增加 0.2～0.4mg/kg，直至每日剂量为 2～4mg/kg，用 5%～10% 葡萄糖液稀释成 0.01%～0.05% 溶液静脉滴注，疗程 1～2 周。本药也可鞘内给药，每次 0.02～0.03mg/kg，渐增至最大剂量每次 0.1mg/kg，并需加地塞米松。

（6）大蒜素（allitrid）：为大蒜鳞茎中所含的挥发性有效杀菌成分，副作用少，可与其他抗真菌药同时使用。成人每天 40～100mg，加入葡萄糖盐水中静脉滴注，儿童用量酌减，疗程 2 周～4 个月。

4. 分期联合治疗原则　　中枢神经系统隐球菌病的抗真菌治疗分初期治疗、维持治疗和抗复发治疗 3 个阶段。初期治疗用二性霉素 B 与 5-氟胞嘧啶或三唑类抗真菌药合用，疗程 8～12 周，以尽快使脑脊液转阴。脑脊液转阴后尚需口服三唑类抗真菌药维持治疗 3～4 个月。文献报告约 30% 病人易复发，故治愈后仍需定期随访复查，一般每年复查 1 次，共 5 年。在治疗前及停止治疗时需测定血清或脑脊液隐球菌抗原效价，若抗原效价≥1∶8，则预示本病有复发倾向，须再加用口服三唑类抗真菌药3~5个月或更长。

（三）肺部隐球菌病的治疗

无症状的轻症病人可密切观察，一般不需抗隐球菌治疗，加强支持疗法、增强机体抵抗力，可自愈。必要时可用二性霉素B雾化吸入，每日5~10mg，溶于100~200mL注射用水，分4次吸入，7~10日为1疗程。也可用0.3%~1%的球红霉素溶液雾化吸入，每次2mL，每日3~4次，7~10日为1疗程。重症可用二性霉素B每次15mg/kg，静脉滴注，每日1~2次，最大量为1.5g，可单独用，也可与5-Fc合用，疗程1个月左右。局限性胸部肉芽肿及脓疡、肺肉芽肿及空洞可手术切除。

（四）其他部位隐球菌感染的治疗

1. 皮肤隐球菌病　　可用二性霉素B 25mg加1%~2%普鲁卡因，直接注入皮损处，隔日1次。局限性皮肤肉芽肿及脓疡可手术切除。

2. 骨骼隐球菌病　　需外科扩创术，并加上抗真菌药物系统治疗。对关节炎可局部注入二性霉素B 5~10mg，每周1~3次。

3. 脉络膜与视网膜炎　　须全身用抗隐球菌药物，并用0.2%~0.5%二性霉素溶液滴眼。

第二节　念珠菌病

一、概述

念珠菌病是由念珠菌属引起的急性、亚急性或慢性炎症，化脓性或肉芽肿性病变，不仅可导致皮肤、粘膜、指（趾）的浅层真菌病，也可侵犯内脏器官引起深部真菌病。

念珠菌是一种酵母样菌，广泛存在于自然界，也寄生于健康人的皮肤、口腔、消化道、阴道内，健康小儿的带菌率达5%~30%，但并不致病。本菌属条件致病菌，当机体局部或全身抵抗力低下时才致病，其中以白色念珠菌、热带念珠菌感染最常见且致病力最强，主要通过溶蛋白酶及糖酵解酶对组织起破坏作用，其芽生孢子破裂，可释放内毒素样物质而致病。念珠菌侵入机体后，机体主要产生细胞免疫，因此机体细胞免疫低下时，发病率明显增高。本病多见于儿童，尤以新生儿、婴幼儿发病率较高，多继发于慢性腹泻、营养不良，尤其是长期应用广谱抗生素、激素或免疫抑制剂者。使用各种侵入性诊疗技术，如气管插管、静脉插管等，也是易感因素。

二、诊断要点

（一）临床特点

1. 皮肤念珠菌病

（1）念珠菌性擦烂（念珠菌性擦疹）：好发于新生儿和小婴儿，病变主要局限于尿布包裹区，如肛周、臀部、外阴、腹股沟等处的皮肤，其次为腋窝、颈前及下颌等皮肤皱褶处。初起时局部皮肤潮红、糜烂，形成边界清楚、潮湿而鲜红的创面，伴有灰白色脱屑，其周围有若干小水疱或红色丘疹。疱疹逐渐增多、扩大、融合，形成新的擦烂。因痒痛，患儿常哭闹不安。

（2）念珠菌疹：散发于手和身体其他部位的成群小疱，似癣菌疹。

（3）念珠菌甲沟炎和甲床炎：多见手指甲，其特点是甲沟红肿、少化脓，指甲增厚呈淡褐色。

（4）念珠菌性肉芽肿：常见于学龄儿童，与患儿的细胞免疫缺陷有关。表现为原发的有丰富血管的丘疹，表面有棕黄色痂，周围有水肿和红斑，然后形成角状损害，剥脱后露出出血性肉芽肿基底面，多见于面部、头皮和手，病程可达数年之久。

2. 粘膜念珠菌病

（1）口腔念珠菌病（鹅口疮）：最常见，表现为口腔粘膜、舌、牙龈、软腭上覆盖一层白色凝乳状物，呈点状或融合成片，易剥掉。严重者可蔓延至咽喉、食管、气管和肺等处，出现相应的临床表现。

(2) 念珠菌口角炎：口角发红、糜烂、裂隙、张口时疼痛，常与鹅口疮同时存在。

(3) 念珠菌性阴道炎：小儿少见，表现为阴道痒、阴道分泌物增多，呈灰白色伪膜或豆腐渣状。

3．内脏念珠菌病　　近年由于广泛使用抗生素、激素和抗代谢药物等原因，本病有增加趋势。

(1) 呼吸道念珠菌病：念珠菌肺炎最常见，表现为支气管肺炎的症状和体征，但其起病慢、病程长，痰呈胶冻样，偶带血丝，肺部病变易融合实变。常继发于肺炎、肺结核、血液病，如未及时诊断，继续使用抗生素，可使病情加重。但停用抗生素，加用支持疗法，可逐渐痊愈。少数可迁延为慢性气管炎。

(2) 消化道念珠菌病

1) 念珠菌性肠炎：多见于慢性腹泻伴营养不良、体弱的婴幼儿，常由口腔念珠菌病发展而来或发生在口服多种广谱抗生素后，肠道菌群失调所致。表现与婴儿腹泻相似，大便呈泡沫状，有发酵气味，可有白色菌块，大便状似豆腐渣样。严重者可排血样大便。停用抗生素后可渐缓解。

2) 念珠菌性食管炎：多由口腔念珠菌病发展而来，表现为呕吐及吞咽困难。

(3) 播散性念珠菌病综合征和念珠菌菌血症：当机体抵抗力低下时，可由医源性因素或局部肠道、肺等的病菌侵入淋巴管经胸导管进入血循环而播散到全身，可引起脑膜炎、心肌炎、心内膜炎、关节炎、肾盂肾炎、视网膜炎和脉络膜炎等。

(二) 实验室检查

1．念珠菌检查

(1) 直接涂片镜检：取咽拭子、痰液、粪便、尿液、血液、病灶组织、伪膜、渗液等标本置于玻片上直接镜检，如同时发现菌丝和孢子，有诊断价值。如只见芽孢，可能为正常带菌，须多次复查。

(2) 培养：将上述标本接种于真菌培养基（沙氏培养基），如在 1 周内出现乳白色菌落，且菌落数超过 50％即有诊断意义。

2．血清学试验　　全身感染时，常伴念珠菌抗体滴度升高，抗体凝集试验和沉淀试验较有价值。

3．病理检查　　病理组织中发现念珠菌和相应的病理改变即可确诊。

（三）鉴别诊断

皮肤、粘膜念珠菌病的诊断主要根据临床表现；内脏念珠菌病的最后确诊有赖于各种标本直接镜检、培养或病理检查发现念珠菌或相应的病理改变。

内脏念珠菌病应与各种肠炎、肺炎、肺结核、肺隐球菌病、肺曲霉菌病、细菌性败血症相鉴别，鉴别的重点是咽拭子、痰液、粪便、尿液、血液、病灶组织、伪膜、渗液等标本找到或培养出念珠菌。

三、治疗要点

念珠菌病的治疗要根据病变部位和病情轻重来选药，严重感染者应采用具有协同作用的抗真菌药联合治疗，且疗程要足够；同时要积极治疗原发病或基础病，去除诱因，如停用抗生素，皮质激素等，加强支持疗法，增强机体抵抗力。

（一）支持疗法

同隐球菌病节。

（二）抗念珠菌疗法

1．皮肤念珠菌病　　首选咪康唑霜（即达克宁霜）或 1％特比萘芬（即疗霉舒霜，lamisil），外用，每日 2～3 次。也可用制霉菌素油剂、霜剂、混悬液外用，其浓度为 10 万 U～20 万 U/mL 基质。慢性或严重者可口服伊曲康唑（itraconazole），每日 3～5mg/kg，每日 1 次，饭后服。也可服酮康唑（ketoconazole），开始剂量为每日 10mg/kg，好转后剂量减半，每日 1 次，餐间服用。念珠菌甲沟炎可先用 1:4 000 高锰酸钾液浸泡，再涂 1%龙胆紫、达克宁霜或制霉菌素霜。

2．粘膜念珠菌病

（1）鹅口疮：局部涂新配制的制霉菌素混悬液（每毫升生理盐水含制霉菌素 5 万 U），每日 2～4 次，效果较好。鹅口疮较重者，可加服制霉菌素，每日 5 万 U～10 万 U/kg，分 4 次饭前口服。近年来，用咪糠唑生理盐水（50mL 生理盐水加 1g 咪康唑）涂口腔，效果更佳。

（2）念珠菌口角炎和阴道炎：局部涂 1%龙胆紫，每日 1～2 次或涂制霉菌素混悬液，每日 2～4 次。较重的阴道炎急性期，可口服伊曲康唑或酮康唑，剂量同前。

3．呼吸道念珠菌病　　氟康唑为首选，每日 3～6mg/kg，口服或静脉滴注，疗程 10～14 天。如病原菌为克柔氏念珠菌或其他耐药菌株时可改为伊曲康唑，每日 6～7mg/kg，分 1～2 次餐后服，疗程 4～6 周；必要时用二性霉素 B 静脉点滴，从每日 0.1mg/kg开始，渐增量至每日 1.0mg/kg，隔日 1 次静脉滴注，滴注时间不少于 6h，疗程 4～12 周，应定期查血尿常规和肝肾功能。尚可加用雾化吸入，用多聚醛制霉菌素 5 万单位溶于 2mL 生理盐水作雾化吸入，或用注射用水稀释二性霉素 B 至每毫升 5mg，每次用 1～2mL雾化吸入。

4．消化道念珠菌病　　可口服制霉菌素、氟康唑、伊曲康唑、酮康唑，剂量同前，疗程 10～14 天，直至消化道症状消失或粪便真菌检查阴转。病情较重者可用二性霉素 B 静脉点滴，剂量同前，疗程 8～12 天。

5．播散性念珠菌病综合征和念珠菌菌血症　　病情轻者可选用氟康唑、伊曲康唑、克霉唑，疗程 4～6 周。病情较重者首选二性霉素 B 加 5-氟胞嘧啶，二者合用有协同作用，可增加疗效。亦可用大蒜素，成人口服量为每次 20mg，每天 3 次；静脉滴注量为每天 120～375mg，小儿酌减，由小剂量开始，疗程随病情需要而定。

第三节　球孢子菌病

一、概述

球孢子菌病（coccidioidomycosis）是由厌酷球孢子菌引起的一种地方性的真菌传染病，流行于南、北美洲，是美国西北部的一种地方病，我国极少见到此病，患者均有曾到过流行区的病史。在流行区男女老少均可发病，4岁以下小儿发病者最多，多于秋季流行。球孢子菌为双相型真菌，寄生于土壤，有很强的传染性，多由呼吸道吸入该菌、少数可由破损皮肤接触该菌而进入人体，在健康人群中引起良性、自限性肺部感染和皮肤感染，而免疫低下患儿可致进行性肺部感染或播散性感染，可侵犯肺、皮肤、皮下组织、淋巴结、骨、关节、内脏和脑等器官。本病病理上主要表现为急性化脓性反应、慢性肉芽肿改变。感染球孢子菌后数周可获免疫力，主要是细胞免疫，可抑制该菌的繁殖，而 IgM、IgG 抗体不具保护性。

二、诊断要点

（一）临床特点

球孢子菌病主要侵犯肺、皮肤、皮下组织、淋巴结、骨、关节、内脏和脑等器官，可分为原发性和进行性两型，前者占40%。

1. 原发性球孢子菌病

（1）原发性肺球孢子菌病：约60%患者无症状。其余感染后经1~4周的潜伏期，出现轻重不一的症状，轻者类似感冒，重者可有发热、胸痛、咳嗽、咯血、呼吸困难等。20%病例发生皮肤、关节过敏反应，全身出现微小斑丘疹、结节性红斑或多形红斑、关节炎、疱疹性结膜炎等。体征多不显著，偶有肺部叩诊呈浊音，听诊有湿啰音和摩擦音等。80%胸片可见肺炎样浸润、肺部广泛实变区或在肺中、下叶有2~3cm的结核球样结节。5%表现为囊肿样空洞。

（2）原发性皮肤球孢子菌病：表现为丘疹、结节、疣状、溃疡，可伴有淋巴管炎和附近淋巴结肿大。

2．进行性球孢子菌病（球孢子菌性肉芽肿）

（1）继发性肺球孢子菌病：2%～8%的患者在原发病基础上继续蔓延和扩大，引起肺空洞或慢性肉芽肿，可有胸腔积液、支气管扩张、脓胸、气胸等。

（2）播散性球孢子菌病：此型占0.5%，多见于免疫力低下患儿，通过血循环播散到脑、脑膜、骨骼、关节、淋巴结和皮肤等，但不波及消化道和肌肉。其中脑膜炎占25%，是此型中最严重的表现。

（二）实验室检查

1．血常规　　白细胞总数增高，血红蛋白减少，血沉增快。

2．球孢子菌检查

（1）直接镜检：取活组织、痰、脓液、胃液、脑脊液等标本涂片镜检，可见内生孢子。

（2）培养：将上述标本接种于葡萄糖蛋白胨琼脂培养基，室温培养为霉菌相，3～4天有菌落生长。于37℃培养时为酵母相，镜下与直接镜检相同。

（3）动物接种：将标本接种于小白鼠腹腔或豚鼠睾丸，7～10天后可在接种部位检出孢子球囊。

3．血清学试验

（1）球孢子菌素皮肤试验：1∶1 000球孢子菌素0.1mL皮内注射，48～72h观察，局部红斑硬结直径大于5mm为阳性，具有特异性，表示过去和现在有球孢子菌感染。患者在感染后第一周皮试阳性率为87%，第二周为99%。皮试由阳性转为阴性表示病情恶化。

（2）沉淀试验：阳性提示近期感染，感染3个月内阳性率达90%，4个月后降至10%，适用于早期诊断。

（3）补体结合试验：感染3个月后开始阳性，6～8个月后消失。播散型患者补体结合试验滴度常在1∶16以上。效价不断升高表示病情恶化。

（4）荧光抗体染色：对病理标本和培养的菌落有诊断和鉴别的价值。

4.病理检查　　在病理组织中可发现球孢子菌和相应的病理改变。

（三）鉴别诊断

本病无特异性临床表现，在流行区或到过流行区，如患感染性疾病均应先考虑球孢子菌病的可能，确诊有赖于各种标本直接镜检、培养或病理检查发现球孢子菌或相应的病理改变及血清学试验阳性结果。

本病应与上呼吸道炎、气管炎、肺炎、肺结核、恶性肿瘤、隐球菌病、芽生菌病、组织胞浆菌病等鉴别，鉴别的重点是依据流行病学资料、各自临床表现及真菌、病理和血清学检查结果。

三、治疗要点

（一）支持疗法

同隐球菌病节。

（二）抗球孢子菌治疗

1.对免疫力正常的患儿，本病表现为良性自限性，无需抗球孢子菌治疗，仅予支持和对症治疗，在数周内可自愈。

2.对婴儿、体弱和免疫抑制患者，以及症状持续6周以上、广泛播散、肺部损害持续或扩大、肺门或纵隔淋巴结持续肿大、IgG抗体滴度升高超过1:16者应予抗球孢子菌治疗，可选用二性霉素B、氟康唑、酮康唑或伊曲康唑等，用法和注意事项见隐球菌病节，疗程视病情而定，至少维持至感染控制后的6～12个月。

肺球孢子菌病的肺部空洞常可自然关闭，如空洞持续存在或有反复出血或向胸腔穿破或伴有继发感染时，则需手术切除，手术前、后需用二性霉素B治疗。

骨骼、关节和软组织损害者，可进行冷脓疡引流、被感染的滑膜和骨病变切除、局部给予二性霉素B治疗。皮肤结节性红斑和关节炎可服水杨酸盐。

第四节　组织胞浆菌病

一、概述

组织胞浆菌病（histoplasmosis）是由荚膜组织胞浆菌引起的传染性较强的深部真菌病，主要侵犯肺和单核-吞噬细胞系统如肝、脾、淋巴结等，可累及全身各脏器。其变型菌杜氏组织胞浆菌病主要侵犯皮肤和骨，不侵犯肺部。

组织胞浆菌为双相型真菌：在37℃和感染组织内呈酵母相，以酵母菌型生长，存在于单核细胞和中性粒细胞中，有致病力；在35℃以下的实验室和土壤中呈菌丝相，以菌丝体型生长，可产生两种易经空气传播的感染性孢子（大分生孢子和小分生孢子）。杜氏组织胞浆菌为较大的酵母菌型细胞。

组织胞浆菌是致病性真菌，存在于被鸟、鸡或蝙蝠粪污染的土壤中，可经呼吸道、皮肤粘膜、胃肠道侵入人体，视患者抵抗力情况而可引起局部病变或播散性感染。本病多见于儿童，6个月至2岁发病率最高且多为播散型。目前认为Ⅱ型和Ⅳ型变态反应参与了肺组织胞浆菌病的发病机制；在宿主对抗组织胞浆菌中 $CD_4 + T$ 淋巴细胞起决定作用，$CD_8 + T$ 淋巴细胞为机体清除该菌所必须，NK细胞也起相当的作用。

二、诊断要点

（一）临床特点

本病可分为3型。

1. 肺组织胞浆菌病

（1）急性肺型：起病急，有全身不适、发热、咳嗽、胸痛、肌肉痛、呼吸困难等症状，但阳性体征很少。胸部 X 线片检查显示有弥漫性结节状阴影或局限性肺浸润，可伴纵隔及肺门淋巴结肿大。愈后复查可见多数大小分布一致的钙化影，此为本病的特征。

此型为一良性经过，大都自行缓解，仅 0.1%～0.2%发展为播散性。

（2）慢性肺型：可由肺部原发病灶蔓延所致，亦可为二重感染，其临床表现很似慢性肺结核，有咳嗽、胸痛、发热、盗汗、消瘦、呼吸困难等，病程缓慢，可达 1～10 年，常呈进行性，最终导致肺纤维化和肺功能减退。此型多见于 2 岁以下的婴幼儿，病死率高。

2. 播散型组织胞浆菌病　　多见于免疫力低下的婴幼儿，多数由急性肺型恶化引起，可累及除骨和软骨外的任何器官，临床上除急性肺型症状外，尚可出现贫血、白细胞和血小板减少，肝、脾及淋巴结肿大，皮肤、粘膜溃疡，5%～20%病人累及中枢神经系统；婴儿患者很似严重的粟粒状结核。胸部 X 线片检查示粟粒性肺浸润、空洞形成及肺门淋巴结肿大。本型预后差，直接死亡原因为 DIC、脑病和多器官衰竭。

3. 皮肤组织胞浆菌病　　成人多见，主要累及面、颈部，也可波及口、鼻、咽喉、四肢和男性外生殖器等处，表现为坏死性丘疹、溃疡、肉芽肿、结节、脓肿等，局部淋巴结肿大，一般无全身症状。

（二）实验室检查

1. 组织胞浆菌检查

（1）直接涂片或切片镜检：取血、骨髓、痰、脓液、胃液、皮肤粘膜损害处渗出液、肝脾淋巴结穿刺物、活组织或尸体解剖等标本，经固定、染色后在油镜下找组织胞浆菌。

（2）培养：将上述标本接种于含羊血的脑心浸液葡萄糖琼脂培养基，3～4 天有菌落生长，取菌落镜下检查。

（3）动物接种：将标本接种于小白鼠或田鼠的腹腔、脑或静脉内，动物多在 2 周内死亡，取组织病理检查。

2. 血清学试验

（1）抗原检测：可用 ELISA 法和固相 RIA 法检测血清、尿、胸水或脑脊液中的组织胞浆菌病多糖抗原，阳性结果提示有活动性感染。

（2）抗体检测：可用补体结合试验和酶联免疫吸附试验检测抗组织胞浆菌抗体，前者敏感性和特异性均高，抗体滴度＞1:8或近期双份血清抗体滴度有4倍升高者为阳性。后者简便易行，滴度＞1:16为阳性。免疫缺陷者可呈假阴性反应。

3．组织胞浆菌素皮肤试验　　取1:100～1:1 000稀释液0.1mL皮内注射，48～72h观察，局部红肿硬结直径大于5mm为阳性，表示过去或现在有感染。

（三）鉴别诊断

本病临床呈多样性表现，确诊有赖于痰、尿、血、骨髓、胸水及其他分泌物涂片或皮肤、粘膜、淋巴结、肺活检切片中找到荚膜孢子或培养分离出荚膜组织胞浆菌。血清学试验和组织胞浆菌素皮肤试验也有助于诊断。

本病应与结核、血液病、恶性淋巴瘤、传染性单核细胞增多症、隐球菌病、球孢子菌病等鉴别，鉴别的重点是依据流行病学资料、各自临床表现及真菌、病理和血清学检查结果。

三、治疗要点

1．支持疗法　　同隐球菌病节。

2．抗组织胞浆菌治疗　　根据部位、临床类型和病情轻重选用不同的疗法。

免疫功能正常的轻症病人只需支持疗法和休息多能自愈。对免疫缺陷者、肺部病变广泛、有空洞者或全身播散型应及早积极治疗。首选二性霉素B静脉滴注，总剂量需达35～40mg/kg，其次可选酮康唑、氟康唑及伊曲康唑等，用法和注意事项见隐球菌病节，疗程1～2年。近年实验证明r-干扰素对控制肺型有效，可试用于临床。

皮肤或肺部有局限性病灶者，可以手术切除。

第五节 曲 菌 病

一、概述

曲菌病（aspergillosis）是由曲菌属的多种曲菌引起的慢性深部真菌病，常侵犯皮肤粘膜、肺、脑、眼、耳、鼻窦等器官，严重者可发生曲菌败血症。近年证明某些曲菌可引起急性中毒和致癌。

曲菌属丝状真菌，种类很多，在自然界广泛分布，存在于谷物、家禽及动物皮毛和空气中，也可寄存于正常人的皮肤和上呼吸道。引起曲菌病的主要致病种类有十多种，以烟曲菌最多见，其次为黄曲菌、黑曲菌和土曲菌。曲菌属条件致病菌，正常机体的巨噬细胞、中性粒细胞具有抗曲菌孢子和菌丝的作用，构成防止曲菌入侵深部组织的的主要防线。当机体抵抗力降低或有大量曲菌入侵时可致病。其致病方式包括：①原发侵袭型：机体抵抗力正常，但一次吸入大量的曲菌或经受损的皮肤入侵，可引起原发性急性肺或皮肤曲菌病。②继发侵袭型：患慢性病或长期使用抗生素、皮质类固醇激素、免疫抑制剂时，机体免疫功能受损，以致正常情况下不致病的曲菌可经呼吸道或受损伤的皮肤、粘膜侵入人体，并可经血循环引起播散，此型较常见。③变态反应型：过敏体质吸入大量的曲菌孢子通过Ⅰ型和Ⅲ型变态反应可引起变应性鼻炎、气管炎、支气管哮喘或变应性肺曲菌病。④寄生型：曲菌可寄生在支气管扩张的空腔或结核空洞内，形成曲菌球。本病多见于老人和青年，儿童少见。

二、诊断要点

（一）临床特点

1. 肺曲菌病　　最常见，临床上常分2型。

（1）肺曲菌球：又称真菌球型肺曲菌病、寄生性肺曲菌病或肺曲霉肿。常在支气管扩张、肺结核的基础上发生，主要症状为咯血

（发生率为 50% ~ 85%）、咳嗽、咳痰、低热，其次为胸痛、盗汗、气急、消瘦和纳差。X 线胸片出现孤立的新月形透亮区球型灶有特征性诊断价值。

（2）支气管-肺炎型：大量曲菌孢子被吸入后可引起急性支气管炎，如侵袭肺组织，可引起浸润性肺炎、多发性小脓肿、局限性肉芽肿。急性起病者有高热或不规则低热、咳嗽、气急、咯绿色脓痰；慢性者有低热、咳嗽、消瘦，且有反复咯血史，很似肺结核。肺部体征阴性或有粗湿啰音，X 线胸片可见肺纹理增多，弥漫斑片状模糊影、团块状影。

2．播散性曲菌病　　又称全身性曲菌病，可由血行播散到心、脑、肝、脾、肾、骨骼、消化道等。其临床表现随所侵犯的脏器不同而异，最常见的症状为发热、中毒症状和栓塞。

3．变应性曲菌病　　吸入曲菌孢子后数小时可出现发热、咳嗽、喘息、咯出棕色痰栓、两肺布满哮鸣音，血清 IgE 浓度增高，痰及周围血嗜酸性粒细胞增多，痰中可见菌丝。

4．其他曲菌病

（1）耳曲菌病：是曲菌病中最常见的一种。曲菌刺激外耳道皮肤，引起外耳道红肿、鳞屑、结痂，耵聍增多，有痒或胀满感。继发感染则有痛感。

（2）鼻窦曲菌病：较常见。曲菌由鼻腔进入鼻窦，多系慢性、非侵袭性，表现为鼻塞、局部酸胀、头痛，流绿色脓涕等症状。病灶扩大者可蔓延到眼眶和脑组织。

（3）眼曲菌病：以角膜损害最常见，表现为深溃疡或浅表结节，局部疼痛、怕光、流泪，如不及时治疗可失明。其次可发生眼睑炎、泪囊炎、脉络膜炎、眼球脓肿、前房积脓、眼眶肉芽肿等。

（二）实验室检查

1．曲菌检查

（1）直接涂片镜检：取血、痰、脓液、脑脊液、痂皮、耵聍、粪、尿等标本直接涂片镜检，可见菌丝和孢子。

（2）培养：将上述标本接种于葡萄糖蛋白胨琼脂培养基，室温至45℃培养48h即有菌落生长。曲菌是实验室中常见的污染菌，反复培养出同一种菌种并结合临床表现才有诊断价值。

（3）病理组织学检查：取受损组织、淋巴结或尸体组织作病理切片、HE染色，必要时PAS和镀银染色，可见菌丝和孢子。

2．免疫学检查

（1）皮肤实验：以曲菌素作皮肤试验有助于变态反应曲菌病的诊断。

（2）抗原检测：有助于侵袭性曲菌病的诊断，较敏感的方法为ELISA抑制法和双抗夹心法，对临床早期及真菌培养阴性者尤有诊断价值，且检测次数越多阳性率越高。

（3）抗体检测：有助于非免疫抑制性曲菌病如肺曲菌球、过敏性支气管肺曲菌病的诊断，常用方法为免疫双扩散法和对流免疫电泳。

（4）分子生物学技术：DNA探针和多聚酶链技术（PCR）已用于侵袭性曲菌病的诊断，敏感性和特异性大大提高。

（三）鉴别诊断

本病临床呈多样性表现，以找到病原体曲菌为诊断依据。一次痰涂片或培养阳性不能诊断，须反复涂片和培养，多次阳性且为同一菌种才有诊断价值。病理组织学检查阳性对诊断有决定意义。在血、脑脊液、胸水、心包液中，一次涂片或培养阳性可诊断。曲菌免疫学检查也有助于诊断。

本病应与细菌感染、其他真菌病、肿瘤等疾病鉴别，如肺内发现球形阴影时，应与结核球、肺脓肿、良性肿瘤鉴别。鉴别的重点是依据各自临床表现及真菌、病理和免疫学检查结果。

三、治疗要点

1．支持疗法　　同隐球菌病节。

2．积极治疗原发病　　如治疗慢性支气管炎、肺结核、哮喘等。

3. 抗曲菌治疗

（1）侵袭性肺曲菌病：首选二性霉素 B 或二性霉素 B 脂质体，用法和注意事项见隐球菌病节，连用 4~6 周。另可用制霉菌素 150 万 U 溶于 10%丙二醇（glycolpropylone）500mL 内作雾化吸入，每 6h 1 次，同时口服制霉菌素。对顽固或复发性病例，若病灶局限，可作肺叶或全肺切除。单纯性曲菌球可手术切除。

（2）变应性肺曲菌病：经气管滴人或雾化吸入二性霉素 B 等抗真菌药，虽对杀灭真菌有效，但易复发。目前认为皮质类固醇激素是最有效的药物，一般每日口服强的松 0．5mg/kg，有助于肺浸润吸收，2 周后改为隔日 1 次，至少维持 3 个月。亦可联合应用二性霉素 B5mg 和氟美松 2.5mg 加人生理盐水 10mL 雾化吸入，每日 2 次，共 1 个月。对顽固性病者应作支气管镜冲洗、吸出粘稠分泌物，以提高药物疗效。

（3）皮肤、耳、指甲曲菌病：可用硼酸将污垢洗净，再涂以制霉菌素软膏（每克含 10 万 IU 制霉菌素）或达克宁霜。

（4）鼻窦曲菌病：外科引流、0.25%二性霉素 B 和制霉菌素混悬液（5 万 U/mL）鼻腔冲洗。

（5）眼曲菌病：可用 0.25%二性霉素 B 溶液滴眼或 1%二性霉素 B 眼膏涂眼。

（6）曲菌败血症或脓毒血症：以全身治疗为主，可用制霉菌素、克霉唑、5-氟胞嘧啶、二性霉素 B、大蒜素等，用法和注意事项见隐球菌病节。

（蒋小云　莫恩明）

第六节　马尔尼菲青霉病

一、概述

马尔尼菲青霉病（penicilliosismarneffei）系由马尔尼菲青霉菌所致少见的深部真菌感染，各种原因的免疫力低下患者易感染该病。

本病散发流行于我国南方和东南亚各国，由于该菌多侵犯肺、肝、脾、淋巴结、骨髓等组织，可在单核吞噬细胞浆中繁殖蔓延，造成全身多器官功能损害，其表现多样，缺乏特异性，因此给早期诊断带来困难。临床常呈急性发病，病情凶险，其死亡率可达 91.3%。流行病学方面：国外报告该病多继发于恶性肿瘤、艾滋病、结核等基础疾病，而国内多为无基础疾病的原发病例。该病主要散发流行于我国长江以南各省份和东南亚各国。

二、诊断要点

（一）临床特点

马尔尼菲青霉病临床分为局限性和播散性两型。

1. **局限型**　常无明显症状，或症状被其他疾病所掩盖，常见有皮肤损害（约70%），主要为皮疹，疹型多样化，呈大小不等红色、暗红色或浅褐色的丘疹或粉刺样、结节化脓性丘疹，可有小脓疱或多发性皮下脓肿等，尤其常见于 AIDS 患者。有免疫功能低下的患者常有溶骨性损害，可累及长管状骨、肋骨、脊椎骨及颅骨，骨密度下降及骨质溶骨性破坏。生殖器病变及口腔溃疡亦有报道，口腔、咽部粘膜损害，开始为粘膜多发性结节，以后表面破溃形成溃疡。

2. **播散型**　①由于该菌侵犯内脏，造成血行播散，病情凶险，死亡率极高。主要累及肺、肝、脾、淋巴结、骨髓等单核巨噬细胞系统的组织器官，临床表现多样，缺乏特异性，给早期诊断带来困难。②起病急，感染中毒症状明显，最常见的体征是发热、咳嗽、消瘦、贫血、肝、脾、淋巴结肿大、肺部浸润及局部溶骨性病变等。③部分患儿有黄疸、肝脏功能严重损害、白细胞升高、血小板下降、自发性出血倾向等，腹痛、腹泻主要见于婴幼儿。

（二）实验室检查

1. **血常规**　白细胞计数多升高，中性粒细胞增高，贫血，血小板减少。

2. **X 线片检查**　肺部浸润时，胸片可发现肺纹理增粗、肺部阴影、肺脓肿及脓胸或肺门淋巴结肿大。骨骼损害时，病变处骨密度下降及骨质溶骨性破坏。

3. 病原学检查　　马尔尼菲青霉是青霉属中唯一的温度双相型真菌。于25℃时为青霉相（菌丝型），有典型帚状枝，并产生红色色素渗入培养基中；37℃时为酵母相，无色素产生，为直径$2\sim3\mu m$的酵母细胞，呈圆形、椭圆形、腊肠形及不规则形，且多数位于巨噬细胞中。

（1）真菌培养：真菌培养是确诊最为可靠的方法，患者外周血、骨髓培养阳性率达76%～100%。培养出双相性马尔尼菲青霉，25℃时长成菌丝相，形成帚状枝及孢子链；37℃时培养为酵母相，镜下可见圆形，椭圆形，长形，酵母样菌，表面光滑，大小不等。有时可见两头钝圆、中间有隔的、直径$3\sim5\mu m$大小的腊肠形孢子。该菌在啤酒麦芽汁琼脂基上生长良好，在察氏培养基上生长不良。

（2）骨髓及血涂片检查：血涂片及骨髓穿刺涂片在瑞氏染色下菌体颜色较HE染色清楚、明显、不易漏诊，该种方法耗时短，有利于早期诊断。骨髓穿刺涂片可发现马尔尼菲青霉病原体多位于吞噬细胞内，在血涂片主要见于中性粒细胞及单核细胞内，常在胞浆中聚集成群，使细胞体积增大，菌体形态呈类圆形、长圆形或腊肠状，在腊肠状的细胞内常可见一明显的横隔，这是因马尔尼菲青霉为分裂繁殖。

（3）活体组织检查：淋巴结、皮肤脓肿壁、肝脏、脾脏等活检切片，找到具有诊断价值的吞噬马尔尼菲青霉的吞噬细胞，在组织细胞内或散在组织细胞周围可见到马尔尼菲青霉酵母样细胞。马尔尼菲青霉细胞HE染色不良，易与组织胞浆菌混淆，但过碘酸染色（PAS）和银染色良好。活检脾窦内仍有大量马尔尼菲青霉孢子浸润。

（4）血清学检查：人类在感染马尔尼菲青霉后，血中含有一定量的抗体。应用ELISA法检测马尔尼菲青霉病患者的特异性抗体，具有诊断价值。人体抗马尔尼菲青霉免疫主要为细胞免疫，T细胞在组织中的出现有助于杀灭真菌及局限病变，体液免疫特别是特异性抗体可促进细胞免疫功能，因此，检查细胞免疫功能指标可协助对该病的预后判断。

(5) 应用PCR技术诊断：采用马尔尼菲青霉特异性引物，应用PCR方法快速鉴定马尔尼菲青霉菌，有助鉴别诊断及早期确诊。

(三) 鉴别诊断

马尔菲青霉病有明显的地区局限性分布，感染者多为流行地区居民或有到过流行地区旅行史者。本病临床表现复杂且无特异性，主要取决于受累脏器及病变程度，易漏诊、误诊，最终诊断主要是找到病原菌。凡不明原因发热、贫血、肺部感染、肝脾及淋巴结肿大的患者，建议常规进行真菌培养。本病应与恶性组织细胞增生症、恶性淋巴瘤、组织胞浆菌病等相鉴别。此外熟悉该菌的生物学及形态特点是早期确诊的关键。

三、治疗要点

治疗深部真菌有效的药物均适用治疗本病，但要持续治疗半年以避免复发。通常首选二性霉素B加5-FC联合应用效果满意。常用药物有：二性霉素B、氟康唑及伊曲康唑单独或联合治疗对本病有效。同时采用免疫调节剂及丙种球蛋白冲击疗法将大大提高该病的治愈率，但当病期趋向晚期则治疗较棘手，预后较差。

（朱会英）

第四章 螺旋体和立克次体感染性疾病

第一节 先天梅毒

一、概述

梅毒（syphilis）是一种接触性传染病。梅毒的病原体为苍白螺旋体（treponema pallidlum），呈纤细的螺旋状，长6～15μm，平均约为8μm，有8～20个（平均11个）呈钝角弯曲而规则的螺旋，每个螺旋波长约1μm，两段可呈丝状或膨胀成球形。能侵犯任何器官，产生各种症状。梅毒螺旋体只感染人类，故梅毒病人是唯一的传染源。梅毒螺旋体主要是穿过皮肤或粘膜上极小的（常不易见到或无感觉）破损面而侵入。在胎儿期由母体通过胎盘而感染梅毒的胎儿称为先天梅毒或胎传梅毒。先天梅毒患儿之母一定是梅毒患者，属于妊娠梅毒。妊娠中期胎儿受染可造成流产或死产，后期受染常导致早产。

二、诊断要点

（一）临床特点

先天梅毒按其出生后症状的早晚分为早期先天梅毒和晚期先天梅毒。

1. 早期先天梅毒（出生后2年内发病）　　早期先天梅毒的皮肤粘膜症状有35%在出生时已出现，多数见于出生后1～2个月内。在婴儿躯干及手足掌的皮肤上发生多种形态的斑疹、丘疹、大疱、脓疱等。发生在头面部，肢端及臀部的皮疹，初起为红色，继之变成紫褐色，皮疹散在，大小不等。在腹股沟及趾间可以发生糜烂，在肛门、腋窝、阴囊或女孩外阴部可见到肥厚性丘疹或扁平湿疣。水疱是先天梅毒具有特征性的皮疹，这在后天性（获得性）梅毒是不易看到的。发生在手足掌跖皮疹往往融合成片，并伴有脱屑或脱皮症状。检查时，可发现口腔粘膜有斑疹，唇红部糜烂，口角糜烂及皲裂；鼻粘膜充血并有大量分泌物，影响呼吸；婴儿指甲变薄、变脆及甲沟炎等。

早期先天梅毒患儿除上述体征外，患儿发育迟缓，体重下降，面部皮肤多皱如同老人面貌，声音嘶哑，哭闹不安，这是由于鼻内分泌物过多，影响呼吸、吸乳所致。同时常有咽炎、淋巴结炎和肝脾肿大、骨软骨炎、局灶性癫痫等。

2．晚期先天梅毒（出生两年后发病）　　大多数病人是在5～20岁之间出现明显症状。亦有在20岁左右才出现先天梅毒症状者，必须与后天性（获得性）梅毒鉴别。晚期先天梅毒有其特殊的症状，如赫秦森齿、实质性角膜炎及神经性耳聋三大主症。还有鞍鼻及口角放射性萎缩纹等特殊容貌。

（1）赫秦森（hutchinson）齿：只发生于恒齿2个门牙（切牙），在门齿的咬合缘，上门齿有明显的半月状缺口，门齿形如锥体，前后增厚，门齿间隙较宽。上下牙齿发育不整齐，大小也不一致。这种牙只在恒齿上出现，终身不变，为永久改变不了的先天梅毒征。这种病牙齿与磕瓜子造成的缺口是有区别的，后者一般多发生一个上门牙，即使是两个都发生，在咬合缘的切痕是条形缺口，与赫秦森齿有所不同。其他附近的牙齿排列整齐，发育也正常，发生年龄都在20岁以上，以生长在东北盛产瓜子地区并喜欢磕瓜子的人易发生。

（2）实质性角膜炎：亦称间质性角膜炎，是晚期先天性梅毒常见的症状，约占先天梅毒的20%～60%，多见于女性。初起症状角膜充血、怕光、流泪，继之角膜发生浑浊，如同毛玻璃一样而影响视力。炎症可以单侧或双侧同时发生，重症可以并发虹膜睫状体炎。治疗不及时可以导致失明。本症必须与结核性实质性角膜炎区别。

（3）神经性耳聋：发生耳聋的原因是由于听神经受到梅毒螺旋体的损伤而引起的。一般在 4～25 岁时出现。耳聋是渐进性发展，逐渐听力减弱。要与用链霉素或庆大霉素引起的神经性耳聋区别。

梅毒学家把上述 3 种症状同时出现的病人视为典型的晚期先天性梅毒表现，而被冠以"赫秦森征"。

（4）其他

1）马鞍鼻：是继发于早期先天梅毒时所患鼻炎、鼻粘膜糜烂或溃疡，鼻骨发生骨炎的后遗症。晚期发生的鼻树胶样肿，也可以影响鼻骨的发育，形成鼻梁塌陷，鼻头肥大翘起，如同马鞍，故有此名。马鞍鼻病人同时存在双眼间距增宽，鼻孔外翻，容貌特异而丑。马鞍鼻最早可以在 7～8 岁时出现，到 15～20 岁时变为明显。虽经抗梅治疗也不能恢复正常容貌，只有做成型手术才能恢复。树胶样肿还可致腭穿孔。

2）骨痛：是晚期先天梅毒常出现的症状，大都是由于骨膜炎及骨炎所致。好发于长骨及颅骨。胫骨发生骨膜炎之后，骨膜增厚，触摸胫骨可以发生骨表面略隆起、有压痛，被称之为"佩刀胫"。如发生于前额部的骨骼，使局部隆起，有触痛及自发性疼痛。

3）桑椹齿：发生在恒齿的第一臼齿（磨牙）咬合面上，由于发育不良，牙阜短小密集，牙冠向外膨隆的小突起，外形如同桑椹状，故名桑椹齿。这种牙齿也是先天梅毒的症状之一。

（二）实验室检查

1．非螺旋体抗原血清试验

（1）性病研究实验室试验（venereal disease research laboratory VDRL）：临床应用多年，属于微量玻片法，操作简单，一般在 2h 内可出结果，既能做定性，又能做定量试验。但也有缺点：非特异性。需灭活，抗原用时需临时稀释，抗原悬液于 2h 内有效。

（2）不加热血清反应素试验（unheated serum reagin，USR）：同 VDRL，均属于玻片反应，其所用抗原是改良的 VDRL 抗原，其优点是血清不需灭活。抗原悬液不需临时配制。

（3）快速血浆反应素环状卡片试验（rapid plasma regain RPR）：也称活性炭颗粒凝集试验，此试验是将标准的牛心肌脂抗原结合在标准的活性炭颗粒上，这种抗原与梅毒病人血清混在一起，将发生凝集的颗粒，肉眼可辨认，本法的优点是：不需灭活，操作简单，不需显微镜，在纸片上进行，肉眼便能辨别阳性反应，抗原不需临时配制，出结果快，一般只需10min。

（4）甲苯胺红不加热血清试验（toludine red unheated serum test）：此法也从VDRL方法改进而来，其优点是：不需灭活，利用染料做实验标记，肉眼观察更容易辨别。

2. 螺旋体抗原血清试验

（1）荧光螺旋体抗体吸收试验（flurerescen treponemal antibody absorption test，FTA-ABS）：本法的敏感性和特异性甚佳，至今仍被认为检测梅毒螺旋体感染的标准方法（金标准），临床上用于确认梅毒，尤其对早期梅毒患者。但本法的缺点是必须用梅毒螺旋体做抗原，同时应用荧光镜才能观察。近年来有报告采用免疫组化技术对FTA-ABS进行改良，建立FTA-ABS-IgG试验，使之能在普通显微镜下观察结果。

（2）梅毒螺旋体血凝集试验（treponemal pallidum hemagglutination test，TPHA）（Rethler 1965）：本法用超声粉碎的Nichol株螺旋体悬液为抗原，用甲醛处理的羊红细胞为抗原载体，或用经戊二醛处理的火鸡红细胞为抗原载体，此试验操作较简单，实验室要求较低，可推广运用于基层。

（3）梅毒螺旋体颗粒凝集试验（treponemal pasive partiele agglutination test，TPPA）：本法在TPHA的基础上进行改进，利用乳胶颗粒为载体的一种体外被动颗粒凝集试验，其敏感性和特异性与TPHA基本一致，目前均被临床上广泛采用。

（4）19S-IgM-TPHA试验：IgM抗体是感染了梅毒螺旋体最早产生的抗体，并能随疾病的治疗而逐渐消失，19S-IgM-TPHA试验是通过检测沉降系数19S的梅毒螺旋体单一成分的特异性IgM抗体来确诊梅毒的，一旦在胎盘血中检测到高滴度的抗梅毒螺旋体特异性抗体 19S – IgM 时，说明已感染了梅毒。

3. 梅毒螺旋体暗视野检查或直接免疫荧光抗体试验（取可疑的损害和体液做标本）。

（三）出生后 1 个月内婴儿的评价和治疗

由于母体可经胎盘将螺旋体和非螺旋体 IgG 抗体传递给胎儿，使先天梅毒的诊断变得复杂。这抗体传递使得婴儿的梅毒血清学试验阳性结果难以解释。治疗通常以下列几点为依据：①母亲鉴定有梅毒。②母亲梅毒治疗是否充分。③婴儿的临床、实验室及 X 线片检查有梅毒的表现。④比较母亲（分娩时）和婴儿同一实验室和同一方法所做的非螺旋体抗体检查结果。

螺旋体和非螺旋体血清学试验阳性的母亲所生的婴儿，均应取婴儿血清进行非螺旋体血清定量试验（VDRL 或 RPR），不能用脐带血，后者可被母体血污染而产生假阳性结果。婴儿血清没必要做螺旋体抗体检测（如 TPPA 或 FTA-ABS）。现在尚无梅毒 IgM 检测的商品化试剂盒。

所有由梅毒血清学试验阳性的母亲及所生的婴儿都应该做全面的检查以明确有无先天梅毒，包括非免疫性水肿、黄疸、肝脾肿大、鼻炎、皮疹，和（或）肢体假性麻痹。最好用特异性抗螺旋体荧光抗体染色对胎盘或脐带做病理检查。也可取可疑的损害或体液（如鼻腔分泌物）做暗视野或直接荧光抗体染色。

三、治疗要点

治疗目的：对早发性早期先天梅毒要求症状消失，血清反映阴转；对于迟发性（晚期）先天梅毒要求损害愈合，预防反复发生，不一定要求血清反应阴转。小儿不同时期，不同临床状态用不同的治疗方案。

（一）新生儿期的治疗

1. 已证实或高度可能的先天梅毒

（1）体格检查异常，符合先天梅毒。

（2）非螺旋体血清学定量试验结果比母亲高 4 倍（低于或高于该值并不排除先天梅毒）。

（3）取体液作暗视野或荧光抗体试验结果阳性。

治疗方案：水剂结晶青霉素，每日 10 万～15 万 U/kg，每次 5 万 U/kg，静脉给药，出生后前 7 天每 12h 1 次，以后则每 8h 1 次，总疗程为 10 日；或普鲁卡因青霉素 G，每次 5 万 U/kg，肌肉注射，1 日 1 次，共 10 日。

如果在疗程中漏治达 1 天以上，应该重新开始整个疗程。应用其他抗生素（如氨苄西林）尚无足够的资料。即使氨苄西林最初曾是用于治疗脓毒症的，如可能最好还是用青霉素 10 日疗法。应用非青霉素的其他药物治疗需要密切随访以评价疗效。在所有其他情况下对婴儿进行评价和治疗时必须考虑母亲的梅毒感染史和治疗情况。

2．婴儿体检正常，非螺旋体血清学滴度与母亲的滴度相同或升高未达 4 倍，同时①母亲没有治疗，或治疗不充分，或没有治疗的证据。②母亲用红霉素或其他非青霉素治疗。③母亲分娩前 ≤4 周才接受治疗。④母亲患有早期梅毒且非螺旋体抗体滴度下降低于 4 倍或上升 4 倍。

推荐诊断试验：

①脑脊液作 VDRL、细胞计数和蛋白定量。②全血细胞计数、分类及血小板计数。③长骨 X 线摄片。

治疗方案：水剂结晶青霉素，每日 10 万～15 万 U/kg，在出生后前 7 天每次 5 万 U/kg，静脉给药，每 12h 1 次，以后则每 8h 1 次，总疗程为 10 日；或普鲁卡因青霉素 G，每次 5 万 U/kg，肌肉注射，1 日 1 次，共 10 日；或氨苄青霉素 G，每次 5 万 U/kg，单剂肌肉注射。

3．婴儿体检正常且非螺旋体血清学抗体滴度与母亲的滴度相同或升高未达 4 倍，同时①母亲在怀孕期间接受了与病期一致的治疗，且治疗时间在分娩前 >4 周内。②母亲早期梅毒经治疗后非螺旋体抗体低度下降 4 倍，或晚期梅毒治疗后非螺旋体抗体滴度保持在较低的水平上。③ 母亲无再感染或复发的证据。

治疗方案：苄星青霉素 G 每次 5 万 U/kg，单剂肌肉注射（有专家建议无需治疗只是密切血清学随访）。

4．婴儿体检正常，非螺旋体血清学抗体滴度与母亲的滴度相同或升高未达 4 倍，同时：①母亲在妊娠前经过充分的治疗；②母亲非螺旋体抗体滴度在妊娠之前、妊娠期间及分娩时均维持较低的水平上（VDRL≤1:2；RPR≤1:4）。

治疗方案：无需治疗；但是某些专家建议在不能保证随访时用苄星青霉素 G 每次 5 万 U/kg，单剂肌肉注射。

（二）较大婴儿和儿童梅毒的治疗

如果婴儿在新生儿期后（即 1 个月之后）梅毒血清学反应呈阳性，应该回顾其母亲的血清学检查和病史从而判断患儿是先天性梅毒还是获得性梅毒。任何可能患先天梅毒的儿童应该作全面的检查包括 HIV 感染的检测。

治疗方案：水剂结晶青霉素，每日 20 万 ~ 30 万 U/kg，静脉给药，5 万 U/kg，每隔 4 ~ 6h 1 次，共 10 日。

任何疑有先天梅毒或神经性梅毒的儿童均应以水剂青霉素 G 治疗。一些专家建议在水剂青霉素 G10 天疗程完成后再用苄星青霉素 G，5 万 U/kg 单剂肌肉注射。

（三）随访

所有梅毒血清学反应阳性（或母亲分娩时血清学阳性）的婴儿均应密切随访，每隔 2 ~ 3 个月做一次临床和血清学检查（非螺旋体试验），直到血清学实验阴性或抗体滴度下降 4 倍。如果婴儿未受感染（血清阳性是母亲的 IgG 抗体被动转移造成的）。或尽管被感染但接受了充分的治疗，非螺旋体抗体滴度应在 3 个月后下降，6 个月后转阴。新生儿期以后才治疗的婴儿，滴度下降较为缓慢。如果 6 ~ 12 个月龄后滴度持续不降甚至升高，应该对婴儿进行检查评价（如脑脊液检测），并予青霉素 G 注射治疗，疗程为 10 天。

不应以螺旋体试验作为儿童梅毒疗效评价的指标，因为即使给予了有效的治疗，此实验仍然可保持阳性。螺旋体抗体可被动转移给婴儿，且能维持到 15 月龄。如果婴儿在 18 月龄时螺旋体血清学实验呈阳性，则可诊断为先天梅毒。但如此时非螺旋体血清学反应呈阴性，则不需再做任何检查和治疗。相反，如果 18 月龄时为阳性，则应该做全面的检查并按照先天梅毒治疗。

如果婴儿的脑脊液初次检查为异常，则应该每 6 个月做 1 次腰穿，直到脑脊液检查正常为止。脑脊液 VDRL 呈阳性，或脑脊液检查异常不能以其他可能的疾病解释时，应该考虑可能为神经梅毒并予治疗。

（廖元兴　唐春林）

第二节　斑疹伤寒

一、概述

斑疹伤寒（typhusfever，typhusexanthematicus）是一种急性发疹性全身性传染病，包括流行性斑疹伤寒和地方性斑疹伤寒，主要临床表现为高热、皮疹和神经系统症状。本病多发生于战争时期，但如卫生条件较差，仍有爆发流行的危险。目前我国仅有少数散发病例。

流行性斑疹伤寒（epidemic typhus）又称虱媒斑疹伤寒（louse-borns typhus），是由普氏立克次体经体虱传播感染人体所致的急性传染病。本病多发生于寒冷季节，传染源为患者，其血液在潜伏期后期、发病期和恢复早期均有传染性，但于病程的第一周传染性最强。体虱是传播媒介，其叮咬有传染性的病人即受感染，约一周后有大量普氏立克次体从粪便排出。当其再叮咬健康人时，其粪中的立克次体可通过叮咬处和挠损处皮肤侵入人体，在小动脉、静脉和毛细血管内皮细胞繁殖产生血管炎，表现为血栓坏死性血管炎及其周围的炎症细胞浸润而形成的肉芽肿，即斑疹伤寒结节。同时普氏立克次体可释出内毒素样毒性物质，引起全身中毒症状和免疫变态反应。人对此病普遍易感，儿童发病较少，病后可获持久免疫力。

地方性斑疹伤寒（endemic typhus）又称鼠型斑疹伤寒（murine typhus），是由鼠虱传播的莫氏立克次体感染所致的一种急性传染病。本病多见于温带和亚热带地区，发病高峰为夏秋季，传染源主要是家鼠，其次是病人和受感染的猫、狗等动物。传播途径为通过鼠虱叮咬将带有莫氏立克次体的粪便污染伤口而侵入体内引起小血管炎，但较流行性斑疹伤寒为轻，较少引起小血管栓塞和坏疽。人对此病普遍易感，病后可获持久免疫力，并与流行性斑疹伤寒有部分交叉免疫力。

二、诊断要点

（一）临床特点

1. 流行性斑疹伤寒　　潜伏期一般 10～14 天（5～23 天），可分为以下类型。

（1）典型病例

1）发热：发病急剧，体温于 1～2 天内上升至 39℃以上，多为稽留热，部分为弛张热，常伴寒战、恶寒、剧烈头痛、肌痛、乏力、面部和眼结合膜充血。若无并发症，高热持续 2 周左右可退。

2）皮疹：90%病例于发病后 3～5 日从腋窝皮皱部和躯干上部开始出现皮疹向心性传播，于 1～2 天内遍及全身，但面部、手掌和足底少见。皮疹初为粉红色充血性斑疹，数日内变为暗红色斑丘疹、出血疹及混合疹。病后第 7 日皮疹渐消退，遗留褐色色素沉着及脱屑。

3）中枢神经系统症状：剧烈头痛、失眠、神情呆滞、烦躁、谵妄、昏迷、脑膜刺激征、神经病理反射等。

4）肝脾肿大：90%病例出现脾肿大，部分患儿出现肝轻度肿大。

5）其他：可出现干咳，耳聋、耳鸣。严重者可合并支气管肺炎、心力衰竭、休克、呕吐、腹胀、肾衰竭等循环、消化、泌尿系统症状。

（2）轻型病例：多为散发，发热时间短，只持续 1～2 周，体温常在 39℃以下，皮疹稀少或无，常于出疹后 1～2 天即消退，全身中毒症状轻，无中枢神经系统症状，少见肝脾肿大。

（3）复发型病例：亦称布里尔-津瑟病（Brill – Zinsser disease），为第一次发病后普氏立克次体在体内长期潜伏于单核吞噬细胞系统，当机体免疫力下降时再度繁殖而引起复发，多发生于初次发病的数年后，可反复发作多年，呈轻型表现。

2. 地方性斑疹伤寒　　潜伏期 1～2 周。临床表现与流行性斑疹伤寒典型病例相似，但病情较轻，病程短，一般 1～2 周。约 80%患儿出现皮疹，数量较少，出血性皮疹少见。神经系统症状轻，无明显循环系统症状，少数出现脾肿大和肝功能受损。

（二）实验室检查

1. 血常规　　流行性斑疹伤寒外周血白细胞数正常，中性粒细胞常升高，嗜酸性粒细胞和血小板减少。地方性斑疹伤寒白细胞数和分类正常。

2. 血清学检查

（1）外-斐反应（变形杆菌 OX19 凝集试验）：于病程第一周出现阳性，2～3 周达高峰，可持续 3 个月。效价≥1:160 或双份血清滴度 4 倍以上升高有诊断价值。此试验阳性率 80%，特异性均较低，不能区分流行性斑疹伤寒和地方性斑疹伤寒。

（2）间接免疫荧光试验：可检测血清中特异性 IgG 和 IgM 抗体，此试验敏感性和特异性均高，有助于早期诊断。

（3）立克次体凝集试验：用标准立克次体与病人血清做凝集试验，阳性率高且阳性反应出现时间早，第 5 日阳性率可达 85%，第 2 周达 100%。本试验特异性强，可区分两种斑疹伤寒。

（4）补体结合试验：用标准立克次体抗原作补体结合反应，如前后两份血清效价 4 倍以上增高，可确诊。本试验特异性强，可区分两种斑疹伤寒。

3．聚合酶链反应（PCR）　　可早期诊断本病，并能区分两种斑疹伤寒，有较高的敏感性和特异性。

4．病原体分离　　取患儿血液3mL注入雄性豚鼠腹腔，7~10天可出现发热，取腹膜或脾印片，姬姆萨染色，显微镜下可见大量立克次体。

（三）鉴别诊断

根据流行病学资料（流行性斑疹伤寒多发生在寒冷地区，患儿在流行区或发病前1个月内到过流行区，有虱叮咬史，多为冬春季发病；地方性斑疹伤寒多于夏秋季发病，有鼠或鼠虱叮咬史，居住地有本病发生）、临床表现和实验室检查，只要想到本病可能，应进一步作特异性实验室检查，如间接免疫荧光试验、立克次体凝集试验、补体结合试验、PCR或动物接种以确定或排除本病。

本病须与下列疾病鉴别：

1．其他立克次体病　　恙虫病为地方性，常有焦痂或溃疡，淋巴结肿大，变形杆菌OXK凝集反应阳性，OX19阴性。Q热病人主要表现为间质性肺炎，无皮疹，外-斐反应阴性。

2．伤寒　　起病缓慢，体温渐升高，皮疹少，为玫瑰疹，相对缓脉，白细胞减少，肥达氏反应阳性，血培养可有伤寒杆菌生长。

3．钩端螺旋体病　　常有腓肠肌痛，无焦痂、溃疡和皮疹。必要时可作血清学和病原学检查。

4．传染性单核细胞增多症　　有中度发热，全身淋巴结肿大，皮疹为多形性，白细胞升高，异型淋巴细胞计数大于10%。

二、治疗要点

（一）一般治疗

注意隔离，卧床休息，加强护理，给予足够的液体和热量。注意口腔卫生和皮肤清洁。

（二）对症治疗

高热时可冰敷、酒精擦浴、服解热镇痛药。毒血症严重或有严重中枢神经系统异常时可短期应用肾上腺皮质激素。剧烈头痛和烦躁不安者可用镇静剂如地西祥（安定）、苯巴比妥等。

（三）病原治疗

特效治疗主要用四环素类抗生素和氯霉素。通常用药后 1～2 天体温恢复正常，需继续用药 3～4 天以免复发。如果能在起病第 5 日内就给予足剂量的药物治疗，可望治愈。

1. 四环素（tetracycline）　　适用于 8 岁以上儿童，口服剂量为每日 30～40mg/kg，分 3～4 次，最大剂量为每日 2g。静脉滴注量为每日 20mg/kg，分 1～2 次。副作用有：胃肠道反应、肝肾损害、影响牙和骨的发育、菌群失调等。

2. 氯霉素（chloromycin）　　口服剂量为每日 50～100mg/kg，分 4 次，最大剂量为每日 3g。重症可静脉注射，剂量为每日 30mg/kg，分 3 次。副作用有：骨髓抑制、胃肠道反应、菌群失调、视神经炎、共济失调等。

3. 强力霉素（多西环素 doxycycline）　　首剂为 4mg/kg，以后每次 4mg/kg，每隔 12h 给 1 次，口服。副作用同四环素。

4. 甲氧苄胺嘧啶（TMP）　　上述药物与之合用可提高疗效，TMP 剂量每日 10mg/kg，分 2 次，口服。

第三节　恙　虫　病

一、概述

恙虫病（tsutsugamushi disease）又名丛林斑疹伤寒（scrub typhus），是由恙虫病立克次体（或称东方立克次体）引起的急性自然疫源性传染病，呈散发或在潮湿、卫生环境差、鼠类活动多的地区造成地方性流行。其临床特点为发热、皮疹、肝脾、淋巴结肿大和皮肤焦痂。

本病为人畜共患传染病，传染源为鼠类，传播媒介是恙虫的幼虫恙螨。恙虫的生活周期可分为卵、前幼虫、幼虫、稚蛹、稚虫、成蛹和成虫 7 个阶段，只有幼虫需寄生于动物体内摄取宿主体液生存。当鼠类动物在地上爬行或在草丛出入时，幼虫即可附着于鼠体，经 3～5 天吸饱鼠的体液后，跌落在地，继续发育为成虫。如被叮咬的鼠带有恙虫病立克次体，则该幼虫受感染，至第二代的幼虫均带有该病原体，此类幼虫叮咬鼠类时，又可将体内的病原体传给鼠体。如此，鼠和恙螨相互传染，循环不已。人患此病是由于在疫区的草地工作、活动、躺坐休息时被带有病原体的恙虫幼虫恙螨叮咬所致。人群对此病普遍易感，儿童和青壮年多见，发病有明显的季节性和地区性，我国南方发病高峰为 6～8 月，北方为 9～11月。

恙虫病立克次体于恙螨叮咬人体时即接种到体内，先在叮咬的局部组织细胞内繁殖，引起局部皮肤充血、水肿、变性和坏死，继而直接或经淋巴系统进入血流，形成立克次体血症。血中的恙虫病立克次体可侵入血管内皮细胞和单核吞噬细胞系统继续繁殖，释放内毒素，诱发机体产生非特异性和特异性免疫反应，导致广泛性小血管炎、血管周围炎，并可引起全身中毒症状和多器官病变，表现为皮肤丘疹、溃疡、黑色焦痂、淋巴结、肝脾肿大、心肌炎、间质性肾炎、脑膜炎、肺炎等。

二、诊断要点

(一) 临床特点

1. 潜伏期　　4～20 天，多为 10～14 天。

2. 一般表现　　突起高热，体温 39～41℃，呈稽留热、弛张热或不规则热，持续 2～3 周，伴寒战、头痛、腹痛或全身酸痛、疲倦、嗜睡、食欲减退、咳嗽、颜面潮红、结合膜充血、严重者有昏睡、谵妄、昏迷或强直性痉挛等神经系统症状。

3. 皮肤损害

(1) 焦痂和溃疡：为本病的特征，见于 70%～98% 患儿，提示恙虫咬伤的部位。幼虫叮咬后局部出现不痒不痛的红色小丘疹，继而形成水疱，中央部位发生坏死和出血，形成黑色痂皮，称"焦痂"，其边缘稍突起，周围有红晕，呈圆形或椭圆形，直径约 1～2cm。痂皮脱落后即形成溃疡。焦痂或溃疡通常只有 1 个，偶然有 2～3 个，见于腋窝、腹股沟、会阴部、肛周和腰带压迫等部位，因无痒痛，需仔细检查始能发现。

（2）皮疹：起病 3～7 天 35%～100%患者皮肤出现鲜红色至暗红色的充血性斑丘疹，少数呈出血性，大小约 3～5mm，无痒感，躯干多见，面部少见，持续 1～2 周消退，不脱屑，留有短暂性色素沉着。

4．淋巴结、肝脾肿大　焦痂附近局部淋巴结或全身浅表淋巴结肿大，伴疼痛和压痛，能移动、不化脓。半数患儿有肝、脾肿大。

5．其他表现　严重病例在病程第二周，病情常加重，并发心肌炎、肺炎、肾炎、脑炎、心力衰竭、循环衰竭、DIC 等。部分病人尚有迟钝、精神错乱、反应淡漠等症状。

（二）实验室检查

1．血常规　周围血白细胞数多减少，亦可正常。分类常有中性粒细胞核左移，淋巴细胞数相对增多。

2．血清学检查

（1）变形杆菌凝集试验（外斐氏 OXK 反应）：凝集效值 1:80 为可疑，≥1:160 或隔周双份血清滴度 4 倍以上升高有诊断价值。此试验敏感性和特异性均较低，病程第一周末仅 30%阳性，第二周末阳性率为 63%，第三周可达 87%，第四周开始下降，至第 8～9 周多转为阴性。

（2）间接免疫荧光试验：可检测血清中的特异性抗体，此抗体在病程的第一周末开始出现，第 2～3 周末达高峰，60 天后逐渐下降，但可持续数年至 10 年。此试验敏感性和特异性均高，有临床应用价值。

（3）斑点免疫检测：可检测血清中的各血清型特异性的 IgG 和 IgM 抗体。该法敏感性高，特异性强。可区分各种血清型。

（4）酶联免疫吸附试验（ELISA）：同斑点免疫检测。

3. PCR和套式PCR检查　　可早期诊断本病，并能鉴定血清型，有较高的敏感性和特异性。

4. 病原体分离　　取发热期患儿血清0.5mL注入小鼠腹腔，取腹水涂片和腹膜、肠系膜、肝、脾印片，姬姆萨染色，油镜检查可发现巨噬细胞和单核细胞胞质内含有丝状分布的紫红色恙虫病立克次体。作免疫荧光试验，在荧光显微镜下可见细胞内有黄绿色的荧光。小鼠在接种后7～9天才发病，不适用于早期诊断。

（三）鉴别诊断

结合流行病学资料（夏秋季发病，发病前4～20天内是否去过恙虫病流行区，是否曾露天野营、在草丛中玩耍、坐卧）、典型临床表现（发热、特征性焦痂和溃疡、皮疹、淋巴结、肝脾肿大）和实验室检查（变形杆菌凝集试验效价1:160以上阳性或隔周双份血清滴度4倍以上升高）本病不难确诊，必要时可作间接免疫荧光试验、斑点免疫检测、酶联免疫吸附试验、PCR和套式PCR、动物接种等以助确诊。

不典型病例有时须与下列疾病鉴别：

1. 斑疹伤寒　　多见于寒冷地区，冬春季节，有虱叮咬史，无焦痂和溃疡，变形杆菌凝集试验OX19为阳性，而OXk为阴性。

2. 钩端螺旋体病　　常有腓肠肌痛，无焦痂、溃疡和皮疹。必要时可作血清学和病原学检查。

3. 其他疾病　　如传染性单核细胞增多症、伤寒、败血症、登革热、流行性出血热等，依据各自的特定表现和实验室检查可以和恙虫病相鉴别。

三、治疗要点

（一）一般治疗

注意隔离，卧床休息，加强护理，给予足够的液体和热量。

（二）对症治疗

高热时可冰敷、酒精擦浴、服解热镇痛药。毒血症严重时可短期应用肾上腺皮质激素。剧烈头痛和烦躁不安者可用镇静剂如地西泮、苯巴比妥等。

（三）病原治疗

选用对立克次体有效的氯霉素、四环素类、红霉素类和喹诺酮类抗生素以抑制立克次体繁殖，再通过机体的免疫作用将其清除。

1. 氯霉素（chloromycin）　每日 30～50mg/kg，静脉滴注或分 4 次口服，热退后剂量减半，连用 5～7 天，总疗程 7～14 天，剂量、疗程不足易复发，但要注意氯霉素抑制骨髓的副作用，应定期查血常规。

2. 四环素（tetracycline）　适用于 8 岁以上儿童，在减轻症状方面效果好于氯霉素。口服剂量为每日 30～40mg/kg，分 3～4次，静脉滴注剂量为每日 20mg/kg，分 1～2 次用。副作用见斑疹伤寒节。

3. 强力霉素（多西环素 doxycycline）　适用于 8 岁以上儿童，剂量为每日 3～5mg/kg，1 次顿服，连用 3 天。症状改善快但复发率较高，需重复治疗。副作用同四环素。

4. 环丙沙星（ciprofloxacin）　适用于 12 岁以上儿童，剂量为每日 15mg/kg，静脉滴注或分 2 次口服，热退后续用 5～7 天。副作用主要为腹泻、恶心、呕吐、腹痛、皮疹等。

5. 阿奇霉素（zithromacin）　每日 10mg/kg，静脉滴注或口服，每天 1 次，疗程 3～5 天，必要时停药 3 天，再用 1 疗程，可用于不能用上述药物的小婴儿。副作用主要为消化道反应（腹泻、呕吐、腹痛），发生率约 9.6%，转氨酶升高，约 1.7%；极少数出现白细胞计数减少。

6. 利福平（rifampicin，RFP）　每日 10～15mg/kg，分 2 次口服，疗程 7 天。副作用为可逆性肝功能损害，胃肠道反应、白细胞减少等。有学者证实利福平治疗本病平均退热时间为 22.5～27.5h 且无复发。

7. 联合用药

（1）氯霉素与氟哌酸联用：氯霉素每日 30mg/kg，分 2 次静脉滴注，疗程 4 天；氟哌酸每日 20mg/kg，分 3 次口服，疗程 7 日。

（2）氯霉素静脉滴注 3 日，四环素静脉滴注或口服 3 日，氟哌酸口服 5 日。

（四）复发者的治疗

重复用上述抗生素治疗仍有效。

第四节　钩端螺旋体病

一、概述

钩端螺旋体病（Leptospirosis）简称钩体病，是由各种不同血清型的致病性钩端螺旋体（简称钩体）引起的急性传染病，为人畜共患性自然疫源性疾病。传染源是感染了钩体的鼠类和家畜猪、犬、牛等动物。病人作为传染源并不重要。传播途径有：①经皮肤或粘膜：感染动物的排泄物污染环境和水源时，钩体经皮肤或粘膜侵入人体是最主要的传播途径。儿童患病主要是与疫水接触、饮用或食入钩体污染的水和食物。②经乳汁：患病母亲乳汁中可含有钩体，乳儿可通过乳汁被感染。③经胎盘：从患病产妇的羊水、胎盘、脐带血及流产胎儿的肝肾中可分离到钩体，故可经胎盘导致先天性感染。人群对本病普遍易感，农村中青年和学龄儿童发病率较高，病后对同型钩体有免疫力，婴幼儿发病较少见。本病夏秋季节多见，依流行特征可分为稻田型、雨水型和洪水型 3 个流行类型。

钩体经皮肤、粘膜侵入人体后在血液中迅速繁殖形成菌血症（临床潜伏期），经 1 周左右产生大量毒素，如粘附蛋白、内毒素、溶血素、糖脂蛋白细胞毒素等，导致败血症（临床败血症期），并随血液侵犯内脏器官，造成心、肺、肝、肾、中枢神经的损害（临床器官损害期）。钩体在器官生长繁殖，引起机体的免疫反应，免疫复合物可导致器官损伤（后发症）。钩体病的基本病理改变为全身毛细血管损害。

二、诊断要点

(一) 临床特点

1. 潜伏期　　7～14天。

2. 临床分期和临床分型　　按病程进展分为3期，按临床特点分为不同的类型。

(1) 早期（感染败血症期）：起病后3天内，主要表现为突起寒战高热，体温达39～41℃，伴明显头痛、眼眶痛、腰腿部肌痛，以腓肠肌痛较明显，重者如刀割样，不能走路，轻者仅有小腿酸胀感。全身毒血症状明显，可有纳差、吐、泻、咳嗽、胸痛、咯血等。体检可见眼结膜充血、畏光、浅表淋巴结肿大。重者微循环障碍，发生休克。此期感染中毒症候群归为流感伤寒型钩体病，病程约1周，部分病情较重者可转为其他类型。

(2) 中期（器官损害期）：起病后3～14天，按损害脏器不同，表现为以下几种类型：①黄疸出血型：国外称威尔病（Well's dis-case），少见，占10%。病后3～6天体温下降时出现进行性黄疸、出血和肝肾功能损害，持续7～14天，黄疸渐消退，出血停止，尿量增加，完全康复需数月。②肺大出血型：呼吸道症状重，咳嗽、气促、咳血丝痰或大咯血、进行性呼吸困难、两肺细湿啰音。X线胸片见弥漫性出血阴影。严重者口鼻涌出泡沫状鲜血，如不及时处理，可发生窒息，呼吸、循环衰竭而死亡。③脑膜脑炎型：病后4～7天出现脑膜刺激症，头痛加剧伴恶心、呕吐、烦躁、神志不清，重者可抽搐、昏迷、脑疝形成、呼吸衰竭。④肾衰竭型：可出现少尿、无尿、尿毒症、酸中毒、昏迷等，尿中有蛋白、红白细胞和管型。

(3) 后期（恢复期或后发症期）：起病后7～14天，此时钩体已基本从血液和体液中清除，大部分病人恢复，少数由于免疫反应，再次出现症状，亦有些病人发病即表现为后期的后发症状。后发症包括：①后发热：常见体温正常后1～5天再次发热，一般较轻，体温38℃左右，其他症状不明显，极少数还可出现第3次发热，持续 3 ~ 5 天。②脑部后发症：包括无菌性脑膜炎、多发性神经炎、脑动脉炎等，其中闭塞性脑动脉炎可致急性偏瘫、失语、多次短暂的肢体瘫痪，是最常见和最严重的并发症之一。③眼后发症：常发生于病后 1 周 ~ 1 个月，虹膜睫状体炎、葡萄膜炎最常见，其次为巩膜炎、球后视神经炎、玻璃体混浊。

（二）实验室检查

1．一般检查

（1）血常规：白细胞总数及中性粒细胞增高，血小板减少，血沉增快。

（2）尿常规：有蛋白及红、白细胞和管型。

（3）肝肾功能：黄疸出血型 1 ~ 2 周内胆红素增高，第 3 周下降，转氨酶明显升高，BUN 及 Cr 升高、血白蛋白减少。

（4）脑脊液：脑膜脑炎型改变明显，脑脊液压力升高，细胞数增加，以单核细胞为主，蛋白升高。

2．病原学检查

（1）直接涂片检查：发病 10 天内取尿液、脑脊液、血液直接暗视野镜检或渡银染色法、荧光抗体法、甲苯蓝染色法后再镜检找钩体，阳性率为 50%，有助于早期诊断。

（2）动物接种或体外培养：取上述标本接种于豚鼠腹腔或含兔血清的柯氏培养基，3 ~ 5 天后取腹水或培养上清液查钩体，阳性率高，但费时费力，一般不作常规应用。

3．血清学检查

（1）凝集溶解试验（凝溶试验）：病后 1 周出现阳性，可持续数月至数年，特异性和敏感性较高，效价 > 1∶400 或发病初期与恢复期（病后 2 周）双份血清效价呈 4 倍增长，有诊断意义，是目前使用最广泛的血清学诊断方法之一。

（2）间接红细胞凝集试验：较凝溶试验阳性出现早，操作简单，无需特殊设备，但无血清群和型的特异性。

（3）酶联免疫吸附试验（ELASA）：比凝溶试验阳性出现早，

特异性和敏感性更高，可区分抗体为 IgG 或 IgM，有早期诊断价值。

4．PCR 法　　是目前最灵敏的早期诊断方法，实用性强、特异性高，最少可检出 10 条钩体。

（三）鉴别诊断

不同类型的钩体病须分别与下列疾病鉴别，鉴别的重点为流行病学资料、临床特点和实验室检查找到钩体或钩体抗体效价升高。

1．流感伤寒型　　应与上感、流感、伤寒、败血症、流行性出血热鉴别，

2．肺出血型　　应与肺结核、支气管扩张、肺炎咯血鉴别。

3．黄疸出血型　　应与病毒性肝炎、传染性单核细胞增多症、急性胆道感染、急性溶血性黄疸鉴别。

4．肾衰竭型　　应与急性肾小球肾炎、流行性出血热鉴别。

5．脑膜脑炎型　　应与病毒性脑炎、结核性脑膜炎、中毒性菌痢、脑血管意外等鉴别。

三、治疗要点

强调早发现、早诊断、早治疗、就地治疗，减少搬动的原则。及早治疗可缩短病程和减少并发症。

（一）一般治疗及对症治疗

急性期卧床休息，给予足够热量、富含维生素、易消化的饮食，严重病例给予静脉营养，保持水、电解质和酸碱平衡；高热时物理降温，在诊断明确前慎用退热药。

（二）病原治疗

首选青霉素（PG），可杀死螺旋体，剂量为每日 5 万 U/kg，分 3 次肌肉注射或静脉滴注，用至体温正常后 2～4 天或连用 5～7 天。美国建议儿童用量为每日 20 万～25 万 U/kg，分 4～6 次肌肉注射。

在首剂 PG 用后 0.5～4h，部分患儿会因大量钩体裂解释放毒素、细胞因子 TNF、IL-6、IL-8 等被激活而出现赫氏反应，表现为突起寒战、高热，持续 1/2～2h，随后出大汗，热骤退，头痛、身痛、呼吸和心率加快、原有症状加重、重者血压下降、休克，甚至

迅速出现弥漫性肺出血。治疗应立即用氢化可的松每日 4～8mg/kg 或地塞米松每次 1～2.5mg，静脉滴注；早期用镇静剂如异丙嗪每次 0.5～1mg/kg、氯丙嗪每次 0.5～1mg/kg、苯巴比妥每次 5～8mg/kg，必要时物理降温、抗休克及应用呼吸兴奋剂等。为防止并发症，可在应用 PG 时并用小剂量激素。近年美国报道首剂应用大剂量 PG 点滴，可减少赫氏反应。

PG 过敏者可选用庆大霉素、链霉素、红霉素、四环素、强力霉素、氨苄青霉素等。近年来国内合成的咪唑酸酯和盐酸甲唑醇已用于临床，但其疗效和应用价值有待进一步肯定。

对 L 型钩体，PG 无效，可用甲硝唑（flagyl），首剂 15mg/kg，维持量 7.5mg/kg，6～8h 给药 1 次，疗程 5～7 天。

（三）各型治疗要点

1. 流感伤寒型　　轻者用青霉素即可，高热予物理降温，烦躁者予镇静剂。如发病急，进展快，有明显中毒症状者早用氢化可的松每日 4～8mg/kg，用 1～2 天，症状改善即停用。

2. 黄疸出血型　　对轻、中度病人，在病原治疗的基础上，加强一般治疗及对症治疗。对重症病人，有出血和肝功能不全者，加用激素和止血药如维生素 C、维生素 K、止血敏、6-氨基己酸等，输新鲜血浆、白蛋白和含高支链氨基酸的多种氨基酸，给予护肝、改善肝生化功能药物和促肝细胞生长因子等。对有肾功能不全的患儿，控制入液量、利尿、减轻高分解状态（供给足够的热卡、预防和治疗感染等）、维持水电解质和酸碱平衡，必要时采用透析疗法。

3. 肺出血型　　绝对卧床，保持安静，避免一切不必要的检查和搬动，早用氢化可的松或地塞米松，剂量同前。予吸氧、输血、止血，烦躁者给予镇静剂，必要时用哌替啶，每次 1～1.5mg/kg，肌肉注射。有心功能不全者给予强心药毛花苷 C（西地兰）、毒毛花苷 K。经口鼻不断涌血阻碍呼吸者，可作气管切开加呼吸器呼气末加压给氧，自气管抽血，同时连续输新鲜血和血小板等。

4. 脑膜脑炎型　　PG 剂量宜偏大，疗程宜偏长。有颅压增高者脱水、镇静、护脑。对呼吸衰竭者，可选用洛贝林（lobeline），每次 0.15～0.2mg/kg；尼可刹米（可拉明，nikethamide，coramine），每次 5～10mg/kg；东莨菪碱（scopolamine，hyoscine），每次 0.02～0.03mg/kg；山莨菪碱（654-2），每次 0.5～1mg/kg；阿托品（atropin），每次 0.03～0.05mg/kg；静脉推注或静脉滴注。必要时气管插管或气管切开。

5．肾衰竭型　　同黄疸出血型伴肾功能不全的治疗。

（四）后发症的治疗

1．后发热　　物理降温，短期可缓解。

2．脑部后发症　　继续用大剂量 PG、肾上腺皮质激素、用血管扩张剂妥拉苏林、烟酸、地巴唑等和 B 族维生素，早期理疗和功能锻炼。

3．眼后发症

（1）扩瞳：用 1%阿托品溶液或 1%新福林滴眼，每日 2～3次。

（2）局部热敷，每次 20min，每天 2～4次。

（3）0.5%可的松眼药水滴眼或氢化可的松球结膜下注射。

第五节　莱　姆　病

一、概述

莱姆病（lyme disease）是由博氏包柔螺旋体（亦称为伯氏疏螺旋体，borrelia burgdorferi）感染引起的自然疫源性慢性传染病，现已成为我国主要的虫媒传染病之一。其主要临床表现为皮肤、神经、心脏、关节等多脏器、多系统受累。此病有特效疗法，可治愈。本病的传染源主要是鼠类和狗、羊、牛、马、鹿、兔等哺乳动物，传播媒介为节肢动物蜱，传播途径包括：①感染博氏包柔螺旋体的蜱叮咬皮肤；②蜱粪污染皮肤伤口；③人在感染早期的血中存在博氏包柔螺旋体，可经输血传播；④经胎盘传播引起先天性感染。人群对莱姆病病原体普遍易感，不同年龄、性别之间的感染率无明显差别，但与职业密切相关，接触媒介蜱机会多则发病率高，故临床以室外工作的青壮年发病较多。本病呈全球性分布，曾在40多个国家流行，且有逐渐增加之势。我国有22省存在此病感染，有17个省存在自然疫源地。全年均可发病，5~8月和10月为高峰季节。

莱姆病的发病机制尚不完全明确，与下列因素有关：①病原体的直接侵犯作用，可致皮肤、脑膜、脑、心脏和神经受损。②螺旋体脂多糖可诱导产生多种炎症因子，如γ-干扰素、肿瘤坏死因子、白细胞介素-1（IL-1）等，可引起脑和关节的损害。③免疫复合物损伤：患者的血液和体液中存在螺旋体抗原-抗体复合物，在补体参与下，吸引中性粒细胞，释放蛋白酶、胶原酶等各种攻击免疫复合物的酶，这些酶同时攻击关节、骨和软骨组织，引起症状。④T细胞功能低下和 IL-2 水平降低，可能也参与发病过程。⑤近年的研究表明，人类白细胞抗原 HLA-DR2、DR3、DR4 也与发病有关。

二、诊断要点

（一）临床特点

1. 潜伏期　　1~180 天，多数为 1~10 天。

2. 临床分期　　莱姆病的临床表现呈多型性和阶段性，常反复发作，典型临床病程可分为 3 期，各期均可有其特点，可自愈或治愈。

（1）第一期（局部感染期）：持续 1~4 周，平均 7 天，主要表现为慢性游走性红斑（ECM）和全身感染症状。

1）ECM：是莱姆病的特征性皮肤损害，具有确诊价值，发生率为80%~100%，见于蜱叮咬后 3~30 天。原发性 ECM 首先在蜱叮咬处出现红色斑丘疹，数日或数周扩散成一直径为 3~68cm 的圆形充血性皮损，外缘为鲜红色，中央渐苍白，可有水疱、坏死、明显充血、变硬或在皮损内又形成几圈新的环状红圈呈靶形，伴局部灼热、痒痛感，好发于大腿、臀、背、四肢。部分儿童皮损可发生于面部，呈"红脸"或红色条纹状。继发性 ECM 可发生于身体的任何部位，呈疱疹样改变，直径较小，中心无硬结。ECM 不经治疗可自行消退。

2）全身感染症状：似流感样症状，儿童多见，表现为发热、畏寒、头痛、疲劳、嗜睡、肌痛、关节痛、淋巴结肿大、轻度颈强直等。

（2）第二期（弥漫性感染期）：多见于 ECM 后 2～4 周，主要表现为神经、心血管系统损害。

1）神经系统损害：发生率约 15%～20%，表现为神经系统广泛受累，病变重叠出现，脑膜炎、脑神经炎、神经根-末梢神经炎最常见，舞蹈病、小脑共济失调、脊髓炎可见，少数表现为局限性受损，如肢体瘫痪、面神经瘫等。神经系统表现可持续 2 周～3 个月，半数患者可发作多次。

2）心血管系统损害：发生率约 8%，表现为心动过速、心音低钝和房室传导阻滞，以Ⅰ、Ⅱ度多见，严重者可出现Ⅲ度房室传导阻滞、心肌炎、心包炎、心力衰竭等，但无心脏杂音，一般不累及瓣膜。心血管系统表现可持续数日至 6 周，呈自限性。

3）泌尿系统损害：可出现尿频、尿急、尿失禁、夜尿等"莱姆病性膀胱炎"表现，少数可出现镜下血尿、蛋白尿等。

（3）第三期（持续感染期）：始于病后 3～12 个月，可持续数月至数年，主要表现为关节、眼部损害、晚期皮损和迟发性中枢神经系统症状。

1）关节损害：表现为非对称性、游走性、多发性大关节炎，有局部发热、疼痛、肿胀和活动受限，可持续 1 天～2 个月，个别长达 6 个月。多数呈反复发作，发作时可伴发热和中毒症状。

2）眼部损害：以结膜炎出现最早和最常见，尚可见角膜炎、虹膜睫状体炎、脉络膜炎、全眼炎、视神经萎缩等。

3）晚期皮损：表现为慢性萎缩性肢端皮炎，多于病后 6 个月至 8 年后出现，呈进行性加重。

302

4）迟发性中枢神经系统症状：表现为精神分裂症、躁狂症、痴呆等。

（二）实验室检查

1．血常规　　白细胞数和分类正常，血沉增快，血 IgM 升高。

2．病原学检查

（1）直接涂片检查：血、尿、皮肤、滑膜、淋巴结穿刺物、脑脊液等标本直接涂片，吉姆萨染色后暗视野显微镜或电镜下观察菌体外形和结构。该法快速，但检出率低。

（2）病原体培养：将上述标本接种于 BSK、BSKII 培养基，34～37℃孵育 1～3 个月，每周用暗视野观察。本法费时，检出率低，不适用于临床快速诊断。

3．免疫学检查

（1）抗体检测：以酶联免疫吸附试验（ELISA）、免疫荧光（IFA）、免疫印迹法（WB）、VIDAS 系统等方法检测患儿血液或脑脊液中博氏包柔螺旋体特异性 IgM、IgG 抗体。特异性 IgM 抗体在 ECM 后 2～4 周出现，6～8 周达高峰，4～6 个月降至正常水平。IgG 抗体在病后 6～8 周出现，4～6 个月达高峰，可持续数年。两种特异性抗体效价 >1:200 或双份血清抗体效价 4 倍以上增高，可确诊。ELISA 法的敏感性、特异性和重复性高于 IFA 法，但二者均存在假阳性和假阴性。WB 法具有更强的特异性，可对 ELISA 法、IFA 法的假阳性结果进行确切的判断。VIDAS 系统可定性和半定量检测，具有较高的敏感性、特异性和重复性。

（2）抗原检测：以斑点印迹酶联免疫吸附试验、竞争抑制法和 WB 法检测患儿血液、脑脊液、尿液等体液标本中的病原体抗原，具有简便快速的优点，有利于早期诊断。

（3）博氏包柔螺旋体 DNA 检测：PCR 法检测患儿血液、关节液、皮肤活检标本、尿液、脑脊液中的博氏包柔螺旋体 DNA，其敏感性、特异性均高，尤其适用于抗生素治疗后的标本，具有快速诊断的优点。

（三）诊断标准和鉴别诊断

1．诊断标准　　莱姆病的诊断须结合流行病学资料、临床表现和实验室检查进行综合分析。美国疾病控制中心（CDC）制定的如下标准可供临床诊断参考。

（1）发病前曾到过疫区（指以前至少有 2 名确诊的莱姆病病人或已证实蜱媒介有博氏包柔螺旋体感染的地区），有蜱叮咬史。

（2）单独出现的慢性移行性红斑，或伴有类似"流感"样的症状。

（3）有脑炎、脑膜炎、脑脊髓炎、面神经瘫（单、双侧）或有其他神经损害。

（4）反复发作的游走性的大关节炎。

（5）急性起病，高度（Ⅱ度或Ⅲ度）房室传导阻滞，数周或数月内恢复正常者。

（6）实验室检查证实，从组织或体液分离的博氏包柔螺旋体；检测出病原体特异性 IgM、IgG 抗体；急性期和恢复期血清 IgG 抗体滴度 4 倍增高者；检测出病原体抗原；检测到病原体 DNA。

上述标准中的第一条加二至五条中的任一条，再加实验室检查中的一条，可作为临床初步诊断依据。

2．鉴别诊断　　莱姆病累及机体多系统、多脏器，在不同期的主要鉴别诊断如下：

（1）莱姆病 ECM：应与Ⅱ期梅毒皮疹、药疹、系统性红斑狼疮、荨麻疹等鉴别。主要通过蜱叮咬史、皮损形态、血清学特异抗体检测及从皮损处分离出博氏包柔螺旋体。

（2）莱姆病关节炎：应与类风湿关节炎、风湿病鉴别。莱姆病关节炎通常继发于皮疹之后，以大关节为主，反复发作，关节畸形少见，在关节滑液中可检出博氏包柔螺旋体或特异抗体检测阳性。

（3）莱姆病脑病：应与病毒性脑炎、脑膜炎、无菌性脑膜炎、结核性脑膜炎等鉴别。主要通过蜱叮咬史、早期皮损、脑脊液中病原体检测和特异性抗体检测来加以鉴别。

（4）莱姆病心脏损害：应与风湿性心脏病、房室传导阻滞、病毒性心肌炎等鉴别。莱姆病心脏损害一般无心脏杂音，不累及瓣膜，病情有自限性，预后较好。

（5）其他：应与恙虫病、鼠咬热等鉴别。恙虫病有恙螨幼虫叮咬史，有皮肤焦痂和溃疡，而无游走性红斑，病原学检查和免疫学检查可鉴别。鼠咬热有发热、皮疹、多关节炎、心脏受累等表现，易与本病混淆，可根据典型的游走性红斑、血培养、病原学检查和免疫学检查相鉴别。

三、治疗要点

（一）一般及对症治疗

卧床休息，给予足够热卡、富含维生素、易消化的饮食，严重病例静脉营养，保持水、电解质和酸碱平衡。高热、皮损部位明显疼痛可适量用解热镇痛剂。有关节、心脏和神经系统受累者，应用抗生素的同时，可加用肾上腺皮质激素，但避免关节腔内注射激素。慢性关节功能受损者可作滑膜切除术。

（二）病原治疗

是最重要的治疗措施，博氏包柔螺旋体对 β 内酰胺类抗生素敏感，可选用 PG 类、头孢类抗生素，也可选用四环素类、红霉素或氯霉素等，疗效良好，早期治疗可阻断病程进展，可治愈，中晚期治疗可进一步防止并发症。

1. 皮肤损害　　< 12 岁儿童可选用阿莫西林（amoxycillin），剂量为每日 50mg/kg，分 3 次口服；也可选用头孢呋辛酯（新菌灵，cefuroxime，zinacef），剂量为每日 30 ~ 50mg/kg，分 3 次口服；红霉素（erythromycin），剂量每日 30 ~ 40mg/kg，分 4 次口服。> 12 岁的儿童可选用多西环素，剂量为每次 100mg，每日 2 次口服。早期局限性皮损，用药疗程为 10 天；如皮损呈弥漫性或持续、反复，疗程为 3 ~ 4 周。

2. 关节损害　　同皮肤损害用药，疗程为 30 ~ 60 天。

3. 心血管系统损害　　首选头孢曲松（ceftriaxone），剂量为

100mg/kg，每天 1 次，静脉推注或静脉滴注；次选头孢噻肟（cefotaxime），剂量为每日 50～100mg/kg，分 2～3 次，静脉推注或静脉滴注；第三，选青霉素（PG），剂量为每日 20 万 U/kg，分 4 次，静脉滴注。静脉给药至少 10 天，病情改善后可考虑改为口服抗生素，疗程 30 天。

4．神经系统损害　　选药同心血管系统，静脉用药，疗程 30天。也可选用甲硝唑（灭滴灵，flagyl），首剂 15mg/kg，以后每 6h 用 7.5mg/kg，每次静脉滴注 1h，疗程 14～21 天。

在抗生素治疗中，约有 6%～15% 的患者会发生赫氏反应，其表现和处理同钩体病赫氏反应。

（蒋小云　莫恩明）

第五章　衣原体感染性疾病

衣原体属包括 4 个衣原体种，即沙眼衣原体（chlamydia tra-chomatis，CT）、鹦鹉热衣原体（chlamydia psittaci）、肺炎衣原体（chlamydia pneumoniae，CP，TWAR）和牛衣原体（chlamydia peco-rum）。牛衣原体不引起人类感染，沙眼衣原体可致眼及生殖系统感染，沙眼衣原体、鹦鹉热衣原体和肺炎衣原体可引起各种呼吸系统感染。沙眼衣原体和肺炎衣原体是儿童肺炎的常见病原体。

衣原体系严格细胞内寄生的病原体，在细胞浆内寄生并形成包涵体。衣原体侵入人体后，一般首先在杯状细胞或上皮细胞内生长繁殖，然后在单核吞噬细胞系统的细胞内繁殖。其在细胞内繁殖除了损害所寄生的细胞外，尚能逃避宿主免疫防御功能，得到间歇性保护。

衣原体的致病机制可能为：抑制宿主细胞代谢、溶解破坏细胞并导致溶酶体酶的释放；代谢产物的细胞毒作用，引起变态反应和自身免疫等。

宿主感染衣原体后可获得型特异性免疫，但通常免疫力不强，且为时短暂，因此，常常造成持续感染、隐性感染和反复感染。

第一节　肺炎衣原体感染

一、概述

肺炎衣原体（chlamydia pneumoniae，CP）也称 TWAR 系列，是鹦鹉热衣原体非鸟类变种的台湾 TW – 183 株和华盛顿大学 AR-39 株的缩合名，于 1989 年被正式命名为肺炎衣原体。

肺炎衣原体感染呈世界性分布。肺炎衣原体的散发感染无明显季节性，一般秋冬季节高发，Lim 等报道肺炎衣原体冬季发病率（31/190）高于夏季发病率（3/77）。人是肺炎衣原体的唯一宿主，病人和无症状携带者为传染源。肺炎衣原体的传播方式是人-人通过飞沫传播，离开人体后即失去感染性，以隐性感染为主，显性者表现为肺炎。肺炎衣原体的持续感染与冠心病、动脉粥样硬化、哮喘等也很有关系。

肺炎衣原体是 5 岁以上小儿及成人常见的呼吸道感染病原菌。目前，肺炎衣原体感染已成为社区获得性肺炎的第三或第四位常见病因，约占社区获得性肺炎的 10%。

二、诊断要点

(一) 临床表现

肺炎衣原体感染无特征性，症状较轻或无症状。常表现为干咳、气短及呼吸异常，也可有低热及声音嘶哑，但多在就诊前消失。初次感染可引发肺炎或持久的支气管炎，干咳，特别是迁延性干咳是肺炎衣原体感染的可疑点，可有发热、寒战、肌痛及肺部干湿性啰音，因为常伴喉炎，故常见声音嘶哑。有些感染患者表现为双阶段病程，开始以咽炎就诊，1～3 周后发生肺炎或支气管炎。部分患者尤其是有慢性呼吸系统疾病的患者可能因肺炎衣原体感染引起喘息性支气管炎和支气管哮喘发作，这些患者咳喘症状和肺部啰音不易消失。

因此，频繁性咳嗽伴声嘶，或以往无喘息病史者新近发生频繁性咳嗽伴喘息的下呼吸道感染者应考虑有肺炎衣原体感染。对有慢性呼吸系统疾病的下呼吸道感染者使用 β－内酰胺类抗生素治疗效果不佳或无效，并有突出的咳嗽伴或不伴有喘息者也应考虑有肺炎衣原体混合感染。

肺炎衣原体首次感染者的肺炎较严重，而再次感染者的症状较轻，胸部 X 线片检查可无异常。

(二) 实验室检查

1. 血清抗体检查　　使用直接免疫荧光试验（DIF）、酶联免疫吸附试验（ELISA）、金标法血清微量免疫荧光抗体技术（MIF）等方法进行检测。MIF目前为检验肺炎衣原体的金标准，急性期感染可见单份血清IgM≥1:16或IgG≥1:512或双份血清检查抗体滴度上升≥4倍。如果IgG≥1:16但<1:512则提示既往感染。补体结合试验检测衣原体的抗脂多糖（LPS）抗体为较早诊断的参考依据，感染肺炎衣原体后LPS抗体比IgM、IgG更早出现，甚至发病5天时如滴度≥1:64即可作出诊断。但LPS抗原存在于各种衣原体中，故不能区分肺炎衣原体和沙眼衣原体。对于诊断年长儿童原发感染很有价值。

2. 用PCR法检测特异性DNA。

3. 痰液中分泌型IgA升高。

4. 痰液PCR测得肺炎衣原体。

5. 肺炎衣原体循环免疫复合物阳性。

6. 肺炎衣原体培养非常困难，但在HL和Hep细胞系中可以生长，培养时间需要数个星期。也可用小鼠脑内和鸡胚卵黄囊接种进行分离培养。

（三）X线片检查

CP肺炎多为单侧下叶浸润，重症可伴胸腔积液。肺部体征和X线片所见常需经1个多月才消失。

三、治疗要点

肺炎衣原体感染可用红霉素40mg/（kg·d）或罗红霉素、交沙霉素。疗程为21天，以免复发。

新型的大环内酯类抗生素如阿奇霉素、克拉霉素，因其组织半衰期更长、生物利用度更高、粘膜及巨噬细胞内的药物浓度更高而被作为衣原体肺炎经验性治疗的首选药物。新大环内酯类抗生素中，克拉霉素对肺炎衣原体作用最强。

治疗方案参见肺炎支原体感染有关章节。

四、预防要点

本病应在妊娠后期用红霉素1g/d，连续2周，可预防婴儿发病。

附　肺炎衣原体的持续感染

是指肺炎衣原体长期在人体中存在，不断刺激机体产生免疫反应，形成慢性感染；也可在人体潜伏下来，形成无症状的携带状况。

在未经治疗的情况下，肺炎衣原体可在呼吸道和血管细胞中存活多年。肺炎衣原体感染后，机体对其不能产生长期的免疫保护反应，所以肺炎衣原体感染常表现为重复感染和持续感染。细胞免疫在肺炎衣原体感染中起了决定性的作用，细胞免疫调节受抑制可促成肺炎衣原体持续感染，并可导致隐匿的持续感染转变为显性感染，引起疾病。肺炎衣原体持续感染的患者血清 IgG 和 IgA 水平常有持久的增高，其中 IgA 抗体水平持久的增高是慢性肺炎衣原体持续感染的特别有用的指标。

肺炎衣原体的持续感染和哮喘之间存在一定关系。肺炎衣原体的感染在哮喘患者中表现为慢性感染或重复感染。哮喘患者肺炎衣原体特异性 IgA 抗体滴度升高的比例和 IgA 抗体的平均滴度均明显增高，而且哮喘发作的次数与肺炎衣原体特异性分泌型 IgA 抗体的产生呈正相关，提示肺炎衣原体的感染在哮喘患者支气管粘膜的慢性炎症反应中起了一定作用。在肺炎衣原体的感染中，哮喘的发作与肺炎衣原体 IgE 的产生密切相关。此外，肺炎衣原体的持续感染还与成人中多见的慢性阻塞性肺疾病（COPD）和冠心病有关。有研究认为肺炎衣原体持续感染是冠心病的高危因素。清除肺炎衣原体治疗可作为冠心病的二级预防。

第二节　沙眼衣原体感染

沙眼衣原体是 6 个月以内，尤其 3 个月以内（主要见于新生儿、婴儿）小儿肺炎的病原体之一，约占该年龄段小儿肺炎的 3% 到 15%。对 2 周龄到 4 个月婴儿的呼吸道感染有重要意义。沙眼衣原体还可致沙眼和性病。感染途径多为母亲的生殖器。

婴儿（新生儿）包涵体结膜炎系患儿通过产道时受感染，引起急性化脓性结膜炎，也称包涵体性脓漏眼，不侵犯角膜，可自愈。急性期沙眼及包涵体结膜炎可于穹隆部及眼睑结膜刮片标本中查见上皮细胞胞质内包涵体；可在血清及泪液中检出特异性抗体。

婴儿沙眼衣原体肺炎症状为不伴发热的进行性的亚急性间质性肺炎。X线片、CT可见弥漫性间质性病变及斑片状肺浸润伴肺气肿。

治疗药物同上节。

第三节　鹦鹉热衣原体感染

鹦鹉热衣原体的自然宿主是鸟类和除人类以外的哺乳动物。嗜宿主特异性程度很低，同一株衣原体可感染多种动物，一个株在一种宿主中可引起一种以上的疾病。人类因与病鸟等接触而感染，经呼吸道侵入，引起流感样或细菌性肺炎。临床表现、诊断要点及治疗同肺炎衣原体感染。感染后虽可产生较高效价的抗体，但保护力不强。也可出现迟发型变态反应。人体康复后有携带衣原体十年以上者。

预防主要为防止与病鸟接触。

（王丹）

第六章　肺炎支原体感染

一、概述

支原体是最小的可独立生活的微生物，它复制缓慢，没有细胞膜，生长条件苛刻。支原体在体内常附着于粘膜表面，一般不会致病，但支原体可通过诱发一系列的免疫调节过程而致病，并通过表面抗原的变异而逃避机体的免疫防御，然后造成不断的再感染。支原体还可作为淋巴细胞的有丝分裂原，激活淋巴细胞，诱发自身免疫性疾病。支原体的这种激活淋巴细胞、刺激抗体产生的能力是其产生支原体肺炎的肺外表现的原因。但也有证据表明，上述肺外表现是支原体直接侵犯的结果。支原体肺炎的肺外表现具有重要的临床意义。可累及消化道、肌肉骨骼系统、皮肤、心血管、血液及神经系统，出现脑膜炎、上行性麻痹、心包炎。脉管系的异常如雷诺氏征较常见。严重者可出现肾功能衰竭。如果患者以肺外表现就诊，其肺部的原发疾病可能被忽视。

肺炎支原体（mycoplasma pneumoniae）是呼吸道感染及感染后肺外表现的主要病原体。肺炎支原体可诱发气管-支气管炎、支原体肺炎（mycoplasmal pneumonia），也可能与支气管哮喘的急性加剧有关。患者和隐性感染者是传染源，传播方式为人群间密切接触的呼吸道飞沫传播。肺炎支原体感染多见于 5~15 岁儿童，发病高峰年龄为 3~5 岁。支原体肺炎每隔 3~7 年大规模流行 1 次，其流行与气候、地理条件无明显关系，

二、诊断要点

（一）临床表现

1. 肺炎　　支原体肺炎无特异性临床表现，其症状无鉴别诊断价值。患者缺乏明显的中毒或患病表现，可能只是有些流感样症

状。患者可有轻度发热、畏寒、咳嗽、声音嘶哑，久咳者可有胸痛、头痛、鼻塞、咽炎，颈淋巴结肿大少见，可有眼结合膜炎、耳鼓膜充血，很多患者可出现斑丘疹和荨麻疹。大部分（80%）肺炎支原体患者并不会发生肺炎，仅表现为气管-支气管炎。低龄患儿以上呼吸道症状为主，青少年以下呼吸道症状为主。有时肺部体征和肺功能恢复较慢。

胸部检查：由于支原体肺炎首先累及的是呼吸道粘膜表面，故肺部物理检查可发现的体征很少或没有任何体征。胸部可闻及固定的干啰音及散在的湿啰音、哮鸣音，无肺实变征、支气管音或支气管呼吸音。

2. 肺外表现　　可见多系统、多器官损伤的表现。皮肤粘膜可见麻疹样或猩红热样皮疹、Stevens-Johnson 综合征等；肌肉关节偶有非特异性肌痛和游走性关节痛；消化系统可见呕吐、腹泻及肝功能损伤；血液系统较常见溶血性贫血（曾有以溶血性贫血为首发症状者），偶见有纯红细胞再生障碍患者；神经系统损害表现为多发性神经根炎、脑膜脑炎及小脑损伤等。少见有细菌性混合感染。

预后良好，虽然有时病程较长，但终可以完全恢复。

（二）实验室检查

许多检查不具特异性，无确诊价值。白细胞高低不一，大多正常，部分患者有白细胞计数减低（25% ~ 75%），有时偏高。血沉显示中等增快（30%）。

1. （细胞生物学法）支原体培养　　是证实肺炎支原体存在的金标准，国内用以马丁培养基或猪肺消化液为基础的培养基。理想条件下，源于呼吸道任何部位的标本均可培养分离肺炎支原体，但有时不成功，而且培养时间长，加之，自然存在于呼吸道内的其他非致病性支原体种属（如发酵支原体、人型支原体）可影响致病菌的分离鉴别，故诊断不能靠支原体培养。

2. （分子生物学法）核酸扩增技术抗原检测　　PCR 法较培养快速、敏感，但由于支原体感染后可长期寄居在咽部，有时可形成携带状况，因而从咽拭子标本中测得的病原体并不能代表肺部的病原体，而血中肺炎支原体不存在携带状态，所以，同时进行咽拭子和血 PCR 检测则敏感性和特异性均高。但此法成本高，操作复杂，标本受到污染后易出现假阳性或假阴性。如果可能，诊断时应血清学及 PCR 法同时进行。

3．（血清学法）抗原检测　　可用酶联免疫吸附试验检测抗原。最近报道有用肺炎支原体的膜蛋白制成单克隆抗体检测标本中的肺炎支原体抗原。

4．血清学法抗体检测

（1）特异性抗体检测：目前常用的方法有：血清微量免疫荧光抗体技术（MIF），直接免疫荧光试验（DIF），补体结合试验及酶联免疫吸附试验（ELISA）等。其中 ELISA 敏感性极高，可测得微量抗体，并可分辨出抗体类型。较补体结合试验快捷，是目前最常用的方法。补体结合试验 > 1:32，或双份血清效价上升 4 倍以上为阳性。

（2）冷凝集试验（属 IgM 型）：机体产生的抗支原体 IgM 抗体（冷凝集素）与"O"型红细胞的 I 型抗原产生交叉反应，致使在 4 摄氏度时红细胞凝集。部分患者（50%）第 2 周开始冷凝集试验阳性，3~4 周达高峰，2~4 个月时消失。1:40 以上有诊断意义，双份血清效价上升 4 倍意义更大。为非特异性反应，与许多其他疾病（如流行性腮腺炎、麻疹、病毒性感冒、某些寄生虫感染等）有交叉反应，也可见于肝病、溶血性贫血、传染性单核细胞增多征等，但其滴度一般不超过 1:32。

（三）影像学检查

影像学结果异常的程度较临床严重，可见下叶支气管肺炎、弥漫性点片状浸润、间质浸润、肺不张、肺门延伸至受累肺叶的条纹阴影、肺门淋巴结肿大、胸腔积液（常为单侧）等，较少见全肺叶实变。

三、治疗要点

（一）抗生素治疗

大环内酯类、氟喹诺酮类、四环素类药物均有效。

大环内酯类抗生素对细胞内致病菌有独特而高效的抗菌活性。因此，治疗中首选红霉素，疗效可靠，也可用交沙霉素。红霉素耐药者可用四环素类如多西霉素。治疗须持续 10~14 天，以免复发。

近年，新型大环内酯类（阿奇霉素、克拉霉素、罗红霉素）和新喹诺酮类（如左氧沙星、司帕沙星、克拉沙星、莫西沙星、加替沙星）抗生素的疗效优于红霉素，而且药物动力学也有很大改善。但对于儿童感染者不用或慎用四环素和喹诺酮类药物。

肺炎支原体感染中枢神经系统并发症的治疗可用脂溶性较高的米诺霉素。

体外实验证实，新大环内酯类的阿奇霉素对肺炎支原体的综合效果最佳，其他大环内酯类抗生素如红霉素、克拉霉素等的疗效基本一致。

参考方案一（适用于无发热，症状轻的门诊病人）：口服红霉素 30~40mg/（kg·d），每日 4 次；或克拉霉素 15 mg/（kg·d），每日 3 次；或口服阿奇霉素，首剂 10mg/kg，随后 5mg/（kg·d），共 4 天。

参考方案二（适用于症状较重伴发热的住院病人）：静脉红霉素 40mg/（kg·d），每 6h 1 次；或静脉阿奇霉素 5mg/（kg·d），每 12h 1 次。

（二）对症治疗

注意休息，加强护理，调整饮食，重症患儿可加用肾上腺皮质激素。

（王丹）

第七章 寄生虫感染性疾病

第一节 蛔 虫 病

一、概述

蛔虫病（ascariasis）是小儿常见的肠道寄生虫病，蛔虫在人体小肠寄生，产出的受精卵随粪便排出体外，在适宜温度和湿度下孵化2周变为胚蚴，经25~26天胚蚴蜕皮成为第二期幼虫，这种虫卵即具有感染性。人食入感染性成熟虫卵，在消化液作用下，幼虫在人小肠内脱壳而出，侵入肠壁静脉，经门静脉到肝经右心而达肺部；或经肠壁淋巴管沿胸导管、奇静脉入右心而达肺部。幼虫在肺内蜕皮2次，成为第四期幼虫，然后沿支气管、气管移行到咽部，被吞咽入食管，经胃到小肠，在小肠内发育为成虫。粪内含有受精蛔虫卵的人是蛔虫感染的传染源；经口吞入感染期卵是儿童感染的主要途径；人群对此病普遍易感；人粪如未经无害化处理用来施肥，可污染蔬菜和某些根茎食物；或厕所、粪便管理不当可污染环境。人如生吃瓜果不洗烫，饭前便后不洗手，喝不洁生水，特别是河水，可造成人体感染。

二、诊断要点

主要根据临床症状和体征，粪便中查到虫卵。有吐虫史或排虫史是最好的诊断依据。

（一）临床特点

1. 成虫寄生在小肠内引起的症状　　症状轻重与蛔虫数目的多少及所在部位、状态有关。轻者可无任何症状，或有食欲不佳和腹痛，疼痛一般不重，多位于脐周或稍上方，痛无定时，反复发作，持续时间不定。痛时喜揉按腹部，多无压痛和肌紧张。个别患儿有偏食或异食癖，也容易发生恶心、呕吐、轻泻或便秘。大量蛔虫寄生时可造成营养不良、贫血、生长发育迟缓、智力发育较差等。有些小儿可出现低热、精神神经症状如精神萎靡或兴奋不安、头痛、易怒、睡眠不安、易惊，个别感染较重者在某些诱因下（感冒、消化不良、劳累等）可突发惊厥、昏迷等中毒性脑病的症状。

2. 幼虫移行期引起的症状　　幼虫移行到肝，虫数少时可不引起症状，虫数多时可引起一过性肝脏炎性病灶、右上腹痛、肝肿大和肝功能异常等改变；移行到肺，虫少可无症状或仅有短暂轻微咳嗽，虫多则出现发热、干咳、哮喘，甚至呼吸困难，有粘液痰或血痰，肺部 X 线片可显示病灶淡影，但阴影游走或很快消失，称为肺蛔虫症即 Loeffler 综合征。重症者暴喘发憋、唇指发绀、咳血痰，痰中偶可寻见蛔虫幼虫，嗜酸性细胞显著增高，上述症状一般于 2 周内消失；幼虫移行到其他器官可引起相应的症状如脑膜炎、癫痫、视网膜炎、眼睑肿胀等改变；全身可出现过敏症状如荨麻疹、皮肤瘙痒、血管神经性水肿、急性结膜炎、鼻或喉粘膜刺激症状等。

3. 并发症　　蛔虫有游走钻孔的习性，当蛔虫过多或于小儿发热、消化不良、驱虫不当等情况均可使蛔虫产生骚动，引起严重的临床后果。

(1) 蛔虫性肠梗阻：最多见，10 岁以下儿童常见，以 2 岁以下儿童发病率最高。多量蛔虫在肠内扭结成团，部分或完全阻塞肠道，造成肠梗阻。部位多在回肠下段。表现为脐周或右下腹阵发性绞痛，恶心呕吐，可吐出蛔虫。发作时伴有连续高调肠鸣音，并可见肠型及肠蠕动波。一般无大便，但高位梗阻仍可排便。腹部可触及较软、无痛、形状各部位常可变化的包块。梗阻早期可出现低热、白细胞增多，晚期可出现脱水、酸中毒、便血、休克。完全性梗阻历时过久可发生肠壁坏死、穿孔、腹膜炎。

(2) 胆道蛔虫症：主要侵入胆总管，表现为阵发性右上腹剧烈绞痛，放射至腰、背、右肩胛，痛时打滚、屈体弯腰、面色苍白、出冷汗。常伴恶心呕吐、可吐出胆汁或蛔虫。腹痛虽严重，但腹部体征不多，只在剑突下或稍偏右有局限性压痛，多无腹肌紧张。当虫体完全进入胆管或胆囊，疼痛反而减轻。如合并感染，可出现寒战、高热、压痛范围大，有肌紧张、反跳痛。

（3）蛔虫性肝脓肿：常为胆道蛔虫的并发症，成虫自胆管进入肝脏，因蛔虫带入细菌引起胆管炎、胆囊炎，重者可使肝脏发生局灶性溶解而形成肝脓肿。

（4）蛔虫性阑尾炎：表现为突发性全腹或脐周绞痛，随后转至下腹持续疼痛，多伴有呕吐。体检右下腹压痛，并有局部皮肤痛觉过敏现象。疼痛缓解时，阑尾区有时可摸到蛔虫条索。此病进展迅速，最易发生坏死，导致死亡。

（5）蛔虫性腹膜炎：蛔虫性肠梗阻有时可致肠穿孔，蛔虫进入腹腔引起腹膜炎。中毒症状明显，异常衰弱，腹痛常不明显，压痛常不显著，病程进行性恶化。

（6）其他：急性出血性胰腺炎、肺脓肿、泌尿系感染、窒息等，较少见。

（二）实验室检查

1．血常规　　正常或有贫血，白细胞分类可见嗜酸性细胞增多，有并发症合并细菌感染时白细胞总数常增高。

2．粪便检查　　多次检查多能查到虫卵，但如体内仅有雄虫或不成熟雌虫时，或蛔虫移行而尚未寄生肠道前，则粪便中可查不到虫卵。

（三）影像学检查

1．X线片检查　　蛔虫性肺炎胸片可显示病灶淡影，有时类似支气管肺炎或粟粒性肺结核，但阴影游走或很快消失；蛔虫性肠梗阻或穿孔性腹膜炎，腹部平片有梗阻或穿孔特殊X线片表现。

2．B超检查　　胆道蛔虫症及蛔虫性肝脓肿B超可探及异常回声光团。

3．胆道造影、内窥镜检查、十二指肠引流查蛔虫卵对胆道蛔虫病有诊断价值。

（四）鉴别诊断

蛔虫病诊断较容易，但出现并发症时应与以下疾病鉴别：

1．肠套叠　　与蛔虫性肠梗阻鉴别。多见于2岁以下肥胖健壮的婴幼儿，以4～10月龄最多见。有阵发性腹痛，排红果酱样大便；右上腹肋缘下或脐上多可触及肿物，呈腊肠样光滑实性、有弹性略可活动，右下腹松软有空虚感。肛门指检时手套染有血迹，有的可触及子宫颈样肿物。腹部B超检查肿块横断面呈"同心圆"或"靶形"，纵断面呈"套筒"影。钡或气灌肠检查，在X线透视下，可见钡柱或气体在结肠套入部受阻，出现杯状影。

2．急性胆囊炎　　与胆道蛔虫症鉴别。胆道蛔虫症早期常无发热。急性胆囊炎常起病急骤，以腹痛、高热寒战为主要症状，偶有黄疸，上腹疼痛呈持续或间断性钝痛、胀痛或剧烈绞痛。常伴有恶心呕吐。严重病例可出现中毒性休克。体检胆道蛔虫阳性体征少；胆囊炎右上腹有明显压痛及腹肌紧张，有时可触及肿大的胆囊。B超检查，胆道蛔虫可见胆道内的虫体，而胆囊炎可探及胆囊肿大、胆囊壁增厚粗糙。

3．急性胰腺炎　　与胆道蛔虫症鉴别。多发生在4岁以上小儿，主要表现为上腹疼痛、恶心、呕吐及脐周、上腹压痛，血、尿淀粉酶增高，超过500苏氏单位。血清脂肪酶增高，血钙可降低。

4．结核性腹膜炎　　与蛔虫性肠梗阻及蛔虫性腹膜炎鉴别。有结核病接触史及结核中毒症状如低热、盗汗、消瘦、食欲差。常反复出现不全性肠梗阻现象，腹部触诊有揉面感或呈板状，压痛，可触到大小不等的肿块。结核菌素试验阳性。身体他处发现结核病灶有助鉴别。

三、治疗要点

无症状的感染，不必急于治疗，除非发生再感染，一般于1年内虫体可自然排出。对于重症或感染较明显者，应采取药物治疗。

（一）驱虫药物

1．丙硫咪唑　　又名肠虫清，是集体治疗最理想的药物。剂量为400mg（2片），1次顿服，治愈率96%，虫卵阴转率100%。必要时10天后可重复1次。2岁以下儿童慎用。

2．甲苯咪唑　　又名安乐士，剂量为200mg，每天1次，或100mg，每天服2次，连服3天。虫卵阴转率为90%～100%。未治愈者可于3周后重复第二疗程。服药时不须禁食和服泻药。有报道顿服安乐士500mg，效果很好。

3．噻嘧啶　　常用双羟萘酸盐（每片300mg，含基质100mg）。剂量为基质5～10mg/kg，睡前1次顿服。驱蛔虫率可达100%，虫卵阴转率约90%以上。

4．左旋咪唑　　又名驱钩蛔片，剂量为每日1.5～2mg/kg，睡前1次顿服，也可于晨空腹顿服。必要时可于1周后按相同剂量重复1次。

5．枸橼酸哌哔嗪　　又名驱蛔灵。剂量为每日160mg/kg，每天最大量不超过3g，分2次口服，连服2天。对严重感染者，1周后应再重复治疗。

（二）并发症的治疗

1．胆道蛔虫　　治疗原则主要是镇痛、解痉、驱蛔和控制感染。

（1）中药乌梅丸：每次4.5～9g，每天3次。

（2）维生素$K_3$4～8mg肌肉注射，每天3次，有松弛平滑肌的作用，有助于蛔虫退出胆道。

（3）食醋100～200g，顿服；10%硫酸镁5～10mL，每天3次口服。

（4）度冷丁每次1～2mg/kg和阿托品0.01mg/kg，肌肉注射。

（5）内科治疗持久不缓解具有手术指征者可手术治疗。

2．蛔虫性肠梗阻　　不完全肠梗阻可先用内科治疗，胃肠减压，纠正水电解质紊乱及酸碱平衡。腹痛缓解后可行驱蛔虫治疗。

完全性肠梗阻，则应及时进行外科手术。

3．蛔虫性阑尾炎及腹膜炎　　一旦诊断明确应及早手术。

（三）对症治疗

出现全身过敏症状时，用抗过敏药物，有腹痛时可用颠茄或阿托品等。

（四）预防

控制传染源，对蛔虫感染者进行驱虫治疗。进行广泛的卫生宣教，搞好环境卫生，做好粪便管理，不随地大小便。教育儿童养成良好卫生习惯，常剪指甲、不吸吮手指，不饮生水，对集体食堂、饮食店，应定期进行卫生标准检查。

第二节　钩　虫　病

一、概述

钩虫病（ancylostomiasis, uncinariasis, Hookworm disease）是由钩虫寄生于肠道引起，其中以十二指肠钩虫及美洲钩虫引起人类感染最为重要。两种钩虫均寄生于十二指肠及小肠内，成虫交配后产卵，虫卵随粪便排出，在阴暗潮湿的环境中，当温度为 15～30℃时，经 5～8 天即可在泥土中孵成具有感染性的丝状蚴。具有感染的丝状蚴能钻入人体的皮肤粘膜进入血管或淋巴管，随血流经右心至肺，穿过肺微血管进入肺泡，经小支气管、支气管向上移行至咽。再随吞咽至食管，经胃而达小肠或由污染的食物经口侵入人体直接至小肠发育成为成虫。幼虫偶可通过胎盘进入胎儿体内发育为成虫，称为先天感染。当小儿赤足或裸体坐于具有感染性幼虫的泥地或水田中或使用污染了钩蚴的潮湿尿布，蚴即能钻入皮肤而获得感染或吃进被污染的蔬菜或食物直接获得感染。成虫引起十二指肠及空肠粘膜广泛出血及溃疡，严重感染时可引起大量失血。长期失血后体内的铁储备逐渐耗尽而形成严重的小细胞低色素性贫血和营养不良。

二、诊断要点

除流行病史、临床症状如贫血、大便潜血及嗜酸性粒细胞增多外，主要依据从大便中检得虫卵以确定诊断。

(一) 临床特点

1. 钩蚴所致的症状　　感染性幼虫侵入皮肤后可引起局部皮肤烧灼、针刺、奇痒感及葡萄丘疹或小疱疹等钩蚴性皮炎症状，若抓痒引起继发感染时，局部淋巴结亦可肿大；当蚴侵入血循环在体内移行至肺时可引起咳嗽、哮喘、痰中带血，严重的可有剧烈干咳和胸痛及哮喘发作，呈嗜酸性粒细胞增多性哮喘。

2. 成虫引起的症状　　常有面色苍黄、皮肤干燥、毛发稀疏、失去光泽易于脱落。营养及发育均差，精神萎靡，表情淡漠，不愿活动。有时烦躁不安、眩晕、心悸、气短等贫血的症状。发病初期先有食欲亢进，继之食欲减退，时诉上腹部不适、有腹胀及疼痛感。有时腹泻、有时便秘。少数患者有异嗜症，喜食生米、泥土、煤灰等。婴儿亦可患钩虫病，常见症状以柏油样黑便、腹泻、食欲减退为主，体征则以脸色苍白、心尖部有Ⅱ～Ⅲ级收缩期杂音、肝肿大多见。婴儿钩虫病的特征表现为贫血严重，血红蛋白可少于50g/L；合并症多，可高达 30%～40%，以支气管炎、消化不良为多见；预后差，生长发育受到严重影响，病死率高达 3.6%～6.0%。

(二) 实验室检查

1. 血常规　　白细胞总数可增高，嗜酸性粒细胞百分率及绝对数增高；红细胞总数减少，血红蛋白量及平均血红蛋白浓度均降低，属小细胞低色素性贫血。

2. 粪便检查　　一般采用直接涂片法可于镜下发现虫卵，直接涂片法不易检得虫卵时可采用饱和盐水漂浮法、四氯乙烯圆管法、过滤圆管法和钩蚴培养法。

3. 其他　　血 IgE、IgG 和 α_2 球蛋白显著增高，血浆白蛋白及血清铁降低。

（三）鉴别诊断

贫血应与其他原因引起的贫血如巨幼性贫血、营养不良性贫血等鉴别。

三、治疗要点

1．一般疗法　　必须注意改善患儿的营养状况，给高蛋白多维生素饮食。贫血者应补充铁剂，并同时服用稀盐酸，每次10滴，维生素C以助铁剂的吸收。贫血严重者应考虑少量输血，每次25～50mL，或5～10mL/kg。出现严重心力衰竭者先给洋地黄。

2．驱虫疗法

（1）甲苯咪唑：剂量每次100mg，每天2次，连服3天。最高治愈率可达99%，一般虫卵阴转率为65%～90%。尽量不用于2岁以下婴儿。近年来每次用200mg，1天2次，连服3～4天，虫卵阴转率为95%～100%。连服4天，阴转率为98.8%。

（2）丙硫咪唑：成人400mg顿服，10天后再重复给药1次即可。12岁以下儿童减半。对十二指肠钩虫的疗效优于美洲钩虫。

（3）噻嘧啶：剂量10mg基质/kg顿服，可连服3天，虫卵阴转率可达95%以上；美洲钩虫为62.5%～80%。

（4）三苯双咪：系我国新合成的驱蠕虫药，已经Ⅲ期临床验证，该药对两种钩虫、蛔虫、蛲虫、鞭虫感染，均有治疗效果，特别对美洲钩虫及十二指肠钩虫的疗效优于甲苯咪唑和丙硫咪唑。该药排虫迅速，作用轻微短暂。5～8mg/kg，每日1次，半空腹或睡前服用。

（5）联合用药：甲苯咪唑加噻嘧啶；噻嘧啶加左旋咪唑合并疗法可提高疗效。

3．对局部钩蚴性皮炎的治疗

（1）皮肤透热法：当钩蚴钻进皮肤后，约在24h内有90%停留在局部，故可用此法将蚴虫杀死，达到止痒目的。方法：把手足发痒的部位浸泡在50℃以上热水中，约30min左右，或用毛巾放在50～60℃热水中，取出后呈半干状态，热敷。

（2）局部涂左旋咪唑涂肤剂（左旋咪唑 750mg 加 70％二甲亚砜水溶液 100mg），15％噻苯咪唑膏或 5％硫磺炉甘石洗剂。

4．预防　　应对流行地区患者进行治疗，防止土地被含有虫卵的粪便污染，改善环境卫生，指导合理的积肥。结合生产，加强粪肥卫生管理和无害化措施。广泛展开卫生宣教，使人人懂得钩虫的传播方式，尽可能地防止钩蚴侵入人体。对婴幼儿病例须检查所用代替尿布的沙袋是否受到钩虫卵污染，并应查母亲粪便，并作适当处理。

第三节　蛲　虫　病

一、概述

蛲虫病（enterobiasis，oxyuriasis，pinworm infection）是由蛲虫寄生于人体所致的一种常见的寄生虫病。临床以夜间会阴及肛门附近瘙痒为特征。易在家庭及集体儿童机构中造成流行。

蛲虫寄生在人体小肠下段、盲肠，结肠等处。雌虫于夜间移行至肛门附近产卵，刚排出的卵含有蝌蚪期的胚胎，于接触空气后立刻发育，6h 即可发育成为有感染性的虫卵。具有感染性的虫卵可经过食物吞入、虫卵污染衣服被褥直接或间接感染、或手抓会阴痒处，虫卵附着于指甲缝内再经口食入而感染，吞入的虫卵在胃及十二指肠内孵化，并在小肠下段及大肠内发育为成虫。

二、诊断要点

主要依靠临床特征，并检得虫卵或成虫以确定诊断。

（一）临床特点

大多数患儿无明显的症状，仅在雌虫移行至肛门附近排卵时可引起会阴部瘙痒，尤以夜间为甚，往往影响睡眠，并可因搔破局部皮肤而发生皮炎，或导致手淫、失眠及遗尿等。雌虫有时亦侵入阴道、输卵管及腹腔而引起阴道炎及盆腔腹膜炎；侵入尿道可引起尿道炎；侵入阑尾可引起阑尾炎等异位损害。由于蛲虫在胃肠内引起机械性刺激，有时尚能钻入肠粘膜而达外肌层，临床可见胃肠激惹现象，出现恶心、呕吐、腹泻、腹痛、食欲不振等症状。可有不安、夜惊、精神易激动及其他神经症状。

（二）实验室检查

1．血常规　　白细胞总数可正常，但白细胞分类有嗜酸性粒细胞增多。

2．粪便检查　　直接涂片法不易检得虫卵，必须从肛门周围的皮肤皱襞处采集标本如透明胶纸拭子法及棉签拭子法检查虫卵。

3．夜间在肛门周围可肉眼见到乳白色活的小线虫。

（三）鉴别诊断

与其他肠道寄生虫病、泌尿系感染、胃肠炎等疾病鉴别，有异位损害时应与各损害部位其他疾病鉴别。

三、治疗要点

蛲虫的寿命一般约 20～30 天，因此如能避免重复感染，则虽不加治疗也能自行痊愈。否则单纯药物治疗而不结合预防甚难彻底治愈及杜绝流行。

（一）驱蛲药物

1．甲苯咪唑　　剂量 100mg 顿服，治愈率为 90%～100%。此药为咀嚼片，应充分嚼碎后服下。安乐士口服混悬液（20mg/mL），用量 5mL 顿服，必要时 2 周后重复 1 次。

2．丙硫咪唑　　又名肠虫清，剂量单剂 200mg，顿服，治愈率及虫卵阴转率均为 100%。

3．复方丙硫咪唑　　商品名赛特斯，每片含丙硫咪唑 67mg，噻嘧啶 83.3mg（基质）。治疗量 1 片顿服，治愈率为 100%。最好间隔 10 天左右重复 1 次。

（二）局部疗法

每次排便后或每晚睡前，用温水洗肛门及臀部，用 2% 白降汞软膏或 10% 氧化锌软膏涂抹于肛门周围皮肤上，或用蛲虫软膏（内含 0.2% 龙胆紫及 30% 百部浸膏）通过塑料管挤入肛门内少许，不但可止痒，且可减少自体重复感染。

（三）预防

（1）讲究卫生习惯，饭前便后洗手，纠正吮手指的习惯，常剪指甲，勤洗会阴部，提倡从小穿封裆裤睡觉。

（2）注意环境卫生，彻底治疗患者，妥善处理患儿的粪便，患儿要勤换衣裤、被褥，内裤换下最好能煮沸以灭虫卵，肛门瘙痒明显的患儿戴手套入睡，次晨脱去手套，先洗手后进食，减少虫卵污染手指的机会。

（3）广泛开展卫生宣教，使人们了解蛲虫的传染方式，以尽量减少感染的机会。

（4）家庭成员或集体机构中的患者应同时治疗，减少再感染的机会。

第四节　鞭　虫　病

一、概述

鞭虫病（trichuriasis，whipworm infection）是由鞭虫寄生在人体的盲肠所引起的以消化系统症状为主的常见寄生虫病。鞭虫寄生于盲肠或阑尾部，有时也可在结肠、直肠及回肠寄生。雌虫产卵后虫卵随粪便排出体外，在潮湿温暖的土壤中发育 3~4 周开始具有感染性。此种虫卵污染蔬菜及其他食物和水源，人吞食带有感染性虫卵的食物或水后，经消化液作用，幼虫孵出并附着于小肠粘膜上，经 10 天左右下行到盲肠等处寄生。虫体的机械性损伤及分泌物的刺激使肠粘膜表面水肿、充血，重者有出血、溃疡和慢性炎症反应。

二、诊断要点

主要依靠粪便中检得虫卵和成虫以明确诊断。必要时作直肠、乙状结肠镜检查，可检得成虫。

（一）临床特点

多数为轻者，可无明显症状。若感染虫数较多，由于虫体前部钻入肠粘膜，有时进入粘膜下层、肌层甚至穿入腹腔，可引起显著的消化紊乱及肠道炎症反应，如消化不良、食欲不振、腹胀、腹痛、便血，腹痛以右髂窝最甚，有时很像阑尾炎。有的以慢性腹泻为主而导致营养不良、脱肛、贫血、浮肿。

（二）实验室检查

1. 血常规　　大多数白细胞分类中有轻度至中度嗜酸性粒细胞增高。

2. 粪便检查　　可采用直接涂片法、离心沉淀或水洗自然沉淀法、饱和盐水漂浮法查到虫卵。

3. 直肠或乙状结肠镜检查可检得成虫。

（三）鉴别诊断

应与其他肠道寄生虫感染及阑尾炎等鉴别。

三、治疗要点

目前所用药物虽有驱虫效果，但不易彻底驱尽虫体，故需多次或重复选用下列药物驱虫。

1. 驱虫药物

（1）甲苯咪唑：2 岁以上为 100mg，每天 1 次，连服 3 天，虫卵阴转率为 83.1% ~ 93.8%，间隔 3 周可再服 1 疗程。

（2）丙硫咪唑：2 岁以上儿童 200mg 顿服，每天 1 次，一疗程 3 ~ 5 天，治愈率为 86% ~ 89%。

（3）酚嘧啶：10 ~ 15mg/（kg·d），每天 1 次，连服 2 天，治愈率为 63% ~ 98%。

2. 预防　　与蛔虫病相同。

第五节　丝　虫　病

一、概述

丝虫病（filariasis）是由丝虫寄生在人体引起的慢性疾病，通过吸血昆虫传播。寄生在人体的丝虫有 11 种，但丝虫病通常指由斑氏丝虫（wuchereria bancrofti）与马来丝虫（brugia malayi）所致的疾病而言。我国流行的也是这两种丝虫病。

丝虫成虫寄生于人体淋巴系统，雌虫产生的带鞘微丝蚴分布于外周血液中，当媒介蚊虫（中间宿主）吸血时，含在血内的微丝蚴进入蚊胃，在蚊体内约经 1 周或稍久即成长为感染期幼虫，当这种蚊虫再吸取人血时，感染期幼虫经伤口侵入人体，继而侵入淋巴系统而发育为成虫。

斑氏丝虫的中间宿主，在国内主要以致倦库蚊及淡色库蚊最为重要。马来丝虫的中间宿主主要是雷氏按蚊嗜人亚种及中华按蚊。丝虫成虫寄生于淋巴管、淋巴结内，由于活丝虫的机械刺激及代谢产物的刺激、或死虫分解产物的化学刺激，均可引起局部淋巴管炎及淋巴结炎的周期性发作。同时可发生全身性反应。经长期反复刺激，淋巴管道阻塞，使体表淋巴管曲张、破裂、淋巴液侵入皮层及皮下组织，形成象皮肿。

斑氏丝虫偏多寄居人体深部淋巴组织，特别在骨盆部的淋巴组织内，因此多引起腹部淋巴丛及精索淋巴丛的淋巴管曲张。此等淋巴管曲张向腹腔、肾、膀胱、睾丸鞘膜、精索鞘膜破裂时，可引起淋巴腹水、淋巴尿、淋巴阴囊。如阻塞发生在乳糜槽以上的胸导管，可引起乳糜腹水、乳糜尿、鞘膜乳糜肿等。马来丝虫偏多寄居人体表面的淋巴组织内。因此较多引起四肢的淋巴管病变特别是下肢的淋巴管、淋巴结炎及象皮肿，很少有生殖器的体征。

二、诊断要点

流行病学、临床症状和病原体检查可帮助诊断。来自流行地区而患有淋巴结炎、淋巴管炎、精索炎、睾丸炎等症者，应多考虑本病。

（一）临床特点

大多数小儿只在普查时发现微丝蚴，临床上不出现阳性体征。小儿丝虫病的早期症状为淋巴管炎及丝虫热，至于晚期症状如淋巴结肿大，精索、睾丸及附睾炎，下肢象皮肿则较少见。

1．急性期

（1）淋巴管炎：较多见于下肢。病变部皮肤潮红、肿胀、疼痛及明显压痛，全身症状轻重不一。丝虫病淋巴管炎由淋巴结存在部开始，自上向下呈离心性扩展，与细菌传染时向心扩展的淋巴管炎不同。如淋巴管炎发生在深腹部，则可出现腹壁紧张、深部压痛等类似急腹症的现象。本病的淋巴管炎多为周期性发作，每间隔数周、数月发作一次。在反复发作过程中，特别在治疗后，局部可发生结节。

（2）丝虫热：为周期性热。在潜伏期中（未出现微丝蚴时）已存在，但大都伴发于淋巴管及淋巴结炎。发热可达 39℃ 以上，往往先有寒战，持续发热 3～5 天不等，同时有全身症状，如腰酸、疲乏、头痛、头晕、食欲减退、恶心呕吐、荨麻疹等。

2．慢性期　主要为淋巴管阻塞的表现，有象皮肿、鞘膜积液、乳糜胸、腹水、乳糜尿等。临床症状的轻重与年龄及地区流行的程度有关。据国外资料观察，在超高疫流行区（感染率在 30% 以上），5 岁以内即能见到象皮肿；中等度流行区（感染率在 5%～20%），在 14～16 岁才出现象皮肿。

（二）实验室检查

1．血常规　白细胞总数及嗜酸性粒细胞增多。慢性期白细胞计数大多正常，嗜酸性粒细胞增高约占半数。

2．厚血膜片　耳垂血或手指血滴于玻片上涂成厚血片染色后于显微镜下观察微丝蚴。夜间（21：00～凌晨 2：00）血涂片可增加阳性率。

3．各种积液　如鞘膜积液、乳糜胸水、乳糜腹水、乳糜尿，采用离心浓集法检查沉淀物中的微丝蚴。

4．免疫学诊断

（1）检测抗体：应用间接荧光抗体（IFA）、免疫酶染色试验（IEST）和酶联免疫吸附试验（ELISA）。

（2）检测抗原：曾报道制备抗丝虫抗原的单克隆抗体进行 ELISA 双抗体法和 Dot – ELISA 法检测丝虫循环抗原，微丝蚴血症阳性符合率 90% 左右。

（3）免疫色谱技术（ICE）为 90 年代发展的高新技术，用于斑氏丝虫病的诊断，敏感性为 95.7%，特异性为 100%。

（三）特殊检查

1. 淋巴管造影　　丝虫病患者常显示输入淋巴管扩张和输出淋巴管狭小，以及淋巴结实质显影有缺损现象，可作为诊断的参考。

2. 活组织检查　　淋巴结活检如找到成虫即可确诊。

（四）鉴别诊断

1. 急性细菌性淋巴管炎　　多见于四肢，呈向心性，经过相应的抗感染治疗，在 3～7 天内即可消退。而丝虫性淋巴管炎为离心性淋巴管炎，多为周期性发作，在反复发作过程中，尤其在治疗后局部可引起结节。抗生素治疗无效。

2. 急性淋巴结炎　　常有全身发热，局部淋巴结出现红、肿、热、痛，治疗不及时可致化脓形成脓肿，并出现严重的全身症状。有细菌感染证据如 CRP 增高、血沉增快、外周血白细胞及中性粒细胞增高、血培养阳性等，淋巴结附近能找到感染灶，用青霉素等抗生素治疗有效。可与丝虫病淋巴结肿大鉴别。

3. 淋巴结结核　　有结核接触史；结核中毒症状；局部淋巴结急性炎症现象：淋巴结增大，彼此粘连成团块，或与皮下组织相粘连，极易发生干酪样变，最后坏死液化形成冷脓肿，触诊时表面有波动感。结核菌素试验常强阳性。身体他处常能发现结核灶。

三、治疗要点

（一）驱虫疗法

1. 海群生（枸橼酸乙胺嗪）为首选药。服药方法如下

（1）海群生 7 日疗法：每日 10～12mg/kg，分 2 次服，连服 7 天为 1 疗程。连服 3 个疗程，间隔为 1～2 个月。

（2）海群生间歇疗法：5～6mg/kg，每 15～30 日服药 1 次，共 12 次。

（3）海群生长程疗法：每次 50mg，每日 1～2 次，连服 1 个月。

（4）海群生掺拌食盐疗法：将海群生原粉均匀掺拌于食盐中，使每 500 克食盐平均含有海群生 1 500mg，每人每日食用药量为 50mg，连续食用 3～6 个月。用于丝虫病流行区。

2．其他　　除海群生外，左旋咪唑、呋喃嘧酮（furapyrimi-dore）、伊维菌素（ivermectin）用于丝虫病的治疗，但尚不成熟。

（二）对症治疗

有严重淋巴管炎、淋巴结炎，精索、附睾炎等症状者，应卧床休息，抬高下肢，局部热敷、阴囊托带以及止痛片等对症处理。继发感染时，应给予抗生素及磺胺类药物。下肢象皮肿为晚期症状，常于感染后 10 年左右发生，在小儿极罕见。可用辐射热烘绑疗法。

（三）预防

1．普查普治，控制传染源　　主要普治丝虫患者及带虫者。经普查凡血中微丝蚴阳性或虽阴性，而有典型病史和体征者，均应列为普治对象。对原阳性病人复查复治；对检查遗漏的人进行补查补治；对流动人口加强管理，发现阳性者及时治疗。

2．防蚊灭蚊切断传染途径　　为预防丝虫病的重要措施。

3．加强监测，技术指导，发动群众，持久进行。

第六节　姜片虫病

一、概述

姜片虫病（fascilopsiasis）是布氏姜片虫（fascielosis buski）引起的地方性人畜共患寄生虫病。以腹痛、慢性腹泻、消化功能紊乱、营养不良、贫血为其主要症状。

姜片虫是寄生于人体最大的吸虫，成虫寄生在人体十二指肠，有时也在胃、空肠、大肠内。受精卵随人粪排出，入水后在适宜环境中约经 3~7 周发育成毛蚴。毛蚴钻入适当螺蛳（如扁卷螺）的淋巴间隙中，经 1~2 个月完成了胞蚴、母雷蚴、子雷蚴与尾蚴阶段的发育繁殖。成熟的尾蚴从螺体逸出，游离入水，很快吸附在水生植物（菱角、荸荠、茭白、藕）的皮节处形成囊蚴。人生吃此类含有囊蚴的植物而感染，囊蚴的外壳在人体十二指肠中破裂，使蚴虫逸出，并吸附在肠壁上发育为成虫。猪生吃含有囊蚴的植物后可感染，因此猪是重要的保虫宿主。

二、诊断要点

主要依靠临床症状及流行病史，并从粪便中检得虫卵以确定诊断。患儿吐虫、便虫经确认后亦可肯定诊断。

1. 临床特点　　轻者可有轻度腹痛、腹泻、食欲不振、消化不良及轻度贫血。重者腹痛及腹泻加重，腹泻可持续几个月，或腹泻与便秘交替出现，并时有恶心呕吐、上腹饱胀、腹水及肠出血等症状。病程久者常有消瘦、乏力、精神萎靡、全身浮肿、肝脾大及肠梗阻等症状。贫血亦甚严重，有时还可伴有各种维生素缺乏，对身体及智力发育有严重影响。

2. 实验室检查

（1）血常规：可有血红蛋白减低，嗜酸性粒细胞增加。

（2）粪便检查：直接涂片可查到虫卵。用改良加藤氏涂片法（Kato-Katz）和水洗沉淀法可增加阳性率。

（3）免疫诊断

1）酶联免疫吸附试验（ELISA）：以脱脂姜片虫成虫抗原，检测受血者的血清及干血滴，阳性率可达 90% 以上，但有大于 7% 的假阳性率。

2）皮内试验：以成虫抗原皮试，阳性率 87%，假阳性约 7.7%。

三、治疗要点

1. 一般疗法　　对重症患者宜先加强支持疗法，以改善营养、纠正贫血，再驱虫治疗，药量不宜过大。

2. 驱虫治疗

（1）吡喹酮：是首选药。5mg/kg 顿服，虫卵阴转率可达 90%。10mg/kg 顿服，虫卵阴转率可达 100%。副作用轻微。

（2）呋喃丙胺（F-30066）：40～60mg/（kg·d），分 2 次服，最大量不超过 2g，分 3～4 次口服，连服 2 天，治愈率在 80% 以上。

（3）预防：广泛展开卫生宣教，熟食荸荠、菱角、茭白及其他水生植物。人群和猪普查普治，彻底治疗患者，做好粪便管理，消灭螺蛳。

（湛月娥）

第七节　绦　虫　病

常见寄生于人体的绦虫病包括牛带绦虫、猪带绦虫、棘球绦虫、膜壳绦虫、阔节裂头绦虫、曼氏迭宫绦虫等。绦虫引起的疾病分为成虫引起的成虫病和幼虫引起的幼虫病。一般地，成虫引起的疾病症状比较轻微，而幼虫可引起全身多器官的病变，症状轻重不同。

一、牛带绦虫病

（一）概述

牛带绦虫病是由牛带绦虫（taenia saginata）成虫寄生于小肠所致的肠寄生虫病。牛带绦虫又名牛肉绦虫、肥胖绦虫、无钩绦虫，由头节、颈部和链体组成。链体由约 1 000 个节片组成，长 4.5～9m。前部为幼节，中部为颈部。后部为孕节，每孕节含虫卵 8～10 万个。孕节可自动脱落。虫卵呈球形，内含六钩蚴。

人是牛带绦虫的终宿主，牛为中间宿主。带有虫卵的节片随人粪便排出后，由于孕节的蠕动或破裂，虫卵得以释放。当牛吞食到虫卵或孕节后，六钩蚴在牛体内孵出，钻入肠壁，随血液循环到全身各处，尤为运动多的肌肉，如股、肩、心、颈等处，经 60～70 天发育为囊尾蚴（囊尾蚴期）。人吞食生的或未完全煮熟的含囊尾蚴的牛肉后，囊尾蚴在小肠内经过 8~10 周发育为成虫，成虫寿命可达 20~30 年或更久。牛带绦虫病呈世界性分布，我国 20 多个省区有散发病例。食肉习惯和方法不当是造成人体感染的直接原因。生吃、半生吃牛肉，切生肉与切冷熟食的刀和砧混用容易引起感染。其次，人感染牛带绦虫和牛的囊尾蚴感染程度有密切关系。

（二）诊断要点

1. 临床表现　牛带绦虫引起的肠道感染，多数无临床症状，少数可表现为严重症状。常见症状是孕节自肛门溢出，造成肛门不适感，排孕节前 5~10min 有肛门、直肠蠕动感觉。部分病人有中上腹部或脐周隐痛，恶心，偶有腹部烧伤感或剧烈绞痛，食后疼痛缓解为其特点。腹痛和恶心常在清晨明显，有的可表现为恶心、腹泻、便秘、食欲亢进或减少、体重减轻，少数病例表现为头痛、头晕、乏力、失眠以及癫痫样发作和昏厥。婴幼儿感染后症状明显，并可致发育迟缓和贫血。并发症多见为阑尾炎，少见的有肠梗阻和胆囊炎。

2. 实验室检查

（1）血常规大多数正常，嗜酸性粒细胞可中度增多，偶尔达 20%~30%。

（2）大便中发现有特征性节片或粪便内发现头节（少数情况下）即可确诊。虫卵检查方法有粪检虫卵和肛门拭子法，后者检出率高。

3. 流行病学史　生食或半生食牛肉史。

（三）治疗要点

主要是驱虫治疗，个别严重者辅以对症治疗。

1. 中药治疗　槟榔南瓜子合剂疗法，疗效高，副作用小，为首选方案。用法：晨起空腹口服南瓜子仁或其粉 50~100g（如带皮则需 80~125g），两小时后口服槟榔每岁 2~3g，每天剂量不超过 50g，加 10 倍容积水煎成 40~60mL。再过半小时后口服 50% 硫酸镁 60mL，一般在 3h 内有完整虫体排出。有报道认为甘露醇导泻排虫率较硫酸镁高，口服 20%甘露醇 250mL，半小时后再口服 5%葡萄糖生理盐水 1 000mL。因槟榔有强烈的胃肠痉挛和腹痛的副作用，婴儿一般不宜应用，体弱者酌减。

2．氯硝柳胺（niclosamide，灭绦灵）　　能杀死绦虫头节以及近段虫体，使之易被分解，虫体排出时已消化，不易辨认，对虫卵无效。剂量为 1.5～2g，分 2 次空腹使用，中间隔开 1h，应将片剂嚼碎。服药 2h 后再用硫酸镁导泻。此药副作用轻，偶有乏力、头晕、胸闷、腹部不适。服药 3～6 个月后应复查粪便以肯定疗效。

3．吡喹酮　　10mg/kg，顿服，无需禁食和导泻。副作用轻，偶有头晕、乏力，可自行消失。

4．其他类　　阿苯达唑，小儿剂量为 400mg/d，连服 3 天，治愈率 100%，副作用小。甲苯达唑，小儿剂量 200mg/d，分 2 次服，连服 3～4 天。

以上驱虫时应注意有虫体排出时避免用力拉扯，最好用温水坐浴。应检查 24h 全部粪便，注意有无头节。如未见头节，应继续随访，3～4 个月内未发现节片和虫卵视为治愈。

二、猪带绦虫病和囊尾蚴病

（一）概述

猪带绦虫病是由猪带绦虫（taenia solium）成虫引起的肠道感染。囊尾蚴病是由猪带绦虫幼虫囊尾蚴寄生于人体组织引起的疾病。猪带绦虫又名链状带绦虫、猪肉绦虫、有钩绦虫。成虫与牛肉绦虫有相似之处，但虫体小，长 2.5～3m，由头节和链体构成，头节上有小钩，链体由 1 000 个节片组成。虫卵与牛肉绦虫虫卵形状相似。

猪带绦虫生活史与牛肉绦虫相似。人既可作为终宿主，也可作为中间宿主。成虫寄生于人体小肠。猪、人等中间宿主吞食了虫卵或孕节后，六钩蚴释出，侵入肠壁，经血液循环或淋巴系统到达皮下组织、肌肉、内脏和中枢神经系统。含有六钩蚴的猪肉称为"米猪肉"或"豆猪肉"。猪肉绦虫常见于亚洲、东欧和拉丁美洲等地。我国分布广泛，28个省、区有不同程度的散发或流行，东北、华北、西南以及河南等地常见。

（二）诊断要点

1．临床症状　　猪带绦虫病症状与牛带绦虫病相似，轻者可无症状，有时可引起胃肠道症状。大多病例仅在患者粪便中见到脱落的节片才发觉。

囊尾蚴病又称囊虫病，是由猪带绦虫囊尾蚴寄生于人体各组织中引起，可出现严重的临床损害。常见感染部位有皮肤、肌肉和眼部。皮肤和肌肉囊虫病常无明显临床症状，体检时可见皮下结节，大小不等，硬度中等，可有活动度。寄生于脑者致脑囊尾蚴病，为最严重类型。可表现为癫痫样症状，全身和局部肢体出现抽搐，或面肌抽搐，也可表现为头痛、呕吐甚至昏迷而无抽搐症状。

2．实验室检查

（1）血常规：嗜酸性粒细胞增高。

（2）大便检查：可见节片或虫卵。

（3）血清免疫学检查：酶联免疫吸附试验（ELISA）敏感性和特异性均较高，脑囊虫病者脑脊液中 ELISA 试验查抗体可呈阳性，但与包虫病患者血清有交叉反应。

（4）皮内试验敏感性高，操作简单，但假阳性率高。

3．影像学检查　　脑囊虫病者 CT 和核磁共振检查表现为片状或点状低密度影，周边组织水肿。增强扫描部分病例出现团状或团块状致密影。容易误诊为脑脓肿、炎性肉芽肿或胶质瘤。

脑囊虫病诊断标准：①具有脑部症状和体征，如癫痫、颅高压、精神障碍，并排除其他原因所致脑损害。②头颅 CT 或核磁共振检查见典型的囊虫图像改变。③血清学试验阳性者。此3点中具备2点以上即可诊断为脑囊虫病。

4．鉴别诊断　　囊虫病应与组织肿瘤等占位性病变相鉴别。

脑囊虫病与脑肿瘤、脑出血、原发性癫痫鉴别。

（三）治疗要点

1. 猪带绦虫病的治疗　　同牛带绦虫病治疗。治疗首先用南瓜子和槟榔。治疗前应注意明确是否有合并囊虫病的存在。在使用吡喹酮和阿苯达唑时如伴有囊虫病时可能导致严重的药物副反应。甲苯达唑能驱出完整成虫，无致囊虫病的危险。

2. 囊尾蚴的治疗　　治疗原则：所有囊虫病患者均应住院治疗，密切观察服抗虫药后反应，并采取相应措施；对合并绦虫病的患者，应先治疗绦虫；对癫痫发作频繁或颅高压的患者应先降颅压治疗，必要时先外科开窗手术后再行抗虫治疗；眼囊虫病患者因驱虫治疗后炎症反应会加重视力障碍而不能驱虫，应采取手术治疗。

（1）驱虫治疗

1）阿苯达唑：为首选药，其作用肯定，副作用轻。用法：15～20mg/（kg·d），分2次饭后服用，连续10天为1疗程，2～3周后行下一疗程，一般需2～4疗程。未愈者增加疗程或改服吡喹酮。

2）吡喹酮：通过作用于囊尾蚴的头节而引起迅速的杀虫效果。皮肌型囊虫病者总剂量为120mg/kg，分4天给药，每天3次。脑型囊虫病者总剂量为180mg/kg，分9天给药，每天3次。间歇2～3个月后重复1次。

3）联合用药：有学者发现阿苯达唑和吡喹酮联合用药治疗有效率较单药治疗者显著增高。第一疗程给予阿苯达唑每天20mg/kg，连用12天，后续吡喹酮30mg/（kg·d）×12天。间隔2～3个月后重复第一疗程。或者使用递增疗法：第一疗程给予阿苯达唑20mg/（kg·d）×12天，后续吡喹酮30mg/（kg·d）×12天，间隔2～3个月后根据第一疗程服药反应和囊尾蚴感染轻重给予吡喹酮30mg/（kg·d）×12天或50mg/（kg·d）×12天。

（2）对症治疗：对颅内压增高者先行降颅压治疗。由于治疗时虫体死亡会导致炎症反应和脑水肿加重，故降颅压、脱水等先期治疗很重要，待颅压降到正常后才用抗虫药，治疗期间，脱水剂必须用足量，并根据病情随时调整剂量，小儿给予 20% 甘露醇 1 ~ 2g/kg，地塞米松针 5 ~ 10mg，每天 1 次静脉注射，连续 3 ~ 7 天后再行病原治疗。效果不佳时需开颅减压。对癫痫发作频繁者同时给予抗癫痫治疗。

（3）手术治疗：对于眼囊虫病者需行手术摘除，脑囊虫病占位效应明显者，抗颅压治疗效果不佳者行开颅减压。

三、棘球蚴病（包虫病）

（一）概述

包虫病（hydatid disease）由棘球蚴（echinococcus）寄生于人体和动物体内引起的一种人兽共患疾病。在我国流行的主要是细粒棘球蚴（Echinococcus granulosus）引起的囊型包虫病，以占位性病变为主。另一种类型为泡型包虫病，由多房棘球绦虫（echinococcus multilocularsus）的幼虫多房棘球蚴所致，主要引起肝脏的浸润性破坏和损害。

细粒棘球蚴成虫长约 2 ~ 7mm，包括蚴节、头节和孕节，头节有顶突和四个吸盘，虫卵与猪肉绦虫虫卵十分相似，光镜下难以辨认。其幼虫为细粒棘球蚴，为圆形或近圆形囊状体，其大小为数毫米到数十厘米不等，由囊壁和囊内容物组成。囊内包括囊液、生发囊、子囊和原头蚴，后三者游离于囊液中，总称为棘球蚴砂。成虫寄生于狼、犬以及其他犬属动物的小肠。犬为最主要的终宿主，羊为主要的中间宿主。孕节从头节脱出后，虫卵释出，进入粪便。虫卵随粪便排出体外，被人、羊、牛等中间宿主吞食后，六钩蚴侵入肠壁，沿门静经脉循环到肝脏、肺、脑等器官后，经 3 ~ 5 个月发育成棘球蚴，引起相应部位的压迫症状。中间宿主被食肉类动物吞食后释放的原头节进入胃肠道发育成为成虫。

（二）诊断要点

1. 临床症状　　囊型包虫感染引起的症状和体征与占位性肿

瘤的症状和体征相似。寄生好发部位依次为肝、肺、腹腔、脑、脾、盆腔、肾、骨、胸腔等。释放的头节可引起其他脏器的转移性感染。通常原发性感染只引起一个脏器受累，而转移性感染可引起多个脏器受累。腹腔内囊肿破裂可引起原头蚴播散性感染，并发急性腹膜炎甚至过敏性休克。破入肝内胆管可引起阻塞性黄疸和胆绞痛，向上穿破膈肌形成肝胆支气管瘘。中毒症状有胃肠功能紊乱、食欲减退、体重减轻、消瘦、贫血，重者可表现为恶病质状态。

（1）肝包虫病：最常见，约占 2/3，多在肝右叶表面，大小不一，大的可达脐部，小的仅在肋下触及。包块表面光滑，囊性，与肝脏粘连，无触痛。小儿腹壁薄，较大的包块常凸显于腹壁，并有肝区胀痛。多发或大的囊肿可伴有发育迟缓、贫血、精神不振等前述中毒症状。肝门部位的包虫病可引起胆道阻塞及胆囊炎。顶部的包块向胸腔发展，腹部不能触及。

（2）肺包虫病：多为右下肺单一囊肿。小囊肿无症状，或仅有轻度咳嗽，囊肿增大压迫气管，刺激胸膜则有较明显的咳嗽、胸痛、咳血，巨大囊肿引起呼吸困难。囊肿向支气管破裂致呛咳，咳出水样囊液和粉皮样角皮层碎片，大量咳血可致窒息。囊肿向胸腔破裂时，有突然胸痛、胸腔积液、呼吸困难、发热、荨麻疹，甚或过敏性休克。

（3）脑包虫病：常与肝包虫病同发，好发于顶叶，多为单个，小囊肿无症状，长大后导致颅高压及占位性病变的症状、体征。

（4）骨包虫病：后发于骨盆、脊椎中心、长骨干垢端。病灶小时无症状体征，一旦出现症状（疼痛、麻木、跛行），多已晚期，常并有病理性骨折。

2. 实验室检查

（1）血常规：白细胞数基本正常，嗜酸性粒细胞多在 10% 以内，囊肿破裂时可增高。

（2）免疫学检查：可测出囊肿 IgM 存在，并在治愈后消失，可作为随访的指标。酶联免疫吸附试验用于检测 IgG，免疫电泳可显示特异性抗体的 5 带（arc-），特异性高，可排除非包虫感染引起的交叉反应。

3．影像学检查

CT 和 B 超具有诊断价值。Garbi 等将包虫病在 B 超下的显像分为 5 型：Ⅰ型为清晰液体并有侵袭轮廓；Ⅱ型在Ⅰ型基础上有一移动内膜；Ⅲ型为多隔囊肿；Ⅳ型为异质性并有假肿瘤状形状；Ⅴ为囊肿钙化。CT 能对囊肿进行准确定位，显示囊肿大小、数目以及与临近脏器的关系，对小囊肿更有意义。MRI 在诊断肝内、肝外静脉变化方面优于 CT。

当肝包虫并合并胆管炎、黄疸等需评价胆道状态时可做逆行胰胆管造影。

(三) 治疗要点

目前对包虫病的治疗以手术治疗为主，药物治疗为辅。

1．手术治疗　　对囊型包虫病的手术方式有脏器部分切除、内囊完整摘除、穿刺摘除内囊和全囊肿摘除。对泡型包虫病行脏器部分切除、姑息切除、病灶清除以及全部切除后脏器移植等。对于肝包虫病可采用腹腔镜摘除。PAIR 是指在 B 超或 CT 定位下经皮穿刺抽吸治疗包虫的一种新方法。

2．药物治疗　　主要有吡喹酮、甲苯咪唑和阿苯达唑等化疗药物。吡喹酮剂量为每日 25～40mg/kg，分 3 次口服，10 日为 1 疗程，一般可用 3 个疗程。也可用于手术前给药，防治囊液外漏、原头蚴扩散引起继发感染。阿苯达唑吸收好，血药浓度高，肝组织中浓度高。剂量为每日 15～30mg/kg，分 2 次口服，30 日为 1 疗程，15 日再开始另一疗程，根据病情可用数个疗程。

四、膜壳绦虫病

(一) 概述

膜壳绦虫病（hymenolepiasis）是微小膜壳绦虫或缩小膜壳绦虫寄生于人体肠道内的寄生虫。微小膜壳绦虫是人和鼠类常见的寄生

340

虫。微小膜壳绦虫主要寄生在鼠类，偶尔寄生于人类。微小膜壳绦虫长 5~80mm，有头节，上有吸盘、定突和小钩，虫卵无色透明，大小为 48~60μm×36~48μm。内含六钩蚴。缩小膜壳绦虫长 200~600mm，虫卵为褐色，大小为 72~86μm×60~79μm。

微小膜壳绦虫的虫卵和似囊尾蚴对人体均有感染。成虫寄生于终宿主小肠，孕节和虫卵随粪便排出，被中间宿主吞食后，六钩蚴在小肠内孵出，在结肠内发育似囊尾蚴，再钻进回肠肠腔发育成成虫。免疫功能低下者，可导致自体内重复感染。微小膜壳绦虫呈世界性分布，以少年儿童感染多，鼠为保虫宿主和重要传染源。

微小膜壳绦虫主要寄生于鼠类，孕节或虫卵随粪便排出后被蚤类或蟑螂等吞食后，在体内发育为似囊尾蚴。鼠类吞食中间宿主后，似囊尾蚴在小肠内发育成成虫。微小膜壳绦虫在鼠类感染极为常见，人体感染较少，主要见于儿童。

（二）诊断要点

1．临床症状 轻微感染者无临床症状，较重感染时可表现为胃肠道症状，神经系统症状和全身症状，有头痛、头晕、失眠、烦躁、惊厥、恶心、呕吐、腹痛、腹泻，可出现全身皮肤瘙痒和荨麻疹。

2．实验室检查

（1）粪便内检出膜壳绦虫虫卵或孕节。

（2）外周血嗜酸性粒细胞增多。

（三）治疗要点

可采用南瓜子或槟榔，服用方法同牛带绦虫病的治疗，或吡喹酮 15mg/kg，顿服，2 岁以上者可用阿苯达唑口服，400mg/d，连服 3 天。

五、曼氏迭宫绦虫病和曼氏裂头蚴病

（一）概述

曼氏迭宫绦虫病由曼氏迭宫绦虫（spirometra mansoni）成虫在

人体小肠内寄生引起，曼氏裂头蚴病由曼氏裂头蚴寄生于人体多个组织所致。成虫长 60~100cm，头节呈指状，腹部和背面均有一纵行吸槽，链接由约 1 000 个节片组成。虫卵灰褐色，椭圆形，大小为 52~76μm×31~41μm，卵壳薄。裂头蚴呈长带形，白色，长 30cm。第一中间宿主为剑水蚤，第二中间宿主为青蛙、蛇、鸟类和猪。终宿主主要为猫和狗。人可作为第二中间宿主，甚至为终宿主。市场上蛙肉的裂头蚴感染率可达 60%~70%。成虫寄生于终宿主小肠内，虫卵排出后在水中发育为钩球蚴，被第一中间宿主剑水蚤吞食后发育为原尾蚴。剑水蚤被第二中间宿主吞食后发育成裂头蚴，被终宿主食入后发育呈成虫。人感染曼氏裂头蚴的方式有生蛙肉敷伤口和脓肿，进食未煮熟的蛙肉、蛇肉、猪肉。

（二）诊断要点

1. 临床症状

（1）成虫感染少见，偶尔感染可有腹痛、恶心、呕吐等消化道症状。

（2）裂头蚴感染：常见感染有：①眼裂头蚴感染 患者有眼部疼痛或奇痒，眼睑红肿，结膜充血，眼部移动性硬结。②皮肤裂头蚴病：表现为皮下游走性结节。③口腔颌面部裂头蚴病：在口腔、峡部、颈部和耳后皮下结节。④脑裂头蚴病：可表现为头痛、轻度偏瘫、癫痫、偏身感觉障碍、黑蒙。CT 检查可表现为不规则阴影，周围可出现水肿，常误诊为脑胶质瘤或炎性肉芽肿。⑤内脏裂头蚴病：较少见，临床表现为占位引起的症状。

2. 实验室检查

（1）血清免疫学检查：酶联免疫吸附试验（ELISA）检测曼氏迭宫绦虫抗体以及曼氏裂头蚴特异性抗体敏感性和特异性均较高。

（2）影像学检查：脑裂头蚴病患者脑部 CT 或核磁共振检查可发现脑内不规则或指状高密度阴影，周围可有水肿，影像检查易误诊为神经胶质瘤或炎症。

（三）治疗要点

驱虫治疗方法同猪带绦虫。肌肉、皮下和眼部裂头蚴可通过手术摘除，必须将整个虫体完全取出。不易手术时可口服吡喹酮，儿童总剂量为 150mg/kg，一次 25mg/kg，3 次/日，服用 2 天。

六、阔节裂头绦虫病

(一) 概述

阔节裂头绦虫病由阔节裂头绦虫（Diphylobothrium）成虫感染引起。

阔节裂头绦虫，又称鱼肉绦虫，长 10m，头节小，勺形，腹部和背面均有一纵行吸槽，链接由约 3 000～4 000 个节片组成，虫卵灰褐色，椭圆形，大小为 55～76μm×41～56μm。卵壳较厚。阔节裂头绦虫生活史与曼氏裂头绦虫相似。中宿主为猫、狗和人，第一中间宿主为剑水蚤，第二中间主要为鱼类。传染源为人以及食鱼动物。

(二) 诊断要点

虫体机械性损伤可出现消化道症状、神经系统症状以及全身症状。虫体扭曲成团可出现胆管、胆囊阻塞症状。虫体吸收机体营养物质，尤其为维生素 B_{12}，造成巨幼红细胞性贫血。部分患者可出现感觉异常、运动失调等神经系统症状。

从粪便中检出阔节裂头绦虫者可确诊。

(三) 治疗要点

治疗方法同猪带绦虫，贫血者补充维生素 B_{12}。预防措施为不吃生或半生的鱼，加强粪便管理，治疗带虫的猫、狗。

（欧巧群）

第八节 血 吸 虫 病

一、概述

日本裂体吸虫（schistosoma Japonicum）是造成我国血吸虫病（schistosomiasis）的病原体。日本血吸虫病流行于我国长江流域及以南的江苏、安徽、江西、湖北、湖南、四川、云南、广东、广西、福建、浙江和上海等十二个省、市、自治区，至今仍有部分县（区）未能控制血吸虫病的传播。

日本血吸虫病有成虫、虫卵、毛蚴、母胞蚴、子胞蚴、尾蚴和童虫七个发育阶段，其成虫虫体为雌雄合抱，寄生于人的门静脉系统，主要在肠系膜下静脉。雌虫产卵随粪便入水中，25～30天孵育出毛蚴，毛蚴进入第一宿主钉螺中发育、繁殖7～8周后产逸出子胞蚴，后者繁殖成为尾蚴，尾蚴可粘附并钻入皮肤或粘膜，为感染人体和哺乳动物的重要阶段。进入人体的童虫在体内移行，经血液入肺血管并最终经肠系膜动脉等血管到达肝脏。约于2周时到达肝内门脉系统，最终定居于肠系膜静脉并在此发育成熟。血吸虫尾蚴的钻入、童虫的移行以及成虫和虫卵均可不同程度地致病。血吸虫病可称为免疫性疾病，因其虫体的多个阶段具有抗原性，可刺激诱发宿主产生一系列免疫应答并产生相应的免疫病理现象而致病。

二、诊断要点

(一) 临床表现

1. 急性血吸虫病　　多见于对血吸虫无免疫力的初次感染者，有疫水接触史，发病多在夏秋季。接触疫水数小时皮肤出现粟粒至黄豆大无痛性丘疹，瘙痒，数小时至2～3天消失，称为"尾蚴性皮炎"。

（1）潜伏期：从接触疫水到出现临床症状（主要是发热）最短14天，最长84天，平均40天左右，多数35天后发病。

（2）发热：可分为：①低热型。②弛张型和间歇型：大多数为此类，其中又以间歇型多见，发热时常伴畏寒、多汗、头昏、头痛，少见寒颤。③稽留热型：可伴有神志迟钝、昏睡、谵妄、相对缓脉等毒血症状。

（3）消化系统症状：主要表现为结肠炎的症状，腹泻多见。绝大多数病人肝脏肿大，左叶较右叶肿大明显，质软，表面光滑，有明显压痛。50％病人有脾肿大。

（4）呼吸系统症状：半数以上病例有咳嗽，多为干咳，少数可有痰中带血，查体可闻肺部干啰音或湿啰音。

（5）其他症状：苍白、乏力、肌肉关节酸痛、头昏、荨麻疹等。个别病例出现偏瘫、昏迷、癫痫等脑型血吸虫病症状。

2．慢性血吸虫病　　分为隐匿型和有症状型两种。隐匿型主要表现为间质性肝炎，常无明显症状，可因重复感染、饮酒、营养失调、感染肝炎病毒而出现症状和体征；有症状型主要表现为慢性血吸虫性肉芽肿肝炎和结肠炎。

3．晚期血吸虫病　　主要表现为门脉高压、全身代谢紊乱、肝功能减退等系列症状和体征。可分为巨脾型、腹水型、结肠增殖型和侏儒型。合并症主要有上消化道出血和肝昏迷。

4．异位血吸虫病

（1）肺型血吸虫病：较为常见，童虫移行所致者可引起肺部点状出血、细胞浸润，潜伏期有一过性咳嗽。虫卵沉积所致者咳嗽以干咳为主，痰少，白色泡沫状，偶可带血。

（2）脑型血吸虫病：急性期类似脑膜脑炎症状，如有头痛、嗜睡、意识障碍、痉挛、昏迷、偏瘫、和视力模糊、膝反射亢进、锥体束征及脑膜刺激征阳性。脑脊液细胞数增加。此外，可有高热、肝区痛及外周血嗜酸细胞数增高等。慢性期症状以癫痫为主，多见局限性癫痫，可伴有头痛、呕吐、暂时性意识丧失、语言障碍、偏瘫等脑瘤症状。头颅 CT 检查可见局部包块，经病原学治疗后包块明显缩小。脊髓型病变为虫卵沉积于脊髓所致，表现为下肢感觉异常、感觉过敏以至感觉丧失、下肢迟缓性瘫痪、大小便失禁或尿潴留、膝反射先亢进，后减弱至消失。

（3）皮肤损害：常见于躯干部，主要为多发性丘疹或脓疱，可有轻度瘙痒，皮肤破损处可查见虫卵，经抗血吸虫治疗后皮损消失。

（4）胃及阑尾血吸虫病：胃型血吸虫病可有上腹痛、腹胀、泛酸、嗳气、食欲减退等，制酸解痉药治疗无效，用纤维胃镜作组织活检，找到虫卵可确诊；阑尾型血吸虫病 多表现为慢性阑尾炎，但阑尾血吸虫病发生急性炎症时则病情严重，阑尾脓肿和穿孔的发生率高。

（二）实验室检查

1．血常规　　白细胞总数和嗜酸性粒细胞数增多，白细胞一般在（10～30）×10^9/L，也有超过 $50×10^9$/L 者。嗜酸性粒细胞数一般在 15%～50% 之间，偶可达 90%。常有不同程度贫血。

2．红细胞沉降率　　常加速。

3．尿常规　　部分病人可见少量蛋白。

4．肝功能　　急性血吸虫病血清白蛋白轻度降低，谷丙转氨酶正常或轻度增高，絮状试验轻度异常。

5．免疫学检测　　使用血吸虫虫卵的可溶性抗体进行"抗原-斑点试验"，以检测抗原，阳性率高，血清循环抗原阳性率达 90%～100%。运用环卵沉淀试验查血清特异性抗体，在感染一个月以上者阳性率接近 100%；间接血凝试验与酶联免疫吸附试验检测抗体阳性率亦接近 100%。被感染者血清 IgM、IgG 与 IgE 升高，淋巴细胞转化率降低，循环免疫复合物多呈阳性。

6．病原学检测　　查找虫卵：①集卵孵化法、厚涂片法：查找粪便中的虫卵，轻度感染患儿要多次（3 次以上）检查，晚期病人阳性率低；②直肠粘膜活组织压片法：用直肠镜在距肛门 10～12cm 处取 3 小块粘膜活组织进行镜检，可见活卵、变性卵及死卵，如只查见死卵则不能作为治疗和疗效判定的依据。直肠显微镜可直视肠壁组织病变，提高虫卵检出率，避免钳取组织出血。

7．影像学检查

（1）胸部 X 线片检查：视急性期不同阶段而异，可有絮状、绒毛斑点阴影，粟粒状阴影较少见，肺门边缘模糊，肺纹理增多、粗糙紊乱。此种改变持续 3～6 个月消失，杀虫治疗可加快其消失。

（2）B 型超声检查：可显示肝脏的改变，用以评价病变程度，可见肝脾肿大，偶有门静脉内径与脾静脉增宽，肝回声增强、增粗。

三、治疗要点

（一）抗虫治疗

1. 吡喹酮（praziquantel，简称 8840）　　是广谱杀虫药，因其在治疗血吸虫病中剂量小、疗效好、疗程短、副作用轻而被作为首选药。

治疗急性血吸虫病的儿童的总剂量为 140mg/kg，6 日疗法，1/2总剂量于第 1~2 天分服完，余量在 3~6 天分服完，每日量分 3 次服。

治疗慢性血吸虫病的总剂量为 60mg/kg，体重不足 30kg 的儿童为70mg/kg，2 日疗法，每日服 2~3 次。轻、中度感染者也可采用一次顿服 40mg/kg（儿童酌加 1/6 量），或分二次服用的一日疗法。

晚期血吸虫病剂量为 60 mg/kg（儿童 70 mg/kg），分 3 天服用。

鉴于吡喹酮对神经系统和心血管系统有一定的损伤，有精神病者忌用，有癫痫的病人应在住院观察的条件下谨慎使用，有严重心律紊乱或心力衰竭而未被控制者、肝代偿功能极差或肾功能严重障碍者不宜使用。

2. 蒿甲醚（artemether capsules，12-β-甲基青蒿素）　　对各期血吸虫均有杀灭作用，有防止急性血吸虫病的作用。预防用药在接触疫水后 1~2 周开始，每 2 周服药 1 次，儿童每次 6mg/kg。脱离疫水后每 2 周服药 1 次，剂量同前，连服 2 次。

3. 青蒿琥酯（artesunate，二氢青蒿素-10-α 琥珀酸单酯）对不同发育期血吸虫均有杀灭作用，可用于预防急性血吸虫病。接触疫水后 7 天口服，6mg/kg，此后每隔 7 天服药 1 次，到脱离疫水后 7 天再服 1 次，宜餐后服。本药与吡喹酮有拮抗作用，不可伍用，必须在服用吡喹酮后 5~7 天再服用本药。

（二）对症和支持治疗

急性血吸虫病患者应住院治疗，卧床休息，补充维生素和液体，服用吡喹酮杀虫，高热者物理降温，高热或中毒症状重者可用皮质激素，注意抗休克和抗感染。慢性血吸虫病营养不良、贫血、肝功能不佳者，应加强营养，进行抗肝纤维化治疗，对症给予利尿、限制水钠、纠正有效循环血量不足等治疗。

（三）外科治疗

门脉高压引起食管静脉曲张，或巨脾Ⅲ级及巨脾Ⅱ级并发脾功能亢进为脾切除和分流手术的指征。

（四）预防

1. 健康教育。

2. 控制传染源　　应在流行区对人群和家畜进行查病、治病，通过化疗杀灭人和家畜体内的血吸虫，控制和消除传染源，在感染季节后 2 个月，用吡喹酮，儿童 50mg/kg，1 日 2 次分服。对高发区行扩大化治疗或群体治疗，凡感染率高于 20% 的地区，对 5 岁以上，60 岁以下，当年有疫水接触，而无禁忌者进行普治。在接触疫水后 1 个月服首剂 40mg/kg，如持续接触疫水则每月服 1 次，脱离接触疫水后 2 个月再加服 1 剂。预防用药还可选用蒿甲醚和青蒿琥酯。

3. 杀灭钉螺　　尾蚴是血吸虫感染的主要发育阶段，具有很强的活动力，当宿主（人和家畜）接触疫水时尾蚴即可吸附于皮肤，并能在 10 秒钟内钻入皮肤。钉螺是日本血吸虫的唯一中间宿主，是孵育尾蚴的所在，杀灭钉螺是切断血吸虫病传播环节的重要行动。可采用土埋，水改旱，蓄水养殖水淹等物理方法，或药物灭螺，可用 50% 氯硝柳胺乙醇胺盐可湿性粉剂，$2g/m^2$。

4. 粪便管理　　加强人畜粪便管理。用物理、化学方法杀灭虫卵。

5. 安全用水　　用物理或化学的方法处理饮用水，提供安全水源。

6. 防护　　不在疫水中游玩、洗涤生产和生活用品，避免接触尾蚴。使用皮肤防护药。

第九节　华支睾吸虫病

一、概述

华支睾吸虫病即为肝吸虫病，由华支睾吸虫寄生于人的肝胆管所致，是一种人兽共患的寄生虫病。虫卵随宿主粪便排出，入水后进入淡水螺孵化、繁殖形成大量尾蚴。成熟的尾蚴逸出后钻入第二宿主淡水鱼或淡水虾体内，发育为成熟囊蚴。人体食入带有华支睾吸虫活囊蚴的鱼虾而被感染。华支睾吸虫病可表现为胆管胆囊炎、胆石症和儿童发育障碍等，重者可发生肝硬化。

华支睾吸虫的主要致病因素为成虫寄生在人体的肝内胆管的机械性损伤以及虫体的分泌物、代谢产物、刺激宿主产生脂质过氧化物酶增高诱发的机体变态反应，引起胆管内膜及胆管周围的炎性反应，管腔变窄，周围纤维组织增生，甚至肝硬化。胆管管腔变窄及虫体的堵塞，可导致胆管阻塞，胆汁淤积，胆管扩张，引起阻塞性黄疸。胆汁引流不畅易发生细菌感染而致胆管炎。虫卵、死亡的虫体、脱落的胆管组织可构成结石的核心而发生胆石症。有文献报道，肝吸虫可诱发胆管上皮细胞增生而致腺癌为主的癌变。

二、诊断要点

(一) 临床表现

华支睾吸虫的致病能力不强，少量虫体寄生时可无症状。当一次或连续大量囊蚴进入人体，而人体对本虫的敏感性又较高时，可出现寒颤、高热、肝肿大或黄疸，重症时才表现症状。

1. 急性华支睾吸虫病　　潜伏期 30 天左右，感染越重，潜伏期越短。多发生在一次性食入大量囊蚴者。主要症状有发热、剑突下疼痛、头痛、食欲不振、恶心、乏力、肝区疼痛等。首发症状多为上腹部疼痛和腹泻，疼痛可为持续性刺痛，进餐后加重，伴有厌油腻，似胆囊炎，大便每日 3～4 次，多为黄色稀水样便。3～4 天后出现发热，体温可高达 39.7℃，常伴有明显畏寒、寒战，继而出现肝肿大、肝区疼痛、黄疸。外周血嗜酸性粒细胞增多，重者可见以嗜酸性粒细胞增多为主的类白血病反应。

2. 慢性华支睾吸虫病　可由反复感染或急性感染未得到及时治疗演变而成。症状的出现率与感染程度有一定关系。轻度感染可无症状，或仅表现为胃部不适、进食后上腹胀、食欲不振、轻度腹痛、易疲劳，可有肝肿大和消化不良；中度感染者上述症状的程度加重，并常见慢性腹泻，肝脏可见以左叶为主的肿大，部分患者肝表面不光滑，有压痛、叩击痛。还可有贫血、营养不良、浮肿等症状，可合并胆囊炎、胆色素性胆石症、胆绞痛、阻塞性黄疸、原发性胆管细胞性肝癌，儿童可有明显的生长发育障碍；重度感染者以上症状均可出现并明显加重，晚期可形成肝硬化和门脉高压，肝功能衰竭是主要的死亡原因。

（二）实验室检查

1. 血常规　有不同程度贫血，白细胞总数升高，89%患儿嗜酸性粒细胞增多，感染越重，嗜酸性粒细胞增多越明显。

2. 血液生化　中、重度感染者可有血清总蛋白和白蛋白减少、白/球蛋白比值倒置、血清胆红素升高。急性华支睾吸虫病人常见血清 ALT 增高。

3. 病原学检查　在粪便和十二指肠液中发现华支睾吸虫卵是确诊依据。

4. 免疫学检查　①抗原皮内试验：提取成虫抗原，稀释后进行皮内试验，主要用于普查时初筛，可有假阴性或假阳性；②血清抗原检测：用双抗体夹心法酶联免疫试验，以检测血清中循环抗原，阳性率93%。③血清抗体检测：用间接血凝试验、酶联免疫试验等方法进行，其他吸虫有交叉反应。

三、治疗要点

（一）一般治疗

轻度和中度感染者可根据病情在门诊进行对症治疗和驱虫治疗。重症患者首先加强对症治疗和支持治疗，待全身状况好转后进行驱虫治疗。

（二）驱虫治疗

1. 吡喹酮（praziquantel）　为首选药，该药在肠道吸收快，在肝内转化迅速，病人服药后的 1～2 天，最快的在用药 2h 后，粪便中即有虫体排出。轻、中、重感染者可采用总剂量分别为75～90 mg/kg、120～150 mg/kg、150～180 mg/kg，一日 2 次，2 日服完的治疗方案。不良反应较常见，但轻微、短暂，可有口腔溃疡、皮肤过敏、肌肉强直收缩、抽搐、阿-斯综合征、精神异常、恶心、呕吐、心律失常、头晕等，多发生在服药后 0.5～1h。

2. 阿苯达唑（albendazole，肠虫清）　总剂量 80 mg/kg，分 2 日服，每日 2 次。可根据感染程度适当增、减剂量。该药对肠道线虫有效，副作用轻。

3. 上述二药配伍使用，剂量各减半。

第十节　并殖吸虫病

并殖吸虫病（paragonimiasis）又名肺吸虫病，是一种人兽共患的寄生虫病，由并殖吸虫的童虫和（或）成虫寄生于人的肺部等组织所引发。在我国能使人致病的并殖吸虫有 3 种：卫氏并殖吸虫、斯氏狸并殖吸虫及四川并殖吸虫。可引起的病征主要有 2 种类型：肺型并殖吸虫病和皮下型并殖吸虫病。除北京，天津，上海，宁夏，西藏外，全国 24 个省、市、区有流行。

一、肺型并殖吸虫病

主要是由卫氏并殖吸虫（paragonimus westermani）引起，其第二宿主为溪蟹或蝲蛄，人吃了带有囊蚴的溪蟹或蝲蛄可发病。卫氏并殖吸虫在我国分布广泛，已知 17 个省、区有报道，其中 12 个省有人体感染。根据传播途径可分为溪蟹疫区及蝲蛄疫区，我国大部分地区为溪蟹疫区，东北三省为后者。

并殖吸虫的童虫或成虫在脏器及组织之间的窜扰移行引起机械

性破坏，虫体代谢产物能诱发变态反应。童虫入肺后所致病变可分为3期：①脓肿期；②囊肿期，多个囊肿贯通可连成多房性囊肿；③纤维瘢痕期（愈合期）。由于虫体的游走特性，可造成多处的病变，因而此三期病变常可同时见于同一器官内。虫体还可移行至肺部以外的组织，称异位寄生。如腹壁、肠系膜、胸壁、皮下、脑等。

（一）诊断要点

1. 临床表现　　一般发病缓慢，多可询及生吃或半生吃石蟹或蝲蛄史。早期症状不明显，症状出现最早可在感染后数天至1个月，迟者1至数年，多数在3～6个月内。重度感染者可于一次大量生吃石蟹或蝲蛄后，第二天即出现急性病症。

（1）全身症状：多见于急性肺吸虫病，轻者仅表现为食欲不振、乏力、消瘦、低热等非特异性症状。重者发病急，中毒症状明显，有畏寒、高热、头痛、胸闷、腹痛、腹泻等。部分患者可有荨麻疹和哮喘发作等过敏症状。外周血中嗜酸性粒细胞增多。

（2）呼吸系统症状（胸肺型）：有胸痛、咳嗽、咳痰，开始为干咳，以后痰量逐渐增多，痰中带血丝或为铁锈色，呈烂桃状，有时甚至咯血，痰中常可查见虫卵。虫囊破入胸腔，可出现气胸、脓胸、脓气胸、胸腔积液的症状，积液为草黄色或血性。局部听诊偶可见干湿啰音。病变范围大者，叩诊可呈浊音，可有管状呼吸音和啰音。

（3）腹部症状：最常见有腹痛、腹泻、恶心、呕吐，肝脏肿大，质地中等或偏硬，下腹和右下腹阵发性疼痛或隐痛，有时可触及结节或肿块。脓肿向肠内破溃可出现脓血样大便。腹型肺吸虫病极易误诊为急腹症。

（4）心包炎症和心包积液：约20%患儿出现心包受损症状，心包积液可单独存在，也可伴有腹水或胸腔积液，或伴有肺部的病变。病程长者可致缩窄性心包炎。

（5）神经系统症状

1）脑型肺吸虫病：小儿多见，症状出现较肺型者迟，约在感染后3～36个月不等，甚至在数年之后，早期患者，有头痛、呕吐、意识迟钝、视神经乳头水肿；后期出现瘫痪、失语、偏盲、共济失调和感觉障碍等；病变累及大脑，可有癫痫发作，肢体感觉异常。

2）脊髓型：较脑型少见，主要是脊髓受压部位以下的运动障碍，严重时可发生一侧或双侧下肢瘫痪，甚至截瘫。

临床上常有多型并存于同一患者。部分患儿体格发育不良和智力发育落后。

2．实验室检查

（1）血液检查：白细胞总数升高，急性期可达 40×10^9/L。嗜酸性粒细胞为 0.05～0.20，急性期可达 0.77。血沉加快。腹型患者ALT升高。

（2）痰液检查：典型病例痰呈铁锈色或棕褐色，镜检很易找到虫卵、夏科雷登氏结晶和大量嗜酸性粒细胞。轻症患者必要时需留24h痰液。小儿如收集痰液困难，可取胃液检查。痰液用 10% NaOH 溶液处理后再离心取沉渣镜检。

（3）粪便检查：查到并殖吸虫的虫卵是确诊本病的依据。粪便可用水沉淀法或改良加藤法查虫卵，必要时可连续几天留取粪便标本。

（4）脑脊液及其他体液检查：脑脊液外观多正常，清澄无色，蛋白含量轻度增加，糖和氯化物正常，白细胞稍增加，常可查见嗜酸性粒细胞，偶可见虫卵。胸水、心包积液和腹水多为草黄色，也可带血色，偶可查见夏科雷登氏结晶和虫卵。

（5）免疫学检查：对早期患者感染、无血痰患者、脑型或皮肤型病例不能以查卵而诊断者，有诊断意义。

1）血清学方法：均以成虫可溶性抗原与病人血清反应，检测特异性抗体，阳性率高，与其他常见的吸虫感染（如华枝睾吸虫、血吸虫）的交叉反应较少，具体方法有 ELISA，DoL-ELISA，SPA-

ELISA，ABC-ELISA，间接血凝试验、间接荧光抗体试验、免疫印迹酶染色试验和放射免疫试验等。

2）抗原皮内试验：常用于流行病学调查的筛选和鉴别诊断参考，准确性高，一般阳性率可达 95% 以上，但是常出现假阳性和假阴性，以及和其他吸虫感染有交叉反应。

3）多种单克隆抗体探针：用于检测血清中并殖吸虫的循环抗原，阳性率高达 98% 以上。

3．影像学检查　　根据病程，X 线片检查可表现出不同的改变，如 1～2cm 圆形或椭圆形浸润阴影、多房性囊样阴影、0.4～0.6cm 大小的致密点状或条索状阴影。CT 和 MRI 检查有助于发现脑、脊髓的病变和病变定位。

（二）治疗要点

1．一般性治疗　　卧床休息，加强营养，维持水、电解质平衡。对于咳嗽、癫痫发作、颅内压增高、胸腔、心包、腹腔积液等进行对症治疗。预防和治疗继发感染。

2．外科治疗　　如有脑或脊髓压迫症状而内科治疗无效时，在控制肺部病变后，可手术摘除囊肿、结节或剥离粘连等。

3．病原治疗　　可选用的药物有：

（1）吡喹酮（praziquantel）：为首选药，每疗程总用药量为 150～225mg/kg，分 3 天服用，每天量分 3 次服。脑型患者或重度感染者间隔 1 周后重复 1 疗程。不良反应（详见前述）多为轻微、短暂表现。

（2）硫双二氯酚（bithionol）：作为替代药使用，每天 50mg/kg，分 3 次口服，连服 10～15 天为 1 个疗程，或隔日 1 次，20～30 天为 1 疗程。副作用较明显，有严重肝、肾功能不全者禁用。

（3）阿苯达唑（albendazole 肠虫清）：每天 10～15mg/kg，连服 7 天为 1 疗程，不良反应少见，可有皮肤过敏、共济失调、头痛、嗜睡、精神异常、不全性肠梗阻、过敏性紫癜、溶血性贫血、血尿、尿失禁等。

（4）三氯苯达唑（triclabendazole）：国外有 10 mg/kg 一剂疗法治疗儿童并殖吸虫病的报道，有效率为 70%。

4. 预防

做好宣传教育，提高对本病的认识，自觉改变不良饮食习惯，不食生的或半生的蟹、蝲蛄，不饮生水，不用生蟹、蝲蛄喂养狗、猫、猪等动物。积极治疗病人和带虫者，在重流行区开展普查普治。对流行区的狗、猫也要定期检查治疗，加强灭鼠。加强粪便管理，不随地吐痰，防止虫卵入水污染水源。

二、皮下型并殖吸虫病

由斯氏狸并殖吸虫（pagumogonimus.skriabini）或四川并殖吸虫（paragonimus szechuanensis）引发，其危害不及卫氏并殖吸虫，但其地理分布较为广泛，也应引起注意。和卫氏并殖吸虫相似，第二中间宿主为多种淡水蟹类，终末宿主为果子狸、家猫、犬等，人是本虫的非正常宿主，人体感染绝大多数为童虫期。本虫在人体所致病变主要表现为皮下结节或包块，包块呈游走性，此起彼伏，反复出现，常见于腹部、胸背部，亦可见于头颈、四肢、腹股沟、阴囊等处。包块多紧靠皮下，边界不清、无明显红肿、稍有痒感，周围可有明显水肿，大小不一，位于表浅者，童虫可破皮而出。全身症状可有低热、胸痛、全身乏力、食欲下降等，血常规检查嗜酸性粒细胞明显增加。此外，流行区小儿病例，多数显示肝肿大的体征，应与肝炎鉴别。

皮下结节以活组织检查为主要的病原学检查方法，皮下结节的病理检查可见典型的嗜酸性细胞肉芽肿，有时可见童虫。免疫学检查及流行病学资料可作为诊断参考。

流行因素及防治原则与卫氏并殖吸虫病相似，此虫对硫双二氯酚的疗效似较卫氏并殖吸虫更为敏感。

（王丹）

第十一节 旋毛虫病

一、概述

旋毛虫 Trichinella spiralis（trichinosis or trichinellosis）是一种严重的人兽共患的寄生虫病，因生食或半生食含有旋毛虫的猪肉或其他动物（羊、犬、猫和鼠类等）的肉所致，若未及时治疗，其病死率可为 3%~30%。

人吞食带有污染囊胞的肉类，移行至小肠发育为成虫。雌雄交配后释放大量幼虫，幼虫穿透肠壁通过血液和淋巴系统侵犯横纹肌，有时可至全身其他部位如神经系统或心脏。只有在横纹肌的幼虫能最终变囊胞并可成活多年。

二、诊断要点

（一）临床特点

1. 有生食或半生食肉类史。

2. 有症状和体征多提示严重感染。在感染后 1 周内，由于成虫在上消化道内导致胃肠炎，腹痛和腹泻，发热等。之后约 2 周左右，因幼虫侵入肌肉，患者出现眼周及面部浮肿、皮疹，尤其活动时全身肌痛（如咬肌、膈肌和肋间肌），症状持续 2~3 周。病儿可出现心力衰竭、心律失常等表现。

（二）实验室检查

1. 血常规　嗜酸性粒细胞增高。

2. 50%患儿肌酸激酶、乳酸脱氢酶升高。

3. 三角肌或腓肠肌活组织检查发现囊胞可确诊，但患儿难接受。血和脑脊液偶可发现幼虫。

4. 免疫诊断方法包括间接荧光抗体试验和酶联免疫吸附试验均有较高的敏感性和特异性。

（三）鉴别诊断

注意与风湿热、皮肌炎、钩端螺旋体病、伤寒、结节性动脉炎鉴别。

三、治疗要点

目前治疗效果尚不满意，尤其对肌肉中幼虫。故重在预防。

1. 对症治疗。

2. 驱虫治疗

（1）阿苯达唑（丙硫咪唑，albendazole）：不仅可驱除肠内脱囊期幼虫和成虫及抑制产蚴，且可杀死移行期幼虫。由于奏效快，无免疫抑制作用。被认为是治疗旋毛虫病的首选药物。剂量为 20~30mg/kg，分 2 次，连服 7 天为 1 个疗程。必要时 2 周后重复 1 疗程。

（2）甲苯咪唑（mebendazole）：每天 200~400mg，共 3 天，之后，400mg 共 10 天。可清除肠道成虫，但对肌肉幼虫效果差。

3. 肾上腺皮质激素治疗　　必须与有效驱虫治疗同时使用，目的为减轻非特异性炎症及抗变态反应。尤其用于急性期体温过高，出现毒血症和伴心肌炎、中枢神经系统损害者。

第十二节　疟　　疾

一、概述

疟疾（malaria）是疟原虫经按蚊叮咬传入人体的寄生虫病。全世界有 99 个国家和地区的人口生活在不同程度的疟疾威胁中，其中非洲约占 90%。我国大多数县市每年发病率在万分之一以下，恶性疟疾约占百分之九，主要来自海南和云南两省。个别省份如广东、福建等疟疾病人数在上升。

患者和无症状的带虫者为传染源。人体被有传染性的按蚊叮咬或通过输注疟原虫污染的血液制品而感染。各年龄均普遍易感。感染人体的疟原虫有 4 种：恶性疟原虫（P. falciparum）、间日疟原虫（P. malaria）、三日疟原虫（P. vivax）、卵形疟原虫（P. ovale）。疟原虫生活史包括在人体的无性生殖和在蚊体的有性生殖。在人体内主要经过以下途径：①红细胞外期：受感染雌蚊叮咬人体后，子孢子由血液进入肝细胞内，并进行无性繁殖，1~2周后，肝细胞破裂，释放出成千个裂殖体进入血循环。而三日疟原虫和卵形疟原虫除此外，可经过数周或长达数年的休眠期后再次从肝细胞中释放出裂殖体而导致感染症状复发。②红细胞内期：裂殖体进入红细胞内，继续无性繁殖发育为滋养体，滋养体在红细胞内可继续产生大量裂殖体，当红细胞破坏后，大量裂殖体及其代谢产物释放入血引起疟疾发作。③配子体：进入红细胞内的部分裂殖体经几代增殖后不再发育为裂殖体，而发育为雌、雄配子体。

在蚊体的有性生殖：当蚊体叮咬疟疾患者后，疟原虫进入蚊体，其配子体在蚊胃内进行有性生殖，形成合子，穿入胃壁形成囊合子，虫体在其中分裂增殖，形成孢子，孢子进入按蚊的唾液腺体，当按蚊叮咬新的宿主时，孢子又进入人体内造成感染。

二、诊断要点

1．近期在疫区有生活史或旅游史，或曾有输血史。

2．临床特点　　以周期性发热、贫血和脾大为其特征。具有周期发作为特点。

（1）潜伏期：一般2~3周。间日疟最长可达6周，三日疟可长达6~12个月。如患儿有部分免疫力或经过不正规的药物治疗者，潜伏期可更长。

（2）前驱期：持续2~3天。表现为头痛、疲劳、厌食、肌痛、低热、胸痛、腹痛和关节痛。

（3）发热期

1）典型的疟疾表现为间歇性发热。间日疟、卵形疟每48h发作1次；三日疟每72h发作1次；恶性疟疾和混合感染时无此特征。一次发作包括寒战期（约0.5~2h）、高热期（4~6h）和出汗期，与发热相关的症状包括疲乏、头痛、腹痛、恶心呕吐、腹泻、黄疸等。发作日久出现贫血、脾大等。

2）2月龄以上幼儿由于各自免疫功能不同而可表现为低热或

高热，伴头痛、嗜睡、厌食、紫绀、苍白、肝脾大、血小板减少等。

3）先天性疟疾多发生于新生儿期，也可晚至生后数月，多为患疟疾母亲传染。病死率高。

4）凶险型发作：以恶性疟疾为主，少见于间日疟。无免疫力的小儿严重感染时出现凶险症状如：脑型疟，具有高热、谵妄、昏迷或抽搐，伴有脑膜刺激征；胆汁型，呈弛张热，出现黄疸、呕吐胆汁、贫血、肝脾大、昏迷等；肾功能衰竭型，为进行性少尿、无尿及尿毒症；休克虚脱型，为体温不升手足冰冷、脉搏细弱，血压下降等特点。

3．实验室检查

（1）血常规：除贫血外，有白细胞减少。

（2）病原体检查：同时做外周血厚涂片及薄涂片，姬姆萨染色找疟原虫。连续多次的血涂片（间隔 4~6h）比发作时血涂片更能提高查找疟原虫的阳性率。因厚图片上红细胞数量是薄涂片的20~40 倍，其更易于查找疟原虫。薄涂片用于计算受感染红细胞的百分率，有利于评价治疗。涂片阴性不能除外诊断。多数有发作史病人发病后 48h 血厚涂片找到疟原虫。免疫功能不全的病人在典型症状出现后 1~2 天找到疟原虫。骨髓涂片阳性率最高。

（3）血清免疫学诊断：方法包括间接荧光抗体试验和酶联免疫吸附试验等，有较强的特异性。敏感性同厚涂片。已有开展血清循环抗原的检测。

（4）分子生物学检测：多聚酶联反应（PCR）检测疟原虫基因更为敏感，但尚未普遍开展。

4．鉴别诊断　　注意与以下疾病鉴别。包括：流行性感冒、肝炎、败血症、肺炎、中枢神经系统感染、心内膜炎、肾盂肾炎、胃肠炎、结核、伤寒、阿米巴肝脓肿、布氏杆菌病、胶原性疾病等。

三、治疗要点

1．一般对症治疗：防止高热惊厥，注意纠正水电解质紊乱，纠正贫血，给予充足营养。

2．抗疟原虫：包括控制症状，常用药物有氯喹、青蒿素和奎宁等；控制复发和传播如伯氨喹啉；以及预防用药，如乙胺嘧啶。上述药物可单用或合用。

（1）磷酸氯喹：治疗普通型疗效好，毒性小。首次用 16mg/kg（相当于 10mg 基质），6~8h 后及第 2~3 天各服 8mg/kg，总量为 40mg/kg，总用量不超过 1.5g。服药期间有胃肠道反应，停药后可缓解。

（2）青蒿素：口服剂量为：先服 15mg/kg，6~8h 后再服 7.5mg/kg，第 2~3 天各服 7.5mg/kg，疗程 3 日。油注射液和水混悬注射液深部肌肉注射，儿童用量，第 1 次 15mg/kg，6~8h 后 7.5mg/kg，第 2、3 天各肌肉注射 7.5mg/kg。注意，注射部位较浅时，易引起局部疼痛和硬结。

（3）伯氨喹啉：是抑制复发并消除传播的抗疟药。每日剂量为：1 岁以下 1/2 片（每片含基质 7.5mg）；1~6 岁 1 片；7~10 岁 2 片；11~12 岁 2.5 片；>12 岁 3 片。连服 6~8 天。对于 G-6PD 缺乏者禁用。用药中出现血红蛋白尿、溶血现象、发热、黄疸、发绀、贫血或出现溶血危象等症状时立即停用本药。

（4）乙胺嘧啶：对间日疟的红细胞前期有效，可作为预防用药。小儿进入疟疾流行区时可服此药预防，每 10~14 天服 1 次，年长儿 25mg，学龄前儿童 12.5mg。此药味甜，要防止小儿误服而发生意外。

（5）咯萘啶：主要用于杀灭裂殖体，对氯喹有抗药性的疟疾可用此药治疗。口服总量为 24mg/kg，分 3 次服，第 1 日服 2 次，第 2 日服 1 次。其水溶注射剂量具有高效、速效、低毒的特点，用于抢救凶险的疟疾病人。肌肉注射小儿剂量为每次 2~3mg/kg，共给 2 次，间隔 4~6h。静脉点滴剂量为每次 3~6mg/kg，稀释在 5%~10%葡萄糖溶液 200~500mL 中缓慢静脉点滴，共给药 2 次，间隔

4～6h。

（6）甲氟喹：杀灭红细胞内无性体，高效，对耐氯喹株有效。15～25mg/kg一次顿服。

3．联合治疗

（1）发作期：2类药合用，以控制症状和防止复发。常用氯喹加伯氨喹啉。见表2-7-1。

表2-7-1　氯喹加伯氨喹啉联合疗法

年龄（岁）	氯喹（片）				伯氨喹啉（片）	
	第1天	12h后	第2、3天	总量	第1～8天	总量
<2	1/2	1/2	1/4	$1\frac{1}{2}$	1/2	4
3～5	1	1/2	1/2	$2\frac{1}{2}$	1	8
6～10	2	1	1	5	2	16
11～15	3	$1\frac{1}{2}$	$1\frac{1}{2}$	$7\frac{1}{2}$	$2\frac{1}{2}$	20

（2）休止期：每个患儿除彻底抗疟治疗外，应在第2年春季给予抗复发治疗，一般用乙胺嘧啶加伯氨喹啉联合方案见表2-7-2。

表2-7-2　休止期预防服药方案

年龄（岁）	乙胺嘧啶（片）		伯氨喹啉（片）	
	第1、2日	总量	第1～4日	总量
<2	不服		1/2	2
3～5	1	2	1	4
6～11	2	4	2	8
11～15	3	6	3	12

4．耐氯喹恶性疟的治疗　　可选用咯萘啶，青蒿素，甲氟喹等药物．也可用以下方案：奎宁（口服或静滴）加乙胺嘧啶；咯萘啶和周效磺胺、乙氨嘧啶合用；青蒿琥酯加甲氟喹；蒿甲醚加甲氟喹，甲氟喹加四环素等，疗程均为 7 天。

5．预防

（1）避免进入疫区：到疫区者口服药物预防，方法为在进入疫区前1～2周开始至离开疫区后至少 4 周。虽为疫区居住者但幼时未曾在疫区居住及无疟疾免疫力母亲的新生儿均应予预防用药。

（2）灭蚊。

第十三节　阿 米 巴 病

一、概述

阿米巴病（amebiasis）是溶组织阿米巴原虫（Entamoeba histolytica引起的人体寄生虫病。全世界每年发病5 000万，我国流行率约 6%，尤其以热带及经济不发达地区发病率较高。溶组织阿米巴原虫以滋养体及胞囊两种形式存在。阿米巴滋养体因在体外或正常胃酸环境快速死亡而不能成为感染型病原体。而阿米巴包囊能够抵抗外界低温、水中氯浓度、人体内消化液及各种酶。患者及无症状带毒者为传染源。胞囊通过污染水或食物，被人吞食后导致感染（感染型），水污染可造成爆发流行，人类普遍易感。胞囊进入人体内，在小肠形成 8 个滋养体，之后移居大肠的滋养体在适当的条件下侵犯结肠粘膜，导致细胞溶解坏死形成溃疡；或扩散至肠外器官，尤其在肝脏，形成肝脓肿。

二、诊断要点

（一）临床特点

临床表现多种多样，取决于阿米巴原虫所侵犯的组织和器官。婴幼儿尤其营养不良及免疫抑制剂治疗者可迅速出现严重的肠内外阿米巴病症。

1. 无症状的带虫状态　　人体感染后可为无症状的带虫状态（90%），但均有可能进展为侵袭性症状，并且在粪便中能找到胞囊。

2. 肠型阿米巴病　　最常见，可发生于任何年龄，以 1~5 岁多见。可于感染后 2 周至数月（潜伏期）后出现症状。

（1）急性阿米巴痢疾：起病急，病情轻重不一。典型患儿大便为脓血粘液便，血多脓少，如猪肝酱样，里急后重不显著，大便次数增加（6~8 次/日），常伴腹痛。约 1/3 患儿有发热。如病变以回盲部为主，可有便秘，或便秘与腹泻交替出现。

（2）慢性阿米巴性结肠炎：儿童不常见。腹泻反复发作，或与便秘交替，久之有营养不良、贫血、腹胀、生长发育落后等。并随时可转变为急性发作。

（3）并发症：肠出血、肠穿孔、阿米巴肉芽肿、中毒性结肠炎等。急性穿孔少，慢性穿孔症状多不典型，无明显的剧烈腹痛，往往因穿孔后局限性腹膜炎形成包块才发现。肉芽肿多在盲肠、乙状结肠、直肠，大者易误诊为肿瘤。

3. 肠外阿米巴病　　肠外受侵犯部位最常见于肝脏，而脑、肺、皮肤及泌尿道生殖系统少见。

肝阿米巴病（阿米巴肝脓肿）为最严重的播散性感染。发病率小于 1%，80% 脓肿在右叶。部分病人可无明显肠道感染。患儿均有发热，可伴腹痛，可放射至右肩。腹胀，肝大质地较软，有触痛及叩痛。脓肿大者可在腹壁见有包块隆起。胸部 X 线片检查可见右膈肌上移，右肺膨胀不全及炎症渗出；腹部超声或 CT 可见脓肿。

（二）实验室检查

1. 粪便检查　　典型的阿米巴病粪便为暗红色血样便，粘液多而白细胞数很少。找滋养体的粪便要新鲜，应排便 30min 内检查，冬天要保温。涂片镜检找到滋养体或胞囊可诊断。有经验的检查者阳性率为 90%。为提高阳性率应至少送检 3 次。阿米巴肝脓肿者 50% 以上大便检查阴性。

2．乙状结肠镜检 尤其用于粪便检查阴性者。取肠粘膜活组织检查找阿米巴滋养体。在 1/3 病例直肠和乙状结肠见大小不等的散在溃疡，边缘整齐，溃疡之间粘膜正常。

3．免疫学检查 多次粪便检查阴性，而临床高度怀疑者或有肠外阿米巴病表现，应行检查抗体。对有症状的阿米巴病患者，病程 7 天后的阳性率为 95%。阿米巴肝脓肿的阳性率为 95% ~ 100%。方法有酶联免疫吸附、间接血凝试验等，以前者应用最广。

4．影像学检查 CT、MRI 及同位素扫描对肝脓肿诊断有诊断意义。

5．肝穿刺 检查见巧克力色脓液，可找到阿米巴虫体。

（三）鉴别诊断

应与细菌性痢疾鉴别，慢性溃疡性结肠炎激素治疗前必须除外慢性阿米巴结肠炎。以大便涂片、血清学检查、乙状结肠镜检查为依据。

三、治疗要点

（一）一般治疗

急性期卧床休息，注意纠正酸中毒及水电解质紊乱。慢性期应加强营养，注意纠正贫血。

（二）驱虫治疗

1．甲硝唑 可杀灭各型阿米巴原虫，剂量为每天 50mg/kg，分 3 次服，每日总量不超过 1g，疗程 7 ~ 10 天，阿米巴肝脓肿延长至 10 ~ 14 天。危重病例可按此剂量静脉滴注。不良反应有恶心、腹痛、头昏，不需特殊处理，出现共济失调时需立即停药。

2．替硝唑 对甲硝唑无效者可选用，剂量为 50mg/(kg·d)，清晨顿服，连用 3 ~ 5 天，毒性低，儿童能较好耐受。

3．双碘喹啉 儿童每日 30 ~ 40mg/kg，分 3 次服用，连用 15 ~ 20 天。

4．盐酸吐根碱 每日 0.5 ~ 1mg/kg，分 2 次深部肌肉注射，疗程为 4 ~ 5 天。对组织内滋养体有极高的杀灭作用，控制急性期症状效果较好，但根治率较低。可有呕吐腹泻及心动过速血压下降等不良反应。

5. 抗菌药物 应用川巴龙霉素、吡哌酸作为辅助治疗，抑制肠道共生细菌从而影响阿米巴的生长繁殖。

6. 中草药 鸦胆子仁、白头翁、占青、大蒜、蛇床子等有一定疗效。

（三）阿米巴肝脓肿的治疗

在药物治疗同时，对较大脓肿行穿刺引流，如合并细菌感染可于抽脓后在脓腔内注入有效抗生素。上述方法无效则手术切开引流。

（四）其他并发症的治疗

出现并发症如肠出血者应输血，穿孔者应在甲硝唑和抗生素控制下进行外科引流和修复。原发性阿米巴脑膜炎目前无特效抗阿米巴病治疗，有报道两性霉素 B 治疗有效。

（五）预后

在完成抗阿米巴病治疗后每 2 周复查大便，直到大便检查 3 次阴性后为治愈，可解除隔离。大多数病人治疗后症状均可逐步改善或消失。其中约 5% 患者死于肠外感染。

第十四节 蓝氏贾第鞭毛虫病

一、概述

蓝氏贾第鞭毛虫病是由蓝氏贾第鞭毛虫（giaradia lamblia）引起的一种腹泻性疾病。感染遍布世界各地，尤其在卫生条件不佳的发展中国家，全世界感染率为 1%～30%，我国感染率为 1%～20%。儿童比成人更易感染；免疫功能不全病人受感染机会更大。

蓝氏贾第鞭毛虫为单细胞原虫，生活史分为滋养体和胞囊。胞囊具有厚壁，有较强的抵抗力，在水中可存活 4 天，不被氯消灭，在潮湿环境中可存活 3 个月。胞囊被吞食后，不易被胃酸消化，胃酸反而有促使滋养体从胞囊脱出的作用。有本虫感染的人，无论有无临床症状，只要有胞囊随粪便排除，都是传染源。有本虫感染的动物也可构成传染源。传播途径包括经水传播、经食物及饮料传播和接触传播。

二、诊断要点

（一）有传染源接触史或近期到过疫区者

（二）临床特点

潜伏期为 1~2 个月，或更长。感染后多数患儿可无症状；或表现为急性腹泻；或慢性腹泻伴营养不良和体格智力发育障碍。症状期均可伴有不同程度发热、恶心、厌食、腹痛、腹胀等毒性症状。急性腹泻可持续数日，以突发性的恶臭水泻为主。慢性期病程较长，可持续数月或间歇发作，主要为粥样臭便，伴有糖、脂肪、或脂溶性维生素吸收不良而致体重下降等。急性期大便可见滋养体，慢性期以胞囊多见。

（三）实验室检查

（1）新鲜大便涂片、集卵法等连续 3 次检查，找滋养体或胞囊，阳性率可达 90%。

（2）如大便检查阴性而临床高度怀疑者，予十二指肠或空肠引流或活检找滋养体或胞囊。

（3）免疫诊断方法包括酶联免疫吸附试验和间接荧光抗体试验等能提高诊断阳性率。

（4）血常规正常，血嗜酸性粒细胞计数不升高。

（四）小肠 X 线片造影：肠粘膜皱襞增厚等非特异性改变

三、治疗要点

驱虫治疗：

（1）甲硝唑，每日 20mg/kg，分 3 次，连服 10 天为 1 疗程。

（2）替硝唑，60mg/kg，1 次顿服。不良反应轻，耐受性强。

（3）阿苯达唑，为一新型广谱驱虫药。剂量为 400mg/d，顿服，连服 3 天。治愈率为 100%，儿童用量酌减。不良反应有恶心、食欲不振、口干、乏力，均比较轻微。

(4) 呋喃唑酮，每日 10mg/kg，分 3 次，连服 7 天。

(5) 阿的平 6mg/kg，每日 3 次，连服 5 天。

第十五节　卡氏肺囊虫病

一、概述

卡氏肺囊虫（pneumocystis carinii，PC）是一种广泛存在于动物和人的机会性病原微生物，其自然栖息地在肺部（支气管和肺泡中）。为一种单细胞生物，兼有原虫和真菌的特征，在肺泡中完成其生活史。多数人在 4 岁前首次感染。健康人群感染后无任何症状，为隐性感染。病人和隐性感染者为传染源。主要通过呼吸道（空气及飞沫）传播，少数为先天性感染。当人体免疫功能尤其细胞免疫功能下降时易感染，下列患儿为高危儿：①营养不良儿、体质虚弱的婴幼儿、早产儿、新生儿。②先天性免疫缺陷病儿或继发免疫功能低下者。③恶性肿瘤，如白血病、淋巴瘤病人。④器官移植者接受免疫抑制剂治疗者。⑤艾滋病患儿。感染的卡氏肺囊虫在肺中大量繁殖、扩散，导致肺泡间质浸润增厚、肺泡性水肿的弥漫性间质性肺炎—卡氏肺囊虫肺炎。病死率极高，若不及时治疗，死亡率为 100%，即使治疗仍然有 5%～50% 的病死率，是威胁生命的感染。

二、诊断要点

（一）临床特点

卡氏肺囊虫绝大多数侵犯肺部，个别病例可累及心脏、骨髓、肝脾、胃肠道等。

卡氏肺囊虫肺炎　潜伏期 1～4 周，可分为两型：

1. 婴儿型　　主要见于 1～6 个月体弱小婴儿，起病慢，纳差，烦躁不安，干咳，气促，紫绀，无热或低热。肺部几乎听不到啰音，1～2 周后呼吸困难加重，出现三凹征，病程 4～6 周，如不治疗 25% ~ 50% 患儿死亡。

2．儿童型　　主要发生于上述各种原因致免疫功能低下的小儿。起病急骤，高热，咳嗽，气促，呼吸困难和紫绀，三凹征，鼻翼煽动，腹泻，数小时至数日急剧恶化，病死率高。肺部体征相对较少，偶有少许啰音。

（二）实验室检查

1．血常规　　白细胞计数正常或稍高，约半数病例淋巴细胞减少、嗜酸性粒细胞轻度增多、血小板减少、贫血。

2．血清乳酸脱氢酶　　较感染前明显增高。

3．肺功能　　肺活量及 PaO_2 降低，肺泡-动脉氧分压增加，$PaCO_2$ 正常或降低。

4．病原体检查　　支气管镜活检和肺泡灌洗液查肺囊虫，阳性率高。但患儿体质多不能耐受支气管镜活检检查，故疑有此病可行诊断性治疗。

5．血清免疫学诊断　　技术尚未完善，在试用中；DNA 多聚酶联反应（PCR）探针检测呼吸道分泌物（痰）中的卡氏肺囊虫DNA，具有高度的敏感性和特异性。

（三）X 线片表现

早期（24h 内）肺部改变轻微，主要为肺纹理增多，双肺门周围及下肺出现斑片影，可有粟粒状、网格状、或结节性间质性炎症阴影；2 ~ 5 日肺内迅速出现广泛融合的小片影，透亮度减低。肺门不大，可出现肺气肿、气胸、小段不张。胸膜很少受累，发生气胸、纵隔气肿可危及生命。少数病例胸片可正常。

三、治疗要点

1．对症治疗　　卧床休息，吸氧，改善通气，注意水电解质平衡，提高机体免疫力，丙种球蛋白或血浆支持治疗。

2．抗卡氏肺囊虫治疗　　首选复方新诺明及戊烷脒。两者同样有效，均可达到 70% 左右。

（1）复方新诺明：为非 AIDS 患者首选治疗。剂量为每天甲氧苄胺嘧啶（TMP）20mg/kg加磺胺甲基异噁唑（SMZ）100mg/kg，分2次，连服2周。危重病人按磺胺甲基异噁唑（SMZ）每天50~75mg/kg，分4次静脉注射。口服治疗12h临床症状改善，3天内体温下降，PaO_2上升。近年有报道，复方新诺明减量至常规量，同样有效，副作用少。复方新诺明的主要副作用为皮肤过敏及胃肠道反应，肝肾及其他脏器损害已较少见。

（2）戊脘脒：复方新诺明无效可选用，肌肉或静脉输入，每日4mg/kg，疗程14天，AIDS患者可延长至21天。也可喷雾治疗，在30~60min内给药，每日4mg/kg，疗程7天，毒性小，适于轻症病人。戊脘脒副作用为肾功能损害、低血压、低血糖、低血钙、血液系统异常及胃肠道损害。注射部位刺激较大。

3．合并呼吸衰竭时需辅助通气治疗。

4．激素治疗过程中的患此病者激素应逐渐减量。

5．预防用药　　长期应用免疫抑制剂患儿；AIDS患儿合并①CD_4T细胞下降（$200/mm^3$）、或淋巴细胞低于总数的20%；②2周以上不明原因的发热；③非抗生素或皮质激素治疗导致的念珠菌感染；④已发生过1次卡氏肺囊虫感染者，均应长期用复方新诺明口服预防。$TMP5mg/(kg \cdot d)$、$SMZ25mg/(kg \cdot d)$，每周口服3天。

（许蔓春）

第三编　各系统感染性疾病

第一章　呼吸道感染

第一节　急性上呼吸道感染

一、概述

急性上呼吸道感染（acute upper respiratory infection，AURI），是指鼻、鼻咽、咽部粘膜的炎症，简称"上感"，是小儿最常见的疾病，全年均可发病，但冬春较多。由于空调器的广泛使用，夏季病例明显增多。主要通过飞沫及直接接触传染，偶可通过肠道感染。呈流行或散发。儿童每年约发生 6 次左右。

约 60%～90%上感由病毒感染引起。常见的病毒有鼻病毒、流感病毒、副流感病毒、呼吸道合胞病毒（RSV）及腺病毒、柯萨奇病毒、埃可病毒等。少数由细菌感染引起，常见的细菌有化脓性链球菌 A 组、肺炎链球菌、流感嗜血杆菌及葡萄球菌等。此外肺炎支原体和肺炎衣原体也可引起。文献报道卡他布兰汉菌，是鼻咽部菌群之一，在机体抵抗力下降时可发展成为致病菌，且有增多趋势。

营养不良、缺乏体格锻炼及有过敏体质的小儿，易发生上呼吸道感染，特别在消化不良、佝偻病以及有原发性免疫缺陷病或后天获得性免疫功能低下的患儿。居住拥挤、大气污染、被动吸烟，均可降低呼吸道局部防御能力，促使病原体生长繁殖，引起发病。

二、诊断要点

(一) 临床特点

由于受累部位、年龄和病原体不同，临床表现差异很大。

1. 婴儿　　常因流涕、鼻塞而张口呼吸，拒乳，烦躁不安。

2. 婴幼儿　　以全身症状为主，可骤然起病，有高热、流涕、咳嗽、全身不适，有时可有呕吐、腹泻，突然高热者可伴惊厥，常在起病后 1~2 日发生。

3. 年长儿　　以局部症状为主，如鼻塞、流涕、打嚏、干咳、咽痛，有不同程度发热，部分患儿可诉头痛、乏力、全身肌肉酸痛、脐周腹痛等。

4. 累及咽部，咽痛，明显充血，咽后壁可见淋巴滤泡充血肿大或伴双侧颊粘膜散在小出血点。若咽部有小疱疹、小溃疡，为疱疹性咽峡炎，除咽痛外，尚可有流涎、拒食等。

5. 当侵犯扁桃体时，有高热、咽痛，局部红肿，在隐窝内有白色或黄色干性滤泡性渗出物，多为病毒引起，若为滤泡性脓性渗出物，多为 B 族链球菌（GBS）引起。

(二) 实验室检查

1. 血常规　　病毒感染早期，血白细胞计数与分类偏高，多在 3~4 日后降至正常范围以下，细菌感染时大多增高。但严重感染时白细胞计数可降低。

2. 病原学检查　　近年来应用系列呼吸道病毒抗原酶联免疫测定法和呼吸道病毒抗原抗体免疫测定法可快速测定常见的 4 类 8 种病毒：流感甲、乙病毒，副流感 1、3 和 L 型病毒，RSV，3、7 型腺病毒，有助于临床及时做出病原学诊断。

(三) 鉴别诊断

1. 流行性感冒　　是流感病毒引起，常有流行性。起病急，全身中毒症状重，有高热、全身酸痛、眼结膜充血等，但咽部症状较轻。病毒分离或血清抗体检测可确诊。

2．过敏性鼻炎　　临床症状颇似感冒，起病更急，常突然出现鼻痒，频繁打嚏，流清水涕，伴咽、眼和耳痒，但很少有发热和全身关节、肌肉痛症状。本病常因吸入某种过敏源或冷空气时发作，而脱离过敏源后很快缓解。鼻腔分泌物涂片可见大量嗜酸性粒细胞，部分患儿伴有过敏性哮喘。

3．急性传染病的前驱期　　如麻疹、脊髓灰质炎、流行性脑脊髓膜炎、病毒性肝炎等初期有上呼吸道症状。在上述传染病流行季节或流行区，上呼吸道症状持续不消退者，应提高警惕，须进行相关的实验室检查，以便早期确诊。

4．结核感染　　早期可有上呼吸道感染症状，特别是咳嗽久治不愈或短时间反复呼吸道感染者，要提高警惕，尽早拍摄胸部X线片，作PPD试验。

5．消化系统疾病　　婴幼儿上呼吸道感染，往往有消化道症状，如呕吐、腹痛、腹泻等，可误诊为原发性胃肠病。年长儿有腹痛者，应与急性阑尾炎相鉴别。

三、治疗要点

1．一般治疗　　充分休息，多饮水，给予易消化富于营养的饮食，多吃蔬菜、水果。呕吐或进食差者给予输液。

2．对症治疗

(1) 降温：对发热病例，体温超过38.5℃可用对乙酰氨基酚、布洛芬，每次5～10mg/kg。婴幼儿可给25%安乃近滴鼻。高热可给予物理降温，如头部冷敷、35%酒精擦浴。

(2) 镇静：伴烦躁不安者，可适当应用镇静剂，如苯巴比妥，每次5～7mg/kg，口服。或10%水合氯醛，每次40～60mg/kg，灌肠或口服。以防高热惊厥。

(3) 鼻塞：鼻塞明显时、哺乳时，睡前用0.5%呋麻滴鼻液滴鼻，每侧1～2滴。每日2～3次。年长儿可加用氯雷他定（开瑞坦）、西替利嗪（仙特明）等脱敏剂。

（4）咳嗽：一般不用镇咳药，可用祛痰平喘药，如 N-乙酰半胱氨酸（富露施）、氨溴索（沐舒坦）、甘草合剂、必嗽平、鲜竹沥等。

（5）止痛：咽痛用西瓜霜含片或用复方硼砂溶液漱口；颈淋巴结疼痛，可用冷敷或热敷。

3．抗病毒治疗

（1）利巴韦林：早期用 1％利巴韦林溶液滴鼻，15min 滴 1 次，共 4 次，以后 1～2h 滴 1 次，夜间停用，热退后改为 4h 滴 1 次，3～4 天为 1 疗程。或用 10％利巴韦林雾化吸入。口服、静脉给药，每天 10～15mg/kg，分 2～3 次给予。

（2）γ 干扰素：重症感染可用 γ 干扰素，每次 300U，连用 3日，静脉滴注。

4．抗生素治疗　　因本病大多为病毒感染，原则上不用抗生素。确认细菌感染者，首选青霉素钠 20 万～40 万 U，每日 2 次，肌肉注射，化脓性扁桃体炎多为 GBS 感染，疗程 7～10 天。青霉素过敏者，可用红霉素每天 25～50mg/kg，分 3～4 次口服。也可选用 SMZco，每天 25mg/kg，分 2～3 次口服。但不能用于婴儿及新生儿。

5．免疫治疗　　小儿呼吸道感染，尤其是反复呼吸道感染。约 40％病例有细胞免疫和体液免疫降低。因此，免疫调节剂应用十分必要。目前常用于临床的免疫调节剂，有必思添、泛福舒、兰菌净、黄芪颗粒剂等，现介绍泛福舒的用法，每日早晨空腹口服 1粒胶囊（3.5mg/cap），连服 10 天，停 20 天，3 个月为 1 疗程。

6．中药治疗　　可选用抗病毒口服液、大青叶口服液等。

第二节　气管、支气管炎

一、概述

气管、支气管炎（acute tracheobronchitis）是儿科最常见疾病之一，大多继发于上呼吸道感染后，多见于 1 ~ 3 岁的婴幼儿，冬春季节发病率高，常在机体免疫力低下时发病。

病因：多数由病毒引起。病毒感染中，以呼吸道合胞病毒、3型副流感病毒、流感病毒、腺病毒等占多数。有时继发细菌感染，较常见细菌有肺炎链球菌、化脓性链球菌、流感嗜血杆菌及葡萄球菌等；可为单独感染或混合感染。近年来肺炎支原体感染并不少见。常见诱因为佝偻病、营养不良或特应性体质等。部分患儿本病为百日咳、麻疹、白喉等传染病的临床表现之一。

二、诊断要点

（一）临床表现

起病较急，大多先有鼻塞、流涕、咽痛等"上感"表现，然后咳嗽，大多先为干咳，约 2 ~ 3 天后咳嗽逐渐加重，转为湿性咳嗽，婴幼儿不会吐痰，可闻及痰鸣音，或咳出白色痰或黄色痰。部分患儿常因剧咳而引起呕吐或不能入眠。发热可有可无，体温高低不一，约 2 ~ 3 天退热。婴幼儿全身症状较明显，除发热外，常伴有食欲不振、腹泻、恶心呕吐等消化道症状。年长儿可诉咳嗽时胸骨后疼痛。咳嗽约持续 7 ~ 10 天缓解，重者可迁延 2 ~ 3 周，常反复发作。查体可见咽部充血，或无异常发现，或在两下肺底可闻及易变的音调不一的干、湿啰音或局限性哮鸣音，多在咳嗽后加剧或消失。

（二）实验室检查

1. 血常规　　白细胞计数多为正常，偶有轻度升高。

2. 病原学检查　　痰涂片作免疫荧光检查或痰培养可初步提示感染的病毒或细菌。但 1 次阳性不能排除上呼吸道或口咽部携带的病毒或细菌，只有多次为同一细菌或病毒才有诊断价值。

（三）X 线片检查

有时可见肺纹理增多，肺门增浓，肺充血等征象。

（四）鉴别诊断

1. 咳嗽变异性哮喘　　可无典型哮喘发作和肺部体征，但平喘药物有效，支气管激发试验可资鉴别。

2. 胃食管返流　　本病以咳嗽为主症，常有胸骨后烧灼感，但有反酸嗳气症状，测定食管下段 pH 值可助诊断。

三、处理要点

一般治疗、对症治疗、抗病毒治疗，同急性上呼吸道感染。

合并细菌感染，可选用青霉素、阿莫西林、红霉素或罗红霉素（每天 5～8mg/kg，分 2 次口服）治疗。疗程 7 天左右。

第三节　肺　　炎

一、概述

小儿肺炎（pneumonia）多为支气管肺炎（brochopneumonia），是婴幼儿最常见疾病，也是我国乃至全球 5 岁以下儿童第一位死亡原因。肺炎可由多种病原引起，细菌性社区获得性肺炎，以肺炎链球菌、流感嗜血杆菌、卡他布兰汉菌以及金黄色葡萄球菌等最常见。医院获得性肺炎约 80％是革兰阴性杆菌，主要为铜绿假单胞菌、肠杆菌属、不动杆菌、肺炎克雷伯杆菌、变形杆菌等；革兰阳性菌约占 20％，主要为金黄色葡萄球菌、表皮葡萄球菌。病毒性以副流感病毒、呼吸道合胞病毒（RSV）、腺病毒、流感病毒等较多见；其次，麻疹病毒、巨细胞包涵体病毒、柯萨奇病毒、埃可病毒亦可引起。肺炎支原体、肺炎衣原体、军团菌引起的肺炎有所增加。霉菌性肺炎，以念珠菌、曲霉菌、毛霉菌、组织胞浆菌、放线菌、隐球菌等较常见。此外，佝偻病、营养不良、贫血、空气污染、被动吸烟、居住拥挤、长期服用皮质激素或免疫抑制剂、原发或继发性免疫功能缺陷等是肺炎发病的常见诱因。

支气管肺炎以肺泡炎症为主，间质性肺炎则呈细支气管炎、细支气管周围炎及肺间质炎的改变。当细支气管壁上皮细胞坏死，管腔可被粘液、纤维素及破碎细胞堵塞，可发生局限性肺气肿或肺不张。

分类 临床多采用综合名称，按病程：分为急性＜1个月；迁延性1~3个月；慢性＞3个月。按病理：分为大叶性肺炎；间质性肺炎；支气管肺炎；毛细支气管炎。按病因：则冠以细菌、病毒、支原体等名称。按病情：分为轻症、重症。

二、诊断要点

(一) 临床特点

1. 普通肺炎的特点

(1) 咳嗽：初起多为干咳，继之有痰，婴幼儿不会吐痰，但可闻及喉部痰鸣音，咳剧可引起呕吐。

(2) 发热：多继发于上呼吸道感染或支气管炎之后发热，体温在39~40℃，热型不定。新生儿及体弱者可为低热或无热。常有精神萎靡或烦躁不安、恶心和呕吐等。

(3) 气急：部分患儿有气促，新生儿呼吸频率可达60~80次/分。严重者可出现呼吸困难、鼻翼煽动、点头呼吸及吸气性三凹征。若血中还原血红蛋白高于50g/L，可出现紫绀，初见于口周及鼻唇沟，继之指、趾甚至全身青紫、面色灰黯。但中度以上贫血或酸中毒时，可不出现紫绀。

(4) 肺部体征：早期呼吸音粗糙或稍低。随后有细湿啰音。以两肺底部、脊柱两旁及腋中线处为多，深吸气时明显。若伴中度以上脱水者，肺部细湿啰音可减少。大病灶肺炎病变部位叩诊有浊音，但支气管肺炎叩诊可无浊音。恢复期因炎症溶解、消散，可有一过性湿啰音增多，随后逐渐消失。

2. 重症肺炎的特点 重症肺炎，系指肺炎病变和症状严重，全身中毒症状明显并伴有呼吸衰竭、心功能不全、中毒性心肌炎、脑水肿、中毒性脑病、中毒性肠麻痹、水电解质及酸碱平衡紊乱、败血症、休克及DIC者。

(1) 呼吸衰竭：轻度呼吸衰竭（呼衰）有呼吸困难，三凹征明显，呼吸频率加快，偶有呼吸节律改变，口周紫绀、轻度烦躁或精神萎靡；中度呼衰，呼吸困难、三凹征加重，呼吸浅快，节律不整，偶有暂停，口周紫绀明显，或呈樱红色，嗜睡或躁动，反应迟钝；重度呼衰，呼吸极度困难，三凹征明显或反而不明显，呼吸由浅表转为浅慢节律紊乱，常出现下颌呼吸和呼吸暂停，呼吸音减低，口周紫绀加重，四肢冰凉，末端紫绀，昏睡或昏迷，甚至惊厥。

血气标准：在海平面、大气压、静息状态下吸入室内空气，新生儿和婴幼儿 $PaO_2 < 60mmHg$（8.0kPa），动脉血氧饱和度（SaO_2）< 80%；紫绀型先天性心脏病 $PaO_2 < 3.99kPa$，$SaO_2 < 55\%$ 和（或）$PaCO_2$ 新生儿 > 9.97kPa，婴幼儿和儿童 > 50mmHg（6.67kPa），即可诊断。

（2）"心力衰竭"：重症肺炎能否并发心力衰竭（心衰）在学术界争论已久，国内大部分学者认为可并发心衰，但国外的所有儿科教科书、杂志及心肺专著都不提肺炎可并发心衰。诊断标准：①心率突然超过 180 次/分或已超过 200 次/分。②呼吸突然加快，超过 60 次/分。③突然极度烦躁不安。④明显紫绀，皮肤苍白、发灰、发花、发凉，指（趾）甲床微血管充盈时间延长，尿少或无尿。⑤有奔马律，心音低钝，颈静脉怒张。X 线片检查示心脏扩大。⑥肝脏迅速增大并有压痛，颜面、下肢水肿。①～④项为可疑心衰，⑤项供参考。

（3）中毒性脑病：诊断标准：①烦躁嗜睡 8h 以上，两眼上翻凝视、斜视。②球结膜水肿，前囟隆起。③昏迷、昏睡、反复惊厥（除外低钙及高热惊厥）。④瞳孔改变，光反射迟钝或消失。⑤中枢性呼吸节律不整、紊乱或暂停。⑥CSF 检查除压力增高外，其他均正常。如有①、②项出现提示脑水肿，伴其他一项以上者可确诊。

（4）中毒性肠麻痹：由于缺氧、毒血症以及微循环障碍变化，致胃肠道淤血，渗出增加，引起呕吐、腹泻、腹胀等症状。严重者形成麻痹性肠梗阻，

3. 细菌性肺炎的特点

（1）临床表现：起病急，高热，多呈弛张热，中毒症状重，咳

嗽剧气喘重，痰粘稠或呈脓性，常伴烦躁、嗜睡、呕吐、腹胀，甚至有循环障碍。有的有猩红热样或麻疹样皮疹。肺部细湿啰音明显。可发生肺脓肿、脓胸、肺气肿等并发症。

（2）实验室检查：周围白细胞总数及中性粒细胞增多，严重时有核左移并出现中毒颗粒。阴性杆菌性或金黄色葡萄球菌感染，可有白细胞总数降低。咽拭子培养有参考意义；气管内分泌物培养可获得的致病细菌，并进行抗生素的敏感试验，有利治疗。

（3）X线片检查：早期可见病变部位肺纹增粗、增深。实变期有斑片状阴影或大片状阴影，其中可形成脓肿，或有肺不张、肺大泡、脓胸或脓气胸等。

4．病毒性肺炎的特点

（1）临床表现：一年四季均可发生，尤其在冬、春两季，多见于婴幼儿。不同病毒引起的肺炎，临床表现差异很大、轻重不一。轻者起病时类似上呼吸道感染，伴眼结膜充血、水肿，或有充血性斑丘疹，继而高热、频咳。一般病例起病为突然高热、呛咳及喘憋，痰粘稠不易咳出，有的呈百日咳样痉咳。重者病初即可有面色苍白、精神萎靡、嗜睡等，有呼吸困难、紫绀及喘息；中毒症状较明显，并常伴有明显的神经系统症状，如神志不清、惊厥、昏迷等。婴幼儿临床表现往往较重，常有喘憋及呼吸困难。肺部啰音出现较晚，在明显发热时往往肺部听诊无啰音，但病程较迁延。多在起病3~4天后出现呼吸音减低少量细湿啰音，以后啰音增多并逐渐出现肺实变体征。也有部分毒性肺炎在整个病程中均不出现细湿啰音。

（2）实验室检查：白细胞计数多数在正常范围，分类计数示淋巴细胞比例占优势。如果白细胞计数 $< 4 \times 10^9/L$，提示病毒致病力强或机体免疫力低下，要警惕。C反应蛋白是临床常用的检验指标，病毒性肺炎C反应蛋白多正常。

（3）病毒原鉴定：疑为病毒感染可取体液和（或）胸腔积液进行病毒分离；或取急性或与恢复期双份血清测定特异性病毒抗体，

若抗体滴度增长4倍以上有诊断意义。近来发展了呼吸道病毒感染的快速诊断方法，常用的有免疫荧光法、酶标免疫吸附试验（ELISA）检查等能做出快速病毒学鉴别诊断。

（4）X线片检查：可显示肺野内有大小不等的斑片状阴影或肺门纹理增粗，病灶呈小叶性分布。病变周围组织有肺气肿影。病灶吸收较慢。

5．支原体肺炎的特点　　是由肺炎支原体引起，约占小儿肺炎的20%～40%左右。

（1）临床表现：可无症状至严重的间质性肺炎。典型病例表现为：起病缓慢，病初有发热、头痛、肌痛、乏力，2～3日后症状逐渐加重，体温多在38℃以上，持续时间不等，有的可达2周，常有寒战、咽痛及咳嗽。咳嗽呈阵发性剧烈干咳，甚至似百日咳样阵发性痉挛性咳嗽。持续1～3周，偶可长至数月。无痰或少量粘液痰，少数可带血丝或咯血。幼儿可有鼻咽炎、鼻炎、声音嘶哑、耳痛、鼓膜炎等。体征：部分患儿有斑丘疹、荨麻疹或猩红热样皮疹，年长儿往往缺乏阳性体征。少数肺部可闻及哮鸣音及干湿啰音。有的有肺外症状。

（2）实验室检查：白细胞总数大多正常或略增高，病初 ESR 增快。血冷凝集试验，为非特异性指标，约50%患者呈阳性（≥1:64），一般在感染后7天左右出现，3～4周达高峰，持续2～4个月，可作筛查。咽部分泌物、痰及支气管肺泡灌洗液，可行病原体培养和分离。双份血清，恢复期抗体4倍升高；及间接血凝试验，特异性 IgM 抗体滴度 1:80 以上可诊断。如单克隆抗体、基因探针及 PCR 检测肺炎支原体抗原及 DNA 等是一个有发展前途的早期快速诊断方法。

（3）X线片检查：无特异性。婴幼儿支原体肺炎 X线片改变大部分为双侧性，且绝大多数呈斑片状阴影，未见大片阴影；学龄前期儿童 2/3 为双侧改变，大多数亦呈斑片表现；而学龄期儿童则以单侧大片状均匀阴影为主。大多数患儿可见肺门淋巴结肿大，少数有少量胸腔积液。

（二）鉴别诊断

1. **支气管炎**　小儿急性支气管炎症状较重，也有咳嗽、发热、气促，须与肺炎鉴别。但急性支气管炎无呼吸困难、紫绀和中毒症状，肺部听诊多为干啰音与中粗湿啰音，啰音的部位和性质可随咳嗽与体位的改变而变化。慢性支气管炎患者病史较长，反复发作，常因痰多引流不畅而出现发热、咳嗽加重、痰多。主要鉴别是行肺部 X 线片检查，支气管炎可见肺纹理增粗，而无实质浸润。

2. **毛细支气管炎**　多见于 1 岁以内婴儿，多为呼吸道合胞病毒引起，副流感病毒、腺病毒及肠道病毒也可致病。病变主要在毛细支气管，亦可累及肺泡及肺泡间质。该病起病急，发热不高，常有频咳、烦躁、喘憋、呼气性呼吸困难，并逐渐加重，与肺炎相似。因以通气障碍为主的呼吸困难，故缺氧及高碳酸血症严重。当呼吸道梗阻症状严重时，肺部仅有少许哮鸣音，呼吸音减低，叩诊呈鼓音，缓解后出现细湿啰音。依据症重、肺部体征少、X 线片检查常阴性等临床特征可与肺炎相鉴别。

3. **肺结核**　粟粒性肺结核、干酪性肺炎患者均有发热、咳嗽，与肺炎有相似的 X 线片征象，但常有结核中毒症状如低热、盗汗、消瘦等。结核病患者的结核菌素或 PPD 试验阳性，一般抗感染无效，而用抗结核治疗有效及有结核接触史。

三、治疗要点

（一）一般治疗

患儿宜减少活动，室温保持在 18～20℃，湿度为 60% 为宜。饮食宜清淡，不能进食者可静脉补液，以满足基础代谢（每天 80mL/kg）为宜。有条件者进行呼吸道隔离，以减少并发症发生机会。

（二）对症治疗

1. **高热**　发热是机体的一种防御机制，但超过 38.5℃ 时，首选物理降温，如头部、颈部、腋下及腹股沟冷湿敷、冰袋；用

30%～40%乙醇擦浴或冷盐水灌肠。无效时适当小量使用退热药。如布洛芬、对乙酰氨基酚等。

2. 惊厥 若为呼吸道分泌物堵塞致脑细胞缺氧者，应以吸痰、给氧为主。保持呼吸道通畅，必要时行气管切开，加压呼吸。若为高热所致者在降温的同时止惊。常用的镇静剂有：地西泮（安定），每次0.1～0.3mg/kg（每次不超过10mg），肌肉注射或缓慢静脉注射。或水合氯醛鼻饲或灌肠，每次40mg/kg～60mg/kg（每次不超过1g），必要时可用异戊巴比妥，每次5～10mg/kg，稀释后肌肉注射或缓慢静脉注射，该药作用快而强，排泄亦快，但有抑制呼吸中枢的不良反应，故慎用。肌肉注射巴比妥钠可用于预防抽搐，每次5～8mg/kg，因有积蓄作用，不宜多用。如高热伴惊厥不止，降温和止惊疗效差时可行亚冬眠疗法，即以氯丙嗪和异丙嗪每次各0.5～1mg/kg肌肉注射或静脉注射，配合物理降温。疗程3～5天。亚冬眠疗法用药过程中要注意呼吸道通畅。

3. 保持呼吸道通畅 经常清除鼻、咽部分泌物，翻身、拍背，以促使呼吸道分泌物排出。痰液特别粘稠者，给湿化和雾化吸入，或用溴己新（必嗽平）、鲜竹沥、氨溴索（沐舒坦）雾化吸入治疗，每日2～4次。以氧气驱动雾化吸入较好，因氧气驱动雾化吸入可达到湿化、给药驱痰和给氧3个目的。有时借助体位（重力）引流排痰，可取得良好效果。

4. 氧疗 缺氧可分为3度。Ⅰ度缺氧，呼吸率稍快，活动时发绀；Ⅱ度缺氧，呼吸频率显著增快，轻微活动后口唇发绀、鼻煽、三凹征，吸氧后症状缓解；Ⅲ度缺氧，呼吸困难，安静时发绀，烦躁明显，吸氧后症状不能缓解。血气指标：$PaO_2 < 60mmHg$（8.0kPa）；$SaO_2 < 90\%$。

Ⅰ度缺氧，可采用冷空气治疗，也可用鼻导管给氧，导管前端放在鼻前庭即可。Ⅱ度以上缺氧者首先要抬高头部及胸部，以减少呼吸困难，最好应用雾化器给氧，应连接口罩或用头罩。吸氧方法，有面罩、头罩、鼻管、氧帐和呼吸器供给。吸氧的浓度，以

40%～50%最恰当。吸氧的氧流量，鼻导管：每分钟氧流量 1～1.5L；面罩，每分钟氧流量 2～3L；氧帐：每分钟氧流量 4L。

（三）抗感染药物的应用

1．细菌性肺炎

（1）普通肺炎：①年长儿童、无基础病患者：青霉素类、第一代头孢菌素或大环内酯类。②婴幼儿伴基础病（如先天性疾病）患者：第二代头孢菌素、β-内酰胺类/β-内酰胺酶抑制剂（如安美汀、特美汀、优立新等），或联合大环内酯类。③住院患者：第二代头孢菌素单用，或联合大环内酯类；头孢噻肟（每天 50～100mg/kg，分 2～3 次，肌肉注射或静脉滴注）或头孢曲松（每天 1 次 50～80mg/kg，静脉滴注）单用，或联合大环内酯类；新大环内酯类（罗红霉素，每天 5～8mg/kg，分 2 次，口服）；青霉素或第一代头孢菌素，必要时联合氨基糖苷类（7 岁以下儿童禁用）。

（2）重症肺炎：①头孢噻肟或头孢曲松，联合大环内酯类。②具有抗单胞菌活性的广谱 β-内酰胺类/β-内酰胺酶抑制剂或头孢菌素类联合或不联合大环内酯类。③碳青霉烯类（如泰能，每天 30～60mg/kg，分 2～3 次，静脉滴注；美平，剂量同泰能）。④青霉素过敏者必要时用新喹诺酮类，联合氨基糖苷类。如合并厌氧菌感染，可加用甲硝唑（每次 7.5mg/kg，每 8h 1 次，静脉滴注）或克林霉素；合并金葡菌感染，可加用万古霉素（每天 20～40mg/kg，分 1～2 次，静脉滴注）或利福平；合并支原体感染，加用大环内酯类。④合并铜绿假单胞菌或混合菌感染，可选用哌拉西林（每天 80～100mg/kg，肌肉注射）、阿洛西林（每天 200～250mg/kg，分 4 次，肌肉注射、静脉滴注）、美洛西林（每次 75mg/kg，日 2～3 次，静脉滴注）、头孢他啶、氨曲南（每天 20～30mg/kg，分 2 次肌肉注射、静脉滴注）、环丙沙星。

2．病毒性肺炎　利巴韦林（病毒唑）吸入或静脉滴注对呼吸道病毒感染有一定的作用。干扰素及干扰素诱生剂能抑制病毒在体内的繁殖、生长，可试用。

3．霉菌性肺炎　　可用二性霉素 B（每天 1 次 0.05～0.1mg/kg，静脉滴注，最高单次剂量 1mg/kg）静脉滴注，反应严重时可加用小剂量地塞米松。合成的新抗深部真菌病药物有氟康唑（每天 3～6mg/kg，静脉滴注）、氟胞嘧啶（每天 0.05～0.15mg/kg，分 2 次静脉滴注）等。亦可用大蒜素注射液静脉滴注。

4．呼吸衰竭　　有呼吸功能不全时首先要反复超声雾化，拍背，彻底清理呼吸道。充分供氧。若出现呼吸衰竭经保守治疗不能缓解，可考虑用人工呼吸器辅助呼吸。Ⅰ型呼衰可选用鼻塞式持续呼吸道正压（CPAP）给氧。Ⅱ型呼衰可气管插管后用间歇正压通气（IPPV）。

5．"心力衰竭"　　急性"心衰"时，西地兰每次 0.01～0.015mg/kg，静脉注射，必要时隔 2～3h 重复使用，一般 1～2 次后改为地高辛毛地黄化。或一开始就使用地高辛。有人用毒毛旋花子苷 K，每日 1 次 0.007～0.01mg/kg，静脉注射。临床常配合应用利尿剂以减轻心脏负担，常用呋塞米，小儿每次 1mg/kg，肌肉注射或静脉推注，但要注意补钾。血管活性药物常用酚妥拉明，每次 0.5～1.0mg/kg，最大不超过 10mg，肌肉注射或静脉滴注。

6．脑水肿　　有脑水肿迹象者，给予脱水剂，一般静脉推注 20％甘露醇，小儿每次 0.25～0.5g/kg，最初每 6～8h 1 次，以后逐减少次数。同时给予地塞米松，小儿每次 0.25mg/kg，肌肉注射或静脉滴注，每 6h 1 次。或给呋塞米，有惊厥者给安定（剂量同前）。

7．激素应用　　重症肺炎，中毒症状严重、喘息不能缓解、中毒性脑病时可短期应用皮质激素，常用地塞米松每天 0.3～0.5mg/kg，分 2 次静脉滴注，或用氢化可的松每天 5～10mg/kg，分 2 次静脉滴注。

8．免疫治疗　　大剂量免疫球蛋白静脉注射对严重感染有良好治疗作用，除了对病毒抗原直接作免疫封闭作用外，同时可通过 IgGFc 段激活巨噬细胞而清除病毒。静脉注射后能迅速提高患儿血液中 IgG 水平，增强机体的抵抗感染能力和调理功能。因此，具有广谱抗病毒、细胞或其他病原体的 Ig 抗体，故具有免疫替代和免疫调节的双重治疗作用。在重症肺炎时，主张给予静脉免疫球蛋白（IVIG）。推荐剂量为每次 0.1 ~ 0.4g/kg，静脉滴注，每周 1 ~ 2 次。

9. 治疗展望　　肺表面活性物质（PS）应用。在重症肺炎时炎症会损伤 PS，使 PS 功能被抑制，导致肺不张、肺大泡、肺通气和换气功能障碍。应早期预防性应用 PS 刺激剂（氨溴索，每次 7.5mg/kg，稀释后静脉注射），如果出现呼吸功能不全时，可气道直接应用 PS，因为外源性 PS 的应用能使肺内的 PS 增加，从而减轻肺炎的病理过程，改善肺通气和换气，减少了肺炎的并发症。推荐剂量：每次 100 ~ 200mg/kg，1 次即可。

第四节　肺　脓　肿

一、概述

肺脓肿（lung abscess）是由多种病原菌感染所致的肺组织炎症、坏死、液化，外周有肉芽组织包围而形成脓肿。

常继发于肺炎后，偶尔可见于支气管囊肿和支气管扩张患儿。病原菌多数为化脓性球菌，如金黄色葡萄球菌、化脓性链球菌、肺炎链球菌，也可以为厌氧菌及革兰阴性杆菌。此外，吸入含有致病菌的异物引起肺部感染，可形成肺脓肿。由于解剖关系此类脓肿多发生在右侧、上叶后段、下叶背段及下叶后基底段，多见于先天性腭裂患儿。血源性肺脓肿则多为疖痈等引起败血症，脓毒菌栓经血道播散到肺而形成肺脓肿。

二、诊断要点

（一）临床特点

急性病例表现为高热、寒战、咳嗽，常伴有乏力、盗汗、体重下降等消耗症状。年长儿可有胸痛，约 1 ~ 2 周后脓腔与支气管相通时则咳出大量有臭味脓痰，多者每天达数百毫升，静置后可分 3

层。婴幼儿多不会咳痰常咽下。有的病例累及血管时有咳血痰或咯血。查体有中毒症状，局部叩诊浊音、呼吸音减低，或可闻及湿啰音，脓腔大者可闻及支气管状呼吸音。

慢性病例有慢性消耗表现及杵状指（趾）。

（二）实验室检查

1．血常规　　急性期外周血白细胞增高，可达 $20 \times 10^9/L$ 以上，中性粒细胞增高，核左移。慢性病例 WBC 增高不明显，但中性粒细胞比例增高。贫血常见，血沉增快。

2．痰检查　　可见多量脓细胞，沉积物在镜下可见弹力纤维。

3．痰培养可获得病原菌。

（三）X 线片检查

早期可见大片浓密炎症浸润影，脓肿形成后可见到空洞，内有液平面，周围有炎性浸润影。若为金黄色葡萄球菌感染引起者呈多个脓肿，周围可见气囊样变，具有特征性。慢性肺脓肿则洞壁增厚，周围为密度增高的纤维索条。

（四）鉴别诊断

1．大叶性肺炎　　肺脓肿的早期 X 线片表现与大叶性肺炎相似。但大叶性肺炎病程短，经 7～10 天大多痊愈。且肺炎链球菌引起的大叶性肺炎很少继发肺脓肿，若为金黄色葡萄球菌引起者为多发性脓肿，周围可见气囊样变，具有特征性。

2．先天性肺囊肿继发感染　　与肺脓肿很难鉴别，但先天性肺囊肿在炎症消失后囊腔不闭合。

3．肺大泡　　与肺脓肿临床上有许多相似，但肺大泡壁薄，周围浸润较少，治疗后短期内可消失。

4．空洞型肺结核　　多数起病缓慢，少数表现急性起病，肺脓肿多伴高热、寒战，痰多且有臭味，而结核病呈低热、消瘦，结核中毒症状明显，咳嗽轻微、少痰。空洞型肺结核 X 线片表现空洞周围炎症反应不明显，肺野可见播散性结核病灶，有结核病接触史。痰中可找到结核菌。

三、治疗要点

1．一般治疗　　注意休息，摄入高热量、高蛋白易消化食物，保持口腔清洁卫生及支持疗法。

2．祛痰　　必嗽平每次 8～16mg/kg，3 次/日。

3．抗生素治疗　　早期应积极抗感染治疗，大部分患儿经有效抗生素应用可使脓腔闭合而痊愈。首选药为大剂量青霉素静脉滴注，也可以用红霉素和庆大霉素合用。头孢菌素类、青霉素衍生物、喹诺酮类抗菌药物也可应用。有病原学资料时可根据敏感试验选用抗生素。疗程一般为 1～2 个月。

4．体位引流　　有利于痰液排出。年长儿也可在体位引流后气管内滴入抗生素。

5．支气管肺灌洗　　痰不易咳出者，可经纤维支气管镜以生理盐水或 1%碳酸氢钠溶液反复冲洗脓腔，并注入抗生素溶液。

6．手术治疗　　病程在 3 个月以上者，先经抗生素治疗，儿科病人部分仍可治愈。经内科治疗脓腔不见缩小或有大量咯血者应考虑外科手术。

第五节　胸　膜　炎

一、概述

胸膜炎（pleurisy）系指胸腔壁层胸膜与脏层胸膜的炎症。常伴有胸腔积液。部分是与机体的变态反应有关。临床上把与肺炎、肺脓肿、支气管扩张感染引起的胸腔积液称类肺炎性胸腔积液（parapneumonic effusion）。类肺炎性胸腔积液病原体的特点为：①需氧性细菌比厌氧性细菌稍多。②金黄色葡萄球菌、肺炎链球菌占革兰阳性细菌感染的 70%。③若胸液为单一的革兰阳性细菌感染，主要的致病菌依次为金黄色葡萄球菌、肺炎链球菌、化脓性链球菌。④革兰阳性菌感染机会是革兰阴性菌的 2 倍。⑤大肠埃希菌是最常见革兰阴性杆菌，但罕见单独引起脓胸。⑥除大肠埃希菌外，克雷伯杆菌、铜绿假单胞菌、流感嗜血杆菌是最常见革兰阴性杆菌，上述 3 种细菌约占革兰阴性细菌性脓胸的 75%。⑦拟杆菌属和胨链球菌是感染性胸腔积液的最常见的两种厌氧菌。⑧单一的厌氧菌一般不引起脓胸。

胸膜炎的感染途径有：①肺部炎症直接波及，约 40%～50% 肺炎合并有胸腔积液，其中 5% 病例发展为脓胸。②经血行或淋巴管道播及。③肺外邻近器官感染，如膈下、纵隔、心包或颈部感染的扩散。④创伤、手术或其他操作经胸壁带入。

类肺炎性胸腔积液的病理过程可分为 3 个阶段，即渗出阶段；纤维脓性阶段；以及机化阶段。

二、诊断要点

(一) 临床特点

1. 急性期　　大多持续高热，伴寒战，婴幼儿表现为呼吸困难，年长儿则表现为较重的中毒症状和重度呼吸困难、咳嗽，典型者伴胸痛，呈尖锐的刺痛，呼吸或咳嗽时加重。张力性脓气胸者突然出现呼吸急促、鼻翼煽动、紫绀、烦躁不安、持续性咳嗽甚至休克。新生儿脓胸临床症状无特征性，有呼吸困难、口周紫绀者，应给予胸部摄片。

2. 慢性期　　多有低热、咳嗽及呼吸困难，可渐好转。但呈慢性消耗病容、消瘦、多汗、贫血。

查体：急性期患侧胸廓饱满，肋间隙增宽饱满，呼吸运动减弱，叩诊浊音，呼吸音减低。后期可出现胸壁塌陷、肋间变窄等表现。

(二) 实验室检查

1. 血常规　　白细胞计数明显增高，15～40×10^9/L，中性粒细胞增高，有中毒颗粒。

2. 胸液　　早期为无菌性浆液性渗出，pH > 7.30，葡萄糖 > 3.3mmol/L，LDH < 500U/L，以多形核细胞为主。随着病情加重，发展成为典型的类肺炎性胸腔积液，表现为脓性渗出，pH < 7.10，

葡萄糖 < 2.2mmol/L，LDH > 1 000U/L，白细胞总数在 10×10^9/L 以上，以中性粒细胞为主。此时胸液培养可获得阳性病原菌。

（三）影像学检查

1．X 线片检查　　少量积液，只能透视确诊。立位透视可见肋膈角变钝或填平，患侧膈肌运动减弱。中等量积液，患侧胸部的下部或中下部显示密度较高的均匀阴影，上缘斜凹，由纵隔引向腋部，外侧高于内侧。大量积液，胸部大部分呈均匀的致密阴影，肺尖仍可见到含气的肺组织，纵隔器官向健侧移位，膈肌下降，患侧肋间隙增宽。

2．B 超检查　　可以用来确定胸膜腔积液和指导胸膜腔穿刺抽液，尤其适用于积液量少或包裹性积液患者。

3．CT 检查　　能更好地显示胸膜有无异常，并且对病变范围、大小及性质有提示作用。同时还能显示肺部病变情况，尤其是纵隔后、心缘或与胸膜腔积液重叠的部位。

4．特殊检查

（1）经皮针刺胸膜活检：对于原因不明的以淋巴细胞的渗出液或原因不明的胸膜肿块、胸膜增厚等可考虑行胸膜活检，其阳性诊断率一般为 40% ～ 75%。

（2）胸腔镜检查：临床上经反复多次的有关检查，仍有20% ～30%的胸膜腔积液患者无法明确病因。为进一步明确诊断，有条件者可行胸腔镜检查。

（四）鉴别诊断

1．大范围肺萎陷　　脓胸肋间隙增宽，气管向健侧偏移，而肺萎陷肋间隙变窄，气管向患侧偏移，穿刺无脓液。

2．膈疝　　尤其是肺炎合并膈疝时，X 线胸片可见多发气液阴影或大液面，可误诊为脓气胸，穿刺液外观为混浊或粪汁样可明确诊断。

3．膈下脓肿　　可向同侧胸腔侵犯，引起渗出性液体或脓胸，但很少有肺组织病变。穿刺放液后无负压或负压进气后 X 线片可见脓肿在膈下。

4. 结缔组织病合并胸膜炎　　胸腔穿刺液外观似渗出液或稀薄脓液，用皮质激素治疗胸液很快吸收。

三、治疗要点

1. 支持治疗　　给予高热量、高维生素、高蛋白饮食，必要时输液、输血，纠正贫血，增加抵抗力。

2. 抗感染　　根据胸液培养结果及药敏试验，选择有效抗生素，疗程 5～6 周以上。

3. 胸腔穿刺排脓　　在脓液形成和扩散期，最好每天抽脓，尽可能把脓液抽净，使肺早期膨胀，恢复肺功能。

4. 闭式引流穿刺排脓　　效果不佳或脓液量多，涂片镜检找到大量细菌以及脓液 pH < 7.10、葡萄糖 < 2.2mmol/L、LDH > 1 000 U/L 时，应考虑闭合引流。当临床症状消失，引流液干净，先试行夹管，然后再拔管。

5. 手术治疗　　胸膜广泛增厚肺实质病变广泛，并发支气管或食管瘘、胸膜胸壁瘘者，可视情况选择胸膜脱离术，胸膜肺切除术，瘘修补术。

（张廷熹）

第二章 消化道感染

第一节 感染性肠炎

一、概述

感染性肠炎由多种病原微生物感染引起，是婴幼儿时期发病最高的疾病之一。

（一）病因

常见的有细菌、病毒及原虫、真菌等病原体，其中以轮状病毒（rota-virus）和致病性大肠杆菌为常见。

1. 病毒性肠炎 病毒性肠炎是小儿感染性腹泻的最主要病因，80％婴幼儿腹泻由病毒感染引起。在婴儿期会引起肠炎的病毒主要有轮状病毒，其次为肠道病毒（柯萨奇病毒、埃可病毒、肠道腺病毒）、诺瓦克病毒、冠状病毒、杯状病毒、星状病毒和小圆病毒等。

2. 细菌性肠炎 多种肠道细菌可通过繁殖或产生毒素造成感染性腹泻。最常见的有致病性大肠杆菌、志贺氏菌、沙门氏菌、弯曲杆菌、梭状芽孢杆菌、金黄色葡萄球菌、霍乱弧菌等。大肠杆菌根据其引起腹泻的不同机制可分为 5 类：致肠病性（EPEC）、产肠毒性（ETEC）、肠侵袭性（EIEC）、肠粘附-聚集性（EAEC）、肠出血性（EHEC）。

3. 寄生虫性肠炎 引起腹泻的寄生虫主要有肠溶组织阿米巴原虫、蓝氏贾第鞭毛虫，隐孢子虫，肠纤毛虫，贝氏芽孢子球虫等。

4. 真菌性肠炎 常发生于长期口服多种广谱抗生素或长期使用皮质激素、免疫抑制剂及营养不良患儿，由于肠道菌群失调所致，白色念珠菌引起者最多见。

（二）病理

1. 病毒性肠炎　　病毒侵入肠道后，在小肠绒毛顶端的柱状上皮细胞内复制，使细胞变性坏死和脱落，导致小肠粘膜回吸收水分及电解质的能力受损；此外病变的肠粘膜细胞发生继发性的双糖酶缺乏，使糖类消化不完全而积滞在肠腔内，并被细菌分解成小分子短链有机酸，使肠腔内渗透压升高，导致渗透性腹泻。

2. 细菌性肠炎

（1）侵袭性肠炎：志贺菌属、侵袭性大肠杆菌、出血性大肠杆菌、空肠弯曲菌、耶尔森菌和鼠伤寒沙门菌等直接侵袭肠粘膜上皮细胞，引起粘膜炎症、充血、水肿，排出含有大量红、白细胞的粘液脓血便。除肠道病变外，其内毒素进入血液，可引起毒血症。

（2）肠毒性肠炎：霍乱、产肠毒性大肠杆菌、金黄色葡萄球菌等进入肠道后，粘附在肠粘膜上皮细胞上并在肠腔内繁殖，产生耐热肠毒素和不耐热肠毒素，两者抑制小肠绒毛上皮对水、盐的吸收，并促进肠液分泌增多，导致分泌性腹泻。

3. 寄生虫性肠炎　　阿米巴肠病主要病变部位见于盲肠到直肠一段，急性病例形成口小底大的烧瓶样溃疡，重症病例可形成肠穿孔；慢性病例肠粘膜上皮增生，溃疡底部形成肉芽组织，纤维增生肠壁增厚。其他肠寄生虫多寄生于肠粘膜层，很少侵入粘膜下层和肌层，肠粘膜多无显著改变。

4. 真菌性肠炎　　白色念珠菌主要侵犯肠粘膜，其坏死组织、纤维素及大量的菌丝和芽孢构成假膜，假膜脱落后形成灶性糜烂及深浅、大小不等、易出血之溃疡。

二、诊断要点

（一）临床特点

1. 病毒性肠炎

（1）轮状病毒肠炎：轮状病毒是造成 3 岁以下婴幼儿严重腹泻的重要病因。

1）流行特点：轮状病毒所致腹泻亦称为秋季腹泻，以秋末冬初发病最高。我国大部分地区多在 10～12 月发病，而广东地区则多见于 11 月至次年 1 月，呈散发或小流行，有在新生儿室暴发流行的报道。该病有高发年，几年中有 1 年发病率特别高。在婴幼儿第一次感染轮状病毒会引起较重的症状。

2）肠道症状：常伴发热和上呼吸道感染症状，呕吐先于腹泻，大便次数多、量多、水分多，淡黄色水样或蛋花样便，可带少许粘液。本病为自限性疾病，呕吐可持续 3～4 天，腹泻 7～10 天。

3）肠道外症状：近年关于轮状病毒的肠外感染报道渐多，可引起相关性肝炎，丙氨酸转氨酶（ALT）升高，肝功能多在 2 周内随腹泻好转而恢复，但与脱水程度无关。部分患儿在急性期可有不同程度的心肌受损现象，出现心肌酶谱及心电图的异常改变。

（2）其他病毒性肠炎：诺瓦克病毒感染的潜伏期为 1～2 天，病程较短，约 1～3 天。引起感染性腹泻的腺病毒主要是血清型 40及 41 的肠道腺病毒，主要发生在 2 岁以下的婴幼儿。星状病毒感染多发生于轮状病毒流行季节之后的冬末和春季（3 月和 4 月），1岁以下的婴幼儿多见，一般症状较轮状病毒感染轻，较少发生脱水。

2．细菌性肠炎

（1）非侵袭性肠炎：潜伏期 1～2 天，大便呈黄绿色或蛋花汤样便，伴较多粘液，常伴呕吐，轻症无发热及全身症状，严重者可伴发热、脱水及电解质紊乱。

（2）侵袭性肠炎：恶心、呕吐、腹痛、排粘液血便，有里急后重感，全身症状明显，可出现发热及全身中毒症状。肠出血性大肠杆菌特别是 E. coli 0157：H7 菌株感染会引起出血性肠炎，甚至产生溶血-尿毒综合征。

3．寄生虫性肠炎　寄生虫感染引起腹泻的潜伏期一般比病毒性或细菌性的长。寄生虫主要通过污染的食物或水，经粪-口途径传播，亦可通过人-人之间的密切接触而传播，可引起爆发流行。

一般表现为水样便，多呈顽固性腹泻和肠吸收不良，消瘦和营养不良；阿米巴感染则表现为果酱样大便。

4．真菌性肠炎　　多见于2岁以下婴儿，任何季节均可发生，多在长期口服广谱抗生素，肠道菌群失调的情况下发生。腹泻每日3~4次至20余次不等，大便呈泡沫水样，或有粘液，有时可见豆腐渣样细块（菌落），病程易迁延。

（二）实验室检查

1．血常规　　细菌感染性腹泻时白细胞总数和中性粒细胞比例升高。

2．大便常规　　侵袭性感染时，大便常规检查可见大量白细胞和红细胞；细菌性痢疾可见吞噬细胞；真菌性肠炎可见真菌孢子和假菌丝；阿米巴痢疾，大便可检出阿米巴滋养体。

3．生化检查　　可反映是否存在酸碱平衡失调及电解质紊乱。病毒性肠炎常有 ALT 和心肌酶升高。

4．病原学检查

（1）病毒性肠炎：病毒性腹泻的病原学检查，轮状病毒以发病后2~5天，诺瓦克病毒在发病后4天内的大便中病毒最多，但病毒分离很难成功。用电泳提取病毒核酸，免疫电镜（IEM）、放射免疫测定（RIA）及免疫粘连血凝法（IAHA）等检测，可发现病毒抗原及抗体。近年来，用酶联免疫吸附试验，快速多决定簇酶免疫测定等方法检测大便中的轮状病毒，该法简易经济，可快速诊断，已取代直接用电镜或免疫电镜检查。

（2）细菌性肠炎：细菌性腹泻的病原检查主要是在病初的第1~2天，以及在抗生素应用之前做大便或肛拭子培养，可发现致病菌。疑为食物中毒应同时对可疑食物进行培养、分离，若大便及可疑食物培养结果相同则意义更大。如细菌培养阴性，考虑为肠毒素所致，有条件的单位可进行毒素测定。空肠弯曲菌多采用Campy-BAP 培养基在 42℃中培养 48h，该菌培养因需要一定的条件，故多数医院不能证实此种病原菌。

（3）寄生虫性肠炎：直接涂片法或饱和盐水漂浮法可检出寄生虫卵或滋养体。血清学检查也可检出寄生虫抗体。

（4）真菌性肠炎：真菌培养可获阳性结果。

（三）诊断标准

根据 1992 年全国腹泻病诊断标准，将诊断分为六个方面：

1. 诊断依据　大便性状改变，呈稀便、水样便、粘液便或脓血便，大便次数比平时增多。

2. 病程分类

（1）急性肠炎：病程 2 周以内。

（2）迁延性肠炎：病程在 2 周至 2 个月。

（3）慢性肠炎：病程在 2 个月以上。

3. 病情分类

（1）轻型：无脱水、无中毒症状。

（2）中型：轻至中度脱水或有轻度中毒症状。

（3）重型：重度脱水或有明显中毒症状。

4. 临床分类

（1）细菌性肠炎。

（2）病毒性肠炎。

（3）寄生虫性肠炎。

（4）真菌性肠炎。

3. 病因学诊断　根据临床表现及病原学检测诊断，如轮状病毒肠炎，大肠杆菌肠炎等。

4. 水、电解质平衡紊乱的诊断　根据临床症状、体征、生化检查对脱水程度、脱水性质及酸碱平衡电解质紊乱作出诊断。

（四）鉴别诊断

1. 生理性腹泻　多见于 6 个月以下的母乳喂养儿，此类小儿外观虚胖，常伴有湿疹。出生后不久大便次数即较多且稀薄，不伴呕吐，食欲好，体重增长良好，添加辅食后可自愈。

2. 急性坏死性肠炎　多见于 3～12 岁儿童，新生儿，尤其是早产儿、低出生体重儿亦有发生。临床上以腹胀、腹痛、呕吐、腹泻、便血、发热及全身中毒症状为特征，常并发动力性肠梗阻、肠穿孔、腹膜炎、腹腔积液或积脓、中毒性休克等。可有上中腹部压痛，腹肌紧张。腹部 X 线片检查可见肠道广泛积气，肠壁增厚和粘膜皱襞增粗及大小液平，脂肪线消失，见肠壁囊样积气为特征改变。

3．非感染性腹泻　　喂养不当是引起该腹泻的重要原因之一，多见于人工喂养，喂养不定时、过多或过早喂大量淀粉类食物以及突然改变食品种类，均可引起腹泻。另外，天气突然变化，腹部受凉使肠蠕动增加；天气过热消化液分泌减少均可诱发腹泻。

4．其他疾病　　乳糖酶缺乏、葡萄糖－半乳糖吸收不良、牛奶蛋白过敏、大豆蛋白过敏、肢端皮炎性肠病均可导致小肠吸收功能障碍而发生腹泻。

三、治疗要点

1．饮食疗法　　轻型腹泻以控制饮食为主；主张母乳喂养者继续母乳、暂停辅食；人工喂养者，6 个月以下喂 1/2 ~ 1/3 稀释牛奶，按病情 2 ~ 3 日后逐渐恢复正常喂养。6 个月以上婴儿给已经习惯的饮食即可。吐泻严重者可暂时禁食 4 ~ 6h，禁食期间不禁水。病毒性肠炎多有双糖酶（主要是乳糖酶）缺乏，对疑似病例暂停乳类喂养，改为豆制代乳品，或不含乳糖的奶粉。

2．液体疗法

（1）口服补液：适用于轻度和中度脱水，无呕吐及腹胀者。采用世界卫生组织推荐的口服液（ORS）少量频服，轻度脱水约 50 ~ 80mL/kg，中度脱水约 80 ~ 100mL/kg，在 8 ~ 12h 补足累积损失量，脱水纠正后的维持补液阶段，可将余量 ORS 溶液加等量水稀释口服。

（2）静脉补液：适用于中度以上脱水或吐泻重或腹胀者。第一天的补液总量应包括补充累积损失量、继续损失量和生理需要量。轻度脱水约 90 ~ 120mL/kg，中度脱水约 120 ~ 150mL/kg，重度脱水约 150 ~ 180mL/kg；等渗性脱水选用 1/2 张含钠液，低渗性脱水用 2/3 张含钠液，高渗性脱水用 1/3 张含钠液补充累积损失量；输液速度取决于脱水程度和大便量。若临床判断脱水性质有困难时，可先按等渗性脱水治疗，其累积损失量的补充参照表 3-2-1。

表 3-2-1　不同程度脱水的治疗原则

脱水程度	补液量（mL/kg）	补液途径	张力（渗）	时间	补钾	纠正酸中毒
轻	30 ~ 50	口服	1/2	8 ~ 12h	见尿补钾，静点浓度为 0.15% ~ 0.3%	严重酸中毒另加 5%碳酸氢钠 5mL/kg 稀释后静点
中	50 ~ 100	静脉	1/2 ~ 2/3	对重度脱水应先给 2:1 等张含钠液 20mL/kg 于 1/2 ~ 1h 输入		
重	100 ~ 200	静脉	2/3			

继续损失量原则上是丢失多少补充多少，用 1/3 张含钠液，一般量约 30mL/(kg·d)。生理需要量可用 1/5 张含钠液按 60 ~ 80mL/(kg·d)补充。将上述两部分加在一起于 12 ~ 16h 内均匀静脉滴注。

第 2 天及以后的补液主要是补充继续损失量和生理需要量，继续补钾，供给热量。腹泻好转一般可改为口服补液。

（3）钙和镁的补充：对合并营养不良或佝偻病者应早期补钙。若在输液或补碱过程中出现抽搐，应考虑低钙及低镁血症。予 10%葡萄糖酸钙 5 ~ 10mL 加等量葡萄糖缓慢静脉注射。用钙剂无效者应测血镁，用 25%硫酸镁每次 0.1mL/kg 深部肌肉注射，每日 2 ~ 3 次至症状缓解后停用。

3．病因治疗

（1）病毒性肠炎：目前对病毒性腹泻尚无特异性抗病毒疗法，

396

多不主张用抗生素。有报道应用抗轮状病毒免疫牛初乳治疗轮状病毒肠炎，治疗72h止泻的总有效率和大便抗原转阴率分别为91％和80％，显著高于思密达对照组的41％和49％。亦有应用卵黄免疫球蛋白和从猪血清中提取抗轮状病毒免疫球蛋白治疗轮状病毒腹泻有效的报道。近年国内外均在研制预防轮状病毒感染的疫苗，现在已经在临床上开始应用。

（2）细菌性肠炎：在急性腹泻时应禁用减少肠蠕动药和强力收敛药。对细菌性肠炎临床上可根据具体的病原菌选用磺胺类，氨苄青霉素和庆大霉素等。虽然氟奎诺酮具有超广谱的抗菌力，几乎对绝大多数的肠道感染病原菌都有强大的抗菌作用，但鉴于其对软骨发育影响的可能毒副作用，目前主张对于骨生长期儿童，尤其是婴幼儿禁用或慎用。

（3）其他感染性肠炎

1）阿米巴痢疾：首选甲硝唑。

2）蓝氏贾第鞭毛虫肠炎：选用呋喃唑酮，阿的平或甲硝唑。

3）隐孢子虫肠炎：采用大蒜素口服治疗。

4）伪膜性肠炎：为难辨梭状芽孢杆菌感染，应立即停用原用之抗生素，使正常菌落恢复生长，选用灭滴灵、万古霉素、利福平等口服。

5）真菌性肠炎：首先停用抗生素，采用制霉菌素、氟康唑或克霉唑口服。

4．对症治疗和辅助治疗　　对腹泻患者应着重病因治疗和液体治疗，一般不宜用止泻剂。蒙脱石制剂适用于各型腹泻；对于经治疗好转、中毒症状消失而腹泻仍频繁者，可试用次碳酸铋或鞣酸蛋白。有发热者予退热剂；呕吐频繁者用灭吐灵或氯丙嗪止吐。腹泻迁延或营养不良者，应补充多种维生素和少量输血或血浆，必要时予静脉营养。

（黄婷婷　丘小汕）

第二节 急性出血性坏死性肠炎

一、概述

急性出血性坏死性肠炎（acute hemorrhagic necrotizing enteritis）是一种以小肠节段性广泛出血及坏死为特征的急性蜂窝组织炎，本病是常见的消化系统急症之一，任何年龄皆可发病，以婴幼儿，尤其新生儿、早产儿、低出生体重儿多见。多发生在夏、秋季节，起病急骤，病情轻重不一，重者病势凶险，病死率相当高。

1. 病因　　迄今尚不完全明确，近年来认为与胰蛋白酶活性降低和细菌感染，尤其是产气荚膜梭状芽孢杆菌感染有关。本病可能是由多种有害因素造成的综合损伤，包括：①肠粘膜缺血缺氧易受产气杆菌感染，是本病的重要发病因素。②肠道细菌感染。③人工喂养儿，高渗奶配制过浓或应用高渗药物溶液损伤肠粘膜使其水肿、缺血，为新生儿特别是早产儿的重要发病因素。④免疫功能低下，如早产儿、低出生体重儿 IgA 缺乏，极易发生感染，导致本病。⑤可能与某些寄生虫如蛔虫感染有关。

2. 病理　　可发生在各肠段，但多见于空肠下段和回肠上段，病变肠段肠壁水肿、增厚和出血，可有囊样积气，表面呈紫红色斑块或条纹，肠管增粗失去光泽。严重者肠壁片状或整段坏死，甚至穿孔。

二、诊断要点

(一) 临床特点

1. 多见于 3～12 岁儿童、新生儿，尤其是早产儿、低出生体重儿亦有发生。

2. 临床上以腹胀、腹痛、呕吐、腹泻、便血、发热及全身中毒症状为特征，常并发动力性肠梗阻、肠穿孔、腹膜炎、腹腔积液或积脓、中毒性休克等。可有上中腹部压痛，腹肌紧张。依据患儿临床最突出的某一症状可将本病分为 5 个类型：肠炎型、肠梗阻型、肠出血型、腹膜炎型和中毒休克型。

（二）实验室检查

1. 血常规　　白细胞总数和中性粒细胞增加,可有核左移现象。

2. 腹部 X 线片检查　　可见肠道广泛积气,肠壁增厚和粘膜皱襞增粗及大小液平,脂肪线消失,见肠壁囊样积气为特征改变。

（三）鉴别诊断

1. 细菌性痢疾　　中毒性细菌性痢疾可急性起病,出现高热、腹痛、腹泻及全身中毒症状,但大便以粘液血便为主,伴里急后重感。大便培养可发现痢疾杆菌。腹部 X 线片无特征性改变。

2. 急性肠套叠　　多见于婴幼儿,阵发性哭闹、腹痛、呕吐、血便,腹部体检可扪及腊肠样包块,可通过空气灌肠或 B 超确诊。

3. 急性胃肠炎　　急性腹痛、腹泻、呕吐,一般无血便及中毒症状。

4. 急性阑尾炎　　可有呕吐、发热、腹痛,右下腹麦氏点有固定压痛,无血便。

5. 绞窄性机械性肠梗阻　　可出现腹痛、呕吐、腹胀,无排便;腹部 X 线片表现为肠管扩张、多个液平。

6. 过敏性紫癜　　可表现为腹痛、血便,但大多有皮肤紫癜。

三、治疗要点

（一）内科治疗

治疗目的为增强机体抵抗力,纠正水、电解质与酸碱平衡紊乱,控制中毒症状,防止产生休克、肠穿孔等严重并发症。

1. 禁食　　是治疗本病的重要措施,腹胀、呕吐严重者应同时进行胃肠减压。轻症禁食 5~6 日;重症 10~15 日或更长,过早恢复进食有复发的可能。在禁食期间不禁药,为维持营养供给可采用全静脉营养疗法。待病情好转,腹胀消失,有觅食表现和粪便潜血转阴可试行进食,由全静脉营养过渡到部分静脉营养,直至全部从肠道供给营养。恢复进食要从少量开始,逐渐增加,从流质、半流质、少渣饮食过渡到正常饮食。若恢复进食期间再次出现腹胀、呕吐和（或）便血即应再行禁食至症状消失。小婴儿患本病与双糖酶缺乏对乳糖、蔗糖不能消化利用有关，给予非双糖饮食可显著提高疗效。

2．维持水、电解质和酸碱平衡　　禁食期间应静脉补充最低生理需要量（每日 60～90mL/kg 或每日 1 200～1 500mL/m²），及时纠正脱水、电解质紊乱（如低钠、低钾、低钙等）和代谢性酸中毒。腹泻、呕吐严重或有胃肠减压者可以 1/3～2/3 张液补充每日继续丢失的液体量。补液要及时、合理，既能补充血容量，又能降低血液粘稠度和调整微循环。一般以平衡盐液（如林格氏液）供给维持量，电解质应根据测定数值加以调整。贫血或便血严重者输新鲜全血或血浆。严重低蛋白血症者输白蛋白。

3．纠正中毒性休克　　治疗中毒休克型患儿除迅速补充有效循环血量、纠正酸中毒、使用强心剂等措施外，可配合应用血管活性药物如山莨菪碱（654－2）、多巴胺等纠正微血管舒缩紊乱，改善微循环。

4．肾上腺皮质激素　　高热、中毒性休克时可使用激素，原则是：早期、大量、静脉给药、短期使用。常用地塞米松，每日0.25～0.5mg/kg 静脉滴注；或氢化可的松每日 4～8mg/kg。一般用3～5 日即停药，不必使用维持量，应用时间过长（＞1 周）有加重出血和诱发肠穿孔的危险。

5．抗生素　　选用对肠道细菌敏感的抗生素，以控制肠道内细菌感染，防治败血症。常用的抗生素有甲硝唑、氨苄西林、头孢三嗪（菌必治）、庆大霉素等。一般以 2 种抗生素联合应用，静脉途径给药，疗程 5～7 日为宜。

6．抗凝疗法　　对重症病例或并发弥散性血管内凝血者采用肝素治疗，每次 1mg/kg，每 4～6h 1 次，静脉滴注。病情好转后逐渐延长给药间隔时间至停药。

7．胰蛋白酶的应用　　胰蛋白酶既可水解产气荚膜梭状芽孢杆菌的 B 毒素，减少毒素吸收，又可清除肠道坏死组织，有利于

400

病变修复。一般剂量为每次 0.5 ~ 1g，每日 3 次口服，有休克或重症者另加肌肉注射，每次1 000U，每日 1 次。

8. 抗毒血清的应用　　国外应用 Welchii 杆菌抗血清 42 000U ~ 85 000U，静脉注射，对本病有良好疗效。

9. 驱虫治疗　　粪便检查发现蛔虫卵或有呕蛔虫史者，应予驱虫治疗。可用哌嗪（驱蛔灵）100 ~ 150mg/kg，1 次口服，连服 2 日（每日不超过 3g）。

10. 对症治疗　　本病常发生中毒性肠麻痹，如经禁食、胃肠减压、肛管排气和注射新斯的明等治疗仍未好转，可应用酚妥拉明（立其丁，Regitine）静脉滴注，以解除微血管痉挛，改善微循环，减轻肠壁水肿，促进肠蠕动恢复，消除腹胀。每次用量为 0.5 ~ 1mg/kg，每 2 ~ 4h 1 次。高热烦躁者可用物理降温、肌肉注射解热剂或亚冬眠疗法。大量腹水者可用地塞米松 1 ~ 2mg 加庆大霉素 2 万 U ~ 4 万 U 腹腔内注入，以减少渗出，促进腹水吸收。如发生心肺功能不全、脑水肿、呼吸窘迫综合征等严重并发症应及时予相应处理。

（二）手术治疗

手术指征为：

（1）有明显腹膜炎表现，疑有肠坏死、肠穿孔者。

（2）肠梗阻症状严重，经内科治疗无效，有肠穿孔危险者。

（3）大量便血经反复输血及其他保守治疗仍不能控制者。

（4）腹腔诊断性穿刺有脓性或血性液体者。

（5）诊断不明确，不能排除绞窄性肠梗阻及其他急需手术的外科急腹症者，可进行剖腹探查。

第三节　消化性溃疡与幽门螺杆菌感染

一、概述

消化性溃疡（peptic ulcer，PU），是指多种因素引起的胃和十二指肠粘膜下层的局限性损害，按溃疡的部位可分为胃溃疡（GU）和十二指肠溃疡（DU）。本病任何年龄均可发生，以青壮年发病为多。儿童 PU 的诊断较成人困难，近年来随着小儿消化内镜技术的开展和普及，本病在小儿并非少见，以学龄期儿童发病率最高，男女发病率之比为 2～7:1。新生儿及婴幼儿胃溃疡发病频率与十二指肠溃疡相近，多为继发性和急性，而随着年龄增长，年长儿童则绝大多数为十二指肠溃疡，并多为原发性和慢性。

1. 病因　　消化性溃疡的主要病因分为幽门螺杆菌（Helicobacter pylori，Hp）相关的消化性溃疡，非甾体抗炎药（NSAID）相关性溃疡和病理性高分泌溃疡（如胃泌素瘤）三大类。目前研究认为绝大多数胃、十二指肠溃疡属于 Hp 相关的消化性溃疡。鉴于 PU 患者 Hp 检出率高，根除 Hp 不仅可促进溃疡的愈合，而且可明显降低 PU 的复发率，减少溃疡的并发症。因此，有学者提出"无 Hp 感染无溃疡"之说。关于 Hp 引起 PU 的发病机制有两种学说：一是"屋顶漏"（Leaking roof）学说，二是胃泌素相关（gastrin-link）学说。Hp 感染者中只有部分患 PU，这是不同 Hp 菌株的毒力，宿主的遗传及环境等因素的共同作用结果。

2. 病理　　新生儿和婴儿多为急性溃疡，粘膜上有出血性糜烂和小出血点，常为多发，易于愈合，但也易穿孔，可穿透胃或十二指肠壁而引起腹膜炎。年长儿多为慢性溃疡，溃疡多为单发、较深。十二指肠溃疡好发于球部，偶可位于球后以下部位称球后溃疡，可单发也可多发。胃溃疡多发生在前壁胃小弯靠近幽门处，少数发生在胃大弯、幽门管内。胃镜下呈圆形或不规则圆形，也有呈椭圆形或线形，底部有灰白苔，周围粘膜充血、水肿。球部可因多次复发后纤维组织增生和收缩而导致球部变形，有时出现假憩室。

二、诊断要点

（一）临床特点

1. 症状　　儿童 PU 的临床表现常缺乏典型症状，年龄愈小，症状愈不典型。由于小儿胃肠粘膜柔嫩，轻度炎症或有溃疡形成则易并发出血，所以小儿溃疡易出现便血和呕血。不同年龄患者的临床表现各有其特点，按年龄可分为4期。

（1）新生儿期：多为伴发于严重窒息、呼吸困难、颅内出血、败血症和休克等严重疾患的应激性溃疡。急性起病，以出血或穿孔等严重并发症为首发症状。出血以呕血或（和）黑便最多见，穿孔者引起腹膜炎（仅表现为腹胀和呼吸困难）和休克，发热等感染中毒症状严重。

（2）婴幼儿期：常表现为反复呕吐（呕吐物可带血），便血，可有模糊的腹部疼痛与不适，胃纳差和生长停滞。

（3）学龄前期：常诉上腹部饱胀不适、隐痛，餐后加重，但常因定位不准而指腹部或全腹疼痛，伴食欲差、反复呕吐或胃肠道出血。

（4）学龄期：症状接近成人，主要表现为反复发作的上腹部疼痛，但疼痛与饮食时间的关系、季节性和周期性不及成人明显，可伴嗳气、反酸、恶心、呕吐。并发幽门梗阻较年幼儿多见，亦可发生出血和穿孔。慢性失血可致大便潜血阳性和贫血。

2．体征　　体检上腹部剑突下可有局限性压痛或脐周痛觉过敏，十二指肠溃疡压痛略偏右。慢性长期患儿可伴营养不良、生长迟缓或贫血，并发穿孔者可有腹膜炎体征。

（二）辅助检查

1．X线钡餐胃、十二指肠造影检查

（1）直接征象：在胃壁或十二指肠球部看到持久的被充盈的龛影。直接征象较具有特异性，但亦可见于疤痕凹坑，属非活动性。

（2）间接征象：胃和十二指肠腔局部变形，胃大弯侧痉挛性切迹，幽门痉挛梗阻，十二指肠球部激惹、充盈不佳、畸形等。间接征象无特异性，也可见于局部炎症。

2．胃镜检查　　可直接看到胃及十二指肠粘膜溃疡的形态及分期，确定有无溃疡合并出血及幽门梗阻等合并症存在。同时可取粘膜活检作组织学和细菌学（幽门螺杆菌病原学）检查。

根据胃镜下病变的不同将溃疡分为3期：活动期、愈合期、疤痕期。

3．粪便隐血试验　　素食3天后检查粪便，反复潜血阳性者提示有活动性溃疡存在。

4．Hp感染检查　　对PU患者均应作Hp检查，既可明确病因，又可指导治疗，合并Hp感染的诊断标准为：①胃粘膜组织Hp细菌培养阳性。②胃粘膜组织切片染色见到大量典型Hp细菌。③胃粘膜组织切片见到少量Hp细菌、尿素酶试验、^{13}C-尿素呼气试验、血清学Hp-IgG、Hp核酸任意二项阳性。表3-2-2列出常用Hp检测方法及其敏感性、特异性、简便程度和价格的比较。必须强调，除血清学外，各种检查均要排除检查前抗生素、铋剂、H_2受体阻滞剂或质子泵抑制剂的服药史。如检查前数天至1周内曾服用过上述药物，或检查前4周内较长时间服用过上述药物，可能会产生Hp假阴性结果。

表3-2-2　几种常用Hp检测的比较

方法	敏感性	特异性	方便	价廉
侵入性				
尿素酶试验	＋＋	＋＋	＋＋＋	＋＋＋
组织学	＋＋＋	＋＋	＋＋	＋＋
细菌培养	＋＋	＋＋＋	＋	＋
非侵入性				
^{14}C或^{13}C尿素呼气试验	＋＋＋	＋＋＋	＋	＋
血清学	＋＋	＋＋	＋＋	＋＋

（三）鉴别诊断

1．腹痛鉴别　　以腹痛为主要表现者应与肠痉挛、蛔虫症、腹内脏器感染、结石等疾病鉴别。

2．呕血鉴别　　新生儿和小婴儿呕血可见于新生儿自然出血症、食管裂孔疝、坏血病等。儿童时期呕血需与肝硬化致胃及食管静脉曲张破裂出血、紫癜以及全身出血性疾病鉴别。

3．血便鉴别　　小儿消化性溃疡出血多为柏油样便，红色血便仅见于大量出血者，应与肠套叠、憩室、息肉、肠重复畸形、肠伤寒、腹型过敏性紫癜及血液病所致出血鉴别。

三、治疗要点

治疗目的是缓解和消除症状，促进溃疡愈合，预防复发，防止并发症。

（一）一般疗法

保持饮食规律，定时适量，生活愉快，避免精神紧张。饮食宜软易消化，避免过冷、过酸、过硬、粗糙和刺激性的食品及咖啡、汽水、酒类等饮料，尽量不用或少用对胃粘膜有损害的药物如非甾体类抗炎药（NSAID）和肾上腺皮质激素等。

（二）药物治疗

消化性溃疡的药物治疗主要包括 3 方面：抑制胃酸分泌、增强粘膜防御功能、根治 Hp。

1．抑制胃酸分泌　　是消除侵袭因素的主要途径。

（1）H_2 受体拮抗剂（H_2RA）：常用的有西米替丁（cimitidine）10～15mg/(kg·d)；雷尼替丁（ranitidine）3～5mg/(kg·d)；法莫替丁（famotidine）0.4～0.9mg/(kg·d)；尼刹替丁 3mg/(kg·d)，可选用其中一种每 12h 1 次或睡前 1 次口服，疗程 4～8 周。

（2）质子泵抑制剂（PPI）：奥美拉唑（omeperazole）0.3～0.5mg/(kg·d)，每日清晨顿服；或兰索拉唑（lansoprazole）0.6mg/(kg·d)，1 次口服。疗程 2～4 周。

（3）胃泌素受体阻滞剂：丙谷胺每次 8mg/kg，每日 3 次。主要用于质子泵抑制剂停药后的维持治疗，可抑制胃酸反跳。

2．增强粘膜防御功能

（1）胶体次枸橼酸铋（CBS）：儿童剂量为 6～8mg/（kg·d），分 3 次口服，疗程 4～6 周。长期、过量应用可引起急性肾功能衰竭及神经系统不可逆性损害。

（2）硫糖铝：剂量为 10～25 mg/（kg·d），分 4 次口服，疗程 4～8 周。

（3）其他药物：如麦滋林-S（marzulene-S）颗粒剂，蒙脱石制剂等通过增加粘液厚度及加强粘膜屏障功能，促进溃疡愈合。

3．根除幽门螺杆菌　　临床常选用的药物有奥美拉唑 0.6～0.8mg/（kg·d）；胶体次枸橼酸铋（CBS）6～8mg/（kg·d），阿莫西林 30～50mg/（kg·d），克拉霉素 15～20mg/（kg·d）；甲硝唑 15～20mg/（kg·d）；替硝唑 10mg/（kg·d）；呋喃唑酮 3～5mg/（kg·d）。以上药物单独应用疗效差，目前多采用 CBS 或 PPI 合用两种抗生素的三联疗法可将根除率提高到 90% 以上。

以 CBS 为主的三联疗法：CBS 4～6 周＋阿莫西林＋甲硝唑或 CBS 4～6 周＋上述抗生素中的 2 种，疗程 2 周。

以 PPI 为主的三联疗法：如奥美拉唑＋克拉霉素＋阿莫西林或 PPI＋上述抗生素中的 2 种，疗程 1～2 周，Hp 根除率高，但费用昂贵。

Hp 治愈标准：停药 1 个月以上进行复查，上述检查转为阴性者为治愈。

（丘小汕　黄婷婷）

第四节　细菌性肝炎

一、概述

细菌性肝炎是指由细菌引起的肝脏局限性化脓性病变（即化脓性脓肿），以及伤寒、副伤寒和其他沙门菌感染引起的肝损害，肝结核较少见。

1．病因　　细菌性肝脓肿常见病原菌为大肠杆菌、金黄色葡萄球菌、链球菌、克雷伯杆菌等需氧菌，脆弱类杆菌、梭状杆菌等厌氧菌，后者发生率近年呈升高趋势。

致病菌的感染途径有：①经感染的胆道系统逆行入肝。②经门静脉系统播散至肝，常见原发病有阑尾炎、脐炎、腹膜炎等。③败血症、疖肿、中耳炎或者介入治疗消毒不严可经肝动脉传播至肝。④邻近感染蔓延至肝或肝创伤致肝感染。

伤寒性肝炎是由伤寒杆菌菌血症及其内毒素所致，也有学者认为可能与免疫损失相关。

当患者合并营养不良、肝脏弥漫性病变、免疫功能低下时，肝脏抗感染能力降低，易于发生细菌性肝炎。

2. 病理　　细菌性肝脓肿可单发，也可多发，二者比例为2:1，相连的脓肿亦可融合成蜂窝状。门静脉系统感染所致者多发于右叶（占80%），胆源性者多发于左叶（占12%），血行感染所致者则多为多发。病灶开始呈急性炎性反应，大量中性粒细胞浸润，之后中性粒细胞及病灶处的肝组织坏死、溶解、液化，形成脓腔，内部充满脓液。最后病灶形成三层不同区域：中心为含有坏死肝细胞、白细胞及细菌的坏死区；周边为炎症细胞及退行性变的肝细胞；外层为增生的纤维组织。

伤寒性肝炎肝细胞呈局灶性坏死，枯否细胞增生，同时单核粒细胞浸润，形成肉芽肿性的"伤寒小结"。

二、诊断要点

细菌性肝脓肿多发生于5岁以下小儿，偶发于新生儿，多继发于身体其他部位的感染。

（一）临床特点

1. 原发病病史　　血源性肝脓肿可有疖肿、呼吸道感染、肠道感染、门静脉炎等病史；胆源性者可有胆管结石、胆道蛔虫等病史。并应注意有否腹部外伤史或腹腔感染史。伤寒性肝炎则见于伤寒病程的第2~3周，有多囊肝者更易受累。

2. 症状　　肝脓肿者有寒战、高热、肝区痛，可伴疲乏无力、纳差、周身酸痛、夜间出汗。肝区痛多为持续性钝痛，呼吸时加重，并可向右肩部放射（炎症刺激膈肌）或有刺激性咳嗽（累及胸膜）。

3. 体征　　急性重症面容，黄疸可出现于早期（胆源性者）或晚期（血源性者）。肝脏肿大，偶可触及波动感，肝区压痛及叩击痛，脾脏可轻度肿大。腹水则罕见。如脓肿波及肝被膜可闻及摩擦音。伤寒性肝炎可有表情淡漠、相对缓脉及玫瑰疹。伤寒性肝脓肿在儿童极少见，其临床表现与其他细菌性肝炎难以区分，但具有伤寒的其他表现。

（二）实验室检查

1. 血常规　　白细胞总数及中性粒细胞增高，前者可高达 $15 \sim 20 \times 10^9/L$ 或更高。伤寒性肝炎则大多减少至 $3 \sim 5 \times 10^9/L$ 或更低，且单粒细胞相对增多。

2. 肝功能　　谷丙转氨酶中度升高，碱性磷酸酶明显升高，半数可有胆红素升高。

3. 细菌培养　　血培养及肝脓肿部位穿刺抽脓培养多呈阳性。伤寒性肝炎则可有尿、粪、骨髓、呕吐物、玫瑰疹、十二指肠液等培养阳性，其中骨髓培养阳性率最高，可达 90%。

4. 伤寒感染化验依据　　血清肥达反应"O"凝集价 $\geqslant 1:80$，同时"H"凝集价 $\geqslant 1:160$ 有诊断价值。血、尿中伤寒杆菌可溶性抗原阳性，血"Vi"抗体效价 $\geqslant 1:32$ 提示为慢性带菌者。

（三）影像学检查

1. X线片检查　　右叶肝脓肿常见右横膈抬高和运动受限，反应性右胸腔积液；左叶肝脓肿见胃小弯受压迫或十二指肠球部移位。少数肝脓肿内可见液平段。

2. B超检查　　一般直径在 2cm 以上的脓肿灶能分辨清楚，可见典型的回声暗区及液平段，并能了解脓肿的部位、数目和大小等。

3. CT检查　　平扫即能发现脓肿，呈边缘清楚的低密度区，脓肿内有气影，脓肿壁为致密的环影。

4．核磁共振（MRI）　　对1cm以下的小脓肿有早期诊断价值，表现为T_1、T_2低信号区。

5．放射性核素扫描及肝动脉造影可协助诊断。

6．肝刺穿　　在B超或CT引导下肝脓肿刺穿，脓肿培养及药物敏感试验有利于指导治疗。

（四）鉴别诊断

伤寒性肝炎无论黄疸型还是无黄疸型依据伤寒病史及表现所及上述临床特征，诊断不难。

细菌性肝脓肿则须与下列疾病鉴别：

1．阿米巴肝脓肿　　起病慢而病程长，脓肿多位于肝右叶且较大。临床上其寒战、高热、肝区压痛、白细胞总数升高程度均较轻，血嗜酸性细胞升高。既往有阿米巴痢疾史，粪便中可找到阿米巴滋养体或包囊，免疫学血清试验阳性，脓肿刺穿可抽出巧克力样脓液，若检出阿米巴滋养体可确诊。

2．膈下脓肿　　常继发于腹腔化脓性感染，可出现寒战、发热及右肋部疼痛及叩痛，胸壁疼痛较重，常有肩部放射痛，呼吸时加剧。肝脏无肿大及压痛。B超在横膈下探测到不规则扁球体形暗区，X线片示右膈肌抬高，肋膈角或心膈角模糊，偶可见膈下积气或液平面。有时二者鉴别较困难，亦可同时存在，互为因果。

3．胆道感染　　肝内胆管结石并感染者有肝区或剑突下持续性钝痛，而非胆石症或胆道蛔虫症所常见的绞痛，同时可伴发热、黄疸、肝区叩击痛，临床表现与肝脓肿近似，但肝肿大及触痛不明显，B超、X线片、CT检查有助鉴别。

4．门静脉血检性静脉炎　　继发于门静脉系统病变，可有寒战、发热，常伴腹泻、肠道出血、脾大、腹水，而多无肝肿大、触痛及黄疸。

三、治疗要点

细菌性肝炎属继发性病变，积极治疗原发病或可预防其发生；

肝内早期感染若予大量敏感抗生素也可避免脓肿形成。如已形成脓肿，一般多发性者以抗生素治疗为主，单发性者以引流加抗生素为主。中西医结合疗效较好。

1. 病原治疗　　根据脓液细菌培养及药敏试验结果选用敏感抗生素。病原未明时临床多选用对革兰阴性菌及阳性菌均有效的广谱抗生素，同时加用灭滴灵控制厌氧菌。治疗原则是：足量、足疗程、联合用药、选用肝毒性较低药物、选用肝内浓度高或经胆道排泄的抗生素及有较好脓腔壁穿透的药物。常用第三代头孢菌素或头孢呋辛（西力欣）每日 50 ~ 100mg/kg，分次静脉滴注，或丁胺卡那霉素 8 ~ 15mg/kg，每日 1 次静脉滴注，或氧哌嗪青霉素每日 100mg/kg 分次静脉滴注。同时加用 0.5% 灭滴灵每日 3 ~ 6mL/kg，分 2 ~ 4 次静脉滴注。

2. 穿刺引流　　具有损伤小、危险性低、引流充分的优点，与抗生素联用是治疗单个脓肿的首选方法。在 B 超或 CT 定位下对肝脓肿穿刺引流或置引流管冲洗引流，并可直接注入抗生素治疗。多发性脓肿穿刺引流较困难。

3. 支持治疗　　注意休息及加强营养，及时纠正水及电解质紊乱，加强护肝治疗及增强免疫力，必要时输血或输血浆。

4. 手术切开引流　　仅在有下列手术指征时才考虑手术：①多发脓肿内科治疗疗效不佳者。②肝脓肿较大或穿刺抽脓有困难者。③肝左叶及肝右叶前下方脓肿者。④局部体征如腹膜刺激征明显或伴有腹水者。⑤肝脓肿已穿破到胸腔或腹腔者。⑥胆道蛔虫引起的肝脓肿伴有化脓性胆管炎或胆道阻塞者。

5. 伤寒性肝炎者见伤寒一节。

第五节　胆 道 感 染

一、概述

胆道感染是胆囊或胆管因细菌感染等因素所致的急、慢性炎性病变。

胆道梗阻及继发细菌感染是主要的原因。引起梗阻的因素多为蛔虫，其次为先天性胆道狭窄、胰头病变、先天性胆总管囊肿压迫胆管、胆管或胆囊结石、胰胆管接合部异常及先天性胆总管畸形、Caroli 病、肝胆手术导致胆道粘连等。继发感染多为混合感染，以大肠杆菌、伤寒杆菌、绿脓杆菌、变形杆菌、葡萄球菌、链球菌、肺炎链球菌、厌氧菌为常见。寄生虫如华支睾吸虫、蓝氏贾第鞭毛虫、蛔虫等也是常见的感染病因。感染途径可经由血液循环、淋巴管、胆管逆行侵袭或肝内细菌随胆汁排入胆道等。

根据感染的部位可分为：胆管炎（肝外胆管炎、肝内胆管炎）、胆囊炎（急性和慢性胆囊炎小儿均较少见）。

二、诊断要点

（一）临床特点

1. 病史　　均可有反复发作的胆道疾病史，在小儿多有蛔虫感染史，或者有先天性胆道系统畸形病史。

2. 典型的急性梗阻性化脓性胆管炎具有特征性的查科（charcot）三联征，即寒战、高热，黄疸，右上腹痛。重症者则具雷诺（reynold）五联征，即在三联征基础上出现神志淡漠和低血压。其可在短时间内出现感染中毒性休克，并很快发展为多脏器功能衰竭，病死率较高。

3. 胆囊炎则以腹痛为最重要症状，呈持续性右上腹剧痛或绞痛，伴阵发性加剧，可有右肩部放射痛，急性者常伴发热、黄疸、恶心、呕吐，慢性者上述症状常不典型，且缓解期可无症状。体检时急性者常是屈曲体位，表情痛苦，右上腹压痛明显，Murphy 征阳性，可有反跳痛及肌紧张。可见腹式呼吸减弱，有时可扪及肿大的胆囊。慢性者可有胆囊压痛和叩击痛，也可无阳性体征。

（二）实验室检查

1. 血常规　　白细胞总数升高，且与感染严重度成正比，可有核左移及中毒颗粒。

2．肝功能异常　　谷丙转氨酶及胆红素升高。

3．慢性胆囊炎上述化验结果可正常或轻度异常改变。

4．细菌学检查　　血培养阳性提示败血症的存在，药物敏感试验结果有助于抗生素的选用。十二指肠引流液培养有助于慢性胆囊炎的诊断并确定病原体，但由于儿童期操作困难，故临床上少用。

（三）影像学检查

1．B超检查　　是胆囊炎首选的辅助检查方法，可测定胆囊大小、囊壁厚度，并可探及结石、畸形、蛔虫等可能的病因，具有诊断意义。

2．胆系造影　　慢性胆囊炎可选用口服造影剂，急性胆囊炎一般选择静脉滴注造影剂。根据胆囊是否显影、形态、收缩功能、胆石征象等可作出诊断。

3．CT及MRI　　有助于诊断及发现梗阻病因及是否合并肝脏、胰脏病变，也能诊断胆囊穿孔。MRI因其价格昂贵而诊断价值又不优于CT及B超，一般不作为常规检查。

4．放射性核素胆系扫描　　对急性胆囊炎诊断的敏感性为100%，特异性为95%，但胆囊纤维化者可出现假阳性。

（四）鉴别诊断

具有典型的查科三联征或雷诺五联征可确诊为急性梗阻性化脓性胆管炎，同时应注意有无败血症、休克、多脏器功能衰竭等并发症的表现。急性胆囊炎多表现为右上腹持续性剧痛，Murphy征阳性。慢性胆囊炎症状体征可不典型，既往反复发作史有助于诊断。影像学检查有助于诊断及寻找病因。

胆道感染需与下列疾病鉴别：

1．阿米巴肝脓肿　　发热伴肝区痛，疼痛性质多样化，肝大，压痛或叩击痛，血白细胞升高。该病半数以上有腹泻史，肝功能一般正常，大多数患者血清胆碱酯酶活力下降，大便检查找到阿米巴滋养体或包囊，B超、X线片及CT检查可资鉴别。

2. 胆道蛔虫病　　儿童多见，特征性临床表现为突然发生的剑突下"钻顶"样剧痛，阵发性发作，可自行缓解，间歇期不痛，无寒战发热及黄疸。体检剑突下压痛，Murphy 征阴性，B 超见到胆总管有等号状的虫体回声可确诊。

3. 急、慢性胰腺炎　　病史与体征易与胆囊炎混淆，因均可合并胆结石，体检可位于同一部位有压痛，均可合并淀粉酶升高等；慢性胰腺炎还可有反复发作的上腹痛病史，多伴有胆道疾病及黄疸。但胰腺炎腹痛多位于中上腹偏左部位，可向左腰背部放射，性质为持续性刀割样。慢性胰腺炎尚有其特征性体位，即喜坐位或前倾位，平卧位或餐后躺下时疼痛加重，前倾俯坐或屈膝抱婴状可使疼痛缓解。血、尿淀粉酶明显升高及 B 超、CT 检查可资鉴别。

4. 急性高位阑尾炎　　腹痛可位于右上腹或右侧腹部，可无右下腹局限性压痛及反跳痛等阑尾炎表现，而酷似急性胆囊炎的临床表现，化验亦见血白细胞升高，有时难以鉴别，B 超检查有助鉴别，必要时须剖腹探查。

5. 消化性溃疡穿孔　　有反酸、规律性上腹或剑突下隐性钝痛史，穿孔时突发上腹剧痛并迅速扩散全腹，出现腹膜炎体征如板状腹、移动性浊音等，患者因疼痛而保持平卧位，拒绝改变体位及拒按。X 线立位片、胃镜可助诊断，必要时剖腹探查。

三、治疗要点

治疗原则是积极控制感染，及时解除梗阻，对症治疗及支持治疗。

1. 选用敏感抗生素　　宜联合用药，并选用胆汁浓度高的药物，常用 0.5% 灭滴灵 3～6mL/(kg·d)，分 2～4 次静脉滴注，同时联用第二、第三代头孢菌素如头孢呋辛，头孢他定 50～100mg/(kg·d)，分 2～3 次静脉滴注。也可选用丁胺卡那霉素，8～15mg/(kg·d)，每日 1 次静脉滴注。

2. 急性梗阻性化脓性胆管炎　　须及时手术，解除胆道梗阻及引流胆汁，可在 B 超引导下经皮肝胆管引流，或经十二指肠镜逆行插管行胆管引流或乳头肌切开术取石或蛔虫，或者手术切开胆总管及放置"T"形管引流。

3. 急性胆囊炎　　有下列情况宜早期手术：①内科治疗未能缓解症状甚至病情加重或有中毒性休克倾向者；②胆囊有坏死穿孔可能者，或有明显腹膜刺激征；③症状反复，有胆总管、胆囊管先天性畸形者；④胆囊内结石不能排出者。根据病情可选择不同术式如胆囊切除、胆囊部分切除或胆囊造瘘等，近年来腹腔镜下胆囊切除术较受欢迎。

4. 对症支持治疗　　予清淡饮食，必要时禁食或胃肠减压。充分输液及纠正水电解质紊乱及代谢性酸中毒。诊断明确者可用阿托品，每次 0.01～0.03mg/kg，肌肉注射以解痉止痛，严重时可用度冷丁 1～2mg/kg，肌肉注射。中医可根据辨证用大柴胡汤加减、龙胆泻肝汤加减等方剂，亦可用针灸疗法、耳压疗法、艾灸法、蜂疗法等。

（沈振宇　丘小汕）

第六节　急性胰腺炎

一、概述

病因：急性胰腺炎（acute pancreatitis，AP）是由于多种因素使胰液逆流和激活胰酶导致胰腺酶消化胰腺本身及其周围组织所引起的化学性炎症。本病在幼儿期少见，患者多为年长儿童，往往并发于腮腺炎或其他病毒感染、链球菌感染、蛔虫症、腹部损伤、长期或大量服用肾上腺皮质激素或继发于系统性疾病如系统性红斑狼疮、川崎病、皮肌炎等。急性胰腺炎可分为两型：①水肿型，炎症较轻，以胰腺充血、水肿为主要表现，病程短，预后好。②出血坏死型，胰腺被膜下有出血和坏死，胰液侵袭腹膜后和腹膜腔，病情严重，常引起休克等多种并发症，死亡率高。

二、诊断要点

（一）临床特点

1. 病史　　注意有无流行性腮腺炎及其他感染史，发病前有无暴食高脂肪饮食或饮酒等。

2. 症状　　起病急，主要表现有腹痛、腹胀、恶心、呕吐、发热。腹痛常位于上腹中部，可向左腰背部放射痛，呈持续性剧痛，可有阵发性加剧。出血坏死型 AP 较水肿型 AP 严重，常伴水及电解质紊乱、血钾过高、血钙降低，可出现腹膜炎体征和中毒性休克，严重者有心力衰竭、呼吸窘迫综合征（ARDS）、黄疸、急性肾功能衰竭等多脏器衰竭（MOF），腹穿液为血性或脓性，出血征象，并可出现下列其中一项以上改变：①心率超过 120 次/分、心律失常、低血压或休克；②血钙低于 2.0mmol/L、血糖大于 11.1mmol/L 或酸中毒；③呼吸困难或有窘迫感、气促、发绀、肺部啰音、PaO_2 低于 8kPa；④尿量少于 40mL/h、血肌酐或尿素氮增高；⑤血红蛋白和红细胞压积降低或 DIC 征象。

3. 体征　　体格检查可有上腹部或全腹压痛，肠鸣音减弱或消失，严重者可出现腹膜刺激征、Cullen 征（脐周皮肤出现蓝色瘀斑）和 Greyturner 征（两侧或左腰部出现蓝-绿-棕色瘀斑）。

（二）实验室检查

1. 血常规　　外周血白细胞计数可升高。

2. 淀粉酶　　血、尿淀粉酶增高是诊断胰腺炎的重要依据之一，由于两者升高和持续的时间不同，可根据病程选择血清和（或）尿标本做淀粉酶测定。血清淀粉酶发病后 6～12h 开始升高，可持续 3～5 天。尿淀粉酶则发病后 12～24h 开始升高，下降较缓慢。此外，腹水和胸水淀粉酶升高提示胰腺出血坏死。淀粉酶肌酐清除率比值（Cam/Ccr）超过 6%（正常均值 <4%）高度提示急性胰腺炎。

3. 其他酶学检查　　血清脂肪酶升高出现较迟，对早期诊断帮助不大，但较淀粉酶特异，如疑诊胰腺炎而测定淀粉酶正常者应予检测。尿胰蛋白酶原-2、血清弹性蛋白酶-1 及磷脂酶 A_2 的检测对诊断有帮助。

（三）影像学检查

B超和CT检查可显示胰腺肿大、边界模糊不清和胰管扩张等情况，有助于诊断。近年来，国外报道经内镜逆行胰胆管造影（ERCP）诊断急性胰腺炎，尤其是对胰胆管畸形及阻塞所致的胰腺炎具有较高的价值。

（四）鉴别诊断

1. 急性胆囊炎　有上腹痛、恶心、呕吐、腹部压痛，但此病Murphys征阳性，化验血、尿淀粉酶不高。

2. 消化性溃疡　此病也有上腹痛、恶心、呕吐，部分病人没有明显餐前、餐后疼痛病史，但胃镜或（和）钡餐透视可发现病变部位，血、尿淀粉酶不高。

3. 肠扭转、肠套叠　有上腹痛、恶心、呕吐，腹部压痛，但体格检查可有腹部包块，X线透视可见液平面、肠梗阻征象，血、尿淀粉酶亦不高。

4. 急性阑尾炎　除腹痛外，部分儿科病例亦可有恶心、呕吐，但此病于右下腹部有固定压痛、反跳痛和肌紧张，血、尿淀粉酶亦不高。

三、治疗要点

本病治疗应根据病变的轻重选择方法。轻型病例为自限性，经一般保守治疗后多可恢复。重型病例则应采取包括积极的支持疗法和手术处理等综合措施进行抢救。

（一）内科治疗

1. 抑制和减少胰液分泌

（1）控制饮食和胃肠减压：暂禁饮食并留置胃管行胃肠减压。禁食期间应静脉输液经胃肠道外补充营养，纠正水、电解质平衡紊乱，并积极抗休克治疗。注意补充氯化钾，必要时可输血、白蛋白或血浆。一般认为最好采用中心静脉全胃肠外营养（TPN），但伴高脂血症的患者在TPN中不宜使用脂肪乳剂，因有增加胰酶分泌之虞。病情好转后可予低脂肪要素饮食，逐渐过渡到清淡的流质、半流质。

（2）H₂ 受体拮抗剂：西米替丁、雷尼替丁、法莫替丁等 H₂ 受体拮抗剂既可减少胃酸分泌及对胰酶分泌的刺激，又可防止应激性胃粘膜病变的发生。常用西米替丁，每日 15～20mg/kg，分每日 4 次口服或每日 2 次静脉滴注。

（3）生长抑素（somathetatin）及其类似物：生长抑素对胃肠内分泌和胰分泌有广谱抑制作用，并通过抑制血小板活化因子减少微血管外渗，且可开放 Oddi 括约肌。应用生长抑素每小时 3.5μg/kg 静脉持续滴注 3～7 日；或用 8 肽生长抑素类似物善得定（sandostatin）以每小时 2μg/kg 加入生理盐水中静脉滴注，持续 3～4 日，可使病情好转，血清淀粉酶和白细胞恢复等实验室检查结果明显改善，减少并发症及降低死亡率。

2．抑制胰酶活性　　抑制胰酶活性可控制胰腺水肿和出血坏死的病变，减少心、肺、肾血管损害等多脏器衰竭的并发症。

（1）抑肽酶：每日 1 万～5 万 U，缓慢静脉滴注，每日 2 次，连续 5～7 日，用药时间不宜太长。

（2）用国产加贝脂（甲磺酸加贝脂）：有抗凝血纤溶酶与因子 X 的作用，并能阻断中性粒细胞弹力纤维酶高度分解蛋白作用，剂量 1mg/(kg·h) 左右，最快不超过 2.5mg/(kg·h)。

3．止痛剂　　诊断明确后可用杜冷丁，每次 0.5～1mg/kg，肌肉注射，必要时 2～4h 可重复使用。或选用丙胺太林、东莨菪碱、氯丙嗪等药物止痛，但切勿使用吗啡，以免 Oddi 括约肌收缩。

4．抗生素　　轻型者无需应用抗生素。但重型病例多伴有感染则宜早期应用。可选用能透过血-胰屏障并在胰腺组织内达到有效治疗浓度的药物，如 β-内酰胺类抗生素联用氨基甙抗生素和甲硝唑或氯洁霉素、利福平、复方新诺明等。胰腺炎时感染的细菌主要来自结肠，头孢羧甲噻肟（复达欣）和氯洁霉素联用是较好的组合。

5. 肾上腺皮质激素　　用于伴休克、败血症、中毒症状明显或出现呼吸窘迫综合征的重型病例。可短期应用地塞米松，每日 0.25～0.5mg/kg，每日 1 次，静脉滴注。

6. 腹膜透析　　重型胰腺炎伴有腹腔渗液和肾功能衰竭时，可采用 Hartmann 或含 1.5％葡萄糖的标准腹膜透析液作腹腔透析治疗，每天透析量 5～10L，连续透析 48～96h。

7. 内窥镜治疗　　对胆石性胰腺炎经逆行性胆管造影（ER-CP）确定胆总管内存在结石时，应在内镜下作 Oddi 括约肌切开术解痉引流，解除胰管阻塞，并争取在内镜下作网篮取石、气囊取石、机械碎石等治疗。

（二）手术治疗

主要是清除感染性坏死灶和行有效的胰周后腹膜腔外引流。

手术指征：

（1）胰腺炎并发严重的消化道出血、结肠穿孔和腹膜炎者。

（2）有明确胆道梗阻性疾病（胆石）存在，经内镜治疗失败者。

（3）出血坏死型胰腺炎并发胰腺脓肿者，在 CT 或 B 超引导下经皮穿刺引流不畅或失败者。

（4）营养不良且补液困难，应及时行空肠造瘘以便经空肠摄食输入营养要素。

（黄婷婷　丘小汕）

第七节　腹　膜　炎

一、概述

腹膜炎（peritonitis）是由各种病原体引起的腹膜脏层和壁层的局限性或弥漫性炎症。腹膜炎多发生于机体有基础病者，如肝硬化伴腹水、腹腔空腔脏器（胃、肠、胆）穿孔、腹腔内局限性化脓性感染灶、结核病、长期持续腹膜透析等，其致病菌可为来自肠道的革兰阴性菌（以大肠杆菌最常见），也可为革兰阳性菌（以葡萄球菌为主），或者结核杆菌，厌氧菌较少见。

腹膜炎可分为：①原发性腹膜炎：细菌经血行感染腹膜所致的腹膜炎，常见于免疫抑制患儿，如肾病患儿长期用皮质激素时，患上呼吸道炎或肺炎后；而多发生于肝硬化伴腹水患者的自发性细菌性腹膜炎在儿童中较少见。②继发性腹膜炎：因腹腔内空腔脏器破裂、穿孔、炎性病变，致感染波及腹膜或内容物渗入腹腔，以及创伤、手术、插管等使外界病原菌进入腹膜腔所引起。包括急性化脓性腹膜炎、胆汁外漏所致的胆汁性腹膜炎、胃肠道造影时钡剂经穿孔处溢入腹腔所致的钡剂性腹膜炎、持续腹透相关性腹膜炎、结核性腹膜炎等。儿童期最多见的是阑尾炎穿孔所致。③第三度腹膜炎：指疾病晚期，伴有多器官功能衰竭的患者，其原发或继发性腹膜炎经正规治疗后仍持续或反复发作，这是近年来报道的一种临床上常见综合征。

二、诊断要点

腹膜炎的临床表现因不同病因、病原体、病变、性质、起病缓急而有很大差异。主要依据腹痛、腹膜刺激征、血常规及腹水检查作出诊断，并根据细菌培养确定病原体，以指导选择治疗方案。

（一）临床特点

1. 腹痛　　为最突出的症状。多为持续性剧痛，若病原体为结核菌则可能为持续性钝痛或胀痛，若腹膜粘连严重、肠腔狭窄，可呈阵发性绞痛，疼痛可位于脐周、下腹部或全腹。

2. 恶心、呕吐　　多由腹膜刺激引起，后期可因肠麻痹所致。呕吐物多为胃内容物，亦可含胆汁。

3. 腹膜刺激征　　腹部压痛、反跳痛及肌紧张为其特征性表现，范围取决于炎症是局限性还是弥漫性，程度取决于腹膜受刺激的强度和机体的反应性。严重者呈"板状腹"。若腹壁有柔韧感，应考虑为结核性腹腔炎致粘连者。

4. 其他　　患儿常呈被迫仰卧位，下肢屈曲，拒按，痛苦面容。肠鸣音减弱或消失。病情进展时可出现休克征。腹腔液体多时，移动性浊音阳性。若发生腹腔内脏器粘连，可触及包块。胃肠穿孔者肝脏浊音界缩小或消失。如有盆腔脓肿，直肠指检有触痛点。多数患者有发热，若同时伴有盗汗、乏力、体重下降等中毒症状以及腹胀、腹泻与便秘交替出现，则应考虑病原体为结核菌。

（二）实验室检查

1. **血常规**　白细胞计数和中性粒细胞数升高。

2. **腹腔穿刺液**　含大量白细胞、脓细胞，革兰染色镜检及细菌培养可确定病原菌。结核性腹膜炎者，腹水抗酸染色镜检发现结核菌的阳性率低。持续腹透者若透析液白细胞计数 $> 1.0 \times 10^9$/L，且以多形核白细胞为主，同时细菌培养阳性，则高度支持腹膜炎的诊断。

3. **腹水腺苷脱氨酶**　活性升高（$> 32.3kU/L$）对诊断有较高的敏感性和特异性。

（三）影像学检查

胃肠穿孔者腹部透视可见膈下游离气体。B超及CT检查可发现相应病灶。

（四）腹腔镜检查

有助于发现病变部位及作活检。

（五）鉴别诊断

小儿腹膜炎以腹痛为突出症状，若腹膜刺激征不明显或体查时不合作则易误诊，故应与下列疾病相鉴别：

1. **阑尾炎**　典型者有发热、转移性腹痛、麦氏点压痛、血白细胞计数升高，不难鉴别。早期阑尾炎可仅表现为脐周痛、恶心、呕吐，须密切观察病情转归。慢性阑尾炎可表现为反复腹痛、腹部压痛、抗炎治疗有效，但无腹胀及腹水征，压痛部位固定，腹肌无反跳痛及肌紧张，可资鉴别，必要时可作B超、腹腔镜检查或手术探查，以明确诊断。

2. **肠梗阻**　临床有腹痛、腹胀、呕吐、肠鸣音减弱或消失。

早期梗阻无发热，也可仍有少许肛门排便，易混淆。肠梗阻者呕吐持续，呕吐物与梗阻部位有关，下腹梗阻可有粪渣样呕出物，且一般无腹水征及腹膜刺激征，腹部 X 线片检查可见液平面。

3．急性梗阻性化脓性胆管炎　　见胆道感染节。

三、治疗要点

治疗原则是有效杀灭病原体、增强机体抵抗力及改善一般情况、治疗原发病和适时手术。

1．有效杀灭病原体　　细菌性腹膜炎应尽早静脉滴注抗生素而不必等待腹水培养结果。原则上应选用抗菌谱较广且偏重革兰阴性菌的抗生素，并应兼顾厌氧菌，待细菌培养及药敏检查有结果后改用针对性抗生素。常用的有第三代头孢菌素，如用头孢噻肟每日 50~100mg/kg，分 2~4 次，过敏者可用氨基糖苷类药物如丁胺卡那霉素 8~15mg/kg，每日 1 次。同时加用 0.5% 甲硝唑每日 3~6mL/kg，分 2~4 次滴注，如临床表现好转，腹水白细胞计数 $<0.25 \times 10^9$/L，可停用抗生素。近年来发现，对于原发性腹膜炎，静脉滴注抗生素的同时加用腹腔内注射抗生素，其疗效更佳。

结核性腹膜炎应早期、足量、联合使用抗结核药，基本原则及方案同肺结核的治疗。常用异烟肼每日 10~20mg/kg（<400mg/d），清晨空腹顿服；利福平每日 10~15mg/kg（<450mg/d），睡前或清晨空腹顿服。疗程 9 个月，大多数患者疗效理想。对异烟肼或利福平不敏感者或 HIV 感染者，应加用口服吡嗪酰胺每日 20~30mg/kg（<0.75g/d）、口服乙胺丁醇每日 15~20mg/kg（<0.75g/d）或链霉素每日 15~20mg/kg（<0.75g/d）分 1~2 次肌肉注射。治疗过程中应观察药物不良反应及患者的耐受性，及时调整用药。

2．对症治疗及支持治疗

（1）卧床休息，给予足量营养的饮食或胃肠外营养，对营养不良者酌情加用水解蛋白或复方氨基酸。

（2）纠正水和电解质紊乱。

（3）对发生不完全性肠梗阻者及时行胃肠减压。

（4）大量腹水产生压迫症状时，可使用利尿药及适当放腹水。

（5）病情变重者可使用免疫球蛋白，每日 0.4g/kg，以提高机体抵抗力。

3．治疗原发病和适时手术　　继发性细菌性腹膜炎的原发病大多应手术治疗，如阑尾切除术、消化道穿孔修补术、胆囊切除术等，术中彻底清除腹腔内污染性积液并充分清洗腹腔，术后置管行腹腔灌洗或引流。

结核性腹膜炎的手术指征包括：①出现完全性、急性肠梗阻或有不完全性慢性肠梗阻经内科治疗未见好转者。②肠穿孔者。③结核性腹腔积液者。④胃肠结核性溃疡引起的大出血者。⑤肠瘘经抗结核治疗未能闭合者。⑥本病的诊断与腹腔内肿瘤或某些原因引起的急腹症难以鉴别者。⑦腹腔结核病灶压迫门静脉及胆道引起门脉高压及阻塞性黄疸者。

原发性腹膜炎起病急骤者，经积极内科治疗48h无效，或与阑尾穿孔性腹膜炎鉴别困难时应剖腹探查。

（沈振宇　丘小汕）

第八节　急性肠系膜淋巴结炎

一、概述

急性肠系膜淋巴结炎（acute mesenteric lylnpehs）是由病毒（如Coxsackie B）引起的一种非特异性淋巴结炎，由于肠系膜淋巴结以回肠末端最丰富，故病变主要累及回盲部的淋巴结。肠系膜淋巴结增生、水肿、充血，但培养常为阴性。

二、诊断要点

1．临床特点

（1）病史：起病时多有上呼吸道感染的前驱症状、颈淋巴结肿大，然后逆行到回盲部的淋巴结而引起炎症病变。

（2）临床表现：任何年龄均可发病，常见于儿童和青年，尤以

8～12岁儿童最多见。典型症状为发热、腹痛、呕吐，有时伴腹泻或便秘。腹痛以右下腹常见，可表现为隐痛或痉挛性疼痛。

（3）体征：右下腹压痛范围较广，压痛点也不太固定，少有反跳痛和腹肌紧张，有时可在右下腹扪及肿大的淋巴结。

2．实验室检查　　外周血常规，白细胞正常或减少，淋巴细胞相对增多。

3．鉴别诊断　　急性阑尾炎：常先有脐周腹痛，数小时后出现转移性右下腹痛，体检麦氏点压痛、反跳痛明显，伴腹肌紧张，发热常在腹痛之后才出现，无上呼吸道感染的症状和体征，外周血象白细胞和中性粒细胞明显增多等。有报道两病同时存在者也不少，应予注意。

三、治疗要点

1．一般治疗　　应卧床休息，给予易消化的清淡饮食，多饮水，密切观察病情。本病的腹痛多于短时间内减轻或消失，若经4～6h观察，腹痛不减轻或反而加剧则需注意急性阑尾炎的可能，必要时予剖腹探查。

2．抗感染治疗　　病毒唑，每日 10～15mg/kg，分 1～2 次肌肉注射或加入 10% 葡萄糖液中静脉滴注。也可选用清热解毒的中成药，如牛黄解毒丸、板蓝根冲剂，或服用头孢类广谱抗生素等。

3．对症治疗　　处理发热、咳嗽等上呼吸道感染症状。

（丘小汕）

第三章　泌尿道感染

一、概述

泌尿道感染（urinary tract infection，UTI）是病原体直接侵入尿路引起感染，可分上尿路感染（肾盂肾炎）和下尿路感染（膀胱炎、尿道炎）。小儿在临床上较难准确区分上、下尿路感染，统称泌尿道感染。细菌、病毒、真菌都能引起 UTI，但以革兰阴性细菌为主，大肠杆菌是 UTI 的最主要的病原菌，约占小儿 UTI 的 80%～90%。其有较强的粘附能力，易附着在尿路上皮细胞表面受体上，并产生内毒素而引起炎症。其次为克雷白杆菌、变形杆菌。肠球菌、假单孢菌、流感嗜血杆菌等也都可引起 UTI。真菌感染多发生在体弱、免疫抑制的患儿。病原体通过多个途径导致 UTI，其中上行感染最常见，尤其是女童。新生儿和婴幼儿易经血行感染，其他有通过淋巴道或邻近组织感染、器械检查损伤等直接带入病原体而感染。女婴、包茎的男婴易患 UTI。有尿路梗阻（先天或后天）、膀胱输尿管返流、膀胱功能障碍如神经性膀胱等疾病时 UTI 不易控制，常反复感染成慢性 UTI，肾疤痕形成，肾功能减退，最终进展为肾功能不全。

二、诊断要点

（一）临床表现

1. 急性泌尿道感染　　发热，尿频，尿急，尿痛为 UTI 的主要症状，但小儿 UTI 症状不典型，年龄越小，越不典型，常易漏诊误诊。

（1）年长儿：上尿路感染表现为发热、寒战、恶心、呕吐、腹痛、腰痛等全身症状，或伴有尿频、尿急、尿痛等排尿刺激症状。体检在肋脊点有压痛，肾区叩痛。下尿路感染则以排尿刺激症状为主，全身症状轻微或无。

（2）婴幼儿：以全身症状为主，很难区分上下尿路感染，表现有发热、呕吐、腹泻，偶有惊厥、黄疸。排尿刺激症状不明显，或不易发现，如有明显的排尿啼哭（尤其以前排尿不啼哭的），尿次明显增多而每次量少时，应警惕 UTI 的可能。

（3）新生儿：多为全身感染的一部分，由血行感染所致，表现为非特异的全身症状，如发热或体温不升、进奶少、呕吐、腹泻、腹涨、苍白或黄疸、嗜睡、体重增长缓慢等。

2．慢性泌尿道感染　多为原有泌尿道畸形，如尿路梗阻、膀胱输尿管返流等。病情反复，迁延 6 个月以上。症状轻重不一，轻者无明显症状，但有长期菌尿或白细胞尿；重者反复发热，有排尿刺激症状、乏力、苍白、食欲不振，进行性贫血，肾功能减退。

3．无症状菌尿　少数女童尿培养阳性而无任何感染症状，无肾损害。

（二）实验室检查

1．尿常规　白细胞增多，>5 个/HP。有的有血尿，少量蛋白尿，如尿蛋白 >2＋提示肾实质损害。

2．尿培养

（1）清洁中段尿培养细菌计数 10 万/mL 以上可确诊；1 万～10 万可疑；1 万以下很可能系污染。

（2）耻骨上膀胱穿刺或导尿培养，有菌生长。

3．尿直接涂片找细菌　尿滴于玻片上，以革兰氏 染色找细菌，油镜下一个视野 1 个以上细菌，提示尿内细菌 10 万/mL 以上。

4．鉴别上、下尿路感染的试验　膀胱冲洗后尿培养阳性或菌落数上升为上尿路感染；尿 β-2 微球蛋白、尿溶菌酶、尿 NAG、尿荧光抗体包裹细菌阳性均提示为上尿路感染。但这些试验在小儿临床的意义远不如成人，故临床应用不普遍。

（三）影像学检查

1．X 线片检查　静脉肾盂造影、逆行膀胱输尿管造影，可了解肾脏大小、形态、有无膀胱输尿管返流以及梗阻、积水、结石或其他畸形。并可发现肾疤痕形成。

2. 超声检查　　可了解肾大小，疤痕，积水，结石情况。

3. 核素扫描　　二巯基琥珀酸（DMSA）扫描对肾疤痕敏感；肾图检查尚可了解分肾肾功能。

（四）诊断标准

（1）中段尿培养细菌菌落数 > 10 万/mL。

（2）离心尿白细胞 > 5 个/HP，或有尿路感染症状。

（3）耻骨上膀胱穿刺有细菌生长。

（4）离心尿沉渣涂片革兰氏染色找细菌 > 1 个/HP，结合有尿路感染症状。

（5）清洁中段尿培养细菌菌落数 1 万～10 万/mL。

凡符合 1 + 2 或 3、4 任一项便可确诊；虽无 2，但 2 次培养同一细菌均 > 10 万/mL，也可确诊；符合 5 为可疑 。确诊后应判断其为初次感染还是复发。对复发的患儿均应进一步检查有无尿路的结构异常，或异物，尤其是膀胱输尿管返流。也有的主张 6 岁以下尿路感染的小儿，即使是初次感染，都应作影像学检查。

（五）鉴别诊断

1. 肾结核　　有血尿、脓尿、发热、排尿刺激症状，与非特异性尿路感染相似，鉴别主要依靠结核病史、结核菌素试验、尿中找到抗酸菌或培养出结核菌，静脉肾盂造影见肾盂肾盏破坏。

2. 尿道异物　　幼儿将异物塞入尿道而引起反复排尿刺激症状，也常合并感染。仔细询问病史，必要的 X 线片检查，膀胱镜检可作出诊断。

三、治疗要点

1. 一般治疗　　急性期应卧床休息，多饮水，勤排尿，以起冲洗尿路和降低髓质渗透压作用。年长儿膀胱刺激症状明显时，可用氯化羟丁宁（oxbutynin，尿多灵）每天 0.3mg/kg 分 2～3 次口服，或阿托品、普鲁本辛、安定等。女童要注意外阴清洗，有蛲虫感染者同时治疗。

2．抗菌治疗　　应选择尿内和肾内药物浓度高、肾毒性低、致病菌对之敏感的药物。为不耽误治疗，在留取尿培养标本后，可不待培养及药敏结果先按经验用药，待药敏结果出来再调整。

（1）全身症状轻，下尿路感染可能者，选用尿浓度高的口服抗菌药：复方新诺明（SMZco），每天 50mg/kg 分 2 次口服；氟哌酸，每天 5～10mg/kg，分 2～3 次口服；呋喃咀啶每天 8～10mg/kg，分 3 次口服。

（2）全身症状明显，上尿路感染可能者：宜选择血和尿中浓度都高的药物，从胃肠道外给药。常用药物见表 3-3-1。

表 3-3-1　　上尿路感染抗菌药选择

药物	剂量用法
头孢氨噻肟	每天 100～150mg/kg，分 3 次，（最多 12g/日）
头孢三嗪	每天 50～75mg/kg，每天 1 次，（最多 2～4g/日）
头孢噻甲羧肟	每天 100～150mg/kg，分 3 次，（最多 6～8g/日）
氧氟沙星	每天 10～15mg/kg，分 2 次（最多 600mg/日）
环丙沙星	每天 10～15mg/kg，分 2 次（最多 600mg/日）
阿米卡星	每天 5～8mg/kg，分 1～2 次（最多）
庆大霉素	每天 5～7.5mg/kg，分 1～2 次（最多 300mg/日）
氨苄青霉素	每天 100～150mg/kg，分 4 次（最多 12g/日）

调整尿 pH 值可提高某些抗菌药的疗效。碱化尿液（常用碳酸氢钠口服）可增强红霉素、氯霉素、庆大霉素、磺胺类的疗效；酸化尿液（常用 VC，氯化铵）可增强呋喃咀啶的疗效。对耐药菌株需联合用药。鉴于喹诺酮类药物对小儿软骨发育的影响尚无定论，因而疗程不宜太久，婴幼儿慎用。氨基糖甙类，6 岁以下不用；氨

苄青霉素耐药性日增，疗效欠佳。小儿无症状菌尿也应抗菌治疗。

抗菌药的疗程：按近年的循证医疗的资料，明确的下尿路感染，以 2～4 天的短疗程即可；全身症状明显，不能排除上尿路感染者都应以 7～14 天的长疗程治疗。

3. 治疗后随访　抗菌治疗后 24～48h 重复尿培养，以判断是否有效。疗程结束 后随访 1 年以上，反复多次发作的，可用 SMZco、呋喃咀啶或氟哌酸等，小剂量（1/3～1/4 治疗量），每晚睡前排尿后口服，疗程 6 个月至 1 年。为防耐药株产生，上述药物可轮换或联合应用。

4. 早期诊断，积极治疗尿路结构异常　先天的尿路梗阻、膀胱输尿管返流，经保守治疗无效者需手术治疗。

（谢祥鳌）

第四章　心血管感染

第一节　感染性心内膜炎

一、概述

感染性心内膜炎（infective endocarditis）是指由各种病原引起的心内膜、心瓣膜的炎症。绝大多数心内膜炎是在原有心脏病的基础上发生的，其中以先天性心脏病（先心）为最多，约占80%，先心中尤以室间隔缺损最易患心内膜炎，其次为动脉导管未闭、法洛氏四联症。风湿性二尖瓣、主动脉瓣病变、心内手术、人工瓣膜植入也易并发感染性心内膜炎。部分无原发心脏病的小儿，因细菌或真菌毒力强，或因患儿系免疫抑制者而引起感染性心内膜炎。牙病治疗、扁桃体手术、介入治疗、深静脉插管、气管插管、临时心脏起搏器、脓皮病等常成为发病因素。感染性心内膜炎的病原主要是草绿色链球菌，约占50%；其次为葡萄球菌，约30%；真菌约10%。近20年来，条件致病菌明显增多，包括腐生葡萄球菌、表皮葡萄球菌、肠球菌、白色葡萄球菌、A型和D型链球菌以及大肠杆菌、绿脓杆菌等革兰阳性杆菌等。真菌以念珠菌、组织胞浆菌、曲霉菌为多见。

二、诊断要点

（一）临床表现

1. 发热　　多为缓慢起病。长期发热，多为中度热，38~39℃，少数达40℃，热型不规则，间歇或弛张，持续数周至数月。可伴有畏寒、多汗、乏力、头疼、关节痛、恶心、呕吐等非特异症状，少数发病急、高热、寒战，全身中毒症状明显，贫血，迅速发生心力衰竭（急性感染性心内膜炎）。

2．心脏杂音　　原有先心的患儿其原有杂音性质改变，变得粗糙，病程中杂音的强度、性质常多变。原无心脏疾病的可出现杂音。约半数患儿发生心衰，或原稳定的心功能恶化。

3．栓塞　　含有细菌的赘生物可引起各部位的栓塞，表现有皮肤瘀点、甲床下出血、Osler 小结、脾肿大、血尿、腹痛、便血、肺栓塞、脑梗死等。

（二）实验室检查

（1）血常规：贫血，呈进行性。白细胞增高，中性及杆状核增多。

（2）血沉加快；CRP 阳性。

（3）尿常规：镜下血尿，或伴少量蛋白尿。

（4）细菌培养：血培养是诊断关键。要注意：

1）尽量在用抗生素前取血培养标本。

2）在 24h 内作 3～5 次血培养，间隔 1 至数小时，取不同部位血。

3）取血量至少 1mL，多则更好；已用抗生素者应取血 5～10mL。

4）血与培养基之比为 1:5。

5）培养 48～72h 无菌生长，应继续培养 2～3 周。

6）采用需氧和厌氧培养。

7）疑条件致病菌或真菌，应以特殊营养培养基。

（5）非细菌或真菌病原体（如病毒、立克次体）宜作血清学试验。

（三）影像学检查

（1）超声心动图检查：可发现 ＞2mm 的赘生物。但不能区别感染性赘生物还是无菌性血栓。

（2）CT 检查：对肺、脑梗死诊断有帮助。

三、治疗要点

1．抗菌治疗　　一旦诊断立即抗菌治疗，不必等血培养结果。

因赘生物内细菌不易遏制，故尽量用杀菌剂而不用抑菌剂。疗程要长，至少 4 周。具体用法见表 3-4-1。

表 3-4-1　小儿感染性心内膜炎抗菌治疗

病原	抗菌药物	用量/(kg·d)	疗程（周）	代用方案
不明（培养阴性或尚无结果）				
社区获得或手术后晚期	奈夫西林 + 庆大霉素	100 ~ 200mg, q4 ~ 6h 3 ~ 5mg, q12h	4 ~ 6 1 ~ 2	万古霉素 + 庆大霉素 + 利福平
院内感染或手术后早期 < 60 天	万古霉素 + 庆大霉素	40 ~ 60mg, q6h	4 ~ 6 1 ~ 2	
草绿链球菌 MIC < 0.1μg/mL	青霉素或青霉素 + 庆大霉素	20 万 ~ 30 万 U, q4h	4 ~ 6 2 ~ 4 2	万古霉素 + 庆大霉素
MIC > 0.1	青霉素 + 庆大霉素		4 ~ 6 2	万古霉素 + 庆大霉素
MIC > 0.5 或肠球菌	青霉素或氨苄青霉素 + 庆大霉素	300mg, q4 ~ 6h	4 ~ 6 4 ~ 6 4 ~ 6	万古霉素 + 庆大霉素
草绿链球菌青霉素过敏	万古霉素		4 ~ 6	
金黄色葡萄球菌	奈夫西林	200mg, q4 ~ 6h	6 ~ 8	苯唑青霉素 + 庆大霉素
金黄色葡萄球菌耐甲氧西林	万古霉素 + 庆大霉素 + / – 利福平	10 ~ 20mg, bid	4 ~ 6 1 ~ 2 2 ~ 4	
表皮葡萄球菌	万古霉素 + 利福平		6 ~ 8 6 ~ 8	

病原	抗菌药物	用量/(kg·d)	疗程（周）	代用方案
大肠杆菌	氨苄青霉素		6～8	
	＋庆大霉素		6～8	
嗜血杆菌	氨苄青霉素		4～6	
	＋庆大霉素		2～4	
真菌	二性霉素 B	1mg	总量至少	
	＋5－fluoro-	50～100mg，q6h	40～50mg/kg	
	cytosine 或利			
	福平			

2．支持、对症治疗　　患儿应卧床休息，高热应予物理或药物降温。注意补充营养，必要时可予以输血、静脉用丙种球蛋白。心力衰竭时用洋地黄，限盐，利尿等处理。密切观察病情，及时发现和处理各种并发症。

3．手术治疗　　近年发现，早期手术可挽救部分抗菌治疗无效的危重患儿，其指征为：

（1）最佳抗菌治疗无效。

（2）瓣膜功能不全引起中、重度心衰。

（3）反复发生栓塞。

（4）赘生物阻塞瓣膜口。

（5）真菌感染。

（6）新发生传导阻滞。

（7）主动脉窦瘤破裂。

手术包括去除赘生物、换瓣膜。

4．预防　　先心及风湿瓣膜病患儿应注意口腔、皮肤清洁，避免发生感染；行任何创伤性检查，治疗或手术，即使是拔牙、洁齿、扁桃体切除等小手术，在术前 1～2h，术后 48h 肌肉注射或静脉滴注青霉素每天 80 万 U，或长效青霉素 120 万 U。青霉素过敏者，可用红霉素或万古霉素。

第二节　感染性心肌炎

一、概述

心肌炎（myocardiris）有感染性和非感染性两类。本节述及的为感染性心肌炎。感染性心肌炎的感染原有病毒、细菌、真菌、支原体、衣原体、立克次体等，其中以病毒感染为最常见，尤其是柯萨奇、埃可病毒，其他如流感、流腮、麻疹、风疹、疱疹病毒均可引起心肌炎。细菌中以白喉、伤寒为最常见，其他葡萄球菌、链球菌、脑膜炎球菌、布鲁氏杆菌等也可引起心肌炎。病毒直接侵犯心肌，或因变态反应而引起心肌细胞局限或弥漫性炎性坏死。细菌性心肌炎多由细菌毒素引起。真菌性心肌炎常为全身感染的一部分，常可见心肌、心包有真菌性小脓肿形成。

二、诊断要点

（一）临床表现

1. 急性期　　病毒性心肌炎发病前 1～4 周常有发热、咳嗽、乏力等上呼吸道感染症状，细菌感染则多有原发病表现，尔后出现心肌炎的症状和体征。常见症状依次为乏力、面色苍白、多汗、心悸、气短、胸闷、头晕、心前区疼痛。体检发现心音低钝、心率快或慢、心律不齐甚或奔马律，有的有心界扩大、血压下降、心源性休克。病情轻重悬殊甚大，轻者无自觉症状，重者可突发心力衰竭、心源性休克、猝死。

2. 慢性期　　急性期迁延不愈一年以上，心肌疤痕形成，每有心脏扩大、心律失常、心功能减退。或有部分发展成心肌病。

（二）实验室检查

1. 酶的改变　　心肌炎时，血清多种酶可升高，如肌酸激酶（CK）、乳酸脱氢酶（LDH）、α-羟丁酸脱氢酶（α-HBDH）、谷草转氨酶（AST）、丙酮酸激酶、糖原磷酸化酶等。但由于其他组织病变时，上述酶也可升高，故它们的同工酶更有诊断价值。

（1）LDH 同工酶：LDH-1 > LDH$_2$，或 LDH$_1$ > 4%。

（2）CK 同工酶：CK-MB（心型）升高，或 CK-MB > 总 CK 的 6%。CKMB 的亚型也有改变，CKMB$_2$（组织型）/CKMB$_1$（血浆型）> 1.5 ~ 1.7（正常 < 1）。

（3）AST 同工酶：M-AST 升高，M-AST/总 AST > 0.25。

2．非酶蛋白　　心肌肌钙蛋白（cardiac troponin，cTn）T（cTnT），I（cTnI），心肌肌凝蛋白在心肌损伤时明显升高，此类指标较 CKMB 更敏感，常用方法有放免、酶联免疫。

3．病原学检查

（1）病毒分离：从心肌、心内膜、心包液中分离出病毒，可确诊为病毒性心肌炎；从其他部位分离出病毒并不能肯定此病毒为心肌炎之病原。

（2）抗体检测：用 ELISA 法测血中各病毒特异性 IgM、IgG 抗体，快速、敏感，但只能证明有病毒感染，而无定位意义。

（3）DNA 检测：以 PCR 可快速检测病毒 DNA，但需防假阳性。心肌活检组织的原位杂交有定位意义。

（三）影像学检查

1．超声心动图　　较重的心肌炎可示心腔扩大，心室舒张末期容量增加；室壁肥厚；节段性室壁运动异常；心室功能异常，每搏血量及左室射血分数下降。此外，多普勒心肌组织成像，超声组织特征分析等新技术，也发现有异常。

2．核素心脏造影、平衡法核素心脏造影　　左室壁运动异常，射血分数降低；心肌灌注显像又称"冷区显像"在病变部位有花斑状的核素缺损或减少；核素心肌显像，又称"热区显像"，^{67}Ga 心肌显像，在心肌梗死和心肌炎的坏死区有核素显像。

3．磁共振成像（MRI）　　与骨骼肌信号对比，心肌炎区的信号增强，以 T$_2$ 加权图像更明显。MRI 尚可显示心腔扩大，室壁增厚，室壁运动异常等。

（四）诊断标准

由于病毒性心肌炎的临床表现、实验室检查、影像学检查多为非特异性的，常使诊断困难。图内 9 省市曾制订了诊断标准，并 2 次修订，1999 年的标准如下。

附　诊断标准（1999 昆明）：

一、临床诊断依据

1. 心功能不全，心源性休克或心脑综合征。

2. 心脏扩大（X 线片，超声心动图检查具有表现之一）。

3. 心电图改变：以 R 波为主的 2 个或 2 个以上主要导联（Ⅰ，Ⅱ，aVF，V5）的 ST-T 改变持续 4 天以上伴动态变化，窦房传导阻滞，房室传导阻滞，完全性左或右束支阻滞，成联律，多形，多源，成对或并行性早搏，非房室结及房室折返引起的心动过速，低电压（新生儿除外）及异常 Q 波。

4. CK-MB 升高或心肌肌钙蛋白（cTnI 或 cTnT）阳性。

二、病原学诊断依据

1. 确诊指标：自患儿心内膜，心肌，心包（活检，病理）或心包穿刺液检查，发现以下之一者可确诊心肌炎由病毒引起。

（1）分离到病毒。

（2）用病毒核酸探针查到病毒核酸。

（3）特异性病毒抗体阳性。

2. 参考依据：有以下之一者结合临床可考虑心肌炎系病毒引起。

（1）自患儿粪便，咽拭子或血液中分离到病毒，且恢复期血清同型抗体滴度较第一份血清升高或降低 4 倍以上。

（2）病程早期患儿血中特异性 IgM 抗体阳性。

（3）用病毒核酸探针自患儿血中查到病毒核酸。

三、确诊依据

1. 具备临床依据 2 项，可临床诊断为心肌炎。发病同时或发病前 1~3 周有病毒感染的证据支持诊断者。

2. 同时具备病原学确诊依据之一，可确诊为病毒性心肌炎，具备病原学参考依据之一，可临床诊断为病毒性心肌炎。

3. 凡不具备确诊依据，应给予必要的治疗或随诊，根据病情变化，确诊或除外心肌炎。

4. 应除外风湿性心肌炎，中毒性心肌炎，先天性心脏病，结缔组织病以及代谢性疾病的心肌损害，甲状腺功能亢进症，原发性心肌病，原发性心内膜弹力纤维增生症，先天性房室传导阻滞，心脏自主神经功能异常，β受体功能亢进及药物引起的心电图改变。

四、分期

1. 急性期：新发病，症状及检查发现明显且多变，一般病程在半年以内。

2. 迁延期：临床症状反复出现，客观检查指标迁延不愈，病程多在半年以上。

3. 慢性期：进行性心脏增大，反复心力衰竭或心律失常，病情时轻时重，病程在一年以上。

（五）鉴别诊断

1. 风湿性心肌炎：有链球菌感染史，如急性扁桃体炎、猩红热等前驱疾病，心肌炎发生在前驱病后 2～4 周，而其他细菌、毒素引起的感染性心肌炎，都发生在原感染病的极期；病毒性心肌炎有呼吸道病毒感染病史，咽部培养无链球菌。风心病杂音较响，而感染心肌炎杂音较轻；风心常有关节炎、红斑、结节等心外症状，感染性心肌炎有原发感染性疾病的症状、体征；风湿性心肌炎的心电图的 P-R 延长为主，感染性心肌炎以 ST-T 改变为主；风心与感染心肌炎的病原体不同。

2. 急性心包炎　常有胸闷、气急、胸痛，有的心脏扩大，与心肌炎相似，但心包炎心脏扩大较明显，心肌炎则心脏扩大不明显；心包炎心影呈烧瓶样，立、卧位形态有显著改变。心电图呈低电压，核素心脏血池扫描或心包穿刺可证实心包积液。

3. 心脏自主神经功能紊乱　有些学龄期或青春期患者，自诉心悸、胸闷，心率加速，心电图示窦性心动过速，部分有 ST-T 改变，易误诊为病毒性心肌炎，但此症心功能正常，心酶不增高，运动试验、心得安试验及 24h 动态的电图可鉴别。

三、治疗要点

1. 病因治疗　针对不同的细菌、病毒、真菌等病原予以相应敏感的抗生素及抗病毒治疗。

2. 改善心肌代谢药物

(1) 1,6-二磷酸果糖：为一种能量代谢赋活剂，用量为每天1.0~2.5mg/kg，每天1次静脉滴注，7~10天为1疗程，可重复3~4疗程，也可静脉滴注1~2疗程后，如病情明显改善，改为口服。

(2) 能量合剂：ATP 20mg，辅酶A 50U，胰岛素4~6U，10%氯化钾8mL，加入葡萄糖液250mL内静脉滴注，每天1~2次。

(3) 大剂量维生素C：能清除自由基，增加冠状动脉流量，改善心肌代谢，用量为每天100~200mg/kg，静脉滴注。

(4) 辅酶Q10：每天30~60mg，分3次服，1~3个月为1疗程。

3. 免疫球蛋白　对严重的感染性心肌炎应用静脉用丙种球蛋白，每天400mg/kg，静脉滴注，连用3天，对控制感染、增强左心室功能可能有利。

4. 皮质激素　中毒症状明显，严重心功能不全，心源性休克、Ⅲ度房室传导阻滞者可试用皮质激素。常用强的松，每天1~1.5mg/kg，口服2~3周，危重者也可以地塞米松静脉注射。

5. 并发心力衰竭的治疗　洋地黄应用要小心，因心肌炎时易发生洋地黄中毒，故用量要偏小，以常用量的2/3为好，并密切观察治疗反应和中毒的表现。也可使用血管紧张素转换酶抑制剂，多巴酚丁胺等扩血管剂。

6. 并发心律紊乱的治疗　窦性心动过速，单纯性早搏，患儿无自觉不适，心功能无影响者可不予处理，而应积极治疗心肌炎。多数待心肌炎恢复、心律紊乱也消失，但多源性早搏，有并行心律，RonT，Lown 3~5级等的频发室性早搏应积极抗心律失常治疗。小儿的阵发性室上性心动过速、Ⅲ度房室传导阻滞等也应相应治疗。

7. 支持治疗和对症治疗　急性期卧床休息，间歇给氧，注意营养，尤其维生素的补充，急性期症状消失后，仍应避免过剧活动 1~2 个月。

第三节　感染性心包炎

一、概述

心包炎（periearditis）的病因有感染和非感染（如结缔组织病，内分泌，代谢病，血液病等）两类。小儿多为感染所致，尤其是婴幼儿，90%以上由感染引起，5 岁以上则风湿等非感染因素增多。感染性心包炎（infective pericarditis）的感染原有细菌（链球菌、肺炎球菌、葡萄球菌、大肠杆菌、结核菌、脑膜炎球菌等）；病毒（腺病毒、柯萨奇、埃可病毒、流感病毒、EB 病毒）；真菌（放线菌、组织胞浆菌等）；支原体；寄生虫（肺吸虫、包囊虫、弓形虫等）等。感染性心包炎临床可分急性和慢性两种。急性常为全身性感染，即败血症，或胸腔其他部位感染，如肺炎、胸膜炎、纵隔炎等延及；慢性则为急性未及时治疗或治疗不彻底所致。心包炎症引起不同程度的渗出，渗液可为浆液纤维蛋白性、浆液血性、血性、化脓性等。化脓性和浆液纤维蛋白性易引起心包粘连，形成缩窄性心包炎；病毒性的心包渗液较少，不引起粘连；结核性有时大量渗液，并易形成粘连。心包渗液多可影响心脏舒张功能，严重者引起心包填塞。

二、诊断要点

（一）临床表现

1. 急性心包炎　化脓性患儿起病急，由肺炎或脓胸等引起的心包炎，虽病程已久，但中毒症状仍明显；结核性心包炎起病较慢。患儿多有发热、咳嗽、呼吸困难，年长儿诉胸痛，平卧时明显，坐位或前俯位减轻，婴幼儿则表现为烦躁。心包积液多时，胸闷、呼吸困难加重，甚或声嘶、吞咽困难。急性心包填塞时，发绀、端坐呼吸、颈静脉怒张，脉搏细速，奇脉，心界扩大，心音遥远，脉压差缩小。严重者可心跳骤停。

2．慢性缩窄性心包炎　　多数有结核或化脓性（主要为葡萄球菌）感染病史。起病多隐匿。患儿呈慢性病容，活动受限。有胸闷、气短、轻度发绀，颈静脉怒张，心界不扩大，或仅稍大，心尖搏动减弱，甚至几乎消失。心音遥远，有的可闻心包叩击音，肝脾肿大，胸，腹水，下肢水肿，奇脉。静脉压升高明显，可达 250mm以上。动脉压降低，脉压差缩小。

（二）实验室检查

1．血常规　　细菌性者白细胞增高；化脓性心包炎中性白细胞增多；结核性者淋巴、单核细胞增多；病毒性者白细胞正常或降低，分类以淋巴为主。

2．血沉增快，CRP 增高。

3．心包液检查　　蛋白、细胞增高，化脓性者以中性白细胞为主，病毒性和结核性者以淋巴、单核细胞为主。结核性心包积液有时呈血性。

4．病原检查　　心包穿刺液或血液可培养和分离得病原体。

（三）心电图检查

低电压，ST-T 改变。ST 段呈弓背向下的抬高。T 波低平-倒置。缩窄性心包炎时 T 波改变更明显。可伴有早搏或其他心律失常。

（四）影像学检查

1．X 线片检查　　急性时心影扩大呈梨形或烧瓶形，立位与卧位心形明显改变，搏动减弱；缩窄性心影正常或仅略扩大，心缘僵硬，边缘毛糙不清，搏动更弱。

2．超声心动图　　急性期可探见积液位置及估计积液量；慢性时可见心包膜增厚、心室壁舒张受限，下腔静脉、肝静脉扩张。

3．核素心血池扫描　　用 ^{99}Tc 或 ^{113}In 行心脏血池扫描可鉴别心脏扩大和心包积液，并估计积液量。

（五）鉴别诊断

1．急性心包炎与其他心脏扩大疾病鉴别　　心肌病、急性心衰都有气促、呼吸困难、心率加速或下肢水肿，心影大，需与心包炎鉴别。后者心影虽大但搏动弱，心音遥远，奇脉，静脉压增高。如听到心包摩擦音便可确诊；心电图低电压，ST-T 改变，超声或心脏血池扫描证实心包积液也有助于鉴别。

2．常见心包炎的鉴别

（1）结核性心包炎：有结核病史或结核病灶存在，低热（婴幼儿可高热），胸痛较轻或不明显，心包摩擦音少有，心包积液量大，有时为血性，细胞分类以淋巴、单核为主。血培养阴性，心包液内有时可找到结核菌。PPD 试验，结核抗体阳性。

（2）化脓性心包炎：常有原发细菌感染灶，高热，毒血症明显，胸痛明显，心包摩擦音常见。血象：白细胞总数及中性白细胞明显增高。心包积液量较多，呈脓性，血培养及心包液内可发现细菌。

（3）病毒性心包炎：常与其他部位病毒感染同存，症状较化脓性轻，积液量不多，常可听到摩擦音，常同时累及心肌。病程自限，预后较好，极少成缩窄性心包炎。

三、治疗要点

1．对症治疗和支持治疗　　急性期卧床休息；高热应予物理或药物降温，常用对乙酰氨基酚或布洛芬；呼吸困难患儿应取半卧位，并给氧；胸痛一般给予解热镇痛剂可缓解，严重者可予可待因，每天 $2\sim3\text{mg/kg}$，分 $4\sim6$ 次口服，或度冷丁每天 6mg/kg，分 $4\sim6$ 次口服或肌肉注射。

2．抗感染　　针对不同病原予以抗感染治疗。

（1）化脓性：以葡萄球菌为多，耐药性强，对青霉素敏感的可用青霉素或红霉素，对青霉素耐药的宜选用第一代头孢或半合成青霉素。耐头孢的用 β 内酰胺类加 β 内酰胺类拮抗剂（安灭汀，特灭汀等）。耐甲氧苯青霉素株首选万古霉素。疗程 $4\sim6$ 周。详见葡萄球菌一节。其他细菌的抗生素选择可参见抗生素应用一节。

（2）结核性：抗痨治疗同肺结核，即 6HR 或 9HR，严重的用

2SHR/4HR 或 3HRZ/3HR。具体用法参见结核病一节。

（3）病毒性：因病原确定较困难，且有效的广谱抗病毒药物尚少，而病毒性心包炎多为自限性，故仅对症支持治疗即可。

3. 皮质激素　结核性、化脓性心包炎在有效抗痨和抗菌同时应用皮质激素有利于促进渗出液和脓液吸收，减少渗出和粘连。常用强的松每天 1~2mg/kg。

4. 心包穿刺　可排脓，解除心包填塞，并可行心包腔内脓液冲洗，局部注入抗生素和皮质激素。葡萄球菌心包炎大多数需穿刺排脓。

5. 手术治疗　葡萄球菌心包炎穿刺引流不畅的行手术置管引流，引流管一般放置 3~5 天。通过引流管也可注入抗生素、皮质激素，还有的注入链激酶作纤溶治疗。缩窄性心包炎需行心包剥离术。

6. 心包填塞的治疗　紧急心包穿刺或心包切开引流、减压。

（谢祥鳌）

第五章 神经系统感染

第一节 细菌性脑膜炎

一、概述

细菌性脑膜炎（bacterial meningitis）又称化脓性脑膜炎。（purulent meningitis，化脑）。是小儿时期较为常见的颅内感染性疾病，临床以发热、头痛、呕吐、惊厥为主要表现，婴幼儿期以发热、易激惹、呕吐、前囟胀，意识改变为主，伴有脑膜刺激征阳性及脑脊液改变为特点。任何年龄均可发病，15岁以下儿童占绝大多数，尤以2岁以下发病为多，占本病的75%。近年来，欧美国家广泛开展B型嗜血杆菌疫苗接种，5岁以下年发病率由接种前的20/10万下降到接种后的3.7/10万，5～11岁发病率由0.6/10万下降到0.15/10万。

化脑的发生一般经4个过程：①上呼吸道或皮肤等处的化脓感染。②致病菌由局部感染灶入血后发生菌血症或败血症。③致病菌经血继续波及脑膜。④致病菌繁殖引起脑膜和脑组织的炎症性病变。少数化脑可由邻近组织感染如鼻窦炎、中耳炎、颅内骨折和脑膜膨出继发感染。

细菌通过内侧脑室脉络丛及脑膜播散至脑脊液及蛛网膜下腔并迅速繁殖导致炎症反应，促进局部肿瘤坏死因子（TNF）、白细胞介素-I（IL-1）、前列腺素2（PGE2）等细胞因子的产生，从而导致中性粒细胞浸润，血管通透性增加，血脑屏障改变及血栓形成的病理变化。由细胞因子介导的炎症反应在脑脊液细菌已消除后仍可继续存在，这可能是后遗症的原因之一。

二、诊断要点

（一）临床特点

主要症状为突然高热，年长儿诉头痛、肌肉关节痛，精神萎靡；小婴儿表现为易激惹、不安、双眼凝视、恶心呕吐、惊厥等。

神经系统表现有：①脑膜刺激征阳性如颈项强、布氏征或克氏征阳性。②颅压增高，婴幼儿前囟胀，颅缝裂开，表情淡漠、意识改变甚至昏迷出现脑疝，部分患儿出现局限性体征如颅神经症状及癫痫症状。

（二）实验室检查

1. 外周血常规　　白细胞计数明显增高，可达 $20 \times 10^9/L \sim 40 \times 10^9/L$，分类以中性粒细胞为主，占 80% 以上，感染严重时，有时白细胞反而减少。

2. 脑脊液　　压力高，外观浊甚至米汤样，白细胞总数明显增高，达 $1\ 000 \times 10^6/L$，以中性粒细胞为主。糖、氯化物降低，蛋白升高。脊液涂片培养可找到细菌。但下列情况为即刻行腰穿的禁忌证：①高颅压者；②有严重心肺功能受累及休克者；③腰穿部位皮肤感染者。对颅压高又必须行腰穿者，先降颅压后 30min 再行腰穿以避免脑疝的发生。

3. 特异性细菌抗原检查　　①对流免疫电泳阳性率达 80% 以上。②乳胶凝集试验。③免疫荧光试验。

4. 其他　　血培养、局部分泌物培养如咽拭子培养、脓疱液培养等。脑脊液乳酸脱氢酶、乳酸、C 反应蛋白及 TNF 检测多明显增高。

（三）并发症

1. 硬脑膜下积液　　发生率为 10% ~ 60%，双侧为多（80%）。常见于 1 岁以下的肺炎球菌和流感杆菌患儿。仅 10% ~ 15% 有症状，多在起病后 7 ~ 10 天，经正规治疗化脑无好转，或好转后又恶化，又见发热、呕吐、烦躁、头痛，甚至意识障碍。前囟隆起，头围增大等颅高压体征再现。囟门未闭的婴儿行颅骨透照或在囟门侧角处行硬膜下穿刺可确诊。此外，头颅 CT、MRI 或超声检查也可助诊。硬膜下穿刺液体超过 2mL，蛋白 >0.4g/L 便可诊断硬膜下积液；其中如有多量中性白细胞则为硬膜下积脓。

2．脑室膜炎　　多见于革兰阴性杆菌脑膜炎婴儿，治疗不及时者易发生。表现为病情特别严重，高热不退，频繁惊厥，呼吸衰竭，虽经积极治疗病情无缓解。超声或 CT 检查见脑室扩大。脑室穿刺液常规、生化及细菌学检查可确诊。诊断标准为：脑室穿刺液细菌涂片培养阳性，且与脊液结果一致便可确诊；如脑室液白细胞 $> 50 \times 10^6/L$，中性为主，同时脑室液糖 $< 1.6mmol/L$ 或蛋白 $> 0.4g/L$；或脑室液炎症改变较脊液改变明显也可确诊。

3．脑积水　　脓性渗出物阻塞脊液循环致脑积水。主要表现为颅高压。CT、MRI 检查有助诊断。

（四）常见细菌性脑膜炎的特点

1．肺炎球菌脑膜炎

（1）冬春季发病多，常在肺炎、中耳炎、鼻窦炎、败血症后。

（2）病情较重，发病不久即昏迷、惊厥。

（3）病程易迁延、反复。

（4）炎性渗出物多分布于大脑顶部，脑膜刺激征初期可不明显。

（5）并发症发生率高，硬膜下积液、积脓，脑积水，脑脓肿等。

（6）颅神经损害占 50%。

2．流感嗜血杆菌脑膜炎

（1）我国小儿化脑的首要病原，占化脑的 51.7%。

（2）2 岁以下占 84%。

（3）常有咳嗽、流涕等前驱呼吸道症状。

（4）有的有皮疹。

（5）10% 患儿治疗 10 天后仍发热，可能合并病毒感染。

（6）10% 患儿有耳聋（单侧或双侧）。

3．大肠杆菌脑膜炎

（1）多见于 3 个月以下婴儿，尤其是新生儿、早产儿。

（2）有新生儿严重感染的非特异表现，如拒乳、哭声低、精神萎靡、黄疸、面色灰。

（3）神经系统表现为嗜睡、凝视、惊厥等。

（4）严重者有呼吸暂停、呼吸衰竭、休克，病死率高。

（5）易并发脑室膜炎、脑积水。

4．葡萄球菌脑膜炎

（1）常有前驱的葡萄球菌化脓性感染。

（2）多有葡萄球菌败血症或脓毒血症的迁徙病灶。

（3）部分有猩红热样皮疹。

（4）后遗症多，病死率可高达 30%。

（五）鉴别诊断

小儿有发热、神经系统症状、体征及脑膜刺激征阳性者及时行脊液检查，化脓可明确诊断。临床常需与下列疾病鉴别：

1．病毒性脑炎　　全身感染中毒症状不重，以脑实质损害为主，一般不出现脑膜刺激征阳性，脊液外观清、无变化或轻微变化。

2．结核性脑膜炎　　常有结核菌接触史。脊液外观呈现毛玻璃状，细胞数在 500 个以内，以淋巴细胞为主，可找到结核杆菌。

3．新型隐球菌性脑膜炎　　常呈慢性或亚急性起病，以进行性颅压增高为主要表现，眼底可见水肿，墨汁染色可见新型隐球菌。

三、治疗要点

1．抗生素治疗

（1）用药原则：①选择敏感的杀菌药；②能透过血脑屏障；③选两种抗生素合用；④急性期分次静脉给药；⑤用量、疗程足。疗程：静脉给药 2～3 周。停药指征：临床症状消失，体温正常后 3～5 天，直至脑脊液细胞数及生化正常，涂片培养无菌。

（2）经验治疗：未明确病原前选用常见致病菌（肺炎链球菌和 B 型嗜血流感杆菌等）敏感的抗生素。目前公认为第三代头孢，如头孢噻肟（cefotaxime）每天 200mg/kg；或头孢三嗪（ceftriaxone）100mg/kg。若患儿为婴幼儿或 T 淋巴细胞缺乏症，可给予第三代头孢加氨苄青霉素。对查到病原者，结合药物敏感试验调整用药，见表 3-5-1。

表 3-5-1　化脑抗生素的选择应用

病原菌	推荐抗生素
流感嗜血杆菌	氨苄青霉素、青霉素、头孢三嗪、头孢呋新
肺炎链球菌	青霉素 G，头孢噻肟
脑膜炎双球菌	青霉素 G
革兰氏阴性杆菌	头孢噻肟、丁胺卡那霉素
金葡菌	乙氧萘青霉素（nafcillin）氨基糖甙类、头孢呋新、万古霉素、利福平。新生儿脑膜炎：氨苄青霉素、头孢呋新、头孢三嗪

治疗过程中，无并发病者，在症状控制后，接近疗程末，复查脑脊液，若脊液已正常，可按疗程停药，反之继续治疗。

2. 肾上腺皮质激素　　肾上腺皮质激素可以降低血管的通透性，减轻脑水肿和颅高压，常用地塞米松 0.6mg/(kg·d)，分 4 次静脉滴注，连用 3～7 天。

3. 对症治疗

（1）监护：密切监护生命体征、意识和电解质稳定。

（2）及时处理高热、惊厥等。

（3）降颅压。

（4）加强支持疗法。

4. 并发症的治疗

（1）硬膜下积液：少量积液不用穿刺，积液多时要穿刺，一次量＜20～30mL，多数可治愈，少数硬膜下积脓，根据病原注入相应的抗生素，必要时神经外科处理。

（2）室管膜炎：除全身抗生素治疗外，可使用侧脑室控制性引流，并注入抗生素，见表3-5-2。

表3-5-2　化脑脑室注射药物

药名	剂量	适应症
青霉素	5 000 ~ 10 000U	链球菌，肺炎链球菌
氨苄青霉素	50 ~ 100mg	流感杆菌、大肠杆菌
羧苄青霉素	10 ~ 40mg	绿脓杆菌
庆大霉素	1 000 ~ 3 000IU	大肠杆菌、绿脓杆菌
杆菌肽	500 ~ 3 000U	金黄色葡萄球菌

第二节　病毒性脑炎

一、概述

病毒性脑炎（viral encephalitis）是儿科常见的由各种病毒导致的中枢神经系统感染性疾病。病毒性脑炎常常会累及脑膜，临床有无菌性脑膜炎的表现，如发热、头痛、脑炎后受损的表现如惊厥、意识障碍、行为异常等，症状可轻可重，轻者可自愈，重者危及生命或留下后遗症。常见病毒有肠道病毒如柯萨奇病毒 B5 和埃可病毒 4、6、9、11 型；疱疹病毒如单纯疱疹病毒Ⅰ、Ⅱ型，水痘、带状疱疹病毒，较少见巨细胞病毒（先天性、获得性）及 EB 病毒；虫媒病毒如乙型脑炎病毒、Calti、SSH 病毒等。不同病毒、地理有不同流行情况，我国肠道病毒多在夏季，虫媒病毒多在夏秋季，单纯疱疹病毒多为散发。

病毒一般分 3 个途径入侵：①常见为血行播散，病毒侵入呼吸道、消化道，在上皮细胞及血管内皮细胞局部复制，发生病毒血症，使中枢以外的靶器官受到感染。此时若有干扰素和特异性抗体出现疾病可终止，也可进一步复制进入血液，引起继发性病毒血症，出现全身症状。当血脑屏障功能不全，病毒进入中枢神经系统。②经嗅神经和三叉神经进入中枢神经系统，小儿少见。③经其他周围神经播散至脑组织，小儿少见。单纯疱疹病毒脑炎多侵犯大脑皮质，尤以颞叶，虫媒病毒往往侵及全脑。

二、诊断要点

本病临床表现形式多样，常以急性或亚急性起病，病毒进展迅速。

（一）临床特点

1. 前期症状　　发热、流涕、咳嗽、腹泻等。

2. 进行性意识障碍　　出现嗜睡、意识模糊、昏迷等，部分伴有精神症状，表现为多语、幻觉、狂躁等。

3. 惊厥　　全身或局部抽搐或反复不易止惊的抽搐。

4. 颅内压增高　　头痛、呕吐，少数出现脑疝。

（二）实验室检查

1. 血常规　　白细胞正常或偏低，分类以淋巴细胞为主。

2. 脑脊液　　外观清，白细胞正常或轻微升高，分类以淋巴细胞为主，蛋白可轻微增加，糖及氯化物正常。

3. 病原学检查　　病毒分离阳性率不高，免疫荧光抗体检查阳性率高。血清补体结合试验、中和试验、血凝抑制试验等滴定度试验在恢复期较急性期升高 4 倍。

4. 脑电图检查　　主要为高波幅慢活动，呈弥漫性分布，疱疹病毒脑炎，脑电图可录制到周期抽搐性放电。当病情好转脑电图也会逐渐正常。

5. 影像学检查　　CT 可见脑水肿，对于单纯疱疹病毒脑炎 CT 可见低密度强化性病变，主要位于颞叶底部或额叶，MRI T_2 加权表现更明显，表现为多灶性。CT、MRI 均可发现继发性出血及脑梗死。

（三）鉴别诊断

1. 细菌性脑膜炎　　脑膜刺激征明显，脑脊液细胞数明显增多以中性粒细胞为主。蛋白升高、糖、氯化物降低，涂片和培养可找到病原菌。

2. 脑寄生虫病　　可根据当地流行情况，粪便检查，外周血嗜酸性细胞增高及血清学、影像学检查鉴别。

三、治疗要点

主要对症治疗，密切观察病情变化。

1. 充分补充营养　　供给足够的热量、蛋白质，保持水、电解质平衡。

2. 抗病毒治疗　　目前常用的抗病毒药物有：

（1）无环鸟苷（acyclovir）：$10 \sim 15mg/kg$，每 8h 1 次静脉注射，1h 左右完成，疗程 $1 \sim 2$ 周。

（2）阿糖腺苷：每天 $5 \sim 20mg/kg$，静脉滴注，疗程 $5 \sim 15$ 天，主要用于疱疹病毒性脑炎。

（3）更昔洛韦：是目前最广谱的 DNA 病毒药物之一，剂量 $5mg/kg$，每 12h 静脉滴注，每次 1h 以上，连用 $14 \sim 21$ 天。

（4）干扰素：可阻断病毒颗粒的复制，促进病毒感染的恢复缩短病程，每天 $2 \sim 10$ 万 U。

（5）转移因子：能增强细胞免疫功能，剂量 2mL 注入上臂内侧或腹股沟淋巴结处，皮下注射，5 天 1 疗程。

3. 激素使用　　尚有争议。一般认为，急性重症脑炎应应用皮质激素，但时间不宜过长，不要超过 5 天。

4. 对症治疗

（1）降颅压：严格限制液体入量，采取边补边脱，使用脱水剂甘露醇与速尿交替注射。

（2）止惊：给予安定、丙戊酸钠、苯巴比妥等。

（3）呼吸道、心血管功能监护。

5. 恢复期治疗　　加强功能锻炼，结合病情给予康复治疗及高压氧治疗。

第三节 脑 脓 肿

一、概述

脑脓肿（brain abscess）指细菌停留在脑组织内所发生的化脓性炎症，继而形成脓肿。脓肿可单发，也可多发。常见的病因为金黄色葡萄球菌，大肠杆菌和链球菌，耳源性感染多为变形杆菌。按感染途径可分3种类型：①血源性：心肺或皮肤等部位感染灶，可通过血循环波及脑部，多发生在幕上，以额叶多见。先天性心脏病青紫型，常伴红细胞增多，致血液粘稠，易发生血栓合并肺部感染或亚急性心内膜炎时，细菌通过动脉进入脑。②耳源性：中耳炎或乳突炎易形成颞叶或小脑脓肿。③隐源性：找不到明显感染灶，实际上多属血源性。此外，还有人分为鼻源性，创伤性等。血源性多见于婴幼儿，耳源性多见于儿童。

脑脓肿的形成大致分为3期：急性脑炎或脑膜炎期、化脓期、包膜形成期。一个脓肿可分隔成很多房，脓少时形成肉芽肿，深部脓肿壁易向脑室溃破。

二、诊断要点

（一）临床特点

由于脓肿形成分三个阶段，使临床表现比较复杂，临床症状主要有三方面。

1. 感染症状　　包括全身感染症状及感染灶症状，多数患儿有近期感染史或有感染灶症状，如慢性化脓性中耳炎史，败血症或脓毒血症史。全身感染症状如畏寒、发热、头痛呕吐、意识改变。

2. 颅内高压症状　　主要表现为：退热后仍有头痛、呕吐、意识改变，甚至视乳头水肿，婴幼儿可有头围增大、前囟饱满等，严重者可出现脑疝。

3. 局限性体征　　取决于脓肿的部位。额叶脓肿可有表情淡漠及嗜睡；颞叶脓肿可有同向偏盲；额顶叶脓肿可有对侧偏瘫和感觉减退；小脑脓肿可有眼球震颤、肌张力腱反射低下及共济失调等。晚期可出现后组颅神经麻痹及脑干受压等症状及脑疝形成。

（二）实验室检查

1. 血常规　　白细胞增高，以中性粒细胞为主。

2. 脑脊液　　压力高，细胞数可增高也可正常，蛋白可轻度增高，糖和氯化物正常。如有视乳头水肿，腰椎穿刺为禁忌，以免发生脑疝。

（三）影像学检查

1. 颅骨 X 线平片　　如有乳突炎、颅内骨碎片或者异物有助于诊断。

2. CT 检查　　可见圆形高密度影，中心为低密度影，肿物周围水肿。

3. MRI 检查　　可见脓肿部位异常信号。

（四）鉴别诊断

1. 脑膜炎　　全身感染症状为主，一般无定位体征，脑膜刺激征明显，脑脊液检查、CT、MRI 可帮助鉴别。

2. 脑肿瘤　　以颅高压症状为主，如头痛、呕吐，无明显感染症状如发热等，结合 CT、MRI 可帮助鉴别。

三、治疗要点

脑脓肿病情变化快，首要措施为抗感染及降颅压治疗，一旦脓肿形成，可手术治疗，术后仍要抗炎治疗。

1. 抗生素治疗　　应早期使用，剂量要足，疗程要够，联合用药。未用药前先做血和病灶细菌培养及药敏试验，未检出细菌前可选用青霉素、氯霉素、氨苄青霉素及第三代头孢，以后可按细菌培养结果调整用药。抗生素使用至感染完全控制为止，术后用药时间不少于 2~4 周。

2. 手术治疗　　穿刺抽脓冲洗，并向脓腔注抗生素，必要时摘除脓肿。

3．对症治疗　　降低颅压，控制脑水肿。可使用脱水剂甘露醇及地塞米松。抗惊厥可使用苯巴比妥、安定等。注意电解质平衡及补充蛋白质。

（祝惠华）

第六章 败血症

一、概述

败血症（septicemia）是病原菌进入血液，并在血中繁殖，引起毒血症和全身性感染，是儿科常见的严重疾病。我国医院内败血症发病率为 0.11％，美国为 0.056％，各种致病菌和条件致病菌都可引起败血症，不同年代，不同地域病原菌有很大不同，这很大程度上与抗生素的发现和应用有关。目前我国小儿败血症的最常见病原菌为金黄色葡萄球菌、大肠杆菌、表皮葡萄球菌，其他如绿脓杆菌、肺炎杆菌、产气杆菌、变形杆菌以及 b 型流感杆菌也日见增多。细菌通过皮肤粘膜或外伤伤口进入体内，由于局部炎症加重；脓肿引流不畅；或医源性因素，如各种体内置管，静脉输液致静脉炎，静脉输入细菌污染的液体，血制品，气管切开等，使细菌入血并进一步繁殖，增长。细菌产生的代谢产物和毒素引起体内一系列病理过程。外毒素主要由革兰氏阳性（G^+）菌产生，为蛋白质和酶；内毒素主要由革兰氏阴性（G^-）菌产生，为脂多糖。这些毒素能诱导产生多种细胞因子、炎性介质，导致败血症的一系列症状体征，严重的产生休克、DIC、多脏器衰竭。小儿，尤其是新生儿和婴幼儿，由于免疫功能差，因而发病较成人多，年龄越小发病率越高，美国统计婴儿发病率为 0.516％，10～14 岁为 0.02％。此外，患有免疫缺陷、严重慢性基础疾病、正在行免疫抑制治疗的患儿也易感染败血症。

二、诊断要点

（一）临床表现

1．基本临床表现

（1）发热或体温不升：多数患儿急起高热，弛张热或稽留热，伴寒战，头痛，全身不适，多数无汗，少数即使出汗体温也不降。特别危重或新生儿可不发热，甚或体温不升。

（2）全身中毒症状：发热同时患儿呈急性面容，面色青灰或苍白，食欲丧失，呼吸急促，精神倦怠，多汗，四肢不温，重者可嗜睡、烦躁、谵妄、昏迷。

（3）皮疹：败血症常伴各种皮疹，有瘀点、红斑、斑丘疹、荨麻疹、猩红热样皮疹等。按皮疹的发病机制可分 5 类：DIC 的出血性皮疹，暴发性紫癜（purpura fulminans），对称性周围性坏疽（symmetric peripheral gangrene，非近段动脉阻塞引起的肢体坏疽，如脑膜炎球菌、肠道 G$^-$ 菌）；细菌或真菌直接侵及血管并堵塞引起的瘀点，（如脑膜炎球菌、念珠菌、螺旋体、立克次体）；免疫血管炎和免疫复合物形成的斑疹、斑丘疹、玫瑰疹（如伤寒、淋球菌、脑膜炎球菌）；细菌性心内膜炎的血栓形成（如金黄色葡萄球菌、链球菌）；毒素对血管的作用引起的猩红热皮疹（如猩红热、葡萄球菌的中毒休克综合征、猩红热样皮肤综合征）。

（4）肝脾肿大：常为轻度肿大，有肝脓肿时可有明显肿大。

（5）迁徙病灶：细菌随血流而迁徙，在远离原发病灶的部位形成迁徙病灶，金葡菌和厌氧菌尤易形成迁徙病灶，病灶可定位在皮肤，皮下组织，各体腔及脏器。病灶数少至 1 个，多至几十个。

（6）原发病灶：多数可发现原发病灶，局部红肿热痛，但也有部分不能找到原发病灶，可能是原发灶太小或已愈合。

2．G$^+$菌败血症　以金葡菌最常见，其他有表皮葡萄球菌、链球菌、肺炎链球菌等。除有上述一般临床表现外，与 G$^-$ 菌败血症相比，有以下特点：

（1）发热：多为高热（稽留或弛张），伴谵妄的多，体温不升很少。

（2）皮疹：多见。金葡菌、链球菌的猩红热样皮疹较为特殊，有一定诊断价值。

（3）原发病灶：皮肤、呼吸道、骨髓、中耳为多。

（4）迁徙病灶：多见，2/3 金葡菌患儿有迁徙脓肿，最常见为肺、胸膜、皮下，其次为脑膜和脑、肾、肝、心内膜、骨髓等。

（5）休克：发生较少，发生较晚，持续时间较短。部分为暖休克。

（6）外周血白细胞升高明显，CRP 显著升高。

（7）鲎珠溶解物试验：阴性。

3．G⁻菌败血症　　G⁻杆菌一般不致病，但在机体免疫力下降，或屏障功能受损时可致严重感染，引起败血症。新生儿、婴幼儿、免疫抑制治疗的患儿易发病。

（1）发热：高热，常伴寒战，部分呈间歇热、双峰热或三峰热。大肠杆菌、产碱杆菌败血症可有伤寒样热型，并有相对缓脉。新生儿或严重者可体温不升。

（2）皮疹：较少见。

（3）原发病灶：以尿路、肠道、胆道感染为主，大面积烧伤也是常见侵入途径。

（4）迁徙病灶：少见。

（5）休克：较多见，发生早，持续时间长。冷休克多见。

（6）外周血白细胞：升高，但也可正常或降低。

（7）鲎珠溶解物试验：阳性。

4．厌氧菌败血症

（1）原发病灶：胃肠道、女性泌尿生殖道、褥疮部位等。

（2）黄疸发生率高，可达 10%～40%。

（3）病变组织分泌物呈腐败状，有臭味。

（4）易引起脓毒性血栓性静脉炎及迁徙病灶。

（5）严重的引起休克、DIC、溶血、肾衰。

（6）常与需氧菌一起形成复数菌感染。

5．L型菌败血症　　L型菌为细菌细胞壁的缺陷型。

（1）发热：长期，起伏不定，在应用作用于细胞壁的抗生素后体温一度降而复升。

（2）全身中毒症状不明显。

（3）白细胞总数不高，但有核左移、中毒颗粒。

（4）易伴发间质性肺炎，达80%以上。

（5）病程迁延。

（6）高渗固体培养基阳性率高，可达50%～70%。

6．新生儿败血症　　以葡萄球菌（金葡菌、表皮葡萄球菌）最多，其次为大肠杆菌和其他 G⁻ 杆菌。

（1）体温：常不发热，甚或体温不升。

（2）反应低下：不哭，不吃，嗜睡，面色青灰。

（3）黄疸：新生儿黄疸加重，呈病理性黄疸。

（4）皮肤：瘀点、红斑、脓肿、蜂窝组织炎、硬肿，绿脓杆菌可引起皮肤坏死。休克者皮肤呈大理石样花纹。

（5）迁徙病灶：易波及中枢神经、骨髓、关节及皮下深部脓肿。

（二）实验室检查

1．血常规　　外周血白细胞增高，中性粒细胞增多，杆状核增多，或有中毒颗粒。G⁻ 败血症、机体反应很差的患儿白细胞可不高，甚或降低，但中性、杆状核仍增多。

2．病原菌检查

（1）涂片检查：脓液、分泌物、各种体液如胸腔液、腹水、脑脊液等，直接涂片，革兰氏染色找细菌。阳性不能诊断败血症，但对明确败血症的病原有帮助。

（2）细菌培养：血培养细菌阳性是确诊的依据，为提高阳性率，取血标本应在用抗生素之前，最好在寒战、高热时取血，血量5～10mL。有时需重复取血，尤其是心内膜炎、骨髓炎、深部脓肿而有败血症时，宜每隔 1h 取血 1 次，连续 3 次。如已应用了抗生素，则不要在抗生素浓度高峰时取血，或在培养基内加入破坏抗生素的物质，如 β 内酰胺酶、青霉素酶、对氨基苯甲酸等。要选择适当的培养基，除普通的肉汤培养基外，有条件的应作厌氧菌，L 型菌和真菌培养。如静脉血培养阴性而仍怀疑败血症者，可作动脉血或骨髓培养，阳性率较静脉血培养略高。条件致病菌2次阳性，或血培养与原发或迁徙病灶为同一细菌方能确诊。

（3）病原菌抗原检测：对流免疫电泳、乳胶颗粒凝集试验快速检查血、尿、体液中的细菌抗原。

（4）PCR检测细菌核酸：阳性率高，特异性强，快速，但假阳性高。用16SrRNA基因PCR加反相杂交技术可快速检测G^+和G^-多种细菌。

3．血清学检查　ELISA或对流免疫电泳检测相应抗体，如金葡菌磷壁酸抗体>1:4为阳性；自身菌血症凝集试验，以血培养阳性的细菌作抗原，测血中的凝集抗体。但这些试验临床应用不多。

4．其他检查

（1）鲎珠溶解物试验：检测血、尿和体液中的内毒素，有助于G^-杆菌败血症诊断。

（2）C反应蛋白（CRP）：明显升高，可用于判断病情严重程度和检测治疗效果，G^+菌败血症患儿的CRP较G^-要高。在新生儿败血症时有较高的诊断价值。

（3）其他炎症标记物：IL-6、IL-8、TNF、可溶性细胞间粘附分子-1（SICAM-1）增高。

（三）鉴别诊断

1．伤寒　其实也是一种败血症，有发热、皮疹（玫瑰疹）、肝脾肿大。但白细胞总数降低，嗜酸性细胞减少；肥达氏试验阳性，血或骨髓培养有伤寒菌生长。

2．全身型幼年类风湿病（幼年突发性关节炎，变应性亚败血症）　长期发热、皮疹、关节肿痛、肝脾肿大，很易误诊为败血症，但幼年类风湿虽长期发热而全身中毒症状不明显，发热可自行缓解，反复发作；皮疹为一过性，发热时出疹，热降则疹退；血培养及骨髓培养阴性；抗生素无效，皮质激素或非类固醇消炎药有效。

3. 传染性单核细胞增多症　有反复发热，扁桃体炎，肝脾肿大，有时有皮疹，白细胞总数增高。但传单中毒症状不明显，白细胞总数虽高而中性不高，有异型淋巴 10% 以上，血培养阴性，抗生素治疗无效。

4. 血液系统的恶性疾病　白血病、恶性淋巴瘤、恶性组织细胞增生症等，不少是以无明确感染病灶的发热为首发症状，伴有肝脾肿大、皮疹或出血点，主要依靠骨穿或淋巴结活检诊断。

三、治疗要点

(一) 抗生素的应用

1. 应用原则　早期、足量应用杀菌剂；先根据经验用药，待血培养及药敏结果再调整用药；院内感染或估计为耐药菌株应 2 种以上联合用药；通常为静脉用药；用药时间不宜过短，症状改善、体温正常 7～10 天才停药；密切观察治疗反应，包括毒、副反应；有条件测患儿血清杀菌稀释度，需 1:8 以上，以保证组织体液中达到药物的有效杀菌浓度。

2. 常见败血症抗菌药物的选择

(1) 葡萄球菌：少数（约 5%）对青霉素（PG）敏感的可选用 PG；PG 耐药，对甲氧西林敏感的金葡菌（MSSA）选用苯唑西林、氯唑西林、头孢唑林、头孢拉啶、红霉素、林可霉素等，或与阿米卡星、利福平联合应用；对耐甲氧西林金葡菌（MRSA）和耐甲氧西林表皮葡萄球菌（MRSE）选用万古霉素，去甲万古霉素，或与磷霉素、阿米卡星、利福平合用。

(2) 肺炎球菌、链球菌：多对 PG 敏感，可单独选用 PG 或第一代头孢；B 组链球菌或须加阿米卡星。

(3) 肠球菌：耐药性强，选用 PG，氨苄青霉素与阿米卡星合用，或用万古霉素，去甲万古霉素，亚安培南加西司他汀（泰能）。

(4) G⁻杆菌：哌拉西林、替莫西林、匹美西林、美西林、头孢曲松、头孢噻肟、头孢唑肟或与阿米卡星合用；铜绿假单胞菌耐药性都强，要选用哌拉西林、头孢他定或与阿米卡星合用，也可选氨曲南、泰能，年长儿可选环丙沙星、氧氟沙星等。

（5）厌氧菌：甲硝唑、替硝唑、氯霉素、克林霉素、头孢美唑、头孢西丁等，厌氧菌常与需氧菌混合感染，故需同时行抗需氧菌治疗。

（6）L型菌：停用原用抗生素，第2、3代头孢加氨基糖甙类，疗程不少于3周，或用万古霉素。

3．原发和迁徙病灶的治疗　　及时切开引流脓肿，局部适量注入抗生素。

4．一般支持、对症疗法　　败血症患儿消耗很大，必须十分注意营养和液体，电解质的补充，必要时补充白蛋白、静脉用丙种球蛋白或血浆，贫血可输红细胞或全血。高热时予以物理或药物降温。加强护理，防止褥疮。密切观察，及时发现和处理迁徙病灶。

5．皮质激素的应用　　尚有争论，一般认为高热、中毒症状明显，在强有力抗生素应用的同时可用皮质激素。

6．休克的治疗　　见感染性休克一节。

7．其他　　抗内毒素抗体、抗 TNF 单克隆抗体、输 G-CSF、IL-1 受体抗剂、IL-1 抗体、抗氧化剂、白细胞粘附分子抑制剂等，均在临床试用中。

（谢祥鳌）

第七章　全身炎症反应综合征

一、概述

全身炎症反应综合征（systemic inflamation response syndrome, SIRS）是 1991 年美国胸科医师学会和危重病医学会提出的概念。它是指机体遭受感染、严重创伤和较严重疾病和其他原因引起高度应激状态，刺激机体产生应答性的复杂的、网络样促炎因子和抗炎因子以及其他炎症介质交互作用，导致机体的组织细胞损伤、器官功能障碍，临床上表现为发热、白细胞升高、呼吸脉搏增快的综合症状群，进一步发展表现为多器官功能障碍（MODS）。若不能及时有效的治疗，严重者可发展为多器官功能衰竭（MOF）。SIRS 导致的 MODS 和 MOF 是儿科常见的死亡原因，而且 SIRS 的发病非常普遍，儿科各专业的疾病都很容易导致 SIRS 的发生，充分认识 SIRS 的发病本质，可降低 MODS 的发病率，从而降低死亡率。

认识 SIRS 的病理生理特点是诊断治疗的基础，有非常重要意义。

（一）SIRS 的病因和诱因

1．感染　　包括细菌、病毒、真菌、支原体、衣原体等病原微生物的感染或内毒素的作用。

2．创伤　　机体创伤后损伤的组织细胞成分、创伤引起的高代谢状态，可直接刺激机体产生 SIRS 的病理生理过程。

3．应激　　机体在严重疾病或极度疲劳状态下或精神因素的影响使机体高度应激，也可诱发全身的炎症反应。

4．肿瘤　　各种肿瘤的坏死组织、白血病等恶液质状态均可刺激机体诱发 SIRS；机体的极度消耗、营养不良等因素使机体抵抗力下降继发感染也会诱发 SIRS。

（二）发病机制

感染、内毒素血症组织创伤，坏死组织（焦痂）和缺血－缺氧性再灌注损伤等因素，均可引起全身炎症反应出现 SIRS。当 SIRS 较轻时机体的抗炎机制可起保护作用，避免组织细胞的严重损伤，促进损伤的修复；当中、重度 SIRS 时，全身性的炎症机制未能及时阻断，其病理生理过程呈级联反应（cascade）即炎症反应逐级放大甚或呈几何级数放大，短时间内造成组织细胞的严重损伤导致感染性休克和 MODS，并可急性进展发生 MOF 导致死亡。因此，SIRS－感染性休克－MODS－MOF 之间有着密切的联系，随着炎症反应的增强、病情加重，机体的病理生理过程呈现一个由量变到质变的进展。当 SIRS 不能有效控制时，机体便会进入一个恶性循环的过程。过去对这些领域只是从微循环和组织细胞水平去认识疾病的本质，从生理学和组织学的角度理解这些领域的病理生理过程。近十年来随着分子生物学的研究进展，对炎症反应物质基础的认识不断深化，发现机体存在着大量的促炎和抑炎物质，这些物质在炎症病因的诱导启动下迅速形成一个复杂的交互作用的网络样反应。在这种复杂的网络反应中促炎因子造成组织细胞的损伤，导致器官功能障碍；抑炎因子可拮抗或抑制炎症反应从而避免炎症反应过度，造成细胞损伤。但抑炎机制亢进则可导致机体防御机制受影响，防御功能障碍。

1. 参与炎症反应的物质　　参与炎症过程的促炎因子和抑炎因子统称为炎症介质，其中包括细胞因子和其他炎症介质。

（1）激素类：儿茶酚胺、糖皮质激素、肾素-血管紧张素系统、血管升压素。

（2）组织胺、五羟色胺和缓激肽。

（3）花生四烯酸产物：前列腺素和白三烯。

（4）细胞因子：主要有 TNF、IL-1、IL-6、IL-8、IL-10 和 IL-13。

（5）其他：包括血小板激活因子（APF）、内皮素、血管活性肠肽、活性氧及超氧亚硝酸阴离子一氧化氮（NO）。

（6）核转录因子：包括 $NF_{K\beta}$ 和 NF-IL-6。

2．炎症反应的特点

（1）双峰变化：炎症机制被启动后出现初次炎症反应高峰，随后相隔数小时至数天（多为 2~3 天）再次出现第二个炎症反应高峰，称为双峰变化或 2 次打击。

（2）级联反应：炎症反应一旦被触发，在 $NF_{K\beta}$ 和 NF-IL 等核转录因子的作用下，炎症细胞（网状内皮系统上皮和血管内皮细胞等）的细胞核内炎症介质的 DNA 大量复制、转录和翻译大量的炎症介质蛋白并失控性释放到组织和血液中，形成"细胞因子风暴"和"炎症介质瀑布"。炎症介质介导中性粒细胞和血管内皮细胞的相互作用，造成血管内皮损伤和毛细血管通透性增加、组织细胞损伤。

（3）高代谢状态：机体全身炎症反应时处于高代谢状态，氧、能量和代谢物质高度消耗，若不能及时补充组织细胞代谢受到严重影响，器官功能很快便会进入衰竭状态。

3．炎症反应的转归

（1）炎症反应的好转：轻、中度炎症及时合理治疗，炎症被控制。由于抗炎机制的作用，炎症过程有一定的自限性，较重的炎症尽早、合理、全面周详的治疗，大部分炎症也可控制。

（2）MODS 和 MOF：早期不合理的治疗或严重的炎症可发展为 MODS 和 MOF，死亡率较高。

（3）代偿性抗炎反应综合征（CARS）：当机体疾病极度严重或不合理应用糖皮质激素类药物，导致机体抗炎机制过度受抑制，机体抵抗力过低，造成感染恶化，继发其他细菌、真菌或病毒感染，导致败血症休克和 MODS。一旦出现 CARS 特别是 CARS 导致的严重 MODS，治疗难度大，死亡率高。

二、诊断要点

（一）临床特点

1．症状　　发热、进食差，严重病例出现皮疹和出血点、呼吸急促。

2．体征　　轻者多表现为上呼吸道炎或相应原发病体征，如体温升高、脉搏较快、呼吸促，严重者可有肝脾肿大、淋巴结肿大、全身中毒表现等，重者表现为 MODS。

（二）实验室检查

血常规多呈白细胞总数增加，中性粒细胞比例升高，血沉、CRP 升高，肝脏生化检查、CK、CK-MB 升高，心肌酶可升高，血浆球蛋白增多（病情较重时降低）。

（三）特殊检查与辅助检查

淋巴活检可见炎性增生，骨髓象表现为感染性骨髓象，严重 SIRS 产生 CARS 时表现为免疫功能低下。

（四）诊断标准

1996 年第二次世界儿科 ICU 大会提出小儿 SIRS 诊断标准是：

（1）体温 > 38 度或 < 36 度。

（2）心率 > 正常年龄均值 2 个标准差。

（3）呼吸频率 > 正常年龄均值两个标准差。

（4）白细胞计数 $\geqslant 12 \times 10^9/L$，其中杆状核 > 10%。

具备其中 2 项或 2 项以上即可诊断。

诊断 SIRS 的注意事项：

（1）早期诊断上述标准较宽松，应该在确诊同时全面理解病理生理表现，应想到 MODS 和感染性休克可随时发生。

（2）应特别注意中性白细胞比例，其升高程度往往与病情的急缓和临床症状轻重成正比。

（3）科研资料表明，即使较轻的 SIRS 机体内已引起重要器官组织学的损伤，应重视轻症的治疗，预防炎症的急剧恶化。

（4）SIRS 的发展，是感染性休克和 MODS。肠道细菌移位和肠源性内毒素血症是 SIRS 引起 MODS 的主要机制，容易被忽视，Cascade 是病情急剧恶化的机制，在诊断同时应重视这些发病机制，及时预防病情发展。

三、治疗要点

SIRS 的治疗原则是：尽早去除病因，阻断炎症介质的有害作用，预防肠道细菌移位和肠源性毒素血症，防止休克和 MODS 发生。

1．去除病因　　积极清创，抗感染，有针对性使用抗生素，早期少量短程给予肠道抗生素，可减轻肠源性毒素血症。

2．加强支持疗法　　保证热量及营养的供应，补充各种维生素，特别是维生素 C，应尽量经胃肠道进食，以减少肠粘膜屏障损害，防止肠道细菌移位。

3．阻断炎症介质的有害作用

（1）糖皮质激素：应短疗程、小剂量应用。常用地塞米松 0.1 ~ 0.2mg/kg，每天 1 次，连续 2 ~ 3 天。可抑制炎症反应，减轻炎症性损伤。

（2）非类固醇类抗炎药：常用布洛芬、非那根、前列腺素 E_2 以及顺尔宁等，可抑制炎症因子的作用，减轻炎性损伤。

（3）中草药：口服清热解毒类中草药或使用其静脉制剂有明显的消炎作用。

（4）血液滤过或血浆置换：用于严重 SIRS 病例，发生 MODS 时，可消除大量炎症介质，临床效果很好。

4．免疫疗法　　主要是封闭大量炎症介质的作用。

（1）单克隆抗体：如 LPS、TNF、IL-1、白三烯等单克隆抗体。

（2）受体拮抗剂：如 IL-1 受体拮抗剂，可通过竞争与 IL-1 受体结合，从而拮抗 IL-1 的作用。

（3）免疫球蛋白：静脉用丙种球蛋白、新鲜冰冻血浆均含大量各类病原微生物及炎症介质抗体，可封闭炎症介质功能。

5．提高供氧和组织氧利用能力

（1）改善供氧：吸氧，加强心肌收缩力，保证红细胞容积 > 35%。

（2）改善微循环：尽早改善肠循环状态可减少 MODS 的发生，

可用东莨菪碱每次 0.01 ~ 0.02mg/kg，连续多次使用；适当使用血管扩张剂。

（曾其毅）

第八章　感染性休克

一、概述

感染性休克（septic shock），又称败血症休克，是由细菌、病毒、真菌等病原微生物及其有害产物，如内毒素、外毒素、菌体裂解成分等引起的以微循环障碍为基本特征的病理综合征。

休克是一种综合征，是一种复杂的病理生理过程。认识其发病机制和病理生理特点对诊断和治疗有重要意义。

（一）病因

1. **感染**　各种病原微生物均可引起感染性休克。其中，以细菌感染，尤其是革兰阴性杆菌及其内毒素多见。近年来，由于广谱抗生素的大量应用，革兰阳性细菌及条件致病菌及病毒血症合并休克的病例不断增加。

2. **肠源性感染和肠源性毒素血症**　近年来，有学者提出"肠"是继发感染和感染性休克的中心器官。危重病人因禁食、感染等因素激发的炎性反应，使肠道粘膜屏障功能障碍，发生肠原性细菌及毒素转移，导致其他器官的损伤，加速疾病的发展。

3. **严重创伤**　较严重的外伤、重大手术、精神打击等诱因可引起与感染性休克类似的血流动力学改变，但常规的病原菌分离和培养却得不到阳性结果，有学者将之统称为临床败血症休克综合征（septic shock syndrome）。

（二）发病机制

近年来研究认为，感染及非感染因素诱导的失控性炎症反应产生的微血管通透性改变和以促凝和抗纤溶为特征的凝血功能障碍是感染性休克的基本病理生理改变。

1. **失控性炎症反应**　免疫系统与细菌和细菌壁的组份之间

相互作用产生大量的炎性介质。其中，细菌壁的组份如脂多糖、肽聚糖是细菌致病的重要物质基础。在循环中，细菌组份主要与血浆脂蛋白和脂多糖结合蛋白，激活补体系统，而细菌组份与单核细胞表面受体作用主要产生前炎症介质。这些炎症介质形成复杂的交互网络，其中促炎因子与抗炎因子交互作用决定了最终炎症反应的转归，如发展为失控性炎症反应，将导致微血管通透性的改变、细胞的组织损伤和器官功能障碍。

2．凝血功能障碍　　感染性休克的病人，细胞因子介导的内皮损害和 TF 激活后启动的炎症介质的级联反应（cascade）或炎症介质瀑布，最终导致凝血功能障碍。这种异常状态易形成微血栓、组织缺血和器官的低灌注。

3．氧自由基与再灌注损伤　　微血管通透性增加和微血栓导致的器官低灌注均使细胞缺氧。缺氧使线粒体呼吸功能抑制、细胞色素氧化酶系统失灵，进入细胞内的氧形成氧自由基增多；缺氧使乳酸产生大量增加，NADH 及 ATP 产生的次黄嘌呤等产物作为供电子体，使氧自由基产生增多；中性粒细胞、巨噬细胞等激活，释放氧自由基；内毒素等损伤线粒体同样加剧氧自由基的产生。低灌注、缺氧的脏器再灌注时，氧自由基大量堆积，造成细胞损害，形成各个相应脏器损伤，如同时出现两个或以上脏器的损伤，即成为多脏器功能障碍（MODS），进一步加重形成多脏器功能衰竭（MODF）。

（三）血流动力学特征

感染性休克如前述血流动力学改变属高动循环，早期输出量增加，血压和尿量都不下降，皮肤不冷，因而称为"暖休克"。血流动力学改变为：小动脉张力显著下降，体循环阻力下降，心脏后负荷降低，血压每搏心输出量正常或稍增高，血压不变。心率明显加快因而心输量增加，血流动力学状况为：PCWP↓/CO↑/SVR↓。

注：PCWP：肺毛细血管楔压，反映前负荷；CO：心输出量；SVR：体循环阻力，反映后负荷。

随着病情进展，小静脉张力降低，毛细血管床广泛开放，导致有效循环血量严重不足，回心血量进一步减少，心输量显著降低，组织灌注严重不足，为保护重要器官，外周小动脉收缩。因此，血流动力学改变为：PCWP↓↓／CO↓／SVR↓↓。

值得注意的是早期表现为"暖休克"，但这个过程很短暂，很快进入"冷休克"状态，充分认识和理解这一病理生理和血流动力学特征，对感染性休克的诊断和治疗十分重要。

二、临床表现

感染性休克的临床表现缺乏特异性。感染性休克患儿除了原发病的表现和感染中毒症状外，休克的主要临床表现有：

1. 微循环功能障碍，组织缺血缺氧的表现　　可表现为意识改变、皮肤四肢循环不良、心率加快、脉搏细速、血压改变、尿量减少或无尿、呼吸频率和节律改变等。

2. 多系统器官功能衰竭　　感染性休克时，机体在各种致病因子的作用下，组织器官损伤呈恶性循环演变，导致多个器官同时或先后受累而出现功能损害。多系统器官衰竭（multiple system organ failure，MOSF）是指在发病24h以上，有2个或2个以上器官或系统以连锁序贯性或累加的形式，相继和/或同时发生功能衰竭。

（1）成人型呼吸窘迫综合征（ARDS）：是最常见的器官功能衰竭，主要表现为进行性吸气性呼吸困难，吸氧不能缓解，双肺呼吸音减弱，可听到捻发音，肺实变，严重的低氧血症和高碳酸血症。ARDS常发生于循环好转后12~24h，其发生机制为肺毛细血管内皮细胞和肺上皮细胞损伤，通透性增加，血浆和红细胞渗出到肺泡与肺间质引起肺水肿，并使肺表面活性物质变性，肺泡萎陷。

（2）脑水肿：剧烈头痛、呕吐、烦躁、神志不清、肌张力增强、呼吸节律不整，婴儿前囟膨隆，有脑疝时瞳孔双侧不等大，出现中枢性呼吸衰竭。

（3）心功能不全：心率突然增快＞180次/分，出现奔马律，肺底出现啰音，肝进行性增大，中心静脉压＞1.2kPa（12cmH$_2$O）。

（4）肝功能衰竭：可表现为肝肿大、黄疸、转氨酶升高、白蛋白降低，严重者可有消化道出血。

（5）肾功能衰竭：表现为尿量减少或无尿、血清肌酐 > $176.8\mu mol/L$、血尿素氮增加、高钾血症及酸中毒，尿中有红白细胞、蛋白管型等。肾功能损害多发生于休克时间持续较长之后，主要是肾小管变性坏死所致。

（6）其他：如胃肠功能衰竭出现腹胀、肠麻痹、胃肠道出血等。凝血功能异常引起 DIC 等。

三、诊断依据

感染性休克的临床表现缺乏特异性，早期的辅助检查不能提供可靠的依据，主要依靠临床密切观察和对疾病病理生理的理解作出诊断。

1．早期休克　以下几点可作参考：

（1）除外高热、哭闹、药物等因素的影响，脉搏、心率增快。

（2）发热或体温不升，血常规提示白细胞增高或不升，特别中性白细胞显著增高，并出现中毒颗粒。

（3）患者处于严重应激状态。

（4）血气分析提示不能解释的严重代谢性酸中毒。

2．中晚期休克　此阶段临床表现明显，诊断要点：

（1）循环衰竭的表现：皮肤湿冷、发绀及全身大理石花纹，血压下降，心音低钝，少尿或无尿。

（2）器官功能不全的表现：小儿以肺、脑、心、肾、肝、胃肠和凝血等功能衰竭多见。

四、治疗要点

目的：①纠正异常的血流动力学状态。②消除感染源。

（一）扩充血容量

扩充血容量是感染性休克最主要、最有效的措施。具体扩容方法为：首剂用等张液（2:1液或生理盐水）按 $10\sim20mL/kg$，$30\sim60min$ 内快速静注，如休克未纠正可重复 $1\sim2$ 次，如血压回升，而休克的其他症状未完全消失，可改用 1/2 张液（如 321 液）40～60mL/kg 以每小时 8～10mL/kg，分批滴入。休克明显改善后，以含钾的维持液 70～80mL/kg，24h 静脉滴注。扩容总量达 50～100mL/kg 时，应有心功能检测。重度休克，革兰阴性杆菌及内毒素感染时则需反复扩容直至血流动力学稳定，必要时应用新鲜冰冻血浆或白蛋白 0.5～2.0g/kg 扩充血容量，但必须是先输晶体液后输胶体液，以免血液更加粘稠。也可用低分子右旋糖酐 10～15mL/kg，既扩容又改善微循环。

（二）纠正酸中毒

按血气 BE 值计算应补碳酸氢钠量：BE×0.3×体重（kg）=碳酸氢钠 mEq 数，先用半量，余量视病情补给。也可以碳酸氢钠 1～2mEq/kg（5%碳酸氢钠 2～3mL/kg）稀释成 1.4%的等渗液静脉滴注，重复 3～4 次。纠酸至少要达到 pH>7.0,否则会影响心功能及血管活性物质发挥作用。纠酸后要注意低钙、低钾，及时予以纠正。

（三）血管活性药物的应用

1. 多巴胺（dopamin）　多巴胺可提升血压，增加心输出量，改善肾灌注，常用剂量为 5～20μg/(kg·min)。

2. 多巴酚丁胺（dobutamin）　当多巴酚丁胺与扩容相结合则对 VO_2 的提高优于多巴胺。通常情况下 dobutamin 不会升高血压，但在败血症休克血压低时可有升压作用。常用剂量为：5～15μg/(kg·min)。

3. 肾上腺素（epinephrine）　用于严重低血压时，有加强心肌收缩力和升高血压作用，同时有抑制巨细胞和嗜碱细胞释放炎症递质作用，可减轻炎症过程。但 Epinephrine 增加心率、增加代谢率、提高乳酸水平。故在败血症休克时不应首选。常用剂量为 0.01～0.3μg/(kg·min)。

（四）肾上腺皮质激素的应用

激素用作感染性休克的辅助治疗，长期以来颇有争议。临床经

470

验表明，感染性休克的病人早期、大量给予皮质激素具有潜在的危害性。近来许多研究发现，相当部分感染性休克的病人存在"相对肾上腺功能不足"，因而，对于血管加压素依赖的感染性休克的病人采用"生理激素替代疗法"，常用地塞米松每次 0.1～0.2mg/kg，可改善血流动力学，提高存活率。也有用大剂量，地塞米松每天 2～3mg/kg，甚至用甲基强的松龙每次 20～30mg/kg 冲击治疗，以抑制炎症。

（五）免疫治疗

应用静脉丙种球蛋白，可补充各类病原微生物及炎症介质抗体，起到封闭炎症介质，阻断炎症反应级联放大的作用，用量为 400mg/kg，每天 1 次，连用 3～5 天。其他免疫治疗的目的是调控主要炎症介质的失控表达，曾应用白介素和肿瘤坏死因子抗体治疗感染性休克。虽然免疫治疗的前期实验治疗效果不理想，可能与实验设计、不可控制条件的出现等因素干扰有关，这种治疗研究仍是有前途的，甚至是突破性的。

（六）血液滤过与血浆置换

感染性休克的发病机制复杂，由一系列相互交错的途径组成。许多针对这一网络中特定组分的治疗方法都未见疗效，因此，有人提出理想的免疫调节策略是恢复免疫稳态，而不是抑制或激活网络中的某一特定的组份。因此，最近对感染性休克的免疫调控转移到干预整个炎症反应的非特异性方法-血液滤过。

血液滤过，主要通过体外循环装置利用细菌筛和碳吸附作用，除去大量的病原菌、毒素和炎性介质，改善循环，减轻器官损害。血浆置换，通过移去部分富含大量的病原菌、毒素和炎性介质的血浆，重建免疫稳态，达到治疗目的。临床效果肯定，方法有待进一步完善。

（七）抗感染和治疗原发病

（郑亦南　曾其毅）